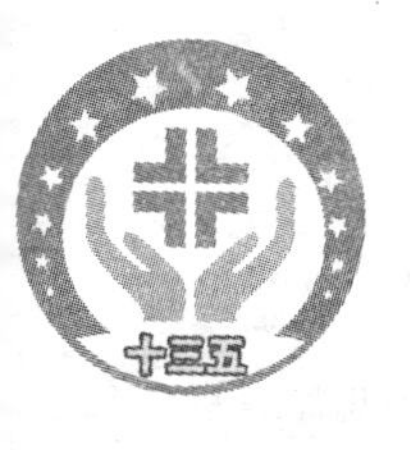

全国高职高专医药院校工学结合“十三五”规划教材

供护理、助产等专业使用

丛书顾问 文历阳 沈彬

儿童护理（第2版）

Ertong Huli

主 编 刘 奉 刘 靖 魏映红

副主编 于 雁 高 玲 关雪茹 朱玲莉

编 委 （以姓氏笔画为序）

于 雁 郑州铁路职业技术学院

王小燕 清远职业技术学院

方淑蓉 重庆三峡医药高等专科学校

任 美 郑州铁路职业技术学院

竹 婴 重庆三峡中心医院

朱青芝 青海卫生职业技术学院

朱玲莉 荆州职业技术学院

刘 奉 重庆三峡医药高等专科学校

刘 靖 郑州铁路职业技术学院

米 棋 常德职业技术学院

关雪茹 郑州铁路职业技术学院

杨 珊 重庆三峡医药高等专科学校

张小蓉 重庆三峡中心医院

林 峻 清远职业技术学院

郭宇红 郑州铁路职业技术学院

高 玲 内蒙古医科大学护理学院

魏映红 清远职业技术学院

華中科技大學出版社

http://www.hustp.com

中国·武汉

内容简介

本书是全国高职高专医药院校工学结合“十三五”规划教材。

本书按“以实用为主，必需、够用、管用为度”的原则和“贴近学生、贴近岗位、贴近社会”的思路编写。内容包括：儿童生长发育与健康评估；儿童营养与喂养指导；儿童保健与疾病预防；住院患儿的护理；新生儿与新生儿疾病患儿的护理；营养障碍性疾病患儿的护理；消化系统、呼吸系统、循环系统、血液系统、泌尿系统、神经系统疾病患儿的护理；免疫性疾病患儿的护理；内分泌系统与遗传性疾病患儿的护理；感染性疾病患儿的护理；常见危重症患儿的护理；住院见习指导。

本书分十八章，每章均以“学习目标”开篇，为教师的“教”和学生的“学”指明方向。另外，全书穿插“案例引导”、“知识链接”等模块，增加了本书的实用性、趣味性。

本书适合高职高专护理、助产等专业使用。

图书在版编目(CIP)数据

儿童护理/刘奉，刘靖，魏映红主编. —2版. —武汉：华中科技大学出版社，2014.12
ISBN 978-7-5609-9535-9

Ⅰ.①儿…　Ⅱ.①刘…　②刘…　③魏…　Ⅲ.①儿科学-护理学-高等职业教育-教材　Ⅳ.①R473.72

中国版本图书馆CIP数据核字(2014)第290044号

儿童护理(第2版)　　　　刘　奉　刘　靖　魏映红　主编

策划编辑：柯其成
责任编辑：熊　彦
封面设计：陈　静
责任校对：马燕红
责任监印：周治超
出版发行：华中科技大学出版社(中国·武汉)
　　　　　武昌喻家山　　邮编：430074　　电话：(027)81321915
录　　排：华中科技大学惠友文印中心
印　　刷：武汉鑫昶文化有限公司
开　　本：787mm×1092mm　1/16
印　　张：22.5
字　　数：534千字
版　　次：2010年8月第1版　2015年2月第2版第1次印刷
定　　价：42.00元

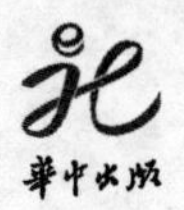

全国高职高专医药院校工学结合“十三五”规划教材编委会

总序

Zongxu

世界职业教育发展的经验和我国职业教育发展的历程都表明，职业教育是提高国家核心竞争力的要素之一。近年来，我国高等职业教育发展迅猛，成为我国高等教育的重要组成部分。与此同时，作为高等职业教育重要组成部分的高等卫生职业教育的发展也取得了巨大成就，为国家输送了大批高素质技能型、应用型医疗卫生人才。截至2008年，我国高等职业院校已达1184所，年招生规模超过310万人，在校生达900多万人，其中，设有医学及相关专业的院校近300所，年招生量突破30万人，在校生突破150万人。

教育部《关于全面提高高等职业教育教学质量的若干意见》明确指出，高等职业教育必须“以服务为宗旨，以就业为导向，走产学结合的发展道路”，“把工学结合作为高等职业教育人才培养模式改革的重要切入点，带动专业调整与建设，引导课程设置、教学内容和教学方法改革”。这是新时期我国职业教育发展具有战略意义的指导意见。高等卫生职业教育既具有职业教育的普遍特性，又具有医学教育的特殊性，许多卫生职业院校在大力推进示范性职业院校建设、精品课程建设，发展和完善“校企合作”的办学模式、“工学结合”的人才培养模式，以及“基于工作过程”的课程模式等方面有所创新和突破。高等卫生职业教育发展的形势使得目前使用的教材与新形势下的教学要求不相适应的矛盾日益突出，加强高职高专医学教材建设成为各院校的迫切要求，新一轮教材建设迫在眉睫。

为了顺应高等卫生职业教育教学改革的新形势和新要求，在认真、细致调研的基础上，在教育部高职高专医学类及相关医学类专业教学指导委员会专家和部分高职高专示范院校领导的指导下，我们组织了全国50所高职高专医药院校的近500位老师编写了这套以工作过程为导向的全国高职高专医药院校工学结合“十三五”规划教材。本套教材由4个国家级精品课程教学团队及20个省级精品课程教学团队引领，有副教授（副主任医师）及以上职称的老师占65%，教龄在20年以上的老师占60%。教材编写过程中，全体主编和参编人员进行了认真的研讨和细致的分工，在教材编写体例和内容上均有所创新，各主编单位高度重视并有力配合教材编写工作，编辑和主审专家严谨和忘我地工作，确保了本套教材的编写质量。

本套教材充分体现新教学计划的特色，强调以就业为导向、以能力为本位、贴近学生的原则，体现教材的“三基”（基本知识、基本理论、基本实践技能）及“五性”（思想性、科学性、先进性、启发性和适用性）要求，着重突出以下编写特点：

（1）紧扣新教学计划和教学大纲，科学、规范，具有鲜明的高职高专特色；

（2）突出体现“工学结合”的人才培养模式和“基于工作过程”的课程模式；

（3）适合高职高专医药院校教学实际，突出针对性、适用性和实用性；

（4）以“必需、够用”为原则，简化基础理论，侧重临床实践与应用；

（5）紧扣精品课程建设目标，体现教学改革方向；

（6）紧密围绕后续课程、执业资格标准和工作岗位需求；

（7）整体优化教材内容体系，使基础课程体系和实训课程体系都成系统；

（8）探索案例式教学方法，倡导主动学习。

这套规划教材得到了各院校的大力支持与高度关注，它将为高等卫生职业教育的课程体系改革作出应有的贡献。我们衷心希望这套教材能在相关课程的教学中发挥积极作用，并得到读者的青睐。我们也相信这套教材在使用过程中，通过教学实践的检验和实际问题的解决，能不断得到改进、完善和提高。

全国高职高专医药院校工学结合“十三五”规划教材
编写委员会

前言

Qianyan

根据全国高职高专医药院校工学结合“十三五”规划教材编委会关于教材修订工作的要求，本教材在修订时仍然注重思想性、科学性、启发性，突出实用性和针对性。在教材内容的选取上，基础理论仍然坚持“以实用为主，必需、够用、管用为度”的原则，坚持“贴近学生、贴近岗位、贴近社会”的基本思路，在总结第一版教材编写经验的基础上，吸取同类教材最新版本的优点，结合教学及临床需要，对教材的相关内容进行了修改、补充，力求体现儿科护理新进展。结合近年来护士执业资格考试的新要求，增加了新生儿代谢异常、微量元素缺乏症、肠套叠患儿的护理等新内容。在编写人员的选择上体现了职业特点，本教材的编写人员，均来自教学和临床工作的第一线，他们不仅有深厚的理论知识和丰富的教学经验，而且有丰富的临床经验，最能把握教材内容的深度和广度，使教材内容更加贴近实际，增强其适用性。

在编写体例上，本教材具有以下特点：首先在各章均以“学习目标”开篇，为教师的“教”和学生的“学”指明方向；教材中穿插了“案例引导”、“知识链接”等模块，增加了教材的实用性、趣味性，并能增强学生学习的主动性，培养学生的学习兴趣，提高学生的专业素质；在每章内容后安排一定量的练习题，以达到目标和强化训练，进一步突出重点和难点，全面检测学生的学习情况，同时有助于训练学生运用所学知识分析问题、解决问题的能力。

在本教材编写过程中，得到了各参编单位领导和同仁的大力支持和帮助，在此一并致谢。

由于编者水平有限、经验不足，加上时间仓促，难免存在缺点和不当之处，恳请读者批评、指正。

刘奉

目录

Mulu

第一章
绪　论

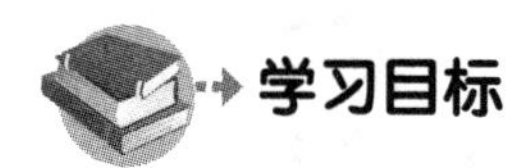

1. **掌握**　儿童年龄分期、各期特点及保健重点。
2. **熟悉**　儿童护理的特点及原则、儿科护士的角色与素质要求。
3. **了解**　儿童护理技术的任务和范围、儿童护理相关的伦理与法律。

第一节　儿童护理概述

儿童护理是一门研究儿童生长发育规律及其影响因素、儿童保健、疾病防治和护理，以促进儿童身心健康的专科护理。儿童护理的服务对象为身心处于不断生长发育过程中的儿童，他们具有与成人不同的特征及需要。

一、儿童护理的任务和范畴

（一）儿童护理的任务

儿童护理的任务是从体格、智力、行为和社会等各方面来研究和保护儿童，为儿童提供综合性、广泛性的护理，以增强儿童体质，降低儿童发病率和死亡率，保障和促进儿童健康，提高人类的整体健康素质。主要任务如下。

（1）为儿童健康服务，促进健康儿童的体格、智力、心理等方面的全面发展，降低儿童的发病率和死亡率，提高防治疾病的水平，增强儿童体质。

（2）对健康发生障碍及患病的儿童实施护理。包括对儿童常见病、多发病实施整体护理，恢复儿童健康；帮助残障儿童有效地利用其残留功能康复，提高生命质量；减轻垂危患儿的痛苦，给予临终关怀，让其平静地离开人世。

（3）开展健康教育，保障和促进儿童生理、心理和社会潜能得到全面充分地发展，全面提高儿童素质。

(4) 开展儿童护理研究。

(二) 儿童护理的范围

一切涉及儿童时期健康和卫生的问题都属于儿童护理的范围,包括儿童生长发育、正常儿童身心方面的保健、儿童疾病的防治与护理,并与儿童心理学、产科学、社会学、教育学等多门学科有着广泛联系。因此,多学科的协作是儿童护理发展的必然趋势。

随着医学模式的转变,儿童护理已由单纯的疾病护理发展为以儿童及其家庭为中心的身心整体护理;由单纯的患儿护理扩展为包括所有儿童的生长发育、疾病防治与护理以及促进儿童身心健康的研究;由单纯的医疗保健机构承担其任务逐渐发展为全社会都来承担儿童疾病的预防、保健和护理工作。因此,儿童护理要达到保障和促进儿童健康的目的,必须将科学育儿知识普及到每个家庭,并取得社会各方面的支持。

二、儿童护理的特点及一般原则

儿童护理的研究和服务对象是儿童,目前我国卫生部(现更名为国家卫生和计划生育委员会)规定从出生至14岁的儿童到儿科就诊。儿童机体的基本特点是处于不断生长发育的动态变化过程中,在解剖、生理、病理、免疫、疾病诊治、社会心理等方面均与成人不同,且不同性别、不同年龄期的儿童之间也存在差异,在护理上有其独特之处。因此,学习儿童护理时绝不可简单地将儿童视为成人的缩影。

(一) 儿童特点

1. 基础医学方面

(1) 解剖特点　外观上,儿童身材大小、身体各部分比例等与成人有明显不同,且随年龄发生变化。不同年龄儿童体重、身高(长)、头围、胸围、臂围等的正常值各不相同,新生儿出生时头长占身长的1/4,而成人仅占身长的1/8。熟悉儿童生长发育的正常规律,才能正确进行护理评估,做好保健护理工作。在组织结构上儿童亦与成人有很大差别,如儿童骨骼钙化不全,虽不易骨折,但长期受压易发生变形;皮肤、黏膜娇嫩,易损伤而导致感染等。

(2) 生理特点　儿童生长发育快,代谢旺盛,对营养物质(特别是蛋白质和水)及能量的需要量相对比成人多,但胃肠消化功能未发育成熟,故极易发生营养缺乏和消化紊乱;婴儿代谢旺盛而肾功能较差,故比成人容易发生水和电解质紊乱。此外,不同年龄的儿童,其心率、血压、呼吸、周围血象、体液成分等有不同的生理生化正常值。熟悉这些特点才能进行正确的护理评估和处理。

(3) 免疫特点　儿童皮肤、黏膜娇嫩易受到损伤,淋巴系统发育不成熟,体液免疫和细胞免疫功能均未发育完善,抗病能力差。新生儿可从母体获得IgG(被动免疫),故生后6个月内患感染性疾病的机会较少,但6个月后,从母体获得的IgG逐渐减少,而自身合成IgG的能力一般要到6~7岁时才达到成人水平。母体免疫球蛋白M(IgM)不能通过胎盘,故新生儿血清IgM浓度低,易被革兰氏阴性细菌感染。婴幼儿期分泌型免疫球蛋白A(SIgA)也缺乏,易患呼吸道及胃肠道感染;其他体液因子如补体、趋化因子、调理素等活性及白细胞吞噬能力等也较低。故护理中应特别注意预防感染性疾病。

(4) 病理特点　同一致病因素,儿童与成人或不同年龄的儿童之间出现的病理反应和疾病过程会有相当大的差异。如维生素D缺乏时,婴儿易患佝偻病,而成人则表现为骨软化症；又如，肺炎链球菌所致的肺部感染，婴儿常为支气管肺炎，而在年长儿和成人则表现为大叶性肺炎。

（5）心理特点　儿童身心发育未成熟，缺乏适应及满足需要的能力，依赖性较强，合作性差，需特别的保护和照顾。儿童好奇、好动、缺乏经验，容易发生各种意外，同时儿童心理发育过程也受家庭、环境的影响。在护理中应以儿童及其家庭为中心，与儿童父母、幼教工作者、学校教师等共同合作，根据不同年龄阶段儿童的心理发育特征和心理需求，采取相应的护理措施。

2. 临床医学方面

（1）疾病特点　疾病特点主要有如下三点。

①儿童疾病种类与成人有很大的差别。例如，心血管系统疾病，儿童以先天性心脏病为主，而成人则以冠状动脉粥样硬化性心脏病多见；又如，婴幼儿先天性疾病、遗传性疾病和感染性疾病较成人多见；再如，儿童白血病以急性淋巴细胞性白血病多见，而成人则以粒细胞性白血病居多。此外，不同年龄儿童的疾病种类也存在相当大的差异，如新生儿疾病常与先天遗传和围生期因素有关，婴幼儿疾病以感染性疾病占多数。

②儿童患病的临床表现与成人也有很大不同，而且不同年龄儿童也有差别，如婴幼儿患感染性疾病时往往起病急、来势凶猛、缺乏局限能力，故易并发败血症，常伴有呼吸、循环衰竭和水、电解质紊乱；又如，新生儿及小婴儿患中枢神经系统感染性疾病引起颅内压增高时，常表现为前囟隆起、颅缝增宽，而早期不会出现典型的头痛、呕吐等症状；再如，新生儿及体弱儿患严重感染性疾病时往往表现为各种反应迟钝，如体温不升、拒食、表情呆滞、外周血白细胞降低或不增等，且常无定位性症状和体征。此外，儿童病情发展过程易反复、波动，变化多端，故应加强病情观察。

③不同年龄阶段儿童患病的原因存在着差异。以新生儿黄疸为例，生后 1 d 以内出现的黄疸应首先考虑新生儿溶血症，生后 2～3 d 出现的黄疸常常为生理性的，一周以后出现的黄疸应首先考虑新生儿肝炎或先天性胆道闭锁。又如，儿童惊厥，新生儿惊厥多考虑与产伤、窒息、颅内出血或先天异常有关；6 个月以内婴儿的惊厥应考虑有无婴儿手足搐搦症或中枢神经系统感染；6 个月至 3 岁的儿童则以热性惊厥、中枢神经系统感染多见；3 岁以上年长儿的无热惊厥则以癫痫为多。

（2）预后特点　儿童患病时虽然起病急、来势猛、变化快，但若能及时、有效地进行诊治，护理恰当，度过危险期后，好转恢复也快，较少转为慢性病，一般不留下后遗症。

（3）预防特点　儿童疾病预防工作效果明显、意义重大，是降低儿童发病率和死亡率的重要环节。通过开展计划免疫和加强传染病管理，已使许多儿童传染病的发病率和病死率大大下降。由于重视儿童保健工作，也使营养不良、肺炎、腹泻等多发病、常见病的发病率和病死率明显降低。及早筛查和发现先天性、遗传性疾病以及视觉、听觉障碍和智力异常，并加以干预和矫治，可防止发展为严重伤残；加强科学营养和体育锻炼，可防止儿童肥胖症，并对成年后出现的高血压、冠心病等起到预防作用。

（二）儿童护理特点

1. 评估难度大

（1）病史收集较困难　儿童多不能自述或不能准确、完整地诉说自己的病情与症状，往往由其家长、亲属或其照顾者代述，所提供的材料是否完整、可靠，与代述者的观察能力、与患儿接触的密切程度及既往经验有关。年龄较大的患儿虽能陈述病史，但他们的时间和空间知觉尚未发育完善，陈述的可靠性较低。部分儿童可能因害怕打针、吃药而隐瞒病情，有的患儿为逃避上学而假报或夸大病情，都会使病史的可靠性受到影响。

(2) 体格检查时患儿不愿意合作　儿童的生理和心理均与成人不同，在患病就医，接触医务人员时，心理状态更为特殊，主要表现为恐惧而拒绝接受检查。

(3) 标本采集及其他辅助检查较困难　儿童多数不会配合。

2. 观察任务重　儿童不能及时、准确地表达自己的痛苦，而且患病时病情变化快，处理不及时易恶化甚至危及生命。因此，儿科护士观察的任务很重，要有高度的责任心和敏锐的观察力。

3. 护理项目多　儿童自理能力较差，在护理过程中有大量的生活护理和教养内容，如新生儿配奶、喂奶、换尿布及沐浴等。对年长儿要寓教育于护理之中，引导他们健康成长。同时由于儿童好奇、好动并缺乏经验，容易发生意外伤害。因此，要加强安全管理，防止发生意外事故。

4. 操作要求高　由于儿童解剖特点及认知水平有限，护理操作时多不配合，操作难度大，如静脉穿刺，其难度要比成人大得多，对儿科护士的操作技术提出了更高的要求。

（三）儿童护理的一般原则

1. 以儿童及其家庭为中心　家庭是儿童生活的中心，儿科工作者必须支持、鼓励、尊重并提高家庭的功能，重视不同年龄阶段儿童的特点，关注儿童家庭成员的心理感受和服务需求，与儿童及其家长建立伙伴关系，为儿童家长创造机会和途径，以展示他们照顾儿童的才能，获得对家庭生活的把握感；为儿童及其家庭提供预防保健、健康指导、疾病护理和家庭支持等服务，让他们将健康理念和健康行为的重点放在疾病预防和健康促进上。

2. 实施身心整体护理　护理工作不应仅限于满足儿童的生理需要或维持已有的发育状况，还应包括维护和促进儿童心理行为的发展和精神心理的健康。除关心儿童机体各系统或各器官功能的协调平衡外，还应使儿童的生理、心理活动状态与社会环境相适应，并应重视环境带给儿童的影响。

3. 减少创伤和疼痛　临床上有些诊治手段是有创伤和疼痛的，这会使儿童产生害怕心理，出现情绪波动。儿科护理工作者必须认识疾病本身及其诊疗和护理过程对儿童及其家庭带来的影响，尽可能提供无创性照护。无创性照护的首要目的是无害，怎样使儿科诊疗和护理操作不对儿童造成身心伤害，主要应考虑如下三个原则。①防止或减少儿童与家庭的分离。②防止或减少身体的伤害和疼痛。③帮助儿童及其家庭建立把握感和控制感。具体措施主要有如下几点：①在儿童住院期间促进家长与患儿的亲密关系。②在治疗操作之前进行解释等心理护理及疼痛控制。③允许儿童保留自己的私人空间，提供游戏活动让儿童发泄害怕、攻击性等不良情绪，为儿童提供自己作出选择的机会。

4. 保证患儿的安全　儿童时期缺乏安全意识，易发生意外伤害，应根据不同年龄、个性、疾病等特点进行预测，采取相应的预防措施，如管理好电源，防止触电；设床栏，防止坠床；用热水袋时避免烫伤；加强药品管理，防止误饮、误食等。为便于检查、治疗和保证安全，可选用适当的约束法约束患儿。

5. 遵守法律和伦理道德规范 儿科工作者应自觉遵守法律和伦理道德规范，尊重儿童的人格，保障儿童的权利，促进儿童身、心两方面的健康成长。

第二节 儿童年龄分期、各期特点及保健重点

儿童机体的基本特点是处于不断生长发育的动态变化过程中，各系统组织器官逐渐长大和发育完善，功能亦愈趋成熟。根据儿童生长发育不同阶段的特点，将儿童年龄划分为如下七个时期，各期之间既有联系，又有区别。应以整体、动态的观点来考虑儿童的健康问题和采取相应的护理措施。

一、胎儿期

从受精卵的形成，到胎儿出生为止，约 40 周，其周龄称为胎龄或妊娠龄。最初 8 周为胚胎期，是胚胎分化成形的阶段，是儿童生长发育的关键时期；第 9 周到出生为胎儿期。此期的特点是：生长发育迅速，完全依靠母体生存。此期母亲如受创伤、感染、接触放射性物质、滥用药物等不利因素的影响，以及不良的生活习惯、营养缺乏、患严重身心疾病等，均可影响胎儿的正常生长发育，导致流产、早产、先天畸形或宫内发育不良等。因此，此期的保健重点是加强孕期保健和胎儿保健。

二、新生儿期

自出生后脐带结扎起至生后 28 d 称为新生儿期。出生不满 7 d 的阶段称为新生儿早期。按年龄划分，新生儿期实际包含在婴儿期内。由于此期儿童在生长发育和疾病等方面具有非常明显的特殊性，且患病率、死亡率高，故单独列为婴儿期中的一个特殊时期。此期特点是：儿童脱离母体开始独立生活，内外环境发生巨大变化，但各器官生理功能尚不成熟，适应能力较差，易发生窒息、感染等各种疾病，且患病后临床表现不典型，死亡率也较高，尤其以新生儿早期为高。因此，此期保健重点是加强保暖、合理喂养、预防感染等。

胎龄满 28 周(体重≥1000 g)至出生后 7 d，称为围生期或围产期。此期包括了胎儿晚期、分娩过程和新生儿早期 3 个阶段，是儿童经历巨大变化和生命遭遇最大危险的时期，死亡率最高。必须高度重视，抓好围生期保健工作。

三、婴儿期

自出生到满 1 岁之前为婴儿期。婴儿期是儿童出生后生长发育最迅速的时期，因此对营养的需要量相对较大。但此期儿童消化功能未发育成熟，易发生营养缺乏和消化紊乱。此期神经系统发育较快，尤其是运动功能和感知发育快，条件反射逐渐形成，因此，此期是早期开发智力的最佳时期。婴儿体内来自母体的 IgG 逐渐消失，而自身免疫功能尚不成熟，抗感染能力较弱，易患各种感染性疾病。此期的保健重点是科学合理的喂养指导，定期体格检查，早期智力开发，完成基础免疫，并注意培养良好的卫生习惯。

四、幼儿期

自 1 岁到满 3 岁之前为幼儿期。此期特点是：体格发育速度较前稍微减慢，智力发育

较前突出,语言、思维和社会适应能力增强;开始独立行走后,活动范围渐广,有利于智力发育,但好奇心强,且对危险的识别能力不足,易发生意外伤害;乳牙渐出齐,饮食已从乳汁逐渐过渡到成人饮食;免疫功能仍然较差,传染病发病率仍较高。此期保健重点包括早期教育,促进语言和智力发育,培养良好习惯和形成良好人格;定期体格检查;加强护理,防止意外创伤和中毒;合理喂养;加强预防接种。

五、学龄前期

3岁后到6～7岁入小学前为学龄前期。此期特点是:体格发育稳步增长,智力发育更趋完善,好奇心大、模仿能力强,个性开始形成,有较大的可塑性;因活动范围大,接触面广,仍较易患感染性疾病,较易发生意外,也易患急性肾炎、风湿热等免疫性疾病。此期保健重点是加强早期教育,培养其良好的道德品质、生活习惯和个性;加强体格锻炼,定期体格检查;预防免疫性疾病及意外伤害。

六、学龄期

从入小学起(6～7岁)到青春期前为学龄期。此期特点是:体格发育稳步增长,除生殖系统外其他器官的发育到本期末已接近成人水平,智力发育更加成熟,是接受科学文化教育的重要时期,也是儿童心理发展上的一个重大转折时期;免疫功能逐渐发育成熟,感染性疾病的发病率降低,但易出现不良姿势,易患近视和龋齿。此期保健重点是保证充足的营养和休息,加强体格锻炼;注意劳逸结合,培养良好的生活、学习习惯;加强教育,促进其德、智、体、美、劳全面发展;端正坐、立、行姿势,防止近视、龋齿、脊柱畸形的发生;讲究卫生,防止肠道寄生虫病的发生。

七、青春期

从第二性征出现到生殖功能基本发育成熟、身高停止增长的时期称为青春期。一般女孩从11～12岁开始到17～18岁,男孩从13～14岁开始到18～20岁。此期特点是:体格发育再次加快,出现第二个生长高峰;第二性征逐渐明显,生殖系统迅速发育成熟;患病率和死亡率相对较低;神经内分泌调节功能不稳定,易出现心理、行为、精神方面的问题;此期也是学习文化知识的最好时期。此期保健重点是保证充足的营养,加强体格锻炼;及时进行生理、心理卫生和性知识的教育,培养正确的人生观和良好的道德品质,建立健康的生活方式,促进身心健康。

第三节 儿科护士的角色与素质要求

一、儿科护士的角色

随着儿童护理的发展,护士的角色有了更大范围的扩展,儿科护士不仅担负着保护和促进儿童健康的重任,还肩负着教育儿童的使命,被赋予多元化角色。

(一) 专业照护者

儿童机体处在不断生长发育的动态变化过程中，各系统、器官的功能尚未发育完善，生活自理能力差。儿科护士最重要的角色是在帮助儿童促进、保持或恢复健康的过程中，为儿童及其家庭提供直接的照护，如营养摄取、感染预防、药物给予、心理支持、健康指导等以满足儿童身、心两方面的需要。

(二) 护理计划者

为促进儿童身心健康发展，儿科护士必须运用专业的知识和技能，收集儿童的生理、心理、社会状况等方面资料，全面准确评估儿童的健康状况以及儿童家庭在面临疾病和伤害时所产生的反应，找出健康问题，并根据不同年龄阶段的特点，制订全面的、切实可行的护理计划，采取有效的护理措施，以减轻儿童的痛苦，帮助儿童适应医院、社区、家庭的生活。

(三) 健康教育者

儿童护理的对象是处于不断生长发育过程中的儿童，在对他们实施护理的过程中，儿科护士应依据不同年龄阶段儿童智力发展的水平，向他们有效地解释疾病治疗和护理过程，帮助他们建立自我保健意识，培养良好的生活卫生习惯，纠正其不良行为。同时还应向儿童家长宣传科学育儿知识，帮助家长了解诊疗和护理过程，为儿童和家庭介绍相关的医疗保健机构和相关组织，使他们采取健康的态度和健康行为，以达到预防疾病、促进健康的目的。

(四) 健康协调者

为促进儿童健康，儿科护士需联系并协调与有关人员及机构的相互关系，如与医生联络讨论有关治疗和护理方案；与营养师联系，讨论有关膳食的安排；还需与儿童家长及其老师进行有效的沟通，让家庭、学校共同加入到儿童的护理中，建立并维持一个有效的沟通网，使诊断、治疗、救助与有关的儿童保健工作得以互相协调、配合，保证儿童获得最适宜的整体性医护照顾。

(五) 健康咨询者

儿科护士通过倾听患儿及其家长的内心感受，抚摸和陪伴儿童，解答他们的问题，提供有关治疗的信息，并给予健康指导，以澄清儿童及其家长对有关健康问题的疑惑，使他们能够以积极有效的方法去应对压力，找到满足生理、心理、社会需要的最适宜的解决方法。

(六) 儿童及其家庭代言人

儿科护士是儿童及其家庭权益的维护者，在儿童不会表达或不能准确表达自己的要求和意愿时，护士有责任解释并维护儿童及其家庭的权益不受侵犯或损害。护士还需评估有碍儿童健康的问题和事件，并向有关卫生行政部门提出改进的意见和建议。

(七) 护理研究者

科学研究是护理事业发展必不可少的活动。儿科护士在护理患儿的过程中，要具有科研意识，善于在临床护理实践中发现问题，并能探究隐藏在儿童症状及表面行为下的真正问题，运用科学方法研究问题、解决问题；同时，通过研究来验证、扩展护理理论知识，发展护理新技术，指导、改进护理工作，提高儿童护理质量，促进护理事业健康发展。

二、儿科护士的素质要求

(一) 思想道德素质

(1) 热爱护理事业,有高度的责任感和同情心,关心、爱护儿童,具有为儿童健康服务的奉献精神。

(2) 具有诚实的品格、较高的慎独修养、高尚的道德情操。以理解、友善、平等的心态,为儿童及其家庭提供帮助。

(3) 具有正视现实、面向未来的眼光,追求崇高的理想,恪尽职守,救死扶伤,廉洁奉公,实行人道主义。

(二) 科学文化素质

(1) 具备一定的文化素养和自然科学、社会科学、人文科学等多学科知识。

(2) 掌握一门外语及现代科学发展的新理论、新技术。

(三) 专业素质

(1) 具有合理的知识结构及比较系统完整的专业理论知识和较强的实践技能,操作准确,技术精湛,动作轻柔、敏捷。

(2) 具有敏锐的观察力和综合分析判断能力,树立整体护理观念,能用护理程序解决患儿的健康问题。

(3) 具有开展护理教育和护理科研的能力,勇于开拓创新。

(四) 身体心理素质

(1) 具有健康的心理,乐观、开朗、稳定的情绪,宽容、豁达的胸怀。有健康的身体和良好的言行举止。

(2) 具有较强的适应能力,良好的忍耐力及自我控制力,善于应变,灵活敏捷。

(3) 具有强烈的进取心,不断求取知识,丰富和完善自己。

(4) 具有与儿童成为好朋友、与儿童家长建立良好人际关系的能力,同仁间相互尊重,团结协作。

第四节　儿童护理相关的伦理与法律

护士对自己行为所负的责任,包括伦理责任和法律责任。随着我国社会主义法制的不断加强和完善,《中华人民共和国护士管理办法》和《医疗事故处理条例》的颁布实施,以及各级部门卫生法规的不断完善,儿童护理相关的伦理和法律已引起了人们的高度重视。护理人员在对患儿实施护理的过程中,应了解存在的有关伦理和法律问题,将法律意识始终贯穿于各项护理活动中,保障和维护患儿及自身的合法权益。

一、儿童护理相关的伦理

儿童护理的对象是尚未发育成熟的儿童,他们没有独立对自身疾病诊治问题作出正确决定的能力，也没有为诊治自身疾病和维护自身健康的经济来源，而更多屈从于他们的父母或法定监护人。

护理道德的基本原则包括自主原则、有利原则、无害原则、公正原则、知情原则。但面对尚未独立的儿童，儿科护士在实践这五条基本原则时有更大的难度。如在护理工作中，患儿难以做到自主地作出决定，而使“自主原则”受到限制。护理人员只能灵活应用自主原则，尽量将各种信息提供给患儿的家长，让他们帮助患儿作出正确合理的抉择，使自己的行为更符合道德规范。又如“知情原则”，从伦理学上来说，每个人有权决定自己是否接受某项治疗或护理措施，而且必须事先对此方面十分知情。但在儿童护理工作中，只能由患儿的父母知情作出抉择，这实质上对儿童来说是一种间接的知情，本质上有可能是不合理的。因此，儿科护士必须从伦理的角度为儿童考虑，当遇到伦理冲突时，可依据的首要原则是对儿童有益且无害。儿科护士应明确自己的责任首先是维护儿童的利益，其次是维护家庭的利益。

儿童护理是“以儿童及其家庭为中心的身心整体护理”，儿科护士不但要面对患儿及家庭，还要面对社会上所有健康的儿童及其家庭，为他们提供健康教育、保健咨询等各种形式的护理服务，从而使儿童护理工作具有很强的社会性特征。我国的计划生育、优生优育政策，使社会各方面对儿童护理工作有更多的关注和更高的要求，也使儿童护理工作具有更广泛的内容和多样性的特色，增加了儿科护士工作的心理压力。儿科护士不但要作好儿童的护理工作，还要协调好与患儿、家长、医生、学校、社区、妇幼管理部门、新闻媒体机构等多层次多渠道的关系。儿科护士要能够理解患儿与家长的价值观念、想法，成为联系患儿家庭和其他卫生保健人员之间的最佳桥梁，使儿童护理工作能够顺利进行。

此外，在儿童护理领域尚有许多涉及伦理的问题，如放弃抢救治疗及安乐死的问题、弃婴处理中的道德是非、有关器官移植的问题、对儿童行为控制及药物试验性治疗问题等。护理人员的伦理推理能力和伦理判断能力以及对伦理问题的态度和价值观念，决定着护理人员在面临复杂道德问题时，将作出什么样的伦理决策和计划，以及对患儿的关怀照顾。

二、儿童护理相关的法律

随着社会主义法制的不断健全和完善，保护、促进儿童健康的相关法律和规定亦不断完善。儿科护士有法律上的责任，用应有的科学知识，使儿童得到最佳的生理和心理上的照护。儿科护士应了解儿童与成人患者一样具有生命权、身体权、健康权、医疗权、疾病认知权、知情同意权、保护隐私权，儿童具有受法律保护的权益，儿科护士也有义务维护儿童以上各种合法权益。

儿科护士应告知儿童与家庭遵守医院的规章制度，在为儿童做各项护理操作时，应向儿童及家长解释操作的目的和注意事项，取得儿童及家长的同意和合作。必要时让儿童家长签知情同意书。从法律的角度考虑，护士在工作中应当仔细观察儿童的身心状态，认真执行各项护理操作规程，对儿童进行科学的护理。遇紧急情况应及时通知医生并配合抢救，医生不在场时，护士应当采取力所能及的急救措施。护士有承担预防保健工作、宣传防病治病知识、进行康复指导、开展健康教育的义务。如果因工作的疏忽发生护理差错、事故，给儿童及家庭造成严重伤害，儿科护士应对自己的行为承担法律责任。

及时、准确地执行医嘱是患儿得以成功救治的根本。儿科护士在处理和执行医嘱时要严格执行查对制度，一定要细心，做到准确、及时、无误；随意涂改、无故不执行医嘱或漏、错执行医嘱均属违法行为。如医嘱有疑问，应与医生进行核查。如发现医嘱有明显错误，有权拒绝执行，如果医生知道医嘱中的错误，仍执意要护士执行，护士应立即报告护士长处理，否则，造成严重后果的，护士和医生共同承担法律责任。执行医嘱后要及时填写时间并签名，以维护双方利益。在工作中更要慎重对待口头医嘱和“必要时”等形式的医嘱，除非抢救或紧急情况，一般情况下不执行口头医嘱；医生在抢救现场下达口头医嘱时护士必须复述一次，确认无误方可执行，准确地记录在抢救护理单上，并与医生抢救后补写的医嘱一致。更不应委派别人代替自己去实施护理操作。否则，如损害了儿童的利益，儿科护士应对自己的行为负法律责任。

在护理工作中，往往会得知一些患儿的个人隐私，如某些遗传性疾病或家庭背景，家长不愿公开，作为儿科护士要遵守医德，给予更多的理解和同情，切不可讥笑、蔑视患儿，更不得随意议论患儿隐私，不得擅自公开患儿的健康状况及相关医疗文件。为大龄患儿导尿、做乳房或会阴检查等护理操作时，注意遮挡患儿。否则，就是侵犯了患儿的隐私保密权。

儿科护士应认真学习《中华人民共和国母婴保健法》、《医疗事故管理办法》等法律法规，熟知患儿住院享有的相应权力，熟悉业务与法的关系，在执业中不断学法、懂法、用法，在工作中自觉地用法律法规约束自己的行为，克服随意性，自觉履行护士的职责，高质量、高水平地服务于患儿，确保护、患双方利益，提高护士的自身价值及社会形象。

第五节　儿童护理的发展与展望

祖国医学在儿童疾病的防治与护理方面有丰富的经验。从祖国医学发展史和丰富的医学典籍及历代名医传记中，经常可见到有关儿童保健、疾病预防等方面的记载，如我国现存最早的医学经典著作《黄帝内经》中对儿童病症已有记录；唐代杰出医学家孙思邈所著的《备急千金要方》中，比较系统地讲述了儿童生长发育，并提出了儿童喂养和清洁等方面的护理原则。

19世纪下半叶，西方医学传入并逐渐在我国发展。各国传教士在我国开办了教会医院并附设了护士学校，医院中设立了产科、儿科门诊及病房，护理工作重点放在对住院患儿的生活照顾和护理上，逐渐形成了我国的护理事业和儿童护理学。

新中国成立以后，党和政府对儿童健康十分重视，宪法和农业发展纲要都特别提出了保护母亲和儿童的条款。儿童护理工作不断发展，从推广新法接生、实行计划免疫、建立各级儿童医疗保健机构、提倡科学育儿，直至形成和发展了儿科监护中心等专科护理。儿童护理范围、护理水平也有了很大的扩展和提高。儿童传染病发病率大幅度下降，儿童常见病、多发病的发病率、病死率亦迅速降低，儿童体质普遍增强。2011年国务院颁发了《中国儿童发展纲要(2011—2020年)》，提出了改善儿童卫生保健服务，提高儿童健康水平的更明确要求。

为适应儿童护理的发展，儿科护士队伍的建设也受到极大重视。20世纪80年代初，我国恢复了中断 30 余年的高等护理教育，20 世纪 90 年代又发展了护理硕士研究生教育，培养了一大批高级儿童护理专业人才，使儿童护理队伍向高层次、高素质方向发展。随着科学技术的突飞猛进，新知识、新理论、新技术不断涌现，对儿科护士的继续教育日趋受到重视。儿童护理学已逐渐发展成为有独特功能的专门学科，其研究内容、范围、任务涉及影响儿童健康的生理、心理、社会等各个方面，儿科护士成为儿童保健的主要力量。

21 世纪是生命科学的时代，随着社会的发展，科学的进步，儿科疾病谱将继续发生变化，儿童健康将面临新的机遇和挑战。社会政策的变化使卫生保健领域得以扩展，儿童护理的重点已不再是“为儿童及家庭做什么”，而是“和儿童及家庭一起做什么”。因此，以家庭为中心的照护和社区保健已成为一种必然趋势。卫生保健场所的扩展，要求护理人员的工作具备更多的艺术性。为此，儿科护理工作者要不断学习先进的科学技术和最新护理手段，弘扬求实创新精神、拼搏奉献精神、团结协作精神，为提高儿童健康水平和中华民族的整体素质作出更大贡献。

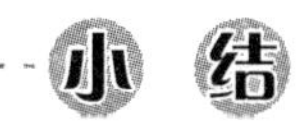

儿童护理是一门研究儿童生长发育规律及其影响因素、儿童保健、疾病防治和护理，以促进儿童身心健康的一门专科护理。儿童护理的任务是从体格、智力、行为和社会等各方面来研究和保护儿童，为儿童提供综合性、广泛性的护理，以增强儿童体质，降低儿童发病率和死亡率，保障和促进儿童健康，提高人类的整体健康素质。

儿童护理的对象是身心处于不断生长发育过程中的儿童，儿童护理工作具有鲜明的特点，更要求儿科护理人员必须具备扎实的专业基础知识，优良的品质，以高尚的职业道德、精湛的护理技能来做好护理工作。

儿科护理工作者应自觉遵守法律和相关的伦理道德规范，尊重儿童的人格，保障和维护患儿及自身的合法权益，促进儿童健康。

随着儿科疾病谱的变化，要求儿科护理人员必须具备更新的医学知识和最新的护理手段，为提高中华民族的整体素质作出更大贡献。

目标检测

一、选择题

1. 儿科护理人员的素质要求包括(　　)。

A. 有强烈的责任感　　B. 爱护并尊重儿童

C. 丰富的科学知识及熟练的操作技巧　　D. 有效的人际沟通技巧

E. 以上都是

2. 儿科护士角色包括哪些内容？(　　)

A. 直接护理者　　B. 患儿及家长的教育者　　C. 患儿的代言人

D. 康复与预防的指导者　　E. 以上都是

3. 婴幼儿易患呼吸道感染的原因是(　　)。

A. 血清中 IgA 缺乏　　B. 分泌型 IgA 缺乏　　C. 血清中 IgG 缺乏

D. 血清中 IgM 缺乏　　E. 细胞免疫功能低下

4. 关于儿童护理的特点,下列说法不正确的是(　　)。

A. 婴儿期头长占身长的比例为 1∶4　B. 儿童的呼吸道管腔狭窄易发生呼吸困难

C. 儿童基础代谢较成人旺盛　D. 新生儿期易被革兰氏阳性细菌感染

E. 儿童心血管疾病以先天性心脏病居多

5. 儿童护理的特点不包括(　　)。

A. 儿童年龄越小,生长发育越快　B. 儿童易患支气管肺炎

C. 儿童免疫功能低下　D. 儿童易患骨软化症

E. 儿童易患营养不良

6. 新生儿期是指(　　)。

A. 从卵子和精子结合到儿童出生　B. 自出生后脐带结扎时至生后 28 d

C. 自出生后脐带结扎时至生后 30 d　D. 自出生后脐带结扎时至生后 7 d

E. 自出生后脐带结扎时至生后 15 d

7. 以下哪项不是婴儿期的特点?(　　)

A. 婴儿期指出生后到满 1 岁之前

B. 为儿童出生后生长发育最迅速的时期

C. 抗病能力较弱,易患传染病和感染性疾病

D. 除生殖系统外,其他器官的发育到本期末已接近成人水平

E. 易患营养缺乏性疾病

8. 学龄期应注意的健康问题不包括(　　)。

A. 龋齿　B. 近视　C. 脊柱弯曲　D. 消化不良　E. 学习压力过大

9. 最易发生意外伤害的年龄期是(　　)。

A. 新生儿期　B. 婴儿期　C. 幼儿期　D. 学龄前期　E. 学龄期

10. 青春期生长发育最大的特点是(　　)。

A. 体格生长再次增快　B. 神经系统发育成熟

C. 内分泌调节稳定　D. 生殖系统迅速发育,并渐趋成熟

E. 以上都不是

11. 儿童护理服务对象的年龄界限是(　　)。

A. 从胎儿到青春期　B. 从妊娠 28 周到出生后 20 d　C. 从出生到 18 岁

D. 出新生儿期到青春期　E. 从出生到 14 岁

12. 关于儿童护理的特点,以下哪项是错误的?(　　)

A. 不同年龄儿童有不同的生理生化正常值

B. 儿童各器官的解剖结构与成人不同

C. 儿童体液免疫发育成熟而细胞免疫不健全

D. 儿童护理应以儿童及其家庭为中心

E. 儿童护理项目多,操作要求高

13. 下列不属于儿童护理范围的是(　　)。

A. 临床护理　B. 预防保健　C. 护理科学研究

D. 儿童心理及儿童教养　　　　E. 儿童疾病的治疗

14. 婴儿期的年龄范围是(　　)。

A. 从出生到满1岁以前　　　　B. 从满月到满1岁以前

C. 从出生后7 d到满1岁以前　　　　D. 从出生到满2岁以前

E. 从出生到满1岁半以前

15. 护士在护理患儿的过程中，体现护士照顾角色的行为是(　　)。

A. 对患儿及其家长进行健康教育　　　　B. 与患儿家长共同制订护理计划

C. 帮助照顾患儿的饮食起居　　　　D. 做好病区内物品的管理

E. 做好入院介绍

二、简答题

1. 儿童各年龄阶段是如何划分的？各期有哪些特点？

2. 儿科护士应具备哪些素质要求？

3. 儿童护理的特点有哪些？

(刘　奉　方淑蓉)

第二章
儿童生长发育与健康评估

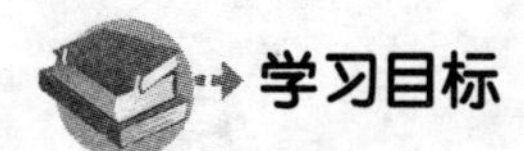

1. **掌握** 儿童体格发育各项指标的正常值，儿童骨骼发育。

2. **熟悉** 儿童生长发育规律及影响因素，儿童感觉、运动功能和语言发育。

3. **了解** 儿童脂肪组织、肌肉、生殖系统、神经系统的发育，儿童心理活动发展及儿童心理发育的评价。

4. **学会** 运用有关指标对儿童个体和群体进行生长发育的监测及健康状况的评估。

生长发育又称成长发展，是儿童的重要特点。生长(growth)是指儿童身体各器官、系统的长大，表示量的变化；发育(development)指细胞、组织、器官的分化完善和功能成熟，为质的改变。生长发育两者紧密相关，不能截然分开，生长是发育的物质基础，而发育成熟状况又反映在生长的量的变化上。生长发育过程相当复杂，并受多种因素影响，评估和促进儿童生长发育是儿科工作者的重要职责之一。

第一节　生长发育规律及影响因素

一、生长发育的规律

1. 生长发育的连续性和阶段性　生长发育是一个连续的过程，但各年龄阶段生长发育的速度不同，一般年龄越小，体格增长越快，呈现阶段性特点。例如，体重和身长的增长在生后第1年，尤其是前3个月生长最快，出现生后第一个生长高峰；第2年以后生长速度逐渐减慢，至青春期生长发育速度又加快，出现第二个生长高峰(图2-1)。

2. 各系统器官发育的不平衡性　人体各器官、系统的发育快慢不一，遵循一定的规

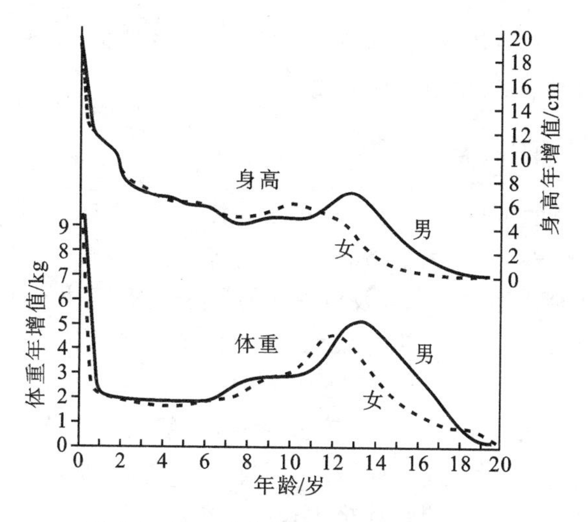

图 2-1 男女孩身高、体重发育速度曲线

律。如神经系统发育最早;生殖系统发育较晚;淋巴系统在儿童时期迅速生长,于青春期前达高峰,以后逐渐下降;其他系统如心、肾、肝、肌肉等的发育基本与体格生长平行。从图2-2可以看出,人体各系统的发育是不平衡的。

3. 生长发育的顺序性 儿童各器官功能的生长发育,既有顺序性又有量的增长到质的改变,一般遵循由上到下、由近至远、由粗到细、由低级到高级、由简单到复杂的顺序。例如婴儿先抬头,后挺胸,再会坐、站和走(由上到下);先会抬肩和伸臂、再控制双手的活动(由近到远);先会用手掌握持物品,再发展到能以手指端拾取(由粗到细);先学会咿呀发音,而后学会说单字和句子(由简单到复杂);先学会感觉事物、再发展到认识事物(由低级到高级)。

生长发育的顺序性见图 2-3。

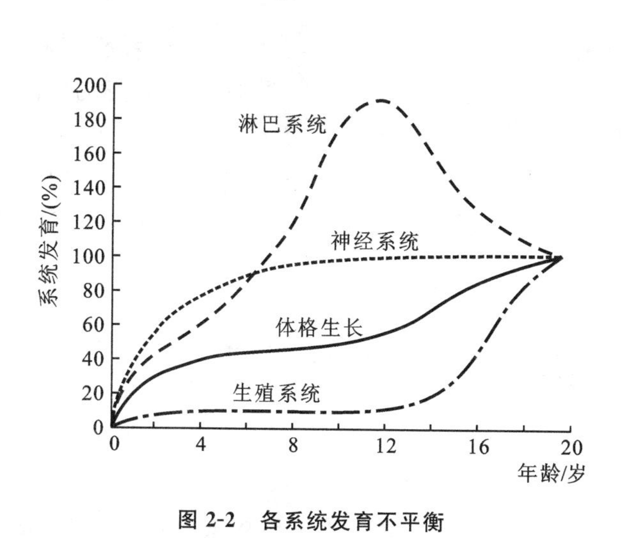

图 2-2 各系统发育不平衡

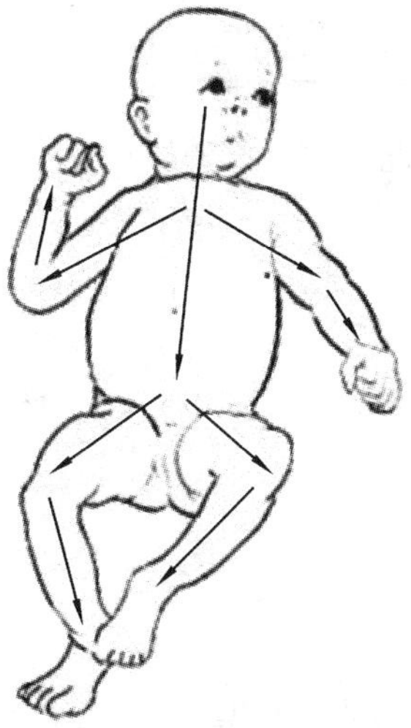

图 2-3 生长发育的顺序性

4. 生长发育的个体差异 儿童生长发育虽按一定规律发展,但在一定范围内因受先天遗传和后天教育、环境等因素影响,每个人的生长“轨迹”不完全相同,存在较大的个体差异,到青春期则差异更明显。因此,在判断儿童发育是否正常时,必须充分考虑各种因素对个体的影响,进行连续动态的观察,才能做出准确地判断。

二、影响生长发育的因素

1. 遗传因素 儿童的生长发育受父母双方遗传因素的影响。不同种族、家族间的差异即遗传决定了儿童的皮肤和毛发的颜色、面型特征、身材高矮、骨骼、肌肉和皮下脂肪等的发育方向,也决定了性成熟的早晚以及对疾病的易感性等,还决定了儿童的性格、气质甚至学习方式,等等。遗传性疾病,无论是染色体畸变,还是代谢性缺陷,对儿童生长发育均有显著性影响。

2. 性别 男孩与女孩的生长发育各有其特点,一般女孩平均身高、体重较同龄男孩小。女孩青春期萌动要比男孩约早两年,此时其身高、体重可暂时超过男孩,男孩青春期开始虽较迟,但延续时间比女孩长,男孩体格生长最终超过女孩。此外,在骨骼、肌肉、皮下脂肪发育等方面,男孩与女孩也有较大差异,如女孩肩距窄、骨骼轻、骨盆较宽,皮下脂肪丰满,而肌肉发育不如男孩。因此,评价儿童生长发育时,男、女要用不同的标准。

3. 孕母情况 胎儿在宫内发育受孕母生活环境、营养、情绪、疾病等各种因素的影响。例如,妊娠早期感染风疹病毒可导致胎儿先天性畸形;严重营养不良、高血压可导致流产、早产和胎儿发育迟缓;孕母受到某些药物、放射线辐射、毒物侵害和精神创伤等,可使胎儿生长发育受阻,影响儿童的正常生长发育。某些营养物质缺乏,例如叶酸的缺乏可导致儿童神经管畸形和先天性心脏病的发生,故孕前和妊娠早期可适当补充,以防止先天缺陷的发生。

4. 营养因素 充足和合理的营养是保证儿童健康成长极为重要的因素,是儿童生长发育的物质基础。长期营养不足会导致体格发育迟滞,包括体重下降,身高不增以及器官功能低下,从而影响智力、心理和社会适应能力的发展。相反,儿童摄入过多热量所致的肥胖也会对其生长发育造成严重影响。

5. 生活环境 儿童的生活环境不仅包括物理环境,还包括家庭的经济、社会环境、文化状况等。良好的居住环境,如阳光充足、空气新鲜、水源清洁、和谐的家庭、良好的生活方式、科学的护理、适宜的锻炼等有利于儿童的生长发育;反之,将有不良影响。

6. 疾病和药物 疾病对儿童生长发育影响很大,在内分泌疾病中,生长激素和甲状腺素缺乏可引起骨骼生长和神经系统发育迟缓。药物也可影响生长发育,如长期或大量使用链霉素会损害听力和肾功能,对儿童成长造成永久性的损害。

第二节 儿童体格生长发育及评估

案例引导

一位母亲抱着一个5个月大的女婴到儿保门诊进行健康检查。经检查:体重6.5 kg,身长60 cm,请评估该儿童体格生长是否正常?

一、体格生长规律

1. 体重 体重为各器官、组织和体液的总重量，是儿童体格生长的量化指标，是反映营养状况的重要指标。临床用药、输液、热量的给予常根据体重计算。

婴儿出生时体重平均为3 kg，其中男婴平均体重为(3.3±0.4) kg，女婴平均体重为(3.2±0.4) kg。生后一周内可有暂时性体重下降(生理性体重下降)，减少原来体重的3%～9%。常于生后7～10 d恢复到出生时的体重。生后及早哺乳或喂水可减少体重下降。年龄越小体重增长越快。3个月时体重是出生时的2倍(6 kg)，4～6个月每月平均增长500～600 g，因此，前半年每月平均增加600～800 g，是生长发育的第一高峰；后半年每月平均增长300～400 g。1岁时体重增至出生时的3倍(9 kg)；2岁时体重增至出生时的4倍(12 kg)。2岁以后到11、12岁前体重稳步增长，平均每年增长2 kg。推算公式如下：

1～6个月：体重(kg)＝出生体重(kg)＋月龄×0.7(kg)

7～12个月：体重(kg)＝6(kg)＋月龄×0.25(kg)

2～12岁：体重(kg)＝12(kg)＋(年龄－2)×2(kg)＝年龄×2(kg)＋8(kg)

12岁以后为青春发育阶段，是生长发育的第二高峰，这时不能按上述公式推算。

2. 身长(高) 身长指从头顶至足底的全身长度。身长的增长同体重的增长一样，年龄越小增长越快，婴儿期和青春期是两个增长高峰。新生儿出生时平均为50 cm；3个月时，身长增长11～12 cm；6个月时达到65 cm；1岁时达到75 cm；2岁时达到85 cm。2岁以后平均每年增长5～7.5 cm；2～12岁可按下列公式推算：

身长(cm)＝85(cm)＋(年龄－2)×7(cm)＝年龄×7(cm)＋70(cm)

青春期出现身高增长的第二高峰，12岁以后不能再按上式推算。此时女孩身高可比同龄男孩高，但男孩进入青春期后最终身高超过女孩。

身长(高)包括头部、脊柱和下肢的长度。三部分发育进度并不相同，头部发育较早，下肢较晚。因此，有时临床上需要分别测量上部量(从头顶至耻骨联合上缘)和下部量(从耻骨联合上缘至足底)以评估其比例关系(图2-4)。上部量与脊柱的增长有关；下部量与下肢长骨的发育有关。新生儿上部量与下部量比例为3∶2，中点在脐上；2岁时中点在脐以下；6岁时中点移至脐与耻骨联合上缘之间；12岁时上、下部量相等，中点在耻骨联合上缘。

3. 坐高 指从头顶至坐骨结节的长度，出生时坐高为身高的66%，以后下肢增长比躯干快，6～7岁时小于60%。此百分数显示了上、下部比例的改变，反映了身材的匀称度，比坐高绝对值更有意义。

4. 头围 始于眉弓上方、经枕后结节绕头一周的长度为头围。头围反映脑和颅骨的发育程度。出生时平均为34 cm，3个月时为40 cm，1岁时为46 cm，2岁时为48 cm，5岁时为50 cm，15岁时接近成人，为54～58 cm。在2岁前测量头围最有价值。头围过小常提示脑发育不良；头围过大提示可能脑积水、佝偻病等。

5. 胸围 沿乳头下缘经肩胛骨角下缘绕胸一周的长度为胸围。胸围反映胸廓、胸背肌肉、皮下脂肪及肺的发育程度。出生时平均为32 cm，比头围小1～2 cm。1岁时胸围与头围大致相等(约46 cm)，出现头围、胸围生长曲线交叉；1岁以后胸围超过头围，其差数(cm)约等于儿童岁数减1。头围、胸围生长曲线交叉时间与儿童营养和胸廓发育有关。

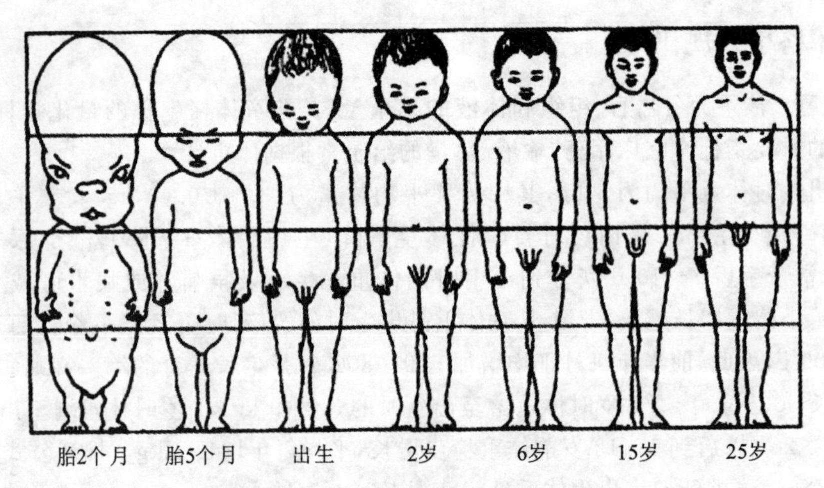

图 2-4 胎儿时期至成人身体各部分比例

6. 腹围 平脐(小婴儿以剑突与脐之间的中点)水平绕腹一周的长度为腹围。2岁前腹围与胸围大致相等,2岁后腹围较胸围小。患腹部疾病如有腹水时需测量腹围。

7. 上臂围 沿肩峰与尺骨鹰嘴连线中点的水平绕上臂一周的长度称为上臂围。反映上臂骨骼、肌肉、皮下脂肪和皮肤的发育水平。常用以评估儿童营养状况。生后第一年内上臂围增长迅速,尤其前半年很快。1～5岁间增长缓慢。在测量体重、身高不方便的地区,可测量上臂围以普查5岁以内儿童的营养状况。评估标准为:上臂围＞13.5 cm为营养良好;12.5～13.5 cm为营养中等;＜12.5 cm为营养不良。

二、体格生长评估

我国现有儿童体格生长的标准是依据2005年九市城区儿童的体格发育调查的数据为参考值制订的。

(一) 体格生长评估的方法

1. 均值离差法 适用于常态分布状况。以均值$\bar{x}$为基值,标准差(SD)为离散距。$\bar{x}\pm$1SD包含68.3%的受检总体,$\bar{x}\pm$2SD包含95.4%的受检总体,$\bar{x}\pm$3SD包含99.7%的受检总体。一般认为$\bar{x}\pm$2SD(包含95%的总体)属于正常范围。用儿童体格生长指标的实测值与均值比较,根据实测值在均数上下所处的位置,确定和评价儿童发育等级。国内最常用五等级评价标准(表2-1)。

表 2-1 五等级评价标准

等级	$<\bar{x}-2SD$	$\bar{x}-(1SD\sim2SD)$	$\bar{x}-1SD$	$\bar{x}$	$\bar{x}+1SD$	$\bar{x}+(1SD\sim2SD)$	$>\bar{x}+2SD$
六级	下	中下	中低	中	中高	中上	上
五级	下	中下	—	中	—	中上	上

2. 中位数百分位法 适于正态或非正态分布的样本。以第50百分位(P_{50})为中位数,把资料分为P_3、P_{10}、P_{25}、P_{50}、P_{75}、P_{90}、P_{97}。当大量数据呈正态分布时,P_{50}相当于均值离差法的均数$\bar{x}$,P_3相当于$\bar{x}-2SD$,P_{97}相当于$\bar{x}+2SD$。通常以$P_3\sim P_{97}$(包含总体的95%),

为正常范围。可直接用百分位进行等级评价（表2-1）。

3. 指数法 用两项指标间相互关系作比较。如Kaup指数，即体重(kg)/身高^2(cm^2)×10^4，其含义为单位面积的体重值，主要反映体格发育水平及营养状况。尤其适用于婴幼儿，15～19为正常，10～13为营养不良，>22表示肥胖。

4. 生长发育图法 将各项体格生长指标按不同性别和年龄画成正常曲线图（离差法或百分位数法），对个体儿童从出生开始至青春期进行全程监测，将定期连续的测量结果每月或每年标记于曲线图上作比较，以了解儿童目前所处发育水平，以及发育趋势和生长速度是下降、增长或平坦，及时发现偏差，分析原因给予干预（图2-5）。

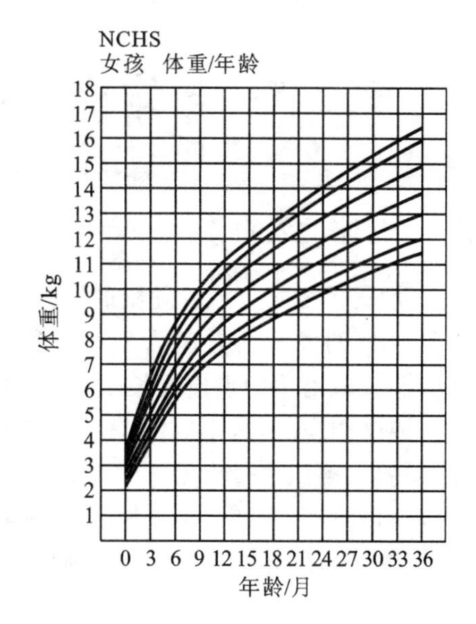

图2-5 生长曲线图

知识链接

生长曲线图

生长曲线图是联合国儿童基金会为改善世界营养状况、预防营养不良、保护儿童生存倡导的4项适宜技术之一，是目前WHO和许多国家用于评价儿童少年生长发育状况和发展趋势的主要标准。

（二）体格生长评估的内容

体格生长评估包括发育水平、生长速度和匀称程度3个方面。

1. 发育水平 将儿童某一年龄时的某一项体格发育指标测量值（横断面测量）如体重、身高等与参照人群值进行比较（横向比较），即得到该儿童该项体格发育指标在同质人群中所处的位置，通常以等级表示结果。仅表示该儿童体格发育的现实水平，不能说明过去存在的问题，也不能预测其生长趋势。

2. 生长速度 定期连续测量儿童某项体格发育指标（纵向观察），如体重、身高等，即得到该项指标的生长速度。这种动态纵向观察个体儿童的生长规律方法，可发现每个儿童有自己稳定的生长轨道，体现个体差异。因此，生长速度的评价较发育水平更能真实反映儿童生长状况。生长速度正常的儿童生长基本正常。

3. 匀称程度 对儿童体格发育各项指标间的关系进行评估，能了解体型。如以身高（身长）所得的体重与参照人群值进行比较可反映体型匀称度；以坐高（顶臀长）/身长（身高）的比值与参照人群值进行比较可反映儿童下肢发育状况，评价身材是否匀称。

第三节　与体格生长有关的其他系统的发育

一、骨骼的发育

1. 颅骨的发育　颅骨随脑的发育而增长，可通过头围和囟门大小，以及骨缝闭合情况来衡量颅骨的发育。前囟为顶骨和额骨边缘形成的菱形间隙(图 2-6)，出生时前囟为1.5～2.0 cm(对边中点连线长度)，6 个月开始骨化而逐渐变小，1～1.5 岁闭合。后囟出生时很小或已闭合，最迟于生后 6～8 周闭合。颅骨缝于 3～4 个月闭合。前囟早闭或过小见于小头畸形；晚闭或过大见于佝偻病、先天性甲状腺功能减低症或脑积水患儿；前囟饱满反映颅内压增高；前囟凹陷见于脱水或极度营养不良。

2. 脊柱的发育　生后 1 岁以内增长最快。新生儿时脊柱仅轻微后凸；3 个月左右随抬头动作出现颈椎前凸；6 个月会坐时出现胸椎后凸；1 岁能行走时出现腰椎前凸。脊柱所形成的上述自然弯曲有利于身体平衡。应注意儿童的坐、立、行姿势，以利于儿童的健康发展。

3. 牙齿的发育　牙齿的发育是衡量儿童骨骼发育的重要指标。人一生中有两副牙，即 20 颗乳牙和 32 颗恒牙。出生时在颌骨中已有钙化的乳牙牙包，但未萌出。儿童 4～10 个月开始萌出乳牙，12 个月不出牙者视为异常。2～2.5 岁时乳牙出齐。出牙顺序一般为从下到上、自前向后(图 2-7)。

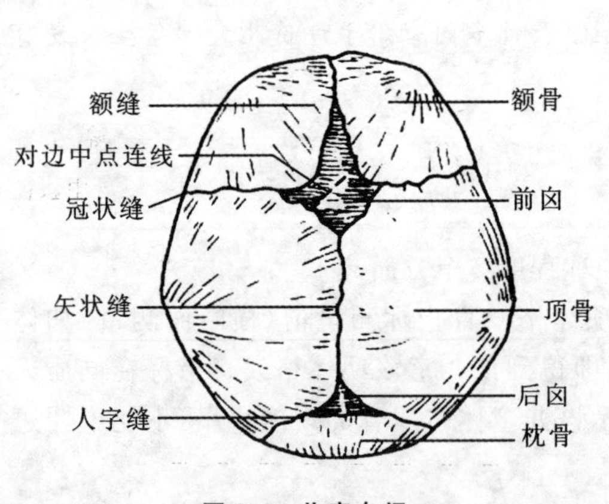

图 2-6　儿童囟门

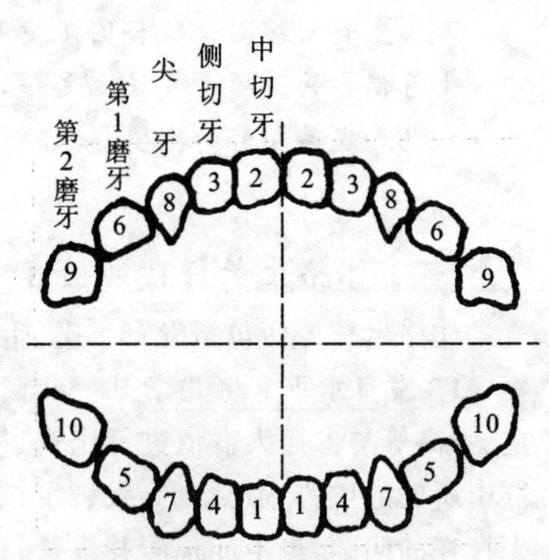

图 2-7　乳牙萌出顺序

2 岁以内乳牙数目为月龄减 4～6。6 岁左右开始出恒牙，首先是第 1 磨牙亦称六龄牙，它长在第 2 乳磨牙之后；7～8 岁开始，乳牙按萌出顺序逐个脱落换之以恒牙；12 岁左右出第 2 恒磨牙；18 岁以后出第 3 恒磨牙(智齿)，但也有人终身未出此牙。

出牙时个别儿童可出现低热、流涎、睡眠不安、烦躁等出牙反应。严重的营养不良、佝偻病、甲状腺功能减低症、先天愚型等患儿可出现出牙延迟、牙釉质发育不良等。医护人员要定期进行儿童口腔保健，开展口腔卫生的健康教育。

二、脂肪组织与肌肉的发育

1. 脂肪组织的发育 脂肪组织的发育主要是脂肪细胞数目增加和体积增大。脂肪细胞数目自胎儿中期开始增加较快，到生后1岁末达最高峰，以后逐渐减速；脂肪细胞体积的扩大也以胎儿后期为快，到出生时已增加1倍，以后逐渐减慢，到学龄前期脂肪细胞体积增加不多，维持到青春前期，青春期随儿童第二次生长加速，脂肪细胞体积又增大。全身脂肪组织占体重的百分比：出生时占体重的16%；第1年增至22%；以后逐渐下降，5岁时仅占体重的12%～15%，至青春期此比例有所上升，而且有明显性别差异，尤其以女孩为显著，比例约为24.6%，2倍于男孩。故青春期女孩大多显得丰满。测量皮下脂肪厚度可反映全身脂肪量的多少、肥胖和营养不良的程度。

2. 肌肉组织的发育 胎儿期肌肉组织发育较差，出生后随躯体和四肢活动的增加，儿童肌肉组织逐渐发育。小婴儿肌张力较高，表现为自然状态下四肢屈曲，1～2个月后肌张力才逐渐减弱，肢体可自由伸屈放松。故在新生儿期，不要强行将儿童四肢拉直进行捆绑。在儿童会坐、爬、站、行，跑和跳后，肌肉组织发育加速，肌纤维增粗，肌肉活动能力和耐力增强。学龄前儿童已有一定负重能力，皮下脂肪变薄而肌肉发育显著加强；学龄期儿童肌肉更比婴幼儿粗壮；青春期肌肉发育尤为加速，男孩比女孩更突出。

肌肉的发育与营养、生活方式、运动等密切相关。从小让儿童经常进行被动或主动性运动，如俯卧、翻身、爬行、行走、体操或游戏等，可促使肌肉发育，避免肥胖。因此，保证儿童均衡营养，鼓励儿童多进行运动锻炼，将有利于儿童生长发育。

三、生殖系统的发育

生殖系统的发育受内分泌系统下丘脑-垂体-性腺轴的控制，生殖系统至青春期前才开始迅速发育，持续6～7年。将此期划分为3个阶段：①青春前期，女孩9～11岁，男孩11～13岁开始，体格生长明显加速，出现第二性征，此期为2～3年；②青春中期，女孩13～16岁，男孩14～17岁，体格生长速度达高峰，第二性征全部出现，性器官在解剖和生理功能上均已成熟；③青春后期，女孩17～21岁、男孩18～24岁，体格生长停止，生殖系统发育完全成熟，此期为3～4年。青春期开始和持续时间受多种因素的影响，个体差异较大。

1. 女性生殖系统的发育 出生时卵巢发育已较完善，但其卵泡在原始状态尚不成熟。进入青春前期，受垂体前叶促性腺激素的作用，女性生殖系统开始成熟，乳房出现硬结，随着卵巢的迅速增长，雌激素水平不断上升，促进女性器官发育及第二性征出现。9～10岁骨盆开始加宽，乳头发育，子宫逐渐增大；10～11岁时乳房发育，阴毛出现；11～13岁左右乳房进一步增大，有较多阴毛、腋毛，13～15岁开始正规排卵伴有周期性的子宫内膜脱落，即月经；此后子宫发育逐渐达成人水平。

2. 男性生殖系统的发育 出生时睾丸大多已降至阴囊，约10%尚位于下降途中某一部位，一般于1岁以内都能降至阴囊，约0.2%未降称为隐睾症。自出生到10岁前，男孩外阴处于幼稚状态，进入青春前期后，睾丸进一步发育，其分泌的雄激素促进了第二性征的出现。10～11岁时睾丸、阴茎开始增大；12～13岁时开始出现阴毛；14～15岁时出现腋毛，声音变粗；16岁后长胡须，出现痤疮、喉结，肌肉进一步发育。

第四节　儿童神经心理行为发育评估

一、神经系统的发育

神经系统的发育是儿童神经心理发育的基础，在胚胎时期神经系统首先形成，尤其是脑的发育最为迅速。出生时脑重约 370 g，占体重的 1/9～1/8，而成人脑重约 1500 g，仅占体重的 1/40，6 个月时脑重为 600～700 g，1 岁时脑重达 900 g，7 岁时脑重接近成人。出生时大脑已有主要的沟回，但较浅，大脑皮质较薄，细胞分化较差。儿童出生时神经细胞数与成人相同。神经纤维到 4 岁时才完成髓鞘化，故婴儿时期神经冲动易泛化，不易形成明显的兴奋灶。儿童易疲劳而进入睡眠状态。生长发育时期的脑组织耗氧量较大，在基础代谢状态下，儿童脑耗氧占总耗氧量的 50%，而成人仅为 20%。儿童初生时大脑皮质发育未成熟，出生后活动主要由皮质下神经系统调节，以后转为由大脑皮质中枢调节，对皮质下中枢的抑制作用也渐明显。儿童大脑富有蛋白质，而脂类较少。长期营养缺乏易引起脑的生长发育落后。

脊髓的发育在出生时已较成熟，脊髓的成长与运动功能的发育相平行。新生儿出生时脊髓下端约在第 2 腰椎下缘，四岁时上移至第 1 腰椎，在进行腰穿时应注意。婴儿肌腱反射较弱，腹壁反射和提睾反射也不易引出，到 1 岁时才稳定。3～4 个月前的婴儿肌张力较高，凯尔尼格征可为阳性，2 岁以下儿童巴宾斯基征阳性亦可为生理现象。

二、感知觉的发育

1. 视觉发育　新生儿已有视觉感应功能，瞳孔对光有反射，可短暂注视物体，在 15～20 cm 范围内视觉最清晰；新生儿后期视感知发育迅速，2 个月起头眼协调可注视物体，3～4 个月时喜欢看自己的手，追寻活动的物体或人；4～5 个月开始能认识母亲，见到奶瓶表示喜悦；6～7 个月目光可随上下移动的物体垂直方向转动；8～9 个月可以注视远距离的物体；1.5～2 岁两眼调节好，能区别各种图形；2 岁时可区别垂直线与横线；5 岁时区别颜色；6 岁及以后视深度已充分发展，视力达 1.0。

2. 听觉发育　出生时鼓室充满羊水，听力差；生后 3～7 d 听力较好；3 个月出现定向反应，听到悦耳声时会微笑；6～7 个月可区别父母声音，唤其名有反应；8 个月开始区别语言的意义；13～16 个月可寻找不同响度的声源，听懂自己的名字；4 岁听觉发育完善。听感知发育和儿童的语言发育直接相关，听力障碍如果不能在语言发育的关键期内或之前得到确诊和干预则可因聋致哑。

3. 嗅觉和味觉发育　出生时嗅觉和味觉已基本发育成熟，对母乳香味已有反应，对不同味道如甜、酸、苦等反应也不同，并能立即辨出与习惯滋味不同的食物；4～5 个月的婴儿对食物味道的微小改变很敏感，为味觉发育的关键期，故应合理添加各类辅食，使之适应不同味道。出生时嗅觉中枢与神经末梢已发育成熟，闻到乳味会寻找乳头；3～4 个月时能区别好闻和难闻的气味；7～8 个月开始对芳香气味有反应。

4. 皮肤感觉发育 皮肤感觉可分为触觉、痛觉、温度觉和深感觉。触觉是引起儿童某些反射的基础，新生儿的触觉已很敏感，尤其以嘴唇、面颊、手掌、脚掌、前额和眼睑等部位最敏感。温度觉很灵敏，尤其对冷的反应，如出生时遇冷则啼哭。出生时痛觉已存在，但较迟钝，疼痛出现时易泛化，2 个月后逐渐改善。

5. 知觉发育 知觉是人对事物的综合反映，与上述各感觉功能的发育密切相关。5～6 个月时可通过看、咬、摸、闻、敲击等活动了解物体的属性；1 岁末儿童开始有空间和时间知觉；2 岁能辨上、下；4 岁辨前、后；4～5 岁开始有时间概念，如早晚、昨天、今天和明天等；5 岁能辨自身的左、右等。

三、运动功能的发育

运动功能的发育分为全身粗大运动和精细运动两大类。

1. 平衡与大运动 过程可呈现："二抬四翻六会坐，七滚八爬周会走"的规律（图 2-8）。

（1）抬头：新生儿俯卧时能抬头 1～2 s；3 个月时抬头较稳；4 个月时抬头很稳。

（2）坐：6 个月时能双手向前撑住独坐；8 个月时能坐稳。

（3）翻身：7 个月时能有意识地从仰卧位翻身至俯卧位或从俯卧位翻身至仰卧位。

（4）爬：8～9 个月可用双上肢向前爬。

（5）站、走、跳：11 个月时可独立站片刻；15 个月可独立走稳；24 个月时可双足并跳；30 个月时会单足跳。

2. 精细动作 3～4 个月时握持反射消失；6～7 个月时出现换手与捏、敲等探索动作；9～10 个月时可用拇指、食指拾物，喜欢撕纸；12～15 个月时学会用勺，乱涂画；18 个月时能叠 2～3 块方积木；2 岁时可叠 6～7 块方积木，会翻书。动作的发育见表 2-2。

四、语言的发育

语言是人类特有的高级神经活动，是表达思维、观念等的心理过程，与智力发育有直接的联系。正常儿童天生具有发展语言技能的机制与潜能，但完善的听觉、发音器官和大脑功能正常是语言发展的关键性条件。语言对儿童社会性行为的发展具有重要意义。2 岁前是口头语言发展的关键期；4～5 岁是书面语言学习的关键期。语言的发育经过发音、理解和表达三个阶段。

（一）发音阶段

发音阶段（初生～1 岁）新生儿已会哭叫；1～2 个月开始发喉音；2 个月发"啊"、"伊"、"呜"等元音；6 个月时出现辅音；7～8 个月能发出"爸爸"、"妈妈"等语音；8～9 个月喜欢学亲人口唇发音；10 个月会有意识地叫"爸爸"、"妈妈"。

（二）理解阶段（1～1 岁半）

理解语言在发音阶段已经开始。儿童通过视觉、触觉、体位觉等与听觉联系，逐步理解一些日常用品，如"勺子"、"奶瓶"等名称，亲人对婴儿自发的"爸爸"、"妈妈"等语言的及时应答，也使其逐渐理解这些音的特定含义。

（三）表达阶段（1 岁半～3 岁）

在理解的基础上，儿童学会了用语言表达思维，如"吃"、"尿"、"要"、"抱"等。语言先简

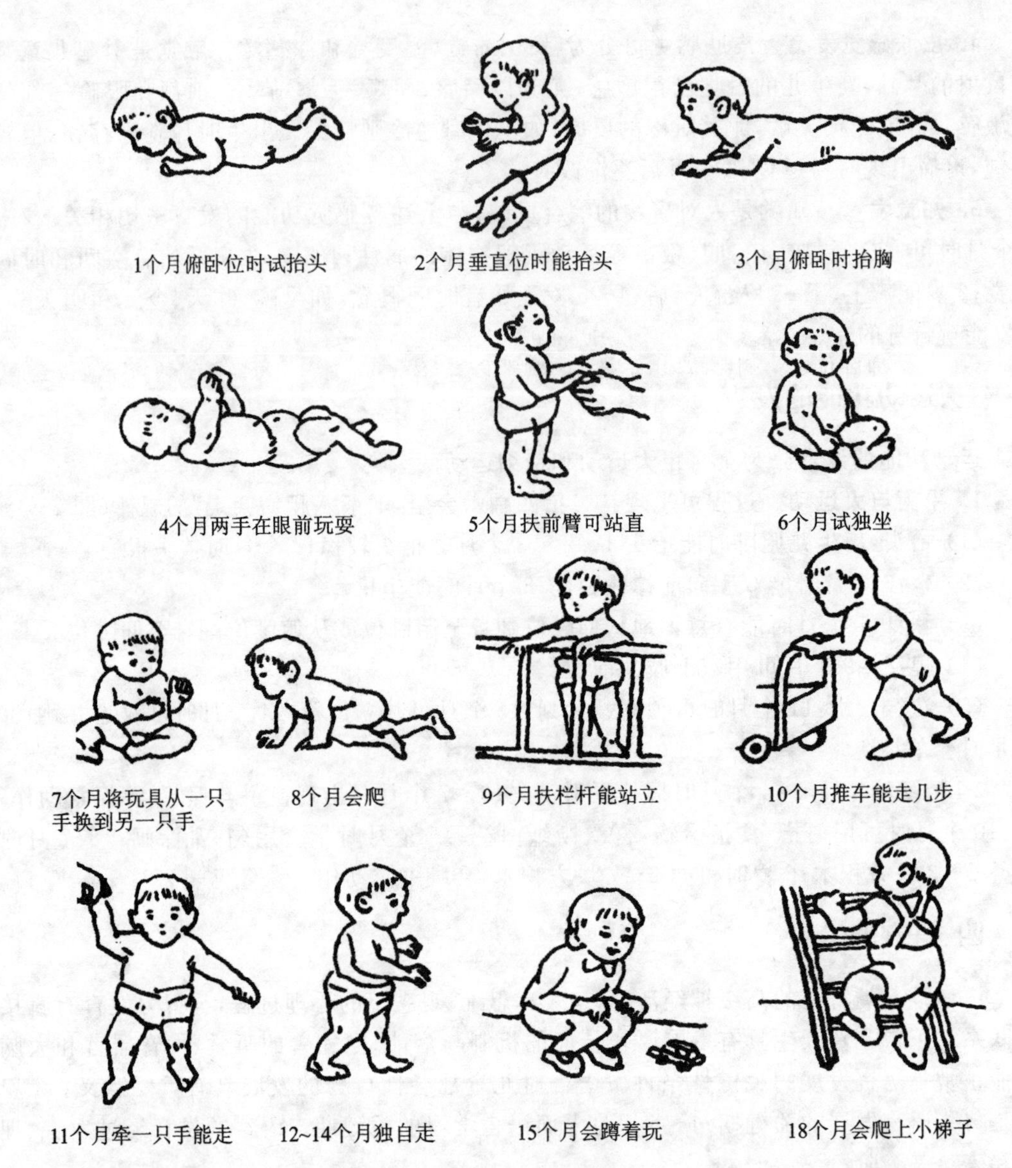

图 2-8 婴幼儿动作发育

单句到复杂句,如先单词,后组成句子。各年龄语言发展见表 2-2。

护理时要学会评估儿童语言发育的状况,发现可能存在的发育异常或迟缓现象。注重为儿童提供适于语言发展的环境,鼓励家长耐心地与儿童进行交流,为儿童提供多听、多说的机会。要注意 1～2 岁儿童暂时可能有乱语的情况,3～4 岁儿童发音不准,着急时容易形成口吃等。

五、心理活动的发展

1. 注意的发展 注意可分为无意注意和有意注意。婴儿以无意注意为主。3 个月开始能短暂地集中注意人的脸和声音。强烈的刺激能成为儿童无意注意的对象。随着年龄增长,儿童逐渐出现了有意注意,但稳定性差。5～6 岁后才能较好地控制自己的注意力,但集中时间较短，约 15 min；7～10 岁约 20 min，11～12 岁后儿童注意力的集中性和稳定性提高，约 30 min，注意的范围也不断扩大。

表 2-2 儿童动作、语言和适应性能力的发育过程

年龄	粗细动作	语言	适应周围人物的能力与行为
新生儿	无规律，不协调动作，紧握拳	能哭叫	铃声使全身活动减少
2 个月	直立位及俯卧位时能抬头	发出和谐的喉音	能微笑，有面部表情，眼随物转动
3 个月	仰卧位变为侧卧位，用手摸东西	咿呀发音	头可随看到的物品或听到的声音转动 180°，注意自己的手
4 个月	扶着髋部时能坐，可以在俯卧位时用两手支持抬起胸部，手能握持玩具	笑出声	抓面前物体，自己弄手玩，见食物表示喜悦，较有意识地哭和笑
5 个月	扶腋下能站得直，两手能各握一玩具	能喃喃地发出单调音节	伸手取物，能辨别人声音，望镜中人笑
6 个月	能独坐一会儿，用手摇玩具	发"不、呐"等辅音	能辨别熟人和陌生人，自拉衣服，自握玩具玩
7 个月	会翻身，自己独坐很久，将玩具从一手换到另一手	能发出"爸爸""妈妈"等语音，但无意识	能听懂自己的名字，自握饼干吃
8 个月	会爬，会自己坐起来和躺下去，会扶着栏杆站起来，会拍手	能重复大人所发简单音节	注意观察大人的行为，开始认识物体，两手会传递玩具
9 个月	试着独站，会从抽屉中取出玩具	能懂几个较复杂的词句，如"再见"等	看到熟人会伸出手来要人抱，能与人合做游戏
10～11 个月	能独站片刻，扶椅或推车能走几步，能用拇、食指对指拿东西	开始用单词，能用一个单词表示很多意义	能模仿成人的动作，招手说"再见"，抱奶瓶自食
12 个月	能独走，弯腰拾东西，会将圆圈套在木棍上	能说出物品的名字，如灯、碗等，指出自己的手、眼等主要部位	对人和事物有喜憎之分，穿衣能合作，自己用杯喝水
15 个月	走得好，能蹲着玩，能叠一块方木	能说出几个词和自己的名字	能表示同意或不同意
18 个月	能爬台阶，有目标地扔皮球	能认识并指出自己身体的各个部位	会表示大、小便，懂命令，会自己进食
2 岁	能双脚跳，手的动作更准确，会用勺子吃饭	能说出 2～3 个字构成的句子	能完成简单的动作，如拾起地上的物品，能表达懂、喜、怒、怕

续表

年　龄	粗细动作	语　言	适应周围人物的能力与行为
3岁	能跑,会骑三轮车,会洗手、洗脸,穿、脱简单衣服	能说短歌谣,数几个数	能认识画上的东西,认识男女,自称"我",表现自尊心,同情心,怕羞
4岁	能爬梯子,会穿鞋	能唱歌	能画人像,初步思考问题,记忆力强,好发问
5岁	能单腿跳,会系鞋带	开始识字	能分辨颜色,数10个数,知道物品用途及性能
6～7岁	参加简单劳动,如扫地、擦桌子、剪纸、泥塑、结绳等	能讲故事,开始写字	能数几十个数,可进行简单加、减运算,喜欢独立自主,形成性格

2. 记忆的发展　记忆是一个复杂的心理活动过程,包括感觉、短暂记忆和长久记忆。长久记忆又可分为再认和重现。5～6个月的婴儿能再认母亲和其他亲近的人,1岁以后才有重现。婴幼儿时期的记忆特点是时间短,内容少,对带有欢乐、愤怒、恐惧等情绪的事物容易记忆,且以机械记忆为主,持久性与精确性差。随着年龄的增长和思维、理解、分析能力的发展,有意记忆能力增强,记忆的内容拓宽,复杂性增加。

3. 认知能力的发展　认知是指获得和使用知识。瑞士哲学家和心理学家皮亚杰(Piaget J,1896—1980年),最先系统地提出了儿童认知发展理论。他认为儿童的智力起源于他们的动作或行为,智力的发展就是要求儿童与经常变化着的外部环境相互作用后,不断做出新反应的结果。4岁是形状知觉形成的关键期,5岁是数概念形成的关键期,7岁以前是人生的"认知关键期"。皮亚杰把认知发展过程分为4个阶段。

(1) 感知运动期(0～2岁)　感知运动期是指儿童通过感知逐渐形成自主协调运动的时期。儿童通过与周围事物的感觉运动性接触,如咬、吸、抓握、触摸等行动来认识世界,逐渐区分开自我与周围的环境,开始出现心理表征,并将事物具体化,对空间有一定的概念,并具有简单的思考能力。

(2) 前运思期(2～7岁)　随着语言的发展,儿童日益频繁地使用表象符号来代替外界事物,思维具有形象性、不可逆性及刻板性,常以自我为中心,不能理解他人的观点,只注意事物的一方面,不具备逻辑思维能力。

(3) 具体运思期(7～11岁)　此期相当于学龄期,已具有了抽象概念,能够进行逻辑推理。比较客观地看待周围事物,不再以自我为中心,能理解事物的转化,即用一个法则解决相同类型的问题,并能进行可逆性思维。但是,仍以具体形象思维为主,开始建立数、时间、重量、质量、容积等概念。

(4) 形式运思期(11、12～15、16岁)　此阶段相当于青少年期,思维能力开始接近成人水平,主要是思维摆脱了具体事物的约束,能将事物的内容与形式区分开来,逐渐学会分析、综合、归纳、整理、分类、比较等思维方法,能进行假设和逻辑推理,具有决策能力。他们在解决问题之前,预先制订计划,思考不同的解决方法,并推断预期结果。

4. 想象的发展 新生儿没有想象能力；1～2 岁仅有想象萌芽，局限于模仿成人生活中的某些个别动作，如抱儿童喂饭等；3 岁后想象内容逐渐增多；学龄前期儿童想象力有所发展，但想象的主题易变，容易把想象的事物当成事实；学龄期儿童有意想象和创造性想象迅速发展。

5. 情绪、情感的发展 从新生儿起，儿童情绪、情感就很丰富，如对饥饿、寒冷等表现出不安、啼哭等消极情绪，哺乳、抱起、抚摸等使其情绪愉快。1 个月时积极情绪增多。6 个月后能辨认亲人，易产生对母亲的依恋及分离性焦虑情绪。这是儿童社会性发展的最早表现。它的建立有利于婴儿获得母亲的养育和长大后与人良好相处。9～12 个月时依恋情绪达到高峰。2 岁后儿童的情感表现日渐丰富和复杂。婴幼儿情绪表现特点是外显而真实，时间短暂，反应强烈，易变化，易冲动。随年龄增长和与周围人交往的增加，对不愉快因素的耐受性逐渐增强，能有意识地控制自己的情绪，使情绪反应渐趋稳定；情感也日益分化，产生信任感、安全感、荣誉感、责任感、道德感等。

6. 性格的发展 美籍丹麦裔心理学家艾瑞克森把人的一生分为八个社会心理发展阶段（前五个阶段与儿童的社会心理发展有关），并认为每个阶段均有一个中心问题或矛盾必须解决，这些问题是儿童健康人格的形成和发展过程中所必然遇到的挑战或危机。成功地解决每一发展阶段的中心问题，就可以健康地步入下一阶段。反之，将导致不健康的结果而影响以后的发展。儿童心理社会发展的分期如下。

（1）信任-不信任期（婴儿期） 这是发展健全人格最初、也是最重要的因素，还是儿童对外界和他人产生信任感的来源。此期儿童的各种需要得到满足时，婴儿的感受是愉快的和良好的，其对父母的基本信任感就得以建立和巩固，学习爱与被爱。如果经常感受到的是痛苦、危险和无人爱抚，就会产生不信任感，婴儿会把对外界的恐惧和怀疑情绪带入以后的发展阶段。

（2）自主-羞愧或怀疑期（幼儿期） 此期儿童开始学会控制大小便，并在运动和智力发展的基础上扩大对周围环境的探索。很快明确独立与依赖之间的区别，开始认识自己的行为会影响周围环境及周围的人，形成独立自主感，爱用“不”表示自主性，任性行为达到高峰。如果父母不允许他们去行动，或对其独立行为缺乏耐心，进行嘲笑、否定和斥责，会使儿童产生羞愧和疑虑，怀疑自己的能力，停止各种尝试和努力。

（3）主动-内疚或罪恶感期（学龄前期） 此期儿童活动能力加强，有足够的语言能力，他们好奇心强，愿意探索未知事物。能以现实的态度去评价个人行为。如果对他们的好奇和探究不阻止，给予积极的鼓励和正确引导，倾听他们的感受，就有助于他们主动性的发展，对以后创造性行为的发展有积极的作用。反之，就会使儿童产生内疚感、缺乏自信、态度消极，怕出错而限制自己的活动，甚至产生罪恶感。

（4）勤奋-自卑期（学龄期） 此期是成长过程中的一个决定性阶段。儿童迫切地学习文化知识和各种技能，学会遵守规则，责任心逐渐增强，追求将事情做得完美。若在孩子完成任务或活动时给予奖励和赞扬，会增加其勤奋感，学会与他人竞争、合作，创造和自我发展。如果孩子的努力被父母忽视、认为胡闹而不被赞赏或受到嘲笑和伤害，他们就会产生自卑感。

（5）自我认同-角色紊乱期（青春期） 此期青少年在性激素的作用下，身体和思维日趋成熟。他们不仅关注自我，探究自我，注重自我的仪表及对异性的好奇，还为将来在社会中自己所处的地位而担忧。他们极为关注别人对自己的评价，注重自身形象的保持，并与自我概念相比较。他们既想适应社会角色，又想扮演自己喜欢的新潮形象。因此，他们对追求个人价值观与社会观念的统一而困惑，易将友情与爱情混淆。如果无法解决上述冲突，则会导致角色混淆，没有自控力，没有安全感。

7. 意志的发展 意志是自觉主动地调节自己的行为，克服困难，达到预期目标的心理过程。新生儿出生时无意志；随着语言、思维的发展，婴幼儿期开始有意志行动或抑制自己某些行动时即为意志的萌芽，如为了表现坚强，暂时不放声大哭。随着年龄的增长，语言、思维的发展，社会交往的增多，在成人教育的影响下，儿童的意志品质逐步形成和发展，既可能表现出自觉、坚持、果断和自制等积极意志品质，也可能表现出依赖、任性、顽固和冲动等消极的意志品质。在日常生活中，可通过游戏和学习来培养儿童的积极意志，要重视培养其自制能力、责任感及独立性。

六、神经心理发育的评价

对儿童的感知、运动、语言和心理过程等方面进行定期的检查，可及早发现其发展趋势以及有无偏异。目前国内外采用的评估工具主要包括筛查性和诊断性两种。筛查性测验方法简便、快速，可在短时间内粗筛出正常者与异常者。一般常用丹佛发育筛查试验(DDST)，该方法主要用于6岁以下儿童的智力筛查，有104项测试内容，最后评定结果为正常、可疑、异常、无法测定。异常者需做诊断性检测，常用韦克斯勒(Wechsler)智力量表。

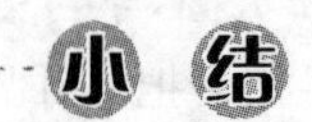

生长发育是儿童区别于成人的基本特点。儿童生长发育遵循一定的规律，并受遗传、性别、内分泌、营养、生活环境及疾病等多种因素影响。常用体格发育评估指标包括体重、身高、头围、胸围等。年龄越小，生长发育速度越快。熟悉儿童各项体格发育指标正常值及神经心理发育规律，对评估儿童生长发育状况，及时发现生长发育偏离，及早矫治，非常重要。

目标检测

一、选择题

1. 反映骨骼发育的重要指标是(　　)。

A. 胸围　　B. 体重　　C. 身长　　D. 牙齿　　E. 囟门

2. 儿童前囟闭合的时间为出生后(　　)。

A. 4～6个月　　B. 6～8个月　　C. 8～10个月　　D. 1～1.5岁　　E. 1～2.5岁

3. 儿童1岁时，体重平均约为出生体重的(　　)。

A. 0.5倍　　B. 1倍　　C. 2倍　　D. 3倍　　E. 4倍

4. 关于儿童各期身长指标，不正确的陈述是(　　)。

A. 新生儿出生时平均约为50 cm　　B. 1岁以内前半年平均每月增长1.5 cm

C. 1 岁时约为 75 cm　　D. 2 岁时约为 85 cm
E. 2 岁以后平均每年增长 5～7 cm

5. 关于生长发育的规律，不正确的阐述是(　　)。
A. 生长发育量变与质变有密切的关系
B. 生长发育速度因年龄而异，年龄越小，增长越快
C. 生长发育有一定的个体差异性
D. 神经系统发育速度是先慢后快
E. 生殖系统发育速度是先慢后快

6. 2 岁以内儿童乳牙总数的推算方法是(　　)。
A. 月龄减 4～6　　B. 月龄减 2～3　　C. 月龄减 7～8
D. 月龄减 4～8　　E. 月龄减 8

7. 出生时体重为 3 kg 的儿童，8 个月时其体重应为(　　)。
A. 7 kg　　B. 7.5 kg　　C. 6.8 kg　　D. 7.6 kg　　E. 8 kg

8. 儿童开始会爬的年龄是(　　)。
A. 1～1.5 岁　　B. 1.5～2 岁　　C. 6～7 个月　　D. 8～9 个月　　E. 10～11 个月

9. 儿童能用简单的语言表达自己需要的年龄是(　　)。
A. 7～9 个月　　B. 10～12 个月　　C. 5～6 个月　　D. 1.5～2 岁　　E. 2.5 岁以后

10. 儿童最重要的体格发育指标是(　　)。
A. 体重　　B. 身长　　C. 前囟　　D. 牙齿　　E. 胸围

11. 1 岁半儿童，乳牙数应为(　　)。
A. 8～10 颗　　B. 10～12 颗　　C. 12～14 颗　　D. 14～16 颗　　E. 16～18 颗

12. 儿童各系统器官发育最早的是(　　)。
A. 生殖系统　　B. 神经系统　　C. 淋巴系统　　D. 脂肪组织　　E. 肌肉组织

13. 正常婴儿，体重 7.2 kg，能独坐一会儿，能用手摇玩具，能辨认熟人和陌生人，最可能的年龄是(　　)。
A. 4 个月　　B. 5 个月　　C. 6 个月　　D. 7 个月　　E. 8 个月

14. 符合 3 个月儿童发育的动作行为是(　　)。
A. 直立位时能抬头　　B. 用手握持玩具　　C. 会爬
D. 能坐　　E. 扶腋下能站直

15. 5 岁儿童的知觉发育状况是(　　)。
A. 能往高处爬　　B. 能辨上、下　　C. 能辨左、右
D. 能辨自身左、右　　E. 有准确的分、秒时间知觉

二、思考题

1. 简述儿童生长发育的规律及影响因素。

2. 一个 12 个月婴儿，出生时体重为 3700 g，来儿保门诊检查生长发育状况，结果如下：体重 7 kg，身长 60 cm。请评估该儿童的生长发育是否正常。

（高　玲）

第三章
儿童营养与喂养指导

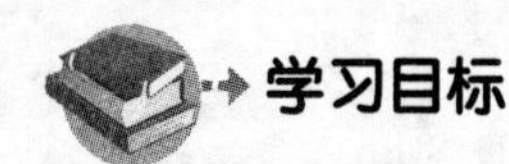

学习目标

1. 掌握 各种喂养方法的优缺点，母乳喂养的护理，人工喂养制品的配制方法及奶量的计算。

2. 熟悉 儿童能量与营养素的需要，部分母乳喂养，食物转换的原则和步骤。

3. 了解 儿童、少年的膳食安排。

4. 学会 母乳喂养的护理方法，人工喂养制品的调配方法，常用转换食物的制作方法。

营养是指人体获得和利用食物维持生命活动的整个过程。营养素是指食物中经过消化吸收和代谢能够维持生命活动的物质。营养素分为能量、宏量营养素(蛋白质、脂类、碳水化合物)、微量营养素(矿物质、维生素)及其他膳食成分(纤维素和水)。

儿童生长发育迅速，对营养需求高，而自身消化功能发育不完善，正确的膳食行为有待建立，处理好这些矛盾对促进儿童健康成长非常重要。

第一节 能量与营养素的需要

一、能量需要

能够供给人体能量的三大营养素是蛋白质、脂肪和碳水化合物。适宜的能量供应，是维持儿童健康的必要前提。儿童能量需要包括以下5个方面。

1. 基础代谢 基础代谢所需能量是指在清醒、安静、空腹状态下，处于18～25 ℃环境中人体维持基本生理活动所需的最低能量。儿童以单位体重或体表面积计算，基础代谢的需要量较成人为高。婴幼儿时期，基础代谢的能量需要占总能量的50%～60%。婴儿每日平均约需能量230 kJ/kg(55 kcal/kg)，以后随年龄增长而逐渐减少，7岁儿童每日约需184 kJ/kg(44 kcal/kg)能量，到12岁时每日约需126 kJ/kg(30 kcal/kg)能量，接近成人。

2. 食物的热力作用 人体摄取食物而引起的机体能量代谢的额外增多，称为食物的热力作用，主要用于食物消化、吸收、转运、代谢和储存。三大产能营养素中以蛋白质的热力作用最高，故以乳类为主要食物的婴儿此项能量所需较高，占总能量的 7%～8%，而吃混合膳食的年长儿此项能量约占总能量的 5%。

3. 活动消耗 不同的儿童活动所需能量差异很大，与其活动的强度、活动的时间长短有关。爱哭闹、活动多的儿童能量需要是同年龄安静的儿童的 4～5 倍。初生婴儿睡眠时间较多，活动量较小，能量消耗较少，婴儿每日需能量 63～84 kJ/kg(15～20 kcal/kg)。随年龄增长，活动量逐渐加大，能量的需要也增加，12～13 岁时，每日约需 126 kJ/kg(30 kcal/kg)。当能量供给不足时，儿童首先表现为活动减少。

4. 生长所需 这是儿童特有的能量需要，其需要量与儿童的生长速度成正比。婴儿生长发育快，该项能量的需要量多。尤其是 6 个月以内的婴儿，体格发育最快，每日所需能量可达 167～209 kJ/kg(40～50 kcal/kg)；6 个月～1 岁为每日 63～84 kJ/kg(15～20 kcal/kg)，占总能量需要的 25%～30%。

5. 排泄消耗 每日摄入的食物中，有一小部分不能被吸收而排出体外，这部分所消耗的能量不超过总能量的 10%。

上述五方面的总和为儿童能量的总需要量。根据儿童年龄、体重及生长速度估计每日所需的能量；新生儿第 1 周每日约为 250 kJ/kg(60 kcal/kg)，第 2～3 周每日约为 418 kJ/kg(100 kcal/kg)，第 2～6 个月每日为 450～502 kJ/kg(108～120 kcal/kg)。常用的估算方法为：1 岁以内婴儿每日约需能量 460 kJ/kg(110 kcal/kg)，以后每增加 3 岁能量需要减少约 42 kJ/kg(10 kcal/kg)，15 岁时为 250 kJ/kg(60 kcal/kg)。总能量的需求存在个体差异，如体重相同的健康儿，瘦长体型者因体内有较多的代谢活跃组织，对能量的需要往往多于肥胖儿。三大营养素的产能量分别为：1 g 蛋白质产热 16.8 kJ(4 kcal)；1 g 碳水化合物产热 16.8 kJ(4 kcal)；1 g 脂肪产热 37.8 kJ(9 kcal)。

二、营养素的需要

（一）宏量营养素

1. 蛋白质 蛋白质是构成人体组织细胞的基本物质，也是体液、酶、激素的重要组成部分，其次还有供能作用，所供的能量占每日总能量的 8%～15%。食物中的蛋白质主要用于机体的生长发育和组织的修复。婴幼儿生长发育旺盛，需要蛋白质相对较多。随着年龄的增长，蛋白质的需要量逐渐减少至成人的水平。婴儿期蛋白质的推荐摄入量为 1.5～3 g/(kg · d)。

蛋白质含量丰富的食物是乳类、蛋类、肉类、鱼类和豆类。一般动物蛋白优于植物蛋白，尤其以乳类和蛋类为佳；大豆蛋白含赖氨酸多，优于一般谷物。人体内不能合成，必须由食物供给的氨基酸称为必需氨基酸，包括异亮氨酸、亮氨酸、赖氨酸、色氨酸、蛋氨酸、苯丙氨酸、苏氨酸及缬氨酸。含必需氨基酸种类多、配合比例合适、又易于消化吸收的蛋白质称为优质蛋白质，儿童摄入的优质蛋白质应占总蛋白的 50%。为使体内的氨基酸具有合适的比例，可混合食用几种食物，使必需氨基酸在种类和数量上互相补充，以发挥蛋白质互补作用，提高食物的生物价值，满足儿童生长发育的需要。

蛋白质摄入过多会出现便秘、食欲不振；蛋白质长期缺乏时，可出现营养不良、生长迟缓、智力发育障碍、贫血、免疫功能低下、肌肉发育差及水肿等症状，严重者可导致死亡。

2. 脂类 脂类是脂肪、胆固醇、磷脂的总称，是机体第二供能营养素，是人体细胞的重要组成成分，是必需脂肪酸的来源和脂溶性维生素的载体，也是神经系统发育必不可少的物质。膳食中的脂肪可改变食物的口味和饱腹感，缩小食物体积，减轻胃肠负担。人体自身不能合成，必须由食物供给的脂肪酸称为必需脂肪酸，如亚油酸、亚麻酸等，是维持儿童正常生长发育所必需的营养素。缺乏必需脂肪酸，会导致皮肤角化、伤口愈合不良、生长停滞、免疫功能低下等。脂肪所供的能量占婴儿总能量的45%(35%～50%)，其中必需脂肪酸所供热能应占总能量的1%～3%。含脂肪丰富的食物有乳类、肉类、鱼及各种植物油等，母乳含有丰富的必需脂肪酸。

脂肪过多影响食欲，出现腹泻；长期缺乏脂肪，可发生营养不良和脂溶性维生素缺乏等。

知识链接

必需脂肪酸摄入过多的危害

必需脂肪酸属于多不饱和脂肪酸，过多摄入可使体内的氧化物、过氧化物等增加，同样对机体可产生多种慢性危害。此外，$n-3$ 多不饱和脂肪酸有抑制免疫功能的作用。故在日常生活中，既要防止动物脂肪的过多摄入，又要防止植物脂肪的过多摄入。

3. 碳水化合物 碳水化合物是人体能量的主要来源。2岁以上儿童膳食中碳水化合物所供给的能量占总能量的55%～65%。若碳水化合物供能＞80%或＜40%均不利于健康。碳水化合物主要由谷类、根茎类食物以及食糖供给，蔬菜和水果中含量少。

为满足儿童生长发育需要，首先应保证能量供给，其次是蛋白质。碳水化合物、脂类、蛋白质供给的比例应适当，否则易发生代谢紊乱。

(二) 微量营养素

1. 维生素 维生素是人体正常生理活动所必需的营养素。大多数在体内不能合成，必须从食物中供给。维生素参与酶系统的活动或作为其辅酶，调节体内各种代谢过程和生理活动。维生素的种类很多，按其溶解性可分为脂溶性的维生素(A、D、E、K)与水溶性维生素(B族和C族)两大类。其中水溶性维生素易溶于水，多余部分可迅速从尿中排泄，不易在体内储存，必须每日供给；脂溶性维生素可储存于体内，无需每日供应，但因排泄较慢，缺乏时症状出现较迟，过量易中毒。

各种维生素的作用和来源见表3-1。

2. 矿物质 包括常量元素和微量元素。

①常量元素 每日膳食需要量在100 mg以上者为常量元素。体内除氢、氧、氮、碳四种基本元素外，钠、钙、磷、镁、钾、氯、硫等亦为常量元素，在体内具有重要的生理功能。如钠、钾、氯等元素参与水、电解质和酸碱平衡的维持；钙与磷是构成骨骼和牙齿的主要成分。

②微量元素 微量元素体内含量很少，需通过食物摄入，具有一定的生理功能。碘、

铁、硒、铜、锌、氟、钼、铬、钴、锰、镍、硅、锡、钒等14种是人体必需的微量元素。其中铁、锌、碘缺乏症是全世界主要的微量营养素缺乏症。

各种元素的作用和来源见表3-2。

表3-1　各种维生素的作用和来源

维生素种类		作用	来源
脂溶性维生素	维生素A	促进生长发育,维持上皮细胞的完整性,增加皮肤黏膜的抵抗力,为形成视紫质所必需的成分,促进免疫功能	肝、牛乳、鱼肝油、胡萝卜素等
	维生素D	调节钙磷代谢,促进肠道对钙磷吸收,维持血液钙、磷浓度以及骨骼、牙齿的正常发育	肝、鱼肝油、蛋黄类、紫外线照射皮肤
	维生素K	由肝脏利用、合成凝血酶原	肝、蛋类、豆类、青菜、肠内细菌合成
	维生素E	促进细胞成熟与分化,是一种有效的抗氧化剂	麦胚油、豆类、蔬菜
水溶性维生素	维生素B_1	构成脱羧辅酶的主要成分,为糖代谢所必需,维持神经、心肌的活动机能,调节胃肠蠕动,促进生长发育	米糠、麦麸、豆类、花生、酵母
	维生素B_2	为辅酶的主要成分,参与机体氧化过程,维持皮肤、口腔和眼的健康	肝、蛋类、乳类、蔬菜、酵母
	维生素B_6	为转氨酶和氨基酸脱羧酶的组成成分,参与神经、氨基酸及脂肪代谢	各种食物中,亦可在肠道内由细菌合成
	叶酸	其活动形式四氢叶酸参与核苷酸的合成,有生血作用	各种食物、绿叶蔬菜、肝、肾、酵母
	维生素B_{12}	参与核酸的合成,促进四氢叶酸的形成,促进细胞及细胞核的成熟,对生血和神经组织代谢有重要作用	肝、肾、肉等动物食品
	维生素C	参与人体的羟化和还原过程,对胶原蛋白、细胞间黏合质、神经递质的合成与类固醇的羟化、氨基酸代谢、抗体及红细胞的生成等均有重要作用。增强抵抗力、并有解毒作用	各种水果、新鲜蔬菜

（三）其他

1. 水　是机体重要的组成部分,参与体内所有的物质代谢和生理活动。儿童生长发育快,代谢旺盛,需水量相对较多,且年龄越小需水量越多。婴儿每日需水量约为150 mL/kg,以后每增长3岁减少25 mL/kg,9岁时每日需水75 mL/kg,至成人每日为45～50 mL/kg。

2. 膳食纤维　膳食纤维主要来自植物的细胞壁,为不被小肠酶消化的非淀粉多糖,具有生理功能的膳食纤维有纤维素、半纤维素、木质素等。膳食纤维具有吸收大肠水分,软化大便,增加大便体积,促进肠蠕动等功能。主要从谷类、新鲜蔬菜、水果中获取,儿童适宜的摄入量为每日20～35 g。

表3-2 各种元素的作用和来源

元素种类		作用	来源
常量元素	钙	为凝血因子,能降低神经肌肉的兴奋,是构成骨髓、牙齿的主要成分	绿色蔬菜、乳类、蛋类
	磷	是骨骼、牙齿、细胞核蛋白、各种酶的主要成分,协助糖、脂肪、蛋白质的代谢,参与缓冲系统、维持酸碱平衡	肉类、豆类、五谷、乳类
	镁	构成骨骼及牙齿的成分,激活糖代谢酶,与神经肌肉兴奋性有关,为细胞内阳离子,对所有细胞代谢过程都重要,常与钙同时缺乏,导致手足搐搦症	谷类、豆类、干果、肉类、乳类
	钾	构成细胞质的要素,维持酸碱平衡,调节神经肌肉活动	果汁、紫菜、乳类、肉类
	钠、氯	调节人体液体酸碱性,调节水分交换,保持渗透压平衡	食盐、新鲜食物、蛋类
微量元素	铁	血红蛋白、肌蛋白、细胞色素和其他酶系统的主要成分,帮助氧的运输	肝、蛋黄、血、豆类、肉类、绿色蔬菜
	铜	对制造红细胞、合成血红蛋白和铁的吸收起很大作用,与许多酶如细胞色素酶、氧化酶的关系密切,存在于人体红细胞、脑、肝等组织内,缺乏时引起贫血	肝、肉类、鱼类、豆类、全谷
	锌	为不少酶的组成成分,如:与能量代谢有关的碳酸酐酶,与核酸代谢有关的酶,调节DNA的复制转录,促进蛋白质的合成,还参与和免疫有关酶的作用	鱼类、蛋类、肉类、禽类、麦胚、全谷
	碘	为甲状腺素 T_3T_4 主要成分,缺乏时引起单纯性甲状腺肿及地方性甲状腺功能减低症	海带、紫菜、海鱼等
	硒	保护心血管、维护心肌健康,促进生长,保护视觉	肝、肾、肉类、海带
	钼	是黄素依赖酶的成分,作为酶的辅助因子发挥作用	乳类、内脏、干豆
	铬	是葡萄糖耐量因子的重要组成成分,为潜在性胰岛素作用,影响脂肪代谢,增强RNA的合成	肉类、豆类、畜肝
	钴	以维生素 B_{12} 的成分存在,与红细胞的成熟有关;影响甲状腺代谢	肝、肾、海带等

第二节 儿童喂养与膳食安排

一、婴儿喂养

婴儿喂养的方法有母乳喂养、部分母乳喂养及人工喂养三种,其中以母乳喂养最为理想。

（一）母乳喂养

母乳是婴儿最适宜的天然营养品，具有许多优点，应积极宣传并指导母亲克服困难，坚持母乳喂养。一般健康母亲乳汁的分泌量可满足4～6个月婴儿营养的需要。

1. 母乳成分的变化 产后4～5 d内的乳汁称为初乳，每日15～45 mL，质稠，淡黄色，脂肪含量少而蛋白质含量多，富有维生素A、牛磺酸、微量元素及免疫物质，特别适合新生儿生长发育和抗感染的需要。产后6～10 d的乳汁为过渡乳，含脂肪最高而蛋白质和矿物质逐渐减少。产后11 d～9个月的乳汁为成熟乳，质较稳定，量随乳儿增长而增加。10个月后的乳汁为晚乳，各种营养成分均有所下降，量也减少。各期母乳成分见表3-3。每次哺乳过程中，乳汁的成分随时间的推移亦可发生一些变化，若将哺乳过程分为三部分，第一部分乳汁蛋白质含量高而脂肪含量低，第二部分乳汁蛋白质含量逐渐减少而脂肪含量逐渐增高，第三部分乳汁含脂肪最多。各部分母乳成分见表3-4。

表3-3 各期母乳成分(g/L)

	初乳	过渡乳	成熟乳	晚乳
蛋白质	22.5	15.6	11.5	10.7
脂肪	28.5	43.7	32.6	31.6
碳水化合物	75.9	77.4	75.0	74.7
矿物质	3.08	2.41	2.06	2.0
钙	0.33	0.29	0.25	0.28
磷	0.18	0.18	0.15	0.13

表3-4 各部分母乳成分(g/L)

	第一部分	第二部分	第三部分
蛋白质	11.8	9.4	7.1
脂肪	17.1	27.7	55.1

2. 母乳喂养的优点

(1) 营养丰富，比例合适，有助于消化吸收：母乳的营养成分最适合婴儿的营养需要及消化吸收能力，可以减少患营养不良和消化功能紊乱的危险。母乳所含蛋白质、脂肪、糖的比例适宜，为1∶3∶6；钙、磷比例为2∶1，易于吸收。蛋白质以乳清蛋白为主，在胃内形成细小柔软的乳块，易被消化吸收；含必需氨基酸比例适宜，且牛磺酸的含量是牛乳的10～30倍，牛磺酸能促进婴儿神经系统和视网膜的发育。脂肪以不饱和脂肪酸含量多，除含有亚油酸、亚麻酸外，还含有微量的花生四烯酸和DHA，胆固醇含量丰富，有利于婴儿神经系统的发育；解脂酶较多使脂肪颗粒易于消化吸收。乳糖含量多，其中以乙型乳糖为主，有利于脑的发育，能促进肠道乳酸杆菌生长，从而抑制大肠杆菌生长，减少腹泻的发生。母乳中还含有较多的消化酶如淀粉酶、乳脂酶等，有助于消化。母乳中铁的含量与牛乳相似，但其吸收率(49%)比牛乳(4%)高，故母乳喂养者较少发生缺铁性贫血。

母乳与牛乳宏量营养素产能比见表3-5。

表 3-5　母乳与牛乳宏量营养素产能比(100 mL)

成　分	母　乳	牛　乳	理想标准
蛋白质	1.5 g(9%)	3.3 g(19%)	11%
脂肪	3.7 g(50%)	4.0 g(52%)	50%
碳水化合物	6.9 g(41%)	5.0 g(29%)	40%～50%
能量	67 kcal	69 kcal	

(2) 增强婴儿免疫力:母乳中含有丰富的抗感染物质,具有增强婴儿免疫力的作用。如初乳中含较多的分泌型 SIgA,对呼吸道、消化道有保护作用。母乳中含有较多的乳铁蛋白,其对铁有强大的螯合能力,能夺走大肠杆菌和白色念珠菌等赖以生长的铁,从而抑制其生长。此外母乳中有较多的巨噬细胞、淋巴细胞和中性粒细胞等免疫活性物质及较多的溶菌酶和双歧因子,促进乳酸杆菌的生长,抑制大肠杆菌、痢疾杆菌等生长,有杀菌、抗病毒、抗炎、调理细胞因子的作用。因此,母乳喂养的婴儿抵抗力较强。

(3) 母乳有利于婴儿脑的发育:母乳中含有较多的优质蛋白、必需氨基酸和乳糖,以及生长调节因子,对细胞增殖、发育有重要的作用,如牛磺酸、上皮生长因子、神经生长因子等激素样蛋白,能够促进神经系统的发育。

(4) 良好的心理-社会反应:母乳喂哺时,婴儿与母亲直接接触,通过拥抱、逗引、照顾、对视,达到母亲对婴儿的熟悉、了解,增进母婴感情,并使婴儿获得安全、舒适及愉快感,有利于建立母子间的信任感,促进婴儿心智的发育。

(5) 喂哺简便、经济:母乳的温度适宜,不易污染,乳量随儿童生长而增加。省时、省力又经济。

(6) 对母亲有利:产后哺乳可刺激母亲的子宫收缩、复原,促进康复。母亲哺乳可使月经推迟,起到一定的避孕作用,也可以减少乳腺癌和卵巢癌的发生。

3. 母乳喂养的护理

(1) 产前准备　绝大多数孕妇是具有哺乳能力的,但要作好妊娠期身、心两方面的准备。广泛宣传母乳喂养的优点,让孕妇树立母乳喂养的信心;保证合理的营养、充足的睡眠,防止各种有害因素的影响,并作好乳头保健。

(2) 指导哺乳技巧

①时间与次数:越早开奶越好,即胎儿娩出结扎脐带后就可把婴儿抱至母亲怀中吸吮双侧乳房,最迟不超过半小时。通过吸吮乳头的刺激,促进脑垂体泌乳素的分泌,使乳汁早分泌、多分泌。生后最初1～2个月,可"按需喂哺"。2个月以上可根据儿童睡眠规律"按时喂养",如每2～3 h喂1次,夜间暂停1次。以后随月龄的增长添加转换食物可逐渐减少哺喂次数。每次哺乳时间为15～20 min,不宜过长。

②方法:喂乳前先给婴儿换尿布,母亲清洗双手,清洁乳头、乳晕。授乳时母亲应取舒适姿势,一般宜采用坐位,哺乳一侧的脚稍搁高,斜抱婴儿,使婴儿的头、肩枕于母亲哺乳侧的肘弯,用另一手的食指、中指轻夹乳晕两旁,使婴儿含住大部分乳晕及乳头,能自由地用鼻呼吸。

③防止乳头皲裂:孕妇在妊娠后期应经常用湿毛巾擦洗乳头,使乳头能耐受吸吮。哺

乳期母亲应有规律的生活和保证足够的睡眠、休息。同时要注重身体健康，加强营养，进食高脂肪、高蛋白质的汤菜，有利于母乳的分泌。哺乳时每次应先吸空一侧乳房，然后吸另一侧，有利于刺激乳汁分泌并防止发生乳腺炎。母亲在授乳时应始终保持心情愉快，同时防止乳房阻塞婴儿口鼻，以免发生窒息。哺乳结束后，为了防止溢乳，应将婴儿竖抱，头部紧靠在母亲的肩上，用手掌轻拍背部，以帮助吞咽下的气体排出，然后让婴儿保持右侧卧位，以防呕吐造成窒息。不要让婴儿养成含着乳头睡觉的不良习惯。

④吸乳器的应用：若乳头裂伤时应暂停直接哺乳，用吸乳器将乳汁吸出，消毒后喂儿童。用鱼肝油软膏涂擦乳头，防止感染。经常排乳不畅或每次喂哺后未将乳汁吸空易引起乳汁淤积，发生乳房小硬块（乳核），有胀痛感，要及早进行局部湿热敷及轻轻揉摩将其软化，并用吸乳器将乳汁吸尽，以防乳腺炎的发生。

⑤母乳充足的表现：每次哺乳时能听到吞咽声，喂后婴儿能安静入睡，每天有 1 次量多或少量多次的软便，6 次左右小便。生后最初 2 个月可每周称体重一次，以后延长至每 2 周及每月一次。若儿童体重按正常速度增加，则表示奶量足够。

⑥社会及家庭的支持：乳母能保证充足的营养、愉快的心情需要社会及家庭的支持。

（3）掌握禁忌证：母亲感染 HIV，患有严重疾病如活动性肺结核、糖尿病、严重心肾疾病等均不宜或暂停母乳喂哺。患乳腺炎者暂停患侧哺乳。

（4）断乳：随着儿童年龄增长，母乳的量和质已不能完全满足儿童生长发育的需要，儿童可自 4～6 个月开始引入半固体食物，并逐步减少哺乳次数，让母子双方在生理、心理上做好准备，一般 10～12 个月完全断乳。世界卫生组织建议母乳喂养至 2 岁。

知识链接

促进母乳喂养成功的新观点

母亲要有“母乳喂养是最佳选择”的信念；早吸吮：产后半小时内应吸吮母亲乳头以刺激乳汁及早泌出；产后实行母婴同室，便于哺乳；不定时按需喂母乳；母亲开奶前不要给新生儿喂糖水、牛乳等代乳食品；要有正确的喂奶姿势，每次哺乳均要吸吮左、右乳房；不用奶瓶和橡皮奶嘴喂新生儿，也不要用安慰奶嘴以免乳头错觉；哺乳阶段母亲要有足够的休息、放松及丰富的营养和家人的支持是母乳喂养成功的重要保障。

（二）部分母乳喂养

母乳与配方乳及其他食品共同喂养婴儿为部分母乳喂养。有补授法和代授法两种情况。

1. 补授法 因母乳不足，需要每次喂母乳后补充牛乳、羊乳或其他代乳品。

2. 代授法 指一日内用代乳品 1 次或数次代替母乳的方法。每日母乳喂养的次数最好不要少于 3 次（以防母乳分泌减少）。

（三）人工喂养

母亲因某种原因不能给婴儿哺喂，需以其他代乳品完全代替母乳喂养的方法称为人工喂养。牛乳、羊乳、马乳等均为代乳品。选用中应注意代乳品的营养成分与人乳越接近越好。

1. 配方奶 配方奶是以母乳的营养素含量及其组成为生产依据,对牛乳进行改造的奶制品。即模拟人乳的热量、蛋白质、脂肪与碳水化合物等的含量和比例。改变乳清蛋白与酪蛋白的比例,用不饱和脂肪酸代替饱和脂肪酸;提高糖量到人乳水平,降低矿物质的含量,调整钙、磷比例,加入缺乏的微量元素和维生素等,使用时按年龄选用。这种奶粉营养接近母乳,但不具备母乳的其他优点,尤其是缺乏母乳中的免疫活性物质和酶,所以仍不能替代母乳,但比鲜牛乳及全脂奶粉更容易消化,营养更全面、更均衡,故在缺乏母乳时首选配方奶粉。

2. 鲜牛乳 牛乳是最常用的代乳品,但牛乳和人乳比较有一定的缺点和不足,牛乳中含较多的酪蛋白,入胃后凝块较大不易消化;含饱和脂肪酸多,脂肪球大,缺乏脂肪酶,较难消化吸收;乳糖含量较少,且以甲型乳糖为主,易造成大肠杆菌生长;矿物质较多,不利于消化吸收,易加重肾脏的负担。牛乳中缺乏各种免疫因子,使婴儿易患感染性疾病。故在应用牛乳时需要调配,以纠正其缺点。通过稀释、加糖、煮沸,适合婴儿的营养需求,有利于消化。

①稀释(加水或米汤):降低酪蛋白、矿物质含量,减轻婴儿消化道、肾脏负担。应根据月(周)龄给予不同程度的稀释。简便配制,即生后不满2周者可采用2∶1奶(2份牛乳加1份水);以后逐渐过渡到3∶1或4∶1的比例;满月后即可用全奶。

②加糖:牛乳中糖含量低,通过加糖增加能量,也使三大供能物质比例适宜,有利于吸收,软化大便。一般每100 mL牛乳中加糖5~8 g。

③加热:煮沸3~4 min可达到灭菌目的,同时使蛋白质变性,凝块变小,从而有利于消化。

3. 奶量摄入的估计

(1) 全牛乳摄入量估计 以每日所需总能量和总液量计算,婴儿每日需能量460 kJ/kg(110 kcal/kg),需水量150 mL/kg。100 mL牛乳产热66 kcal,含5%~8%的糖牛乳供能86~98 kcal(约100 kcal)(360~410 kJ),故婴儿需8%糖牛乳110 mL/(kg · d)。一般儿童全日鲜牛乳喂哺量以不超过800 mL为宜,能量不够时可增补辅助食品。

例如:体重5 kg,给8%的糖牛乳的配制方法

婴儿每日需要8%的糖牛乳量:110×5 mL=550 mL

每日牛乳以外需水量:(150×5-550) mL=200 mL

以上奶量及水分平均分次哺喂。

(2) 配方奶粉摄入量估计 婴儿每日需能量460 kJ/kg(110 kcal/kg),一般市售婴儿配方奶粉100 g供能约2029 kJ(485 kcal),故婴儿配方奶粉约20 g/(kg · d)即可满足需要。按规定配制的配方奶可满足婴儿每天营养素、能量及液体的总需要量。

4. 人工喂养的注意事项

人工喂养同母乳喂养一样,需要正确的哺喂姿势及方法。尤其应注意以下几点。

(1) 选用合适的奶嘴 奶嘴的软硬度与奶嘴孔的大小应适宜,孔的大小以奶瓶倒置时液体呈滴状连续滴出为宜。

(2) 测试乳液的温度　乳液温度应与体温相似。哺喂前先将乳汁滴于手背,感觉适宜即可。

(3) 避免空气吸入　哺喂时持奶瓶呈斜位,使乳液充满乳头,以减少空气吞入,避免溢乳。喂毕抱起轻拍后背,使吞咽的气体排出。

(4) 加强食具卫生　在无冷藏条件时,乳液应分次配制,确保安全。奶瓶以直式为宜,便于清洗。全部用具均需严格消毒,每次哺喂后先洗净,然后放入冷水锅中煮沸,再放入奶嘴煮 3～5 min。

(5) 及时调整乳量　婴儿食量存在个体差异,在初次配乳后,要观察儿童食欲、体重及粪便的性状,随时调整乳量。儿童获得合理喂养的标志是发育良好,二便正常,食奶后安静。

(6) 注意情感交流　喂养时婴儿的眼睛尽量能与父母(或喂养者)对视。

(四) 婴儿食物转换

随着生长发育的逐渐成熟以及消化、吸收和代谢功能日趋完善,单纯乳类喂养不能完全满足 6 月龄后婴儿生长发育的需求,婴儿需要由纯乳类的液体食物向固体食物逐渐转换,这个过程称为食物转换(旧称辅食添加)。儿童营养需求包括营养素、营养行为和营养环境三个方面,婴幼儿喂养过程的液体食物喂养阶段、泥糊状食物引入阶段和固体食物进食阶段中,不仅要考虑营养素摄入,也应考虑喂养或进食行为,以及饮食环境,使婴幼儿在获得充足和均衡的营养素摄入的同时,养成良好的饮食习惯。

1. 目的　补充乳类食品所含营养素的不足;改变婴儿食物的质与量,满足婴儿生长发育的需要;增加婴儿咀嚼能力,使婴儿适应固体食物;逐渐改变婴儿摄食方式,由被动到主动;为断奶做准备。

2. 月龄　建议开始引入非乳类泥糊状食物的月龄为 6 月龄,不早于 4 月龄。此时婴儿每次摄入奶量稳定,约 180 mL/次,生长发育良好,提示婴儿已具备接受其他食物的消化能力。

3. 种类　婴儿食物转换种类见表 3-6。

表 3-6　婴儿食物转换方法

	6 月龄	7～9 月龄	10～12 月龄
食物性状	泥状食物	末状食物	碎状、丁块状、指状食物
餐次	尝试,逐渐增加至 1 餐	4～5 次奶,1～2 餐其他食物	2～3 次奶,2～3 餐其他食物
乳类	纯母乳、部分母乳或配方奶; 定时(3～4 h)哺乳,5～6 次/日,奶量 800～1000 mL/日; 逐渐减少夜间哺乳	母乳、部分母乳或配方奶; 4～5 次/日,奶量 800 mL/日左右	部分母乳或配方奶;2～3 次/日,奶量 600～800 mL/日

续表

	6月龄	7～9月龄	10～12月龄
谷类	选择强化铁的米粉,用水或奶调配; 开始少量(1勺)尝试,逐渐增加到每天1餐	强化铁的米粉、稠粥或面条,每日30～50 g	软饭或面食,每日50～75 g
蔬菜水果类	开始尝试蔬菜泥(瓜类、根茎类、豆荚类)1～2勺,然后尝试水果泥1～2勺,每日2次	每日碎菜25～50 g,水果20～30 g	每日碎菜50～100 g,水果50 g
肉类	尝试添加	开始添加肉泥、肝泥、动物血等动物性食品	添加动物肝脏、动物血、鱼虾、鸡鸭肉、红肉(猪肉、牛肉、羊肉等),每日25～50 g
蛋类	暂不添加	开始添加蛋黄,每日自1/4个逐渐增加至1个	1个鸡蛋
喂养技术	用勺喂食	可坐在一高椅子上与成人共进餐,开始学习用手自我喂食。可让婴儿手拿"条状"或"指状"食物,学习咀嚼	学习自己用勺进食;用杯子喝奶;每日和成人同桌进餐1～2次

注意事项:可在进食后再饮奶,自然形成一餐代替一顿奶,引入的食物不应影响总奶量;食物清淡,无盐,少糖和油;不食用蜂蜜水或糖水,尽量不喝果汁。

4. 食物转换原则

(1) 由少到多:婴儿食物转换期是对其他食物逐渐习惯的过程,引入的食物应由少到多,首先喂给婴儿少量强化铁的米粉,由1～2勺到数勺,直至一餐。

(2) 由一种到多种:婴儿接受一种新食物一般需尝试8～10次,3～5日,至婴儿习惯该种口味后再换另一种,以刺激味觉的发育。单一食物逐次引入的方法可帮助及时了解婴儿是否出现食物过敏及确定过敏源。

(3) 由细到粗:从泥(茸)状过渡到碎末状可帮助学习咀嚼,增加食物的能量密度。

(4) 由软到硬:食物有一定硬度可促进儿童牙齿萌出和咀嚼功能形成。

5. 进食技能训练 食物转换有助于婴儿神经心理发育,引入的过程应注意食物的质地和培养儿童的进食技能,如用勺、杯进食可促进口腔动作协调,学习吞咽;从泥糊状食物过渡到碎末状食物可帮助学习咀嚼,并可增加食物的能量密度;用手抓食物,既可增加婴儿进食的兴趣,又有利于促进手眼协调和培养儿童独立进食能力。在食物转换过程中,婴儿进食的食物质地和种类逐渐接近成人食物,进食技能亦逐渐成熟。

二、幼儿膳食安排

(一) 幼儿进食特点

1. 食物摄取量减少 一岁后儿童生长速度减慢,对能量的需求较婴儿期相对减少,食欲相对略有下降。

2. 心理行为影响 幼儿神经心理发育迅速，对周围世界充满好奇心，表现出探索性行为，进食时也表现出强烈的自我进食欲望。成人如忽略了儿童的要求，仍按小婴儿的方法抚养，儿童可表示不合作与违拗心理；而且儿童注意力易被分散，进食时玩玩具、看电视等做法都会降低对食物的注意力，进食量减少。应允许儿童参与进食，满足其自我进食欲望，培养独立进食的能力。

3. 家庭成员的影响 家庭成员进食的行为和对食物的反应可作为儿童的榜样。由于学习与社会的作用，儿童在进食过程中形成了以后接受食物的类型。如给儿童食物是在一积极的社会情况下（如奖励，或与愉快的社会行为有关），则儿童对食物的偏爱会增加；强迫进食可使儿童不喜欢有营养的食物。

4. 进食技能发育状况 幼儿的进食技能发育状况与婴儿期的训练有关，错过训练吞咽、咀嚼的关键期，长期食物过细，幼儿期会表现不愿吃固体食物，或"包在嘴中不吞"。

5. 食欲波动 幼儿有准确的判断能量摄入的能力。这种能力不但是一餐中表现出来，连续几餐都可被证实。幼儿可能一日早餐吃很多，次日早餐什么也没吃；一天中早餐吃得少可能会吃较多的中餐，和较少的晚餐。变化的进食行为提示幼儿有调节进食的能力。

（二）幼儿膳食安排

幼儿膳食中营养素、能量摄入及各营养素之间的比例需满足幼儿期儿童的生理需要。蛋白质每天 40 g 左右，其中优质蛋白应占总蛋白的 50%，蛋白质、脂肪、碳水化合物产能之比为(10%～15%)∶(30%～35%)∶(50%～60%)。膳食餐次安排需合理，四餐二点为宜，根据习惯，一般以早、中、晚三餐为主，再各安排一次点心。频繁进食、夜间进食、过多饮水均会影响儿童的食欲。全日热量的分配：早餐占 20%～25%，午餐占 30%～35%，晚餐占 25%～30%，上、下午两次点心共占 10%～15%。食物品种应多样，食品在烹调过程中，除了应注意色、香、味等感官性状外，还应注意烹调方法以尽量保持其营养价值，利于消化，提高利用率。

三、其他年龄期儿童膳食安排

1. 学龄前儿童膳食安排 与成人饮食接近，要考虑食品制作的色、香、味，食谱要经常更换，以促进儿童食欲。

2. 学龄期儿童膳食安排 食物种类同成人。但因体格和智力发育加快、学习紧张、体力活动加大，故对营养素和能量的需求比成人相对多。因此，早餐要保证高营养食品，以增强理解力及记忆力，满足上午脑力消耗及体力活动的需求。提倡课间加餐。

3. 青春(发育)期少年膳食安排 青春期少年体格发育进入第二个生长发育高峰时期，尤其肌肉、骨骼的增长速度快，对各种营养素和总能量的需要量增加，要合理膳食和营养。此外，青春期女孩因月经来潮，应供给足够的铁剂。

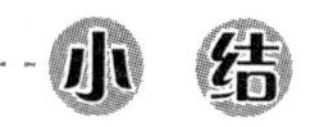

儿童机体处于不断生长发育的动态变化过程中，对热量和各种营养素的需要相对比成人多，为满足其生长发育的需要，必须进行合理喂养，应大力宣传和推广母乳喂

养，指导正确的母乳喂养方法，母乳缺乏时可选用配方奶粉喂养婴儿，应按时引入转换食物。

目标检测

一、选择题

1. 母乳中的乙型乳糖可促进肠道中(　　)。

A. 大肠杆菌的生长　　B. 变形杆菌的生长　　C. 乳酸杆菌的生长
D. 白色念珠菌的生长　　E. 葡萄球菌的生长

2. 母乳中含有可阻止肠道内病原体进入肠黏膜的物质，该物质是(　　)。

A. IgM 抗体　　B. 分泌型 IgA 抗体　　C. IgG 抗体
D. 溶菌酶　　E. IgE 抗体

3. 将牛乳进行稀释的主要目的是(　　)。

A. 减少热量　　B. 降低脂肪的浓度
C. 降低脂蛋白的浓度，使婴儿易于消化　　D. 降低酪蛋白的浓度，使凝块变小
E. 增加水分的供给

4. 6 个月以内儿童最理想的食品是(　　)。

A. 母乳　　B. 牛乳　　C. 羊乳　　D. 全脂奶粉　　E. 乳儿糕

5. 在婴儿饮食中添加果汁、菜汤及鱼肝油滴剂的适宜时间是(　　)。

A. 生后 2 周　　B. 生后 1～2 个月　　C. 生后 3 个月
D. 生后 4 个月　　E. 生后 25 d

6. 如无特殊情况，正常儿童断母乳的适宜年龄是(　　)。

A. 1.5～2 岁　　B. 2～2.5 岁　　C. 10～12 个月　　D. 18 个月　　E. 20 个月

7. 母乳与牛乳相比，母乳在营养方面有以下优点，但不包括(　　)。

A. 营养丰富易吸收　　B. 蛋白质含量多　　C. 乳糖含量高
D. 钙、磷比例恰当　　E. 蛋白质、脂肪、碳水化合物的比例恰当

8. 儿童特有的能量需求是指(　　)。

A. 基础代谢　　B. 生长发育　　C. 食物特殊动力作用
D. 活动所需　　E. 排泄损失能量

9. 女孩，5 个月，开始引入转换食物，今日到儿童保健门诊咨询予以指导，以下哪项是错误的？(　　)

A. 从少到多　　B. 由稀到稠　　C. 从细到粗
D. 可以同时添加两种　　E. 在婴儿健康状况良好时添加

10. 体重 5 kg 的婴儿，人工喂养时每日需要的牛乳和水量分别为(　　)。

A. 5%的糖牛乳 550 mL，水 200 mL　　B. 5%的糖牛乳 550 mL，水 750 mL
C. 8%的糖牛乳 550 mL，水 200 mL　　D. 8%的糖牛乳 550 mL，水 750 mL
E. 8%的糖牛乳 750 mL，水 200 mL

二、填空题

1. 婴儿时期每日约需热量为＿＿＿＿ kJ/kg，以后每增长 3 岁约减少＿＿＿＿

kJ/kg；婴儿需水每日__________ mL/kg，以后每增长3岁约减少__________ mL/kg。

2. 婴儿喂养的方法分为__________、__________、__________3种，其中以__________最为理想。

3. 引入转换食物应循序渐进，原则是____________、____________、______________、__________。

4. 婴儿哺喂牛乳时需经__________、__________、__________3个步骤，以矫正其缺点与不足。

三、简答题

1. 儿童对能量的需求包括哪几个方面？
2. 简述母乳喂养的优点。
3. 简述婴儿食物转换的原则。

（刘　奉　竹　婴）

第四章
儿童保健与疾病预防

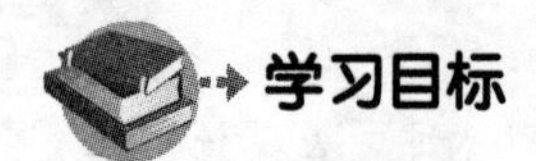

学习目标

1. 掌握 儿童计划免疫程序；预防接种的注意事项、反应及处理。

2. 熟悉 各年龄期儿童保健要点；散居儿童和集体儿童的保健要点；听力保健的意义和听力筛查流程；儿童常见意外事故的原因及预防措施。

3. 了解 儿童体格锻炼的意义和方法；早期教育的意义、方法和内容；儿童心理行为异常的表现及防治措施。

儿童保健(health care of children)为儿童提供良好的医疗保健服务，保障儿童生存，保护儿童健康，以及促进儿童体格发育、心理行为和社会适应能力等各方面潜力的发展。儿童保健的功能可概括为“生存、保护和发展”。儿童保健服务的对象是从胎儿到青春期的青少年，重点是7岁以下的儿童。我国儿童占全国总人口的1/3，儿童保健事业不仅事关医学的发展，民族素质的提高，更关系到国家的强盛和社会的进步。儿童保健要根据儿童的生理和心理特点，针对危害儿童健康的主要疾病和影响因素，采取有效的防治措施和保健措施，增强儿童体质，降低儿童发病率和死亡率，促进儿童身心健康成长。

知识链接

WHO提出的儿童保健的目标

(1) 儿童能在健康的环境下成长，有爱和安全感。

(2) 儿童能得到足够的营养。

(3) 儿童能接受适当的健康管理及健全的生活方式的指导。

(4) 儿童能得到合理有效的卫生保健护理。

第一节　社区儿童的健康促进

儿童保健是社区卫生服务的一项重要内容，应该根据儿童的生理和心理特点，针对危害儿童健康的主要疾病和影响因素，采取有效的防治和保健措施，保障儿童身心健康。管理方式有散居儿童保健和集体儿童保健两种。

一、散居儿童保健

散居儿童保健是指对尚未入托幼机构而散居在家中的0～6岁儿童的服务。其中3岁以下的婴幼儿生长发育速度快，是散居儿童保健的重点。目前，我国散居儿童保健有两种形式：一是建立儿童保健责任地段；二是在各级妇幼保健机构开设儿童保健门诊。具体工作内容如下。

1. 新生儿家庭访视　定期对新生儿进行健康检查，指导家长做好新生儿家庭护理和疾病预防，早期发现异常和疾病，及时处理和转诊。正常新生儿访视不少于4次，包括初访、周访、半月访和满月访。每次访视应根据新生儿、家庭以及家长的具体情况进行有针对性的保健和护理指导。对早产儿、低体重儿或生后有窒息史等高危新生儿，应根据具体情况酌情增加访视的次数。

(1) 初访(新生儿回家后1～2 d内)　重点了解母亲孕期情况、分娩方式、新生儿出生情况、出生体重，询问疫苗接种和母乳分泌情况；观察新生儿的面色、呼吸、吸吮力、哭声、睡眠和大小便等情况；测量体重、身长、头围和胸围等；检查体温、皮肤、黏膜与脐部，注意有无黄疸，脐部有无感染、出血等，检查有无先天性心脏病、唇裂或腭裂等先天畸形；指导母乳喂养、保暖、沐浴、预防感染和防止意外事故等。

(2) 周访(生后5～7 d)　重点了解新生儿吮奶、奶量、哭声、大小便情况以及喂养和护理过程中出现的新问题，应根据存在的问题给予指导和示教；检查新生儿脐带是否脱落以及有无黄疸等情况。

(3) 半月访(生后10～14 d)　重点检查体重的变化情况，黄疸是否消退，如体重未恢复至出生体重或黄疸未消退者，应寻找原因并给予保健指导。生后2周应指导添加生理需要量维生素D，以预防佝偻病。

(4) 满月访(生后27～28 d)　重点了解喂养、护理等情况，测量体重和做全面的体格检查。发现异常情况，应分析原因。满月访结束后做出新生儿期的访视小结和评估，并指导家长继续进行婴儿的生长发育监测和定期的体格检查。

对新生儿进行家庭访视能及时发现问题，从而及时处理。根据初步诊断情况选择家庭处理或转医院诊治，降低新生儿的发病率或减轻发病程度。每次访视后，应认真填写新生儿卡，待新生儿满月后转婴儿期保健系统管理。

2. 确定责任地段　在划分的各责任地段，必须有专人负责管理。了解地段内的人口资料，如总人口数、各年龄组的儿童数、出生情况、死亡情况。为儿童建立个人健康档案，其中包括儿童姓名、性别、出生年月、家庭住址、定期体检或生长监测情况等。

3. 儿童保健门诊 儿童保健门诊的主要任务是促进儿童健康成长。

(1) 定期进行健康检查和生长监测 6个月以内婴儿每月1次,7～12个月婴儿2～3个月1次;幼儿3～6个月1次;学龄前儿童每年1～2次。定期检查的内容包括:体格测量及评价,如头围、胸围、身长(高)、体重等;3岁后每年测视力、血压一次;全身各系统的检查。对于高危儿、体弱儿应适当增加检查次数。

(2) 指导儿童营养和喂养 大力提倡母乳喂养,及时指导转换食物引入,促进婴幼儿及儿童良好的营养状况。

(3) 常见病的防治 常见疾病如缺铁性贫血、佝偻病、微量元素缺乏、寄生虫病等的检查和防治;对支气管哮喘、肥胖病等常见慢性疾病的管理及家庭指导等。

4. 开设特殊保健门诊 开设特殊门诊,及时发现和治疗视觉和听觉障碍的儿童;指导预防和矫治口腔疾病;还可设立智力筛查门诊、心理和遗传咨询门诊等,以及早诊治相应的疾病。

5. 完成儿童计划免疫 按照免疫程序完成预防接种工作。

6. 传染病管理 对已确诊的传染病患儿进行家庭访视,指导家长在居家条件下采取消毒、隔离措施,指导家长对患儿采取正确的护理措施,并向家属、邻居宣传预防知识,防止传染病的传播。对于新确诊的传染病,要及时填写传染病疫情报告卡。

7. 健康教育 保健人员应采取各种方式,如电视、报纸杂志、宣传画、墙报、宣传栏等,向儿童家长宣传营养与喂养、疾病和意外的预防、体格锻炼、儿童早期教育等保健知识,传授儿童护理技术。要特别重视与儿童家长的接触,进行面对面的健康教育,让儿童护理保健工作深入各个家庭。

二、集体儿童保健

集体儿童保健是针对托儿所、幼儿园(简称托幼机构)集居儿童进行的保健工作,其根本任务是在集居的条件下保障和促进婴幼儿、学龄前儿童的身心健康。

(一) 建立合理生活制度

根据儿童年龄、身心特点及季节变化,建立合理的生活制度,合理安排食物、进餐次数和时间,作业与游戏的内容和时间,以及睡眠的次数和时间等,以保证儿童有充足的睡眠,按时进餐和游戏,促进儿童的健康发育。

(二) 加强营养和膳食的管理

6个月以内婴儿应提倡母乳喂养,按时引入转换食物。应根据儿童年龄特点、营养需求和配餐原则制订合理食谱,定期计算营养量,并注意烹调方法和和膳食的色、香、味,做到营养齐全、品种多样化,以满足儿童生长发育的需要。注意饮食卫生,购买食物要新鲜,避免发生食物中毒。同时,要培养儿童不偏食、不挑食、按时进餐等良好的饮食习惯。

(三) 健全防病制度

建立健康检查制度,并建立健康档案。

1. 入园体检 每个儿童入园前应进行入园体检,并填写健康检查表。凡患有急、慢性传染病和近期内有传染病接触史者不能入园(所)。查验其预防接种证,未按规定接种的儿童要告知其监护人并指导补种。

2. 晨间体检和全日健康观察 目的是早期发现传染病和避免可能造成创伤的危险物品带入托幼机构内。对传染病要及时隔离、及时治疗。

3. 定期健康检查 定期健康检查的时间、次数与检查的内容与散居儿童要求相同，每学期准确测量身高、体重和视力，并进行评价和记录。对检查中发现的疾病应做好登记，积极采取干预措施。

4. 工作人员从业前体检 凡是参加托幼机构工作的人员必须持健康证明上岗工作。

5. 严格执行卫生消毒制度 做好室内外环境及个人卫生。儿童活动室、卧室每日清扫消毒，房屋每天一次空气消毒。定期大扫除，玩具每周清洗消毒一次，被褥每月清洗一次，每周晒一次。加强饮食卫生管理，儿童使用的餐具要做到每餐消毒，饭前便后洗手。饭后漱口，早晚刷牙。垃圾和粪便需要妥善处理。

6. 安全防护 建立安全制度，预防意外伤害事故的发生。妥善放置刀、剪、热水瓶及药物；室内煤炉、电器、煤气、阳台、门窗等要有防护设施；玩具、教具安全无毒；并定期检查房屋设备，及时维修。

（四）体格锻炼

根据气温变化有组织、有计划地开展与儿童年龄相适应的体格锻炼，如空气浴、日光浴、水浴、体操等，注意活动量适宜。

第二节　各年龄阶段儿童的保健重点

一、胎儿期及围生期保健

胎儿期发育迅速，完全依靠母体生存，孕母的生理、心理健康、营养和生活环境直接影响胎儿的健康，因此，胎儿期保健主要通过对孕母的保健来实现。

(1) 预防遗传性疾病与先天畸形，父母婚前应进行遗传咨询，禁止近亲结婚以减少遗传性疾病发生的可能性。孕母应预防弓形虫、风疹病毒、巨细胞病毒、单纯疱疹病毒等感染。避免接触放射线和铅、苯、汞、有机磷农药等化学毒物。避免吸烟、吸毒，饮酒。患有心肾疾病、糖尿病、甲状腺功能亢进、结核病等慢性疾病的孕母应在医生指导下用药。对高危产妇除定期产前检查外，还应加强观察，必要时可终止妊娠。

(2) 保证营养充足，孕母营养不足可导致胎儿异常。妊娠后期应加强碘、铁、锌、钙、维生素 D 等重要营养素的补充。但也应防止营养摄入过多而导致胎儿体重过重，影响分娩和成年期的健康。

(3) 良好的生活环境，避免环境污染，注意劳逸结合，减少精神负担和心理压力。

(4) 尽可能避免妊娠期合并症，预防流产、早产、异常产的发生。对高危孕妇应加强随访。

(5) 预防产时感染，对早产儿、低体重儿、新生儿窒息、低体温、低血糖、低血钙和颅内出血等高危新生儿应予以特殊监护和积极处理。

(6) 加强对高危新生儿的监护,对高危孕母所分娩的新生儿及早产儿、低体重儿、新生儿窒息、低体温、低血糖、低血钙、颅内出血等疾病的高危新生儿应予以特殊监护和积极处理。

二、新生儿期保健

新生儿脱离母体后需经历一段时间的调整,才能适应宫外环境。新生儿期发病率和死亡率极高,婴儿死亡中约2/3是新生儿,生后1周内新生儿占新生儿死亡数的70%左右。故新生儿保健是儿童保健的重点,而早期新生儿的保健是重中之重。

1. 保暖 新生儿室应保持空气新鲜,温度保持在20～22 ℃,湿度以55%为宜。寒冷季节要特别注意保暖,以预防新生儿寒冷损伤综合征。访视时应指导家长正确使用热水袋或其他保暖用具,以防烫伤。

2. 喂养 提倡母婴同室,尽早开奶。大力宣传母乳喂养的优点,应指导母亲正确的哺乳方法和技巧。如母乳不足或无法进行母乳喂养者,尽量选择合适的配方奶粉。及时补充维生素D。

3. 日常护理 新生儿皮肤娇嫩,应指导家长每日为婴儿沐浴,以保持皮肤清洁。并做好脐部、臀部、口腔、鼻腔和外耳道等部位的护理。衣服、被褥和尿布应柔软,吸湿性强,且易于穿脱。不宜包被过紧,否则会限制儿童活动,影响生长发育。

4. 预防疾病和意外 生后接种卡介苗、乙肝疫苗。婴儿用具要专用,食具每次用后要消毒。衣物不要堵塞儿童口鼻,防止新生儿窒息发生。尽量减少探视,家人感冒时应戴口罩才能接触儿童,避免交叉感染。

5. 新生儿疾病筛查 通过听力筛查,尽可能早期发现有听力障碍的新生儿,尽早治疗,使语言和心理发育不受损害。进行遗传代谢、内分泌疾病筛查(先天性甲状腺功能低下、苯丙酮尿症),早期发现并治疗者可降低智力损害程度。

6. 促进亲子间的情感联络 访视时除了向家长介绍有关的育儿知识外,还要强调亲子间的情感联络,鼓励父母常与孩子进行互动,应常和婴儿说话,多给予婴儿拥抱、爱抚,可促进婴儿早期的情感交流和婴儿心理-社会的发展。

三、婴儿期保健

1. 合理喂养 婴儿期体格生长迅速,需大量营养素满足其生长的需要,但婴儿的消化功能尚未成熟,故易发生消化紊乱和营养不良等疾病。因此,提倡母乳喂养婴儿4～6个月,逐渐以配方奶替代母乳,并开始添加转换食物,为换奶做准备。

2. 日常护理 每日给儿童清洁皮肤,尤其是手、会阴和臀部。尿布应柔软、吸水性强,勤洗勤换,以防发生尿布皮炎。坚持户外活动,进行空气浴、日光浴和被动体操有利于体格生长。

3. 生活技能培训 从婴儿期开始培养良好的生活能力,训练婴儿独立睡眠、进食技能、控制大小便等,有益于培养独立能力,控制情绪能力和适应社会能力。

4. 预防感染和意外伤害 提倡母乳喂养,母乳中丰富的SIgA及免疫因子,可预防肺炎、腹泻、佝偻病等。培养良好的卫生习惯。按计划完成基础免疫,预防急性传染病的发生。防止婴儿窒息、中毒、烫伤、坠落等意外事故。

5. 定期健康检查 早期发现缺铁性贫血、佝偻病、营养不良、发育异常、食物过敏等疾病并予以及时干预和治疗。

6. 促进神经心理发育 父母对婴儿的关爱可以培养儿童良好的情感体验，经常用带有声、光、色的玩具刺激儿童对外界的反应，促进其感知觉的发育。按月龄训练婴儿的行为、语言、运动等能力，有助于提高婴儿神经心理发育水平。

四、幼儿期保健

幼儿期是社会心理发育最为迅速的时期。语言、思维和人际交往能力逐步增强，活动范围加大，自我意识和独立能力发展加快，是个性形成的关键时期。

1. 促进语言和大运动能力的发展 重视与幼儿的语言交流，可通过做游戏、讲故事、唱歌等活动学习语言，促进幼儿语言发育与大运动能力的发展。选择合适的玩具如木马、玩具车、球类、积木、娃娃等，训练动作协调能力和开发想象力。

2. 培养自我生活能力 培养幼儿独立生活的能力和良好的生活习惯，安排规律的生活，如进食、睡眠、游戏、沐浴、户外活动等，训练儿童自己控制排便，为幼儿园独立生活作准备。

3. 合理营养 幼儿食物种类、质地接近成人，营养要均衡。每日5～6餐，其中乳类供能不少于总能量的1/3。注意维生素D的补充。鼓励自己进食，尽量少吃零食，避免偏食、挑食等不良饮食习惯。

4. 预防意外事故 幼儿活动范围增大，好奇心强，探索行为多，所以意外事故发生率高，指导家长注意儿童安全，防止异物吸入、烫伤、跌伤、电击伤等意外事故。

5. 定期健康检查 每3～6个月体格检查一次，注意及时发现生长偏离，对营养不良和肥胖儿要早期纠正。

6. 口腔保健 乳牙在幼儿期出齐，注意口腔保健，家长可用指套牙刷或小牙刷帮助幼儿清洁牙齿，每晚一次，预防龋齿。1岁后应断离奶瓶，预防错颌畸形和"奶瓶龋"。

7. 疾病筛查和预防 通过健康检查发现缺铁性贫血、视力异常、泌尿系感染和寄生虫感染、佝偻病等，并及时治疗。1.5～2岁完成百白破疫苗强化接种。及时发现儿童的心理行为问题，如违拗、咬指甲癖、发脾气和破坏行为等，给予正确引导，避免斥责和体罚。

五、学龄前期保健

学龄前期儿童体格增长较缓慢，智力发展快，性格内、外向及情绪稳定性进一步分化，但可塑性强，是性格形成的关键时期。因此，加强学龄前期儿童的教育尤为重要。

1. 加强入学前期教育 培养学习习惯，注意发展儿童想象与思维能力，培养良好的心理素质。应通过游戏、体育活动增强体质，在游戏中学习遵守规则和与人交往。

2. 保证充足的营养 膳食结构接近成人，其营养适合该期儿童生长需要和消化功能水平，每日4～5餐，摄入优质蛋白占总蛋白的1/2，其中乳类供能占总能量的1/3。

3. 预防感染与意外伤害 集体儿童机构要特别注意预防传染性疾病，如肝炎、麻疹、痢疾等，预防儿童外伤、溺水、食物中毒、触电等事故。

4. 合理安排生活 不仅可保证儿童身体健康，还可培养儿童的集体主义精神、控制情绪和遵守规则的能力。

5. 体格检查 每年1～2次体格检查，了解儿童的生长速度；注意正确坐、走姿势，预防脊柱畸形。

6. 视力、口腔保健 每年接受一次视力检查，培养良好的用眼习惯。积极纠正屈光不正，防治各种流行性眼病。养成每天早晚刷牙的习惯，预防龋齿，每半年或一年检查口腔一次。

7. 疾病的筛查 每年健康检查时应作Hb筛查，及时发现缺铁性贫血并予以治疗。每年健康检查时做一次大小便常规检查，排除泌尿系感染、肾脏疾病、寄生虫感染。5岁后仍发生不随意排尿即为遗尿症，需进一步检查及治疗。

六、学龄期保健

此期儿童求知欲强，是获取知识的最重要时期。该时期应提供适宜的学习条件，培养良好的学习习惯，并加强素质教育。

1. 心理教育 学龄儿童比较常见的心理问题是对学校不适应，表现为焦虑、恐惧或拒绝上学。家长一定要及时查明原因，采取相应措施。同时，需要与学校密切配合，帮助儿童适应学校生活。

2. 培养良好的学习兴趣、习惯、毅力和奋斗精神 加强素质教育，加强体格锻炼，可增强体质。

3. 平衡膳食 加强营养，每日摄入优质蛋白质占总蛋白的1/2，补充含钙、铁丰富的食物。学校应开设营养教育课程，进行营养卫生知识宣教，纠正偏食、挑食、吃零食、暴饮暴食等不良饮食习惯。

4. 体格检查 每年体格检查一次，及时发现体格生长偏离及异常并及时早期干预。保证充足睡眠。注意口腔卫生，预防龋齿。同时应特别注意预防近视，教育儿童写字、读书时书本和眼睛应保持1 m左右的距离，保持正确姿势；课堂桌椅要配套，并定期更换座位；教室光线要充足，避免儿童在太弱的光线下看书、写字、读书；读书、写字的时间不宜太长，课间要到户外活动，进行远眺以缓解视疲劳；教导学生写字不要过小过密，并积极开展眼保健操活动；一旦发生近视，要及时就医。

5. 性知识教育 按不同年龄进行正确的性教育，以使其在生理和心理上有正确的认识。学习有关性病、艾滋病危险因素等科普知识，以及对自身的保护措施。

6. 预防疾病和事故 注意预防骨骼畸形、单纯肥胖症、性发育异常、学习困难等疾病；学习交通安全规则和事故的防范知识，减少伤残的发生。

七、青春期保健

1. 心理教育 培养意志，培养承受压力与面对失败的良好心理状态；提高识别是非的能力。学习与人相处，礼貌待人，遵守规则。

2. 性教育 进行正确的性教育，以使其在生理和心理上有正确的认识。

3. 疾病筛查 及时发现身材矮小及性发育落后，女孩月经不调、痛经等，青春期心理行为失调或障碍等心理疾病。

第三节　体格锻炼

体格锻炼能增强儿童体质，促进生长发育，培养坚强的意志力。体格锻炼的形式多种多样，应根据儿童各年龄期的解剖生理特点和体质情况，充分利用日光、空气和水等自然因素，安排锻炼方式和项目。锻炼的原则是循序渐进，由弱到强，由简单到复杂，因人而异，因地制宜，持之以恒。常用体格锻炼方法如下。

一、三浴锻炼

三浴锻炼是指有计划、有步骤地利用自然因素，如空气、阳光、水给儿童进行空气浴、日光浴和水浴锻炼的方法。

（一）空气浴

空气浴主要是利用空气和人体皮肤表面之间的温差形成刺激进行锻炼，是一种简单易行的方法。寒冷的空气可以使交感神经更趋活跃，能促进新陈代谢，增强呼吸系统和心血管系统的活动。气温越低，作用时间越长，刺激强度就越大。

健康儿童从出生时即可进行空气浴。先在室内进行，室温不低于 20 ℃。开始时穿衣，以后逐渐减少衣服，只穿短裤。经过一段时间的锻炼后，可在气温适宜、无强风时移至室外进行。进行空气浴的时间应根据不同季节和地区而异，但不宜经常改变，一般以在饭后1～1.5 h进行较好，每日 1～2 次，每次持续时间由开始时的 2～3 min，逐渐加至 2～3 h(夏季)。实施空气浴时的气温随年龄、体质而异。3 岁以下婴幼儿和体弱儿童以不低于 15 ℃为宜；3～7 岁儿童可降低至 12～14 ℃；学龄儿童 10～14 ℃；遇大风、大雨可改在室内进行，一般不在强烈的日光下进行。要观察儿童的反应，出现皮肤发绀、面色苍白、寒战时应立即停止并加衣。身体特别衰弱，患急性呼吸道疾病、各种急性传染病、肾炎以及心脏病的患儿，应禁止空气浴。

（二）水浴

水浴主要是利用水的温度和水的机械刺激来进行锻炼的一种方法。水的导热性是空气的 30 倍，对体温有更大的调节作用。水浴既可提高皮肤适应冷热变化的能力，还可以清洁皮肤，促进血液循环和新陈代谢，有利于睡眠和生长发育，提高抗病能力。锻炼可从温水逐渐过渡到冷水。锻炼的方式可选择浸浴、擦浴、淋浴、游泳等。

1. 浸浴　适用于婴儿，可每天浸浴一次。浸浴时用一较大的盆盛水，水量以婴儿半卧位时锁骨以下全浸入水中为宜。室温 20～21 ℃时，水温可达 35 ℃，每次浸泡不超过5 min。浸浴后，再以低 1～2 ℃的水冲身体。对稍大的婴儿，最初水温可为 33～34 ℃，以后逐渐降低至 28～30 ℃。

2. 擦浴　适用于 6 个月以上的儿童。擦浴时先将吸水性强的棉质毛巾浸入温水，稍稍挤干，自四肢做向心性擦浴，擦毕再用干毛巾摩擦至皮肤微红为止。室温保持在 16～18 ℃，开始时水温 32～33 ℃，待儿童适应后，每隔 2～3 天降 1 ℃，婴儿可降至 26 ℃，幼儿可降至24 ℃,学龄前儿童可降至20～22 ℃。

3. 淋浴 适用于3岁以上的儿童。淋浴对机体有较强的锻炼作用,除水温刺激外,还有水流冲击产生的按摩作用。淋浴开始时,水温为35～36 ℃,待儿童适应后每隔2～3 d降1 ℃,年幼儿可降至26～28 ℃,年长儿可降至24～26 ℃。淋浴时要先冲背部,后冲淋两肋、胸部和腹部,不要冲头部。冲淋时间为20～40 s。冲淋的喷头不应高过儿童头顶40 cm。室温保持在18～20 ℃之间。浴后用干毛巾擦至全身皮肤微红。

4. 游泳 有条件者可从小训练,但必须有成人在旁照顾。游泳应从外界气候较稳定时进行,学龄前儿童下水时气温不应低于24～26 ℃,水温不低于22 ℃,开始时间为2～5 min,以后逐渐延长到每次10～15 min。游泳可以增强食欲,促进消化吸收,刺激儿童的感知觉发育,有利于生长发育。但空腹或刚进餐后不可游泳。

(三) 日光浴

1岁以上的儿童即可进行日光浴。日光中的紫外线可使皮肤中的7-脱氢胆固醇转变为维生素D_3,有预防佝偻病的作用;日光中的红外线照射还能使周围血管扩张和循环加快,可以促进心肺功能。因此,适当的日光照射,有促进儿童生长发育的作用。

日光浴一般选择气温在24～30 ℃、无大风时进行。夏季可安排在上午8:00—9:00,冬季可在上午10:00—12:00。照射时间原则上由短到长。在树荫或者凉棚下,儿童仅穿三角短裤,头部可戴宽边凉帽以免头部过热,带遮阳镜以保护眼睛。照射顺序由后背、躯干两侧到胸腹部。持续时间开始每次为3～5 min,婴儿及较小幼儿可逐渐延长到每次为10～15 min,较大幼儿可逐渐延长至20～30 min。每周休息1 d,休息期间可进行空气浴。4周为1个疗程,休息10 d后可开始第二疗程。当户外树荫下气温超过30 ℃时不宜直晒日光;不宜于空腹或饭后1 h内进行;如有出汗过多、心跳加速、精神委靡、头昏头痛、皮肤灼伤、食欲减退等现象应立即停止锻炼;日光浴后应及时补充水分;患活动性肺结核、心脏病、重症贫血、消化系统功能紊乱等疾病的儿童不宜进行日光浴。

以上"三浴"锻炼的顺序:先空气浴,然后日光浴,最后水浴。气温适宜的地区,儿童已经适应后,"三浴"可同时进行,如早上进行空气浴与日光浴,水浴可在睡前进行。

二、体育运动

(一) 婴儿体操

可以增强肌肉、骨骼的发育,促进新陈代谢,从而达到增强体质,预防疾病的目的。有节奏的动作和口令,又可使儿童心情愉悦。

1. 被动操 适用于2～6个月的婴儿,在成人帮助下进行四肢伸屈运动。被动操可促进婴儿粗大运动的发育,改善全身血液循环,以每日1～2次为宜。

2. 主动操 适合于6～12个月婴儿,此时大运动开始发育,可训练婴儿爬、坐、仰卧、起身、扶站、扶走、双手取物等动作,扩大婴儿视野,促进感知觉和智力发展。

(二) 幼儿体操

12～18个月幼儿在成人的扶持下,主要锻炼走、前进、后退、平衡、扶物过障碍物等动作,或者帮助幼儿进行有节奏的活动。18个月～3岁幼儿可配合音乐,做模仿操或活动性游戏如跑步、滚球、立定跳远等。

（三）儿童体操

3～6岁的儿童可做广播体操、健美操等，以增进动作协调性，有益于肌肉骨骼的发育。每天按时进行，不可间断。

（四）游戏、田径与球类

年长儿可利用器械进行锻炼，如骑玩具车、木马、滑梯、蹦床，还可进行田径、球类、舞蹈、跳绳等活动。

三、婴儿抚触

1. 婴儿抚触的意义 抚触即按摩，临床实践证明，给婴儿进行全身抚触，有益于增强血液循环和呼吸功能，促进食物的消化和吸收，帮助睡眠，有利于婴儿的生长发育；给神经系统以适宜的刺激，从而促进智力发育；可以增强免疫力，对于患病婴儿，有助于疾病的康复；同时，抚触还是一种爱的传递，可以增强婴儿与父母的交流，帮助婴儿获得安全感和信任感。

2. 婴儿抚触的方法 抚触从生后就可以开始，房间温度要适宜，可用少量婴儿润肤霜使之润滑，按头部、胸部、腹部、四肢、手足、背部的顺序有规律地按摩。最好选择儿童洗澡后或穿衣服前进行，每天1～2次，每次5～10 min。抚触力度可逐渐增加，以婴儿舒适合作为宜。

第四节　婴幼儿早期教育

早期教育(early education)广义是指从儿童出生到小学以前阶段的教育，狭义是指出生至3岁以前以智力开发为主的教养与训练，甚至可以延伸到母亲怀孕期的胎教。在儿童脑发育的关键年龄，根据其生长发育规律和神经心理发育的特点，有目的、有计划、系统的教育和训练，培养儿童感知、动作、语言、行为、习惯等多方面的能力。

知识链接

游戏的功能

教育家克鲁普斯卡娅说：“对孩子来说，游戏是学习，游戏是劳动，游戏是重要的教育形式”；高尔基也曾说过：“游戏是小儿认识世界和改造世界的途径”。游戏是小儿智力发展的动力，它能激发小儿的求知欲与创造力，并且可使小儿掌握一些知识技能，形成对待事物的正确态度，促进小儿全面发展。小儿对玩耍和游戏能够无师自通，通过游戏和玩耍能够学习知识、认识世界。治疗性的游戏有利于促进患病儿童的康复。

一、早期教育的意义

早期教育是人生的启蒙教育，是全民终身教育的开端。0～7岁是儿童大脑发育最快的时期，而0～3岁可塑性最强，抓住这个时机针对儿童的年龄特点给予正确的教育，就能加速儿童智力的发展，为良好的行为习惯和个性品质的形成奠定基础，并且会收到事半功倍的效果。

二、早期教育的方法和内容

在不同的年龄阶段，教育的侧重点有所不同。1岁以内的婴儿以感知、动作、语言发声训练和亲子交往为主；1岁至3岁幼儿除上述训练外，还应加入语言、思维、人际交往及个性形成等方面的训练和培养。

1. 促进感知觉发展 根据不同年龄婴幼儿的特点，与实际生活相结合，利用丰富的色彩、变换的画面、动听的音乐等来刺激孩子的感官发育。应多带孩子到处活动、游玩，在自然环境中观察和认识周围的事物，开阔视野，增长见识。

2. 训练运动能力 运动发育是神经心理发育中重要的一部分，与脑的形态和功能有关。按年龄训练儿童的大运动，如坐、爬、站、走、跑、跳、攀登等，以促进运动的协调性和躯体的平衡能力。婴儿早期从感知-运动训练开始，较大的婴儿可用小丸、积木等训练抓握、传递、捏取玩具的手眼协调能力，促进手精细动作的灵活性和协调性发展。

3. 发展语言能力 从婴儿发音开始训练，教儿童学习“爸爸”、“妈妈”等发音，逐渐扩展到周围事物的名称，自己的手、头、脚等。以后可通过看图片、听儿歌、讲故事、读诗词等训练理解和表达能力。利用不同场合创造用语言交流的机会，让孩子多听多说，促进语言能力的发展。

4. 促进其他智力发育 智力的培养来源于促进智力发展的各种活动，儿童期丰富的环境刺激和良好的教育是智力培养的基本方式。父母可以选择一些形象直观，儿童感兴趣的事物来训练他(她)的记忆力，比如图片、实物、数字、游戏等；利用玩具、绘画、音乐、舞蹈、讲故事等训练思维能力、想象力、创造力和实践能力。给儿童创造一个有利于动手动脑的环境。通过提问启发儿童参与思考，引导儿童有目的的观察，应让幼儿多接触自然和社会环境，启发幼儿多看、多听、多动手，以亲身感知事物，促进智力发育。

5. 培养良好的生活行为习惯 从小培养孩子有规律的生活，如睡眠、饮食、大小便等生活与卫生习惯。幼儿期是培养良好行为的关键时期之一。包括独立进食、不偏食、不挑食等良好饮食行为；按时睡觉、独立睡眠的睡眠习惯；做力所能及的劳动，培养孩子自己吃饭、穿脱衣服、鞋子，独立洗手、洗脸、刷牙等独立生活的能力和良好的卫生习惯；还应培养学习、做事专心的习惯。

6. 培养良好的个性品质和交往能力 0～3岁的社会关系主要是亲子交往和同伴交往，早期亲子交往可促进儿童注意力、感知力、情绪、情感稳定的发展。在生活中通过言传身教向儿童传授道德准则、行为规范、社会知识和社会交往技能。2～3岁以后应鼓励孩子与同伴交往、玩耍、游戏，及时表扬在与其他伙伴交往中表现的分享、等待等良好行为。通过伙伴间的相互帮助，学会尊重、理解和同情他人，产生社会意识，培养孩子合作、分享、谦让、利他等社会行为。

第五节 听力保健

听力障碍是最常见的先天性缺陷之一，也是主要的致残原因。国外研究表明，新生儿双侧听力损失的发病率在0.1%～0.3%，重危监护病房抢救的新生儿中听力障碍发生率则高达0.2%～0.4%。正常听力是儿童感知外界信息，促进语言和智力发育必不可少的要素。因此，儿童保健必须重视听力保健。

一、听力保健的目的

通过听力筛查和听力保健的宣传教育，早期发现听力损失，及时进行听觉言语干预及康复训练，旨在保护和促进儿童的听觉和言语发育，减少儿童听力和言语障碍的发生，提高儿童健康水平。

二、听力保健的对象

听力保健的对象主要是0～6岁儿童，重点是3岁以前，尤其是具有听力高危因素的婴幼儿。

三、听力保健的内容

包括听力筛查及宣传教育、听力损伤诊断、听力随访与干预等内容。

（一）听力筛查

听力筛查是儿童保健的常规检查项目，重点是新生儿听力筛查。新生儿听力筛查通过的儿童至少每年进行一次听力筛查。

1. 新生儿听力筛查的目标和策略 新生儿听力筛查的总体目标是：在语言发育的关键年龄段之前，早期发现有听力障碍的儿童，并给予及时的干预，使其语言发育和其他精神发育不受影响。新生儿听力筛查有普遍筛查和目标人群筛查两种策略。有条件的地区应对所有新生儿进行普遍筛查；在尚不具备普遍筛查条件的地区，也可采用目标人群筛查，将具有听力损伤高危因素的新生儿及时转到上级单位筛查。

2. 听力筛查技术 目前我国常用的听力筛查方式主要有耳声发射（OAE）测试和听性脑干诱发电位（AABR）检测。筛查的结果都以"通过"或"未通过"表示。耳声发射是一项简便、快速、无创的听力检测技术，可反映耳蜗（外毛细胞）的功能状态。自动听性脑干诱发电位技术是通过专用测试探头实现的快速、无创的检测方法，与OAE检查联合应用于听力筛查，全面检查新生儿耳蜗、听神经传导通路、脑干的功能状态。因此具有听力损失高危因素的新生儿，最好采用OAE和/或AABR联合进行听力筛查，以免漏筛本病。

3. 筛查和诊断流程

（1）初筛 利用耳声发射测试技术，对生后3～7天住院期间的所有新生儿实施听力普遍筛查。

（2）复筛 指未能通过初筛的新生儿，或初筛"可疑"，甚至初筛已经"通过"，但属于听力损失高危儿,在出生42天左右需要进行第二次听力筛查。如果仍未通过,则进入听力损伤诊断阶段。

(3)听力损伤诊断　42天复筛未通过者,应在3月龄转听力检测机构,进行耳鼻喉科检查及声导抗、耳声发射、听性脑干诱发电位检测、行为测听等全面听力学检查,并进行医学和影像学评估,最终明确听力损伤的程度和性质。力争在6月龄内确定是否存在先天性或永久性听力损失,以便实施干预。

4. 随访与干预　对于未能通过听力复筛的婴幼儿,应定期进行听觉追踪、随访,确诊听力损伤后应及时到专科医院进行相应的医学干预。对于通过新生儿听力筛查但具有听力损失高危因素的婴幼儿,3岁以内至少每6个月进行1次听力追踪、随访,以发现可能存在的迟发性听力损失(图4-1)。

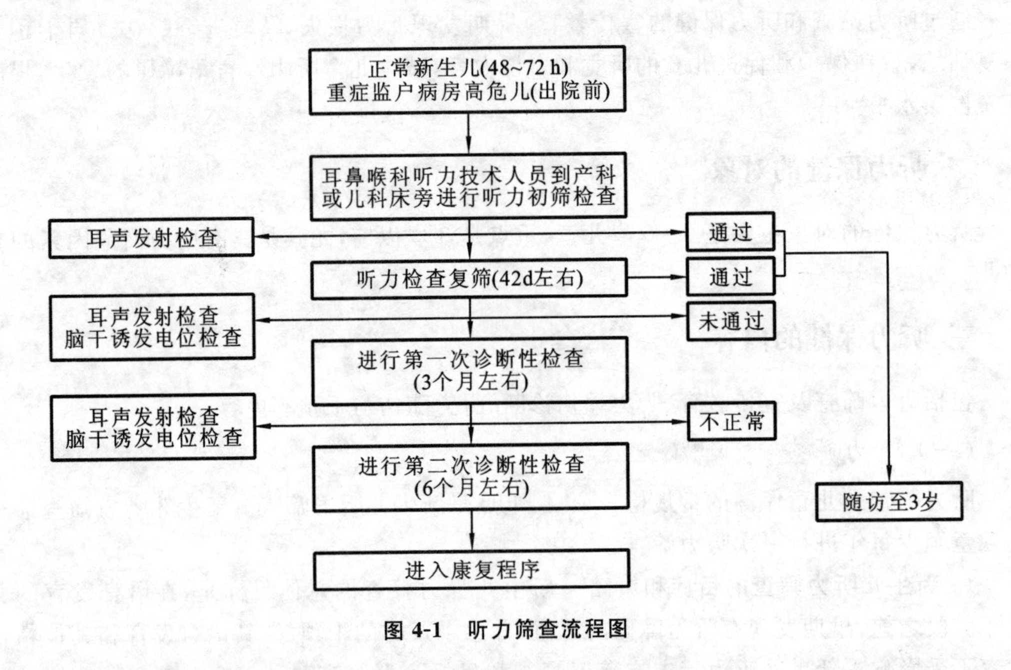

图4-1　听力筛查流程图

(二)听力障碍的分类

听觉系统任何部位的病变皆可造成听力障碍,主要分为传导性耳聋和感音性耳聋两种。凡病变局限于外耳和中耳,并影响导音功能者,为传导性耳聋。凡直接影响到末梢感受器、听神经传导途径和听中枢的各种病变,都可以造成感音性耳聋。传导性耳聋可用手术或药物治疗来恢复或改善;对于感音性耳聋,目前缺乏有效的治疗手段,强调以预防为主。

(三)听力损失的干预

早发现、早诊断、早干预(早期科学语训),是预防听力语言残疾的关键。

1. 医学干预　针对病因,对可纠正性听觉障碍患儿进行相应的药物、手术治疗。包括耳道内耵聍取出,急性分泌性中耳炎处理,先天性外耳及中耳畸形矫正术,以及人工耳蜗植入,来恢复患儿的听力。

2. 听力补偿或重建

(1) 选配助听器　对永久性感音性耳聋患儿，应首选佩戴助听器，一般可在6月龄开始验配并定期进行调试及评估。

(2) 人工耳蜗植入　对双侧重度或极重度感音神经性听力障碍患儿，应用助听器效果甚微或无明显效果者，可考虑在患儿耳蜗内埋植人工耳蜗晶体，替代耳蜗的功能。

3. 听觉-言语训练　对严重听力损失的儿童，利用残余听力和唇读做发音和语言训练。

4. 康复指导　聋儿听力损伤干预和康复要依靠家庭和社会的共同努力，需要医生、听力学家、语言治疗师、特殊教育者和心理学家参与，进行长期、系统性和连续性康复训练，包括听功能训练、语音治疗以及语言训练等，能使患儿逐渐认识声音，避免聋哑残疾的产生。

(四) 听力损失的预防

听力障碍影响语言的发育，也影响智力、心理和精神神经方面的发育。因此，早期发现和早期干预是预防儿童听力残疾的关键。

1. 遗传性耳聋　强调优生优育，做好遗传咨询和婚前指导，避免近亲结婚。

2. 非遗传性耳聋　预防孕期宫内感染(风疹病毒、单纯疱疹病毒、巨细胞病毒、弓形虫等)；预防和治疗新生儿疾病(新生儿黄疸、窒息等)；避免使用耳毒性药物。

知识链接

听力损伤的高危因素

(1) 新生儿在重症监护室中超过24 h。

(2) 儿童期永久性听力障碍家族史。

(3) 巨细胞病毒、风疹病毒、疱疹病毒、梅毒或弓形虫等引起的宫内感染。

(4) 颅面形态畸形，包括耳廓和耳道畸形等。

(5) 出生体重低于1500 g。

(6) 高胆红素血症达到换血要求。

(7) 母亲孕期曾使用过耳毒性药物。

(8) 细菌性脑膜炎。

(9) Apgar评分1 min 0～4分或5 min 0～6分。

(10) 机械通气时间5 d以上。

(11) 临床上存在或怀疑有与听力障碍有关的综合征或遗传病。

第六节　计划免疫

计划免疫是根据儿童的免疫特点和传染病疫情监测情况制订的免疫程序，是有针对性地将生物制品接种到人体内，使之产生特异性免疫力，以达到预防、控制乃至消灭相应传染病的目的。预防接种是计划免疫的核心。

一、免疫方式及常用免疫制剂

(一) 主动免疫及常用免疫制剂

1. 主动免疫 主动免疫是给易感者接种特异性抗原,以刺激机体产生特异性抗体,从而产生免疫力。这是预防接种的主要内容。主动免疫制剂在接种后需经过一段时间才能产生抗体,但抗体持续时间较长,为1～5年。在完成基础免疫后,还要适时地安排加强免疫,巩固免疫效果。

2. 常用主动免疫制剂

(1) 菌苗 菌苗是用细菌菌体或细菌多糖体制成的,包括死菌苗和活菌苗。

①死菌苗 死菌苗是用免疫原性好的菌种经灭活后稀释至一定浓度制成的,如霍乱、百日咳、伤寒菌苗等。其性质稳定、安全,需冷暗处保存。死菌苗进入体内不能生长繁殖,产生免疫力不高,维持时间短,需多次重复注射,且接种量大。

②活菌苗 活菌苗是用"无毒"或毒力很低但免疫原性较高的菌种繁殖后,再用活菌体制成的,如卡介苗、鼠疫、布鲁氏菌菌苗等。此类菌苗有效期短,需冷藏保存。活菌苗接种到人体后,可生长繁殖,但不引起疾病,产生免疫力持久且效果好,因此接种量小,次数少。

(2) 疫苗 疫苗是用病毒或立克次体接种于动物、鸡胚或组织中培养,经处理后形成的,包括灭活疫苗和减毒活疫苗两种。灭活疫苗有乙型脑炎和狂犬病疫苗等。减毒活疫苗有脊髓灰质炎和麻疹疫苗等。活疫苗的优点与活菌苗相似,但活疫苗不可在注射丙种球蛋白或胎盘球蛋白后的3周内应用,以免发生免疫抑制作用。

(3) 类毒素 细菌所产生的外毒素加入甲醛,使其变成无毒性而仍有抗原性的制剂,如破伤风类毒素和白喉类毒素等。

(二) 被动免疫及常用免疫制剂

1. 被动免疫 未接受主动免疫的易感者在接触传染源后,给予相应的抗体,使之立即获得免疫力,称为被动免疫。由于抗体在体内维持时间短暂(一般约3周),故主要用于应急预防和治疗。如给未接种麻疹疫苗的易感儿注射丙种球蛋白以预防麻疹;创伤时注射破伤风抗毒素以预防破伤风等均为被动免疫。

2. 常用被动免疫制剂 被动免疫制剂统称免疫血清,包括抗毒素、抗菌血清和抗病毒血清以及丙种球蛋白等。此类制剂来自于动物血清,对人体是一种异性蛋白,注射后容易引起过敏反应或血清病,尤其是重复使用时,需特别慎重。

二、免疫程序

免疫程序是指接种疫苗的先后顺序及要求。按照规定,婴儿必须在1岁以内完成卡介苗、脊髓灰质炎疫苗、百白破混合制剂、麻疹减毒疫苗和乙肝疫苗等5种疫苗的接种(表4-1)。另外根据流行地区和季节,可以选择流行性乙型脑炎疫苗、流行性脑脊髓膜炎疫苗、风疹疫苗、流感疫苗、流行性腮腺炎疫苗、甲型肝炎病毒疫苗、水痘疫苗等的接种。为保证儿童及时准确接种,我国城乡已建立计划免疫卡,避免发生错种、漏种和重种。

三、预防接种的注意事项

（一）接种前的准备工作

1. 接种场所的准备 接种场所应光线明亮，空气新鲜，温度适宜。急救物品及药品摆放有序。

2. 生物制品的准备 检查制品标签，包括名称、批号、有效期及生产单位，并做好登记；检查安瓿有无裂痕，药液有无发霉、异物、变色或冻结等；按照规定方法稀释、溶解、摇匀后使用。

3. 受种者的准备 做好解释、宣传工作，以消除紧张、恐惧心理。注射部位皮肤应清洁，防止感染，接种最好在饭后进行，以免晕针。

4. 严格掌握禁忌证

（1）一般禁忌证 免疫功能低下或免疫功能缺陷者；有明确过敏史；严重的心肾疾病；患有急性、慢性传染病（包括有传染病接触史而未过检疫期者）、慢性疾病急性发作期、严重皮肤病，以及正在接受免疫抑制剂治疗的患儿应推迟常规的预防接种。

表 4-1 儿童预防接种实施程序表

预防病名	结核病	脊髓灰质炎	麻疹	百日咳 白喉 破伤风	乙型肝炎
免疫原	卡介苗（减毒活结核菌混悬液）	脊髓灰质炎减毒活疫苗糖丸	麻疹减毒活疫苗	为百日咳菌液、白喉类毒素、破伤风类毒素的混合制剂	乙肝疫苗
接种方法	皮内注射	口服	皮下注射	皮下注射	肌内注射
接种部位	左上臂三角肌上缘	—	上臂外侧	上臂外侧	上臂三角肌
初种次数	1	3（间隔一个月）	1	3（间隔4～6周）	3
每次剂量	0.1 mL	每次1丸三型混合糖丸疫苗	0.2 mL	0.2～0.5 mL	30 μg
初种年龄	生后2～3 d到2个月内	2个月以上： 第一次2个月 第二次3个月 第三次4个月	8个月以上易感儿	3个月以上婴儿： 第一次3个月 第二次4个月 第三次5个月	第一次出生时 第二次1个月 第三次6个月

续表

预防病名	结核病	脊髓灰质炎	麻疹	百日咳 白喉 破伤风	乙型肝炎
复种	接种后于7岁、12岁进行复查,结核菌素阴性时加种	4岁时加强口服三型混合糖丸疫苗	7岁时加强一次	1.5～2岁、7岁各加强一次 用吸附白破二联类毒素	1岁时复查免疫成功者:3～5年加强免疫;失败者:重复基础免疫
反应情况及处理	接种后4～6周局部有小溃疡,应保护创口不受感染,个别腋下或锁骨上淋巴结肿大或化脓时的处理:肿大用热敷;化脓用干针筒抽出脓液;溃破涂5%异烟肼软膏或20% PAS软膏	一般无特殊反应,有时可有低热或轻泻疹	部分婴儿接种后9～12 d,有发热及卡他症状,一般持续2～3 d,也有个别婴儿出现散在皮疹或麻疹黏膜斑	一般无反应,个别轻度发热,局部红肿、疼痛、发痒。处理:多饮开水,有硬块时可逐渐吸收	一般无反应,个别局部轻度红肿、疼痛,很快消退
注意点	2个月以上婴儿接种前应做结核菌试验(1:2000),阴性才能接种	冷开水送服或含服,服后1 h内禁用热开水	接种前1个月及接种后2周避免用胎盘球蛋白、丙种球蛋白	掌握间隔期,避免无效注射	—

(2) 特殊禁忌证　有明确过敏史者禁种白喉类毒素、破伤风类毒素、麻疹疫苗(特别是鸡蛋过敏者)、脊髓灰质炎疫苗(牛乳或奶制品过敏者)、乙肝疫苗(酵母过敏或疫苗中任何成分过敏者);发热、腹泻期忌服脊髓灰质炎疫苗;近1个月注射过丙种球蛋白者,不能接种活疫苗;有抽搐史者禁用百日咳菌苗;大脑发育不全者禁种百白破疫苗。

(二) 接种时的注意事项

(1) 认真查对。仔细核对儿童姓名、年龄以及疫苗名称;严格执行规定的接种剂量和途径;注意预防接种的次数,按使用说明完成全程和加强免疫;按各种制品要求的间隔时间接种,一般接种活疫苗后需隔4周,接种死疫苗后需隔2周,再接种其他疫苗。

(2) 严格执行无菌操作。要做到每人1副无菌注射器、1个无菌针头;抽吸后安瓿内如有剩余药液,需用无菌干纱布覆盖安瓿口,在空气中放置不能超过2 h;接种后剩余药液应废弃,活菌苗应烧毁。一般用2%碘酊及75%酒精或0.5%碘伏消毒皮肤,待干后注射;但接种活疫苗、菌苗时,只用75%酒精消毒。

(3) 交代接种后的注意事项及处理措施。

(4) 及时记录及预约,保证接种及时、全程足量,避免重种、漏种,未接种者须注明原因,必要时进行补种。

四、预防接种的反应及处理

(一) 一般反应

生物制品对机体来说是一种异物,接种后会产生刺激和各种不适,可出现局部反应或全身反应。

1. 局部反应 接种后数小时至 24 h 左右,注射部位会出现红、肿、热、痛,红晕直径在 2.5 cm 以下为弱反应,2.5～5 cm 为中等反应,5 cm 以上为强反应,有时还伴有局部淋巴结肿大或淋巴管炎。但接种活疫苗,则局部反应出现较晚、持续时间较长。

2. 全身反应 一般于接种后 24 h 内出现不同程度的体温升高,多为中低度发热,持续 1～2 d。但接种活疫苗需经过一定潜伏期(5～7 d)才有体温上升现象出现。此外,还常伴有头晕、恶心、呕吐、腹泻、全身不适等反应。个别儿童接种麻疹疫苗后 5～7 d 出现散在皮疹。

局部反应和全身反应大多较轻微,无需特殊处理,注意适当休息、多饮水即可。如高热持续不退,局部红肿继续扩大,应到医院诊治。

(二) 异常反应

发生于少数儿童,临床症状较重。

1. 过敏性休克 于注射免疫制剂后数秒钟或数分钟内发生。表现为烦躁不安、面色苍白、口周青紫、四肢湿冷、呼吸困难、脉细速、恶心呕吐、惊厥、大小便失禁甚至昏迷。如不及时抢救,可在短期内危及生命。此时应使患儿平卧,头稍低,注意保暖,给予氧气吸入,并立即皮下或静脉注射 1∶1000 肾上腺素,必要时可重复注射。病情稳定后尽快转至医院抢救。

2. 晕针 晕针是由于各种刺激引起反射性周围血管扩张所致的一过性脑缺血。儿童在空腹、疲劳、室内闷热、紧张或恐惧等情况下,在接种时或接种后几分钟内,出现头晕、心慌、面色苍白、出冷汗、手足冰凉、心跳加快等症状,重者心跳、呼吸减慢,血压下降,知觉丧失。此时应立即使患儿头低平卧,保持安静,饮少量热开水或糖水,必要时可针刺人中、合谷穴,一般即可恢复正常。数分钟后不恢复正常者,皮下注射 1∶1000 肾上腺素。

3. 过敏性皮疹 荨麻疹最为多见,一般于接种后几小时至几天内出现,经服用抗组胺药物后即可痊愈。

4. 全身感染 有严重原发性免疫缺陷或继发性免疫功能遭受破坏者,接种活(疫)苗后可扩散为全身感染。

第七节 社区儿童常见意外伤害的预防

儿童意外伤害又称儿童意外事故,指意料不到的原因所造成的损伤或死亡。由于认知能力缺乏，儿童识别危险的能力差，容易发生意外事故。意外伤害带给家庭巨大的经济损失和潜在的精神心理创伤，伤害如果处理不及时或不当，容易导致永久性伤残，对受伤儿童及家庭带来终身痛苦。预防意外是儿童保健工作中的一个重要组成部分，目的是减少伤害的发生、减轻伤残，减少伤害所造成的损失。

一、窒息与气管异物

1. 窒息的常见原因 窒息是初生1～3个月内婴儿常见的意外事故，多发生于严冬季节，常与护理不当、照顾不周有关。婴儿卧位时，吐出的奶液或奶块呛入气管而引起窒息；家长带婴儿外出时因包裹过严，捂住婴儿的口鼻误致婴儿窒息；母亲喂奶后睡着，以致乳房压迫婴儿的口鼻，或误将手臂或被子捂住婴儿的口鼻而导致婴儿窒息等。

2. 气管异物的常见原因 气管异物多发生在5岁以下的儿童。由于咀嚼功能及喉的保护性反射功能不健全，当儿童哭闹或嬉笑时，将含在口中的食物、果核、果冻、纽扣、硬币等异物吸入气管而引起；也可因成人给儿童强迫喂药而引起。

3. 预防措施

(1) 加强对婴幼儿的照看，对易发生意外事故的情况应有预见性。必须做到放手不放眼，放眼不放心。

(2) 婴儿与母亲应分床睡，婴儿床上无杂物。

(3) 进食时不要嬉笑、哭闹、打骂，以免深吸气时误将异物吸入。

(4) 培养儿童良好的饮食习惯，细嚼慢咽，以免将鱼刺、骨头或果核吞入。

(5) 不给婴幼儿整粒的瓜子、花生、豆子及带刺、带骨、带核的食品。

(6) 改正口中含物的不良习惯。如发现儿童口内含物时，应婉言劝说，使其吐出，不要用手指强行挖取，以免引起哭闹而吸入气道。

(7) 幼儿可能吸入或吞下的物品，均不应作为玩具。

二、外伤

1. 常见原因 常见的外伤有软组织挫裂伤、骨折、关节脱位、灼伤及电击伤等。

2. 预防措施

(1) 防止锐器损伤 刀剪等要妥善收藏，更不要给儿童玩弄刀片、小刀、碎玻璃等，以防锐器误伤。

(2) 防止发生碰伤和坠落伤 家庭内家具、墙角凸出部位应做好安全防护措施，以免发生碰伤；大型玩具如滑梯、跷跷板、攀登架等，应定期检查及时维修；儿童玩耍时，应有成人在旁照顾；户外活动场地应平整无碎石、泥沙，最好有草坪；室内地面宜用地板或铺上地毯。婴幼儿居室的窗户、阳台、楼梯、睡床等都应置有护栏。

(3) 防止烫伤和烧伤 远离厨房和火炉，避免开水、油、汤等烫伤；热水瓶、热锅应放在儿童摸不到的地方；给儿童洗脸、洗脚及洗澡时，要先倒冷水后加热水；暖气管道应加罩；指导家长正确使用热水袋保暖以免烫伤。妥善存放易燃、易爆(如鞭炮、焰火)等物品。教育年长儿不可随意玩火柴、打火机、煤气等危险物品。

(4) 防止电击伤 室内电器、电源应有防止触电的安全装置；雷雨时，勿在大树下、电线杆旁或高层的墙檐下避雨，以免触电。

（5）防止车祸伤　对较大儿童应进行交通安全教育，不要乱穿马路。儿童搭坐成人自行车，应在钢圈外备防护罩。

（6）有桡骨头半脱位史的儿童，应避免牵拉上肢。

三、中毒

中毒是指有毒物质对机体产生毒害作用，表现为机体功能紊乱或组织器官的器质性损害。在短时间内由毒物迅速引起机体的损害称为急性中毒。急性中毒是儿科的常见急症之一，多见于1～5岁儿童。

常见的急性中毒由食物、有毒动植物、药物、工业性毒物、农业性毒物等引起。儿童中毒的预防措施如下。

（1）保证儿童食物的清洁和新鲜，防止食物在制作、储备、运输、出售过程中处理不当所致的细菌性食物中毒；腐败变质及过期的食品不能食用；生吃蔬菜、瓜果要洗净。

（2）教育儿童勿随便采摘和食用有毒的野生植物及野果，如毒蘑菇、含氰果仁（苦杏仁、桃仁、李仁等）、白果仁（白果二酸）等。

（3）妥善存放药品，应放在儿童拿不到的地方，不能随便给儿童服药；内、外用药应分开放置，防止误服外用药造成的伤害；喂药前要认真核对药瓶标签、用量及服法，对变质、标签不清的药物切勿服用。

（4）日常使用的灭虫、灭蚊、灭鼠等剧毒药品及农药更要妥善保管与使用，避免儿童接触。

（5）冬季室内使用煤炉或烤火炉时应注意通风，并定期清扫管道，以免管道堵塞或漏气而发生一氧化碳中毒。

四、犬咬伤

犬咬伤分为家犬咬伤和狂犬咬伤，家犬咬伤可引起软组织损伤，多位于四肢，按一般损伤处理。

狂犬病即疯狗症，是一种由狂犬病毒引起的侵害中枢神经系统的急性传染病，它多由染病的动物咬人而得。

被犬及有关动物咬伤后，必须尽快到医疗预防机构进行预防性处理，预防狂犬病的发生。具体程序如下。

1. 伤口处理　首先应尽快清理伤口，用大量清水或20%肥皂水彻底冲洗，至少半小时。可用止血带在咬伤处近心端处结扎，促使血液流出。伤口较深的需进行清创处理，不要包扎和缝合伤口。若就医时间较晚，仍应认真处理伤口。可在伤口底部及周围注射抗狂犬病血清，并在伤口深部滴注血清。

2. 注射抗狂犬病血清　凡是需注射疫苗的患儿，可先给狂犬病免疫血清40 U/kg肌内注射（注意过敏反应）。

3. 注射狂犬病疫苗　伤口处理后立刻到指定地点按时、全程注射狂犬病疫苗，于1 d、3 d、7 d、14 d、30 d各注射1次，每次2.0 mL肌内注射。

4. 对症及支持治疗 保持室内安静，避免水、光、声等刺激，适当应用镇静催眠药，给予足够的水和营养，加强护理。必要时选用抗生素防止伤口感染，并用破伤风抗毒素。

第八节 社区儿童常见行为异常的预防

儿童在发育过程中如受到各种不良因素影响，可使神经心理发育偏离正常，出现与年龄不相符的异常动作和行为。

一、吮手指、咬指甲癖

吮手指是指儿童反复自主或不自主的吸吮手指的行为。一般认为4岁前的吮手指属于儿童早期的正常行为，可自行消退，家长无需特别关注和干涉。咬指甲癖指儿童反复出现自主或不自主的啃咬手指甲的行为，也可能是吮手指行为的延续。咬指甲多见于5～18岁儿童和青少年，与情绪紧张、焦虑恐惧、心理需求得不到满足等因素有关，是一种解脱心理压力的行为方式。打骂、惩罚往往是无效的，甚至会加重这种行为。

对于这类行为，首先要找出困扰儿童情绪的原因，给予儿童足够的关爱，满足其心理需求以缓解压力。提供合适的玩具，多做一些游戏或户外活动来消除抑郁孤独情绪。当小孩吮手指或咬指甲时应及时提醒或通过转移其注意力来逐渐消除这种行为，鼓励儿童建立改正坏习惯的信心。严重者可采用行为治疗中的厌恶疗法。

二、遗尿症

正常儿童自2～3岁起已能控制膀胱排尿，如在5岁后反复发生不自主排尿，而又无明显器质性病因，即为遗尿症。遗尿症可分为原发性和继发性两类，但以原发性遗尿症占绝大多数。

继发性遗尿症在处理原发病后症状即可消失，原发性遗尿症的治疗首先应取得家长和儿童的合作，指导家长安排合理的生活制度和坚持排尿训练。首先应避免白天过度劳累，午后应适当控制饮水量，排尿间隔时间逐渐延长，每次排尿应排尽，晚饭后不宜进行易产生兴奋的活动，睡前排尿一次，父母可在儿童经常遗尿的熟睡时间之前将其叫醒，使其习惯于醒觉时主动排尿。切勿因遗尿而惩罚或责备孩子，否则会加重儿童的心理负担。可用盐酸丙咪嗪、去氨加压素等治疗，但副作用较大，效果仅50%左右，停药后易复发，故用药要慎重。除药物外，还可采用针灸推拿等物理疗法进行治疗。

三、孤独症

儿童孤独症是一种发生在儿童早期的全面性精神发育障碍性疾病，以社会交往障碍、语言发育障碍、缺乏情感反应及刻板重复的行为方式和对环境奇特的反应为特征，本症多见于男孩，男女比例为(2.6～5.7)：1。

儿童孤独症是慢性病程，预后的好坏与疾病的严重程度、早年语言发育状况、智商高低、病因及训练教育状况等有关。孤独症尚无确切的治疗方法，但早发现、早干预能使6岁以前孤独症儿童恢复正常或接近正常，使其智力、社交能力、语言表达能力、生活自理能力等得到不同程度的提高，部分儿童可在学龄前期进入正常学校学习。目前主要采用教育训练、行为矫治和药物治疗等综合措施。教育训练重点应该是教给他们有用的社会技能，如日常生活的自理能力，与人交往的方式和技巧，与周围环境协调配合的行为规范，公共设施的利用等最基本的生存技能。教育训练应长期坚持，开始的年龄越小越好，获得后就容易固定下来。行为矫治的重点应放在促进孤独症儿童的社会化和语言发育上，尽量减少干扰儿童的病态行为，如刻板、自伤、侵犯性行为。语言训练的重点是促进患儿的自发语言，同时最大限度地扩大其交往范围和能力。药物治疗不是主要手段，而是结合其他治疗，改善患儿焦虑、活动过度、攻击性行为、自我伤害和刻板动作等。常用的药物有抗精神病药、中枢神经兴奋剂、抗组胺类药、抗抑郁剂和维生素等，疗效均无定论。

四、屏气发作

儿童屏气发作又称呼吸暂停症，是由情感因素诱发的发作性呼吸暂停的一种异常行为，是婴幼儿时期常见的一种神经症性发作。6 个月前及 6 岁后少见，最多见于 2～3 岁儿童。

屏气发作时，主要表现是突然情感爆发，剧烈哭叫后过度换气（深呼气后用力吸气），随即就出现屏气、呼吸暂停。如患儿无意识丧失现象，称为“轻型”；如屏气发作持续时间较长，皮肤颜色变成发绀或苍白，意识短暂丧失，出现角弓反张，甚至伴有阵挛性抽动，称为“重型”。全过程持续约 1 min。然后全身肌肉放松，出现呼吸，大部分孩子神志恢复或短暂发呆，亦有立即入睡的。屏气发作的次数不定，严重者一天数次。随着年龄的增长，发作次数逐渐减少，6 岁以后，一般停止发作。

预防的重点是为父母提供咨询，应向家长说明此现象预后良好，消除他们的焦虑心情。加强家庭教育，为儿童创造宽松的环境，清除引起儿童精神紧张的各种因素。遇矛盾冲突时要坚持耐心说服教育，避免打骂。对孩子既不要溺爱，也不能过于严厉。在屏气发作时，尤其是重型患儿应使儿童侧卧，避免头部损伤和吸入异物；当有阻塞现象时，应清除口腔和气道内的异物以保持气道通畅，这点十分重要。可试用铁剂和维生素 C 治疗。若发作频繁可口服安定或鲁米那等镇静剂。

小结

（1）儿童保健服务的对象是从胎儿到青春期的青少年，重点是 7 岁以下的儿童。

（2）我国散居儿童保健有两种形式：一是建立儿童保健责任地段；二是在各级妇幼保健机构开设儿童保健门诊。

（3）体格锻炼的形式多种多样，应根据儿童各年龄期的解剖生理特点和体质状况，安排锻炼方式，如婴儿抚触、三浴锻炼、体育运动等。

（4）早期教育是注重儿童身心的全面发展，注意培养他们良好的生活习惯。

（5）听力筛查是听力保健的重要内容，早期发现听力损失，及时进行干预及康复训练，可减少儿童听力和言语障碍的发生。

（6）我国卫生部规定，1 岁以内儿童必须完成卡介苗、脊髓灰质炎疫苗、百白破混合制剂、麻疹减毒疫苗和乙肝疫苗等5种疫苗的接种。

(7)儿童意外伤害发生比例有增高的趋势，预防意外是儿童保健工作中的一个重要组成部分，要重视安全教育和采取安全措施。

(8)儿童常见的心理行为问题包括啃指甲、遗尿症、孤独症、屏气发作等，应针对原因采取有效的防治措施。

目标检测

一、选择题

1. 新生儿期应完成的预防接种有哪些?(　　)

A. 卡介苗　　B. 百白破混合制剂　　C. 脊髓灰质炎疫苗

D. 麻疹疫苗　　E. 流脑疫苗

2. 以下预防措施中属于被动免疫的是(　　)。

A. 口服脊髓灰质炎疫苗　　B. 注射卡介苗　　C. 注射丙种球蛋白

D. 注射麻疹疫苗　　E. 注射乙肝疫苗

3. 幼儿期应每隔多长时间进行一次体格检查?(　　)

A. 1～3个月　　B. 3～6个月　　C. 6～9个月　　D. 9～12个月　　E. 1年

4. 关于水浴锻炼哪项是不正确的?(　　)

A. 新生儿脐带脱落后即可行温水浴，每日1～2次

B. 7～8个月以上的婴儿可进行身体擦浴

C. 3岁以上的儿童可用淋浴，开始每次冲淋身体24 min

D. 从小就可开始训练游泳

E. 擦浴的水温为32～33 ℃

5. 注射活疫苗时以下哪项操作是不正确的?(　　)

A. 了解儿童身体健康状况，进行必要的体检

B. 查对疫苗名称、有效期、有无变质

C. 准备好急救药品

D. 严格执行无菌操作，注射前用碘酒、酒精消毒皮肤

E. 向家长说明接种疫苗的副作用和注射后反应

6. 集体托幼机构防病制度的内容包括(　　)。

A. 定期体检　　B. 晨、晚间检查制度

C. 清洁卫生消毒制度和传染病隔离制度　　D. 安全制度

E. 以上都是

7. 以下哪种情况的儿童不能接种卡介苗?(　　)

A. 2个月以内婴儿　　B. 1个月前曾患肺炎已愈的小儿

C. 1个月前曾患腹泻已愈的小儿　　D. OT试验阳性的1岁婴儿

E. 有先天性6指畸形的小儿

8. 出生后2个月内应进行的预防接种有哪些?(　　)

A. 卡介苗　　B. 百白破混合制剂　　C. 脊髓灰质炎疫苗

D. 麻疹疫苗　　E. 流脑疫苗

9. 新生儿期保健的重点时间是(　　)。

A. 生后 1 h 内　　B. 生后 1 d 内　　C. 生后 3 d 内

D. 生后 1 周内　　E. 生后 2 周内

10. 给婴儿口服脊髓灰质炎减毒活疫苗时,正确的做法是(　　)。

A. 用温热水送服　　B. 用热开水送服

C. 冷开水送服或含服　　D. 热开水溶解后服用

E. 服后半小时可饮用热牛乳

二、名词解释

1. 预防接种　2. 计划免疫　3. 遗尿症　4. 屏气发作

5. 疫苗　6. 菌苗

三、简答题

1. 预防接种的一般反应有哪些?如何处理?

2. 预防儿童中毒的措施包括哪些?

3. 如何指导家长对屏气发作的儿童进行正确的处理?

4. 女孩,6 月,偏瘦,到儿保门诊要求作全面体格检查,看其生长发育是否正常,需要做哪些客观指标检查?

(杨　珊)

第五章
住院患儿的护理

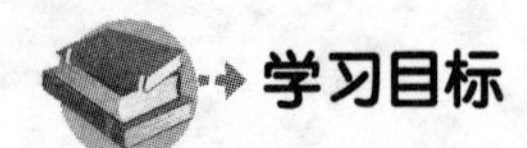

1. 掌握 儿童健康评估的内容、特点及方法，与患儿沟通的途径及技巧，儿科常用护理技术。

2. 熟悉 儿科医疗机构的设置与护理管理特点。

3. 了解 小儿用药特点及护理。

4. 学会 与小儿沟通的技巧，常用儿科护理技术。

第一节　儿科医疗机构的设置与护理管理

我国儿科医疗机构分为3类：综合医院中的儿科、妇幼保健院及专门的儿童医院。不同的医疗机构，其设置布局有所不同，其中以儿童医院的设置最为全面，包括门诊、急诊和病房。

一、儿科门诊

（一）儿科门诊的设置及特点

1. 预诊处 预诊处是儿科医疗机构特有的部门。鉴别传染病、识别急危重症患儿和协助患儿家长选择就诊科别是该处的主要目的。通过预诊，减少患儿间的交互感染，减少就诊时间；对于危重患儿可立即送往急救室，争取抢救机会。

预诊处应设在儿童医院内距大门最近处，或综合医院儿科门诊的入口处，使患儿在就诊前首先到达此处。预诊处应设两个出口，一个通向门诊候诊室，另一个通向隔离室。隔离室内备有消毒、隔离设备，如紫外线灯、洗手设备、隔离衣等。如检出传染病或可疑传染病患儿即在该室内进行治疗处理，并在指定区域内挂号、交费等，或由护理人员代为办理。

预诊采取简单扼要的问诊、望诊及体检方式，在较短的时间内根据关键的病史、症状及体征，迅速做出判断，以避免因患儿停留过久而发生交互感染。当遇有急需抢救的危重患儿时，预诊处护士要立即护送至抢救地点。因此，预诊工作要求动作迅速，处理果断；医护人员要求责任心强，经验丰富，决断能力强。

2. 门诊部 门诊部设体温测量处、候诊室、诊查室、注射室、治疗室、饮水处。各室的布置应符合儿童心理特点，如室内放置玩具、张贴图画等，营造使患儿欢乐的气氛，消除患儿的不安。

(1) 体温测量处：发热小儿在就诊前需到体温测量处测试体温。该处设有候诊椅。

(2) 候诊处：由于儿童就诊多由家长陪伴，人员流动量大，候诊处要宽敞、明亮、空气流通，有足够的候诊椅。条件允许的医院可设 1～2 张床或台面供包裹患儿使用。

(3) 诊查室：诊查室数量不限，但应留有机动诊室，作为其他诊室遇有传染病患儿需关闭消毒时备用。每间诊查室面积在 12 m^2 左右，内设 1～2 套诊查桌椅及诊查台，以减少就诊患儿相互干扰。

（二）儿科门诊的护理管理

儿科门诊的特点之一是陪伴就诊的人员数量多，一个患儿可由几位家长陪伴就诊，故门诊人员的流动量较大。而且患儿家长的焦虑程度往往大于其他科别的就诊人员。根据这一特点，儿科门诊在护理管理上应做好以下几方面的工作。

1. 保证就诊秩序有条不紊 护理人员要做好就诊前的准备、诊查中的协助及诊后的解释工作。合理安排、组织及管理，提高就诊质量。

2. 密切观察病情变化 门诊各岗位护理人员在执行本岗工作中均要注意观察患儿的面色、呼吸、神态等变化，发现异常情况及时处理。

3. 预防院内感染发生 制订并执行消毒隔离制度，严格遵守无菌技术操作规程。及时发现传染病的可疑征象，并予以处理，消除可能使患儿感染的各种机会。

4. 杜绝事故差错 严格执行查对制度，在给药、注射、测量等各项工作中一丝不苟，避免忙中出错。

5. 提供健康教育 儿科门诊是进行健康教育的重要场所，门诊护士应根据季节、疾病流行情况及儿科护理热点问题等，利用候诊时间有的放矢地向患儿家长进行健康教育。宣传形式可采取集体指导、个别讲解或咨询等方式，使患儿家长能在短时间内获得保健及护理常识。

二、儿科急诊

（一）设置

综合性医院儿科急诊中应设有诊查室、抢救室、治疗室、观察室、隔离观察室。儿童医院内的急诊设有各科急诊室、小手术室、药房、化验室、收费处等，形成一个独立的单位，以保证 24 h 工作的连续进行。

（二）仪器设备

儿科急诊是抢救患儿生命的第一线。许多需住院的危重患儿须经急诊抢救，待病情稳定才能移至病房。为了保证抢救工作顺利完成，急诊各诊室均需配备必要的仪器设备。

抢救室内设病床2～3张，配有人工呼吸机、心电监护仪、气管插管用具、供氧设备、吸引装置、雾化吸入器等及必要的治疗用具包括各种穿刺包、切开包、导尿包等。室内放置抢救车一台，备有常用急救药品、物品、记录本及笔，以满足抢救危重症患儿的需要。

观察室的设备与病房相似，除床单位用品外，备有医嘱本、护理记录单及病历记录。如有条件，可装备监护仪器。

小手术室除一般手术室的基本设备外，应准备清创缝合小手术、大面积烧伤的初步处理、骨折固定、紧急胸或腹部手术等器械用具及抢救药品。

（三）儿科急诊的特点与护理管理

1. 儿科急诊的特点

(1) 情况紧急，需立即处理：儿童起病急、来势凶猛、病情变化极快、突发情况多，除危及患儿生命必须立即分秒必争进行抢救的危重症之外，尚有一些需要及时诊治的疾病。如热性惊厥、外伤缝合等，需要采取紧急措施，及时进行处理。

(2) 要根据病情轻、重决定就诊顺序：儿童有很多疾病的表现常不典型，尤其是在疾病的初期，而有些疾病在未出现典型症状前即有可能危及生命，如中毒性痢疾早期的高热与惊厥、流行性脑膜炎的感染性休克，均常发生于该病的典型症状出现之前。因此，儿科急诊常需打破挂号、查体、诊断、给药或治疗的常规顺序，根据随时出现的严重症状进行紧急抢救，在抢救的同时，通过询问、仔细观察，进一步明确诊断。所以，对危重患儿就诊的顺序应特殊安排，做到先抢救，后挂号；先用药，后交费。以达到病情越危重，治疗越迅速的目的。

(3) 按照小儿疾病发病的规律性准备用物：儿童疾病的种类和特点有一定的季节规律性。如冬末春初易发生流行性脑脊髓膜炎，夏秋季多见中毒性痢疾、腹泻，冬季常患肺炎等。因此，根据急诊患儿的特点与病种发生规律，护理人员要做好隔离消毒工作，准备好常用仪器设备及药品，以便及时、准确地进行抢救。

2. 儿科急诊的护理管理

(1) 执行急诊岗位责任制度　坚守岗位，分工明确，各司其职，随时做好抢救患儿的准备，主动巡视，及时发现病情变化。对抢救设备的使用、保管、补充、维护等应有明确的分工及交接班制度，以争取时间，高质量地完成抢救任务。

(2) 建立并执行各科常见急诊的抢救护理常规　组织护理人员学习、掌握各科常见疾病的抢救程序、护理要点，在熟悉护理常规的基础上加强平时的训练，不断提高抢救效率。

(3) 加强急诊文件管理　急诊应有完整的病历材料，记录患儿就诊时间、一般情况、诊治过程等。紧急抢救中遇有口头医嘱，须当面复述确保无误后执行，待抢救工作告一段落再补记于病历上。经急诊住院或住观察室接受治疗的患儿均要登记，以完善患儿资料，便于对疾病的追踪和治疗。

因此，小儿急诊抢救要具备五要素：以患儿为本、医疗技术、药品、仪器设备及时间，其中患儿是根本。急诊护士应有高度的责任心，熟悉小儿各种急诊抢救的理论与技术，做到技术精湛。此外，药品种类齐全，仪器设备先进，时间上争分夺秒都是保证抢救成功缺一不可的重要环节。

三、儿科病房

儿科病房可分为普通病房和重症监护室，重症监护室又可分为新生儿重症监护室

(NICU)、儿科监护病房(PICU)和普通病房设置的监护室。

(一) 儿科病房设置

1. 普通病房设置 儿科普通病房设置与一般病房设置相似,应有病室、护士站与医生办公室、治疗室、值班室、配膳室、厕所等。具有儿科特色的是病室窗外应设有护栏,病床应有适合各年龄患儿的床栏。病房的环境设置应考虑患儿和家长的心情,如墙壁可粉刷为柔和的颜色并装饰有儿童喜欢的卡通图案;各病室间以玻璃隔开,以便医护人员观察患儿病情变化,患儿也能隔玻璃观望,减少寂寞。病区内应设置游戏室,提供适合不同年龄患儿的玩具和图书,定时开放,以帮助患儿尽快适应医院的环境。配膳(奶)室配有配奶器具。厕所的便池或坐便器及浴池的设置要适合患儿年龄特点,幼儿专用厕所可不设门,学龄儿童用厕所可有门,但不加锁,浴室应设有防滑装置,以防意外发生;新生儿病房还要设置婴儿沐浴设备等。

2. 重症监护室设置 重症监护室主要收治急危重症、需要抢救及观察的患儿。监护室应与普通病房、产房和手术室邻近,便于抢救和转运,室内备有各种抢救设备和监护设备。监护室主要由监护病房、隔离病房和辅助用户(治疗室、护士站、医护办公室)组成。为了满足患儿家长的探视需求,可在监护室内设置摄像器材,家长可通过监护室外的电视屏幕看到患儿的情况,以促进医患沟通,体现人文关怀。

(二) 护理管理

1. 环境管理 病房环境要适合儿童心理、生理特点。可利用墙壁张贴或悬挂卡通画,以动物形象作为病房标记。病室窗帘及患儿被服采用颜色鲜艳、图案活泼的布料制作。新生儿与未成熟儿病室一定要有照明,以便观察;而儿童病室夜间灯光应较暗,以免影响睡眠。室内温、湿度依患儿年龄大小而定,早产儿适宜的室温为 24～26 ℃,新生儿适宜的室温为 22～24 ℃,婴幼儿适宜的室温为 20～22 ℃,相对湿度为 55%～65%。儿童病室的温度略低,为 18～20 ℃,相对湿度为 50%～60%。

2. 生活管理 患儿的饮食不仅要符合疾病治疗的需要,也要满足其生长发育的要求。对个别患儿特殊的饮食习惯,护士应与家长及营养部门取得联系,给予相应调整。食具由医院供给,做到每次用餐后进行消毒。医院负责提供式样简单、布料柔软的患儿衣裤,经常换洗,保持整洁。根据患儿的不同年龄,安排合理的作息时间;根据患儿的不同疾病与病情决定其活动与休息的时间。通过建立规律的生活制度,帮助患儿消除或减轻因住院而出现的心理问题,尤其对长期住院患儿更为重要。

3. 安全管理 好动、好奇心强且无防范意识是小儿的共同特点,住院患儿也不例外。因此,小儿病房安全管理的范围广泛,内容繁杂。无论设施设备还是日常护理的操作,都要考虑患儿的安全问题,防止出现意外,防止跌伤、烫伤,防止误饮误服。病房中用于特殊情况的消防、照明器材,应有固定位置,非常出口要保持通畅。

4. 预防感染 小儿在患病期间身体抵抗力很低,易发生各种感染,护理人员要给予高度重视,积极预防。如根据季节、气候情况每日定时通风;按时进行空气、地面的消毒;保持手的清洁;严格执行消毒隔离制度;做好陪伴家属及探视的管理工作。

患儿住院期间发生传染病,而病情又不允许转院时,应立即将患儿转移至单间病室,由专人护理,并严格执行消毒隔离制度。对其他患儿采取隔离检疫,预防性注射抗体或服用药物等进行保护。同时加强管理，立即报告疫情，使疾控中心及时掌握疫情并进行必要的处理，防止传染性疾病的蔓延。

（于 雁）

第二节 儿童健康评估的特点

由于小儿的心理、生理均处在不断成长、发展的过程中，特别容易受到各种因素影响，使自身功能发生改变。因此，需要掌握小儿身心特点，运用多方面的知识以获得全面、正确的主客观资料，为护理方案的制订打下良好的基础。同时还需要根据患儿快速变化的病情做出决定，及时采取有效的护理措施。

一、健康史的采集

健康史由患儿、家长、其他照顾者及有关医护人员的叙述获得，对护理计划的正确制订起着重要的作用。

（一）内容

1. 一般情况 包括患儿姓名、乳名、性别、年龄(新生儿记录日龄甚至小时龄，婴儿记录月龄，年长儿记录到几岁几个月)、民族、入院日期及诊断，父母或抚养人姓名、年龄、职业、文化程度、通信地址、联系电话，代述病史者与患儿的关系等。

2. 主诉 为患儿来院就诊的主要原因和发病时间。如“呕吐、腹泻2 d”。

3. 现病史 指到医院就诊的主要原因和发病经过。按疾病症状出现的先后顺序，了解发病情况、症状特征。包括发病时间、起病过程、主要症状、病情发展及严重程度、接受过何种检查治疗等，有无其他系统和全身的伴随症状，以及伴随疾病等。

4. 个人史 包括出生史、喂养史、生长发育史、预防接种史、生活史等内容。根据患儿的年龄及病种，了解以下重点内容。

(1) 出生史：胎次、产次、胎龄、分娩方式及过程，其母孕期情况，出生体重、身长、有无窒息、产伤、Apgar评分情况等。对新生儿及婴幼儿应详细了解。

(2) 生长发育史：常规了解患儿的体格、语言、动作及神经精神方面的发育情况。如，前囟门闭合及乳牙萌出时间、数目；会抬头、独坐、站、走及会说话的时间；会笑、认人、控制排尿、排便时间。根据年龄了解患儿能否理解成人指令、日常行为表现、在幼儿园或学校的学习状况及与同伴间的关系。

(3) 喂养史：包括喂养方式，哺喂次数、食量，添加转换食物及断奶情况，近期大小便情况，有无异常或特殊饮食习惯等。婴幼儿及患消化系统疾病与营养性疾病的患儿应详细询问喂养史。

(4) 生活史：包括生活环境，睡眠、休息、排泄、清洁卫生习惯及自理情况，有无特殊行为问题，如咬指甲、吮拇指等。

5. 既往史 包括既往健康状况、患病史、预防接种史、药物或食物过敏史等。

(1) 既往一般健康状况：询问患儿既往健康还是多病。

(2) 患病史：曾于何时患过何种疾病、患病时间和治疗情况，有无手术史。尤其应了解儿童常见传染病的患病情况。

(3) 预防接种史：接种过何种疫苗，接种次数、接种年龄、接种后有无不良反应。

(4) 过敏史：有无药物、食物或对某种物质过敏的历史。

6. 家族史 父母是否为近亲结婚，家族中有无遗传性疾病，母亲妊娠史和分娩史，家族中其他成员的健康状况等。

7. 社会心理状况 包括以下内容。

(1) 患儿的性格特征，是否开朗、活泼、好动或喜静、合群或孤僻、独立或依赖。

(2) 患儿及其家庭对住院反应，是否了解住院的原因、对医院环境能否适应、对治疗护理能否主动配合、对医护人员是否信任。

(3) 患儿与父母的沟通交流方式。

(4) 家庭经济状况，居住环境、有无宗教信仰等。

(二) 注意事项

收集健康史时，要采取耐心听取与重点提问相结合的方法，精神集中，注意倾听，不随意打断家长的诉说，不使用暗示的语言引导家长做出护理人员期待的回答。对年长儿可让其补充叙述病情，以取得直接的感受，但要注意分辨真伪。询问时避免使用医学术语，态度要和蔼，取得对方的信任，以获得准确、完整的资料，为护理诊断提供可靠的依据。病情危急时，应重点简要地问明主要病史，边询问边检查和抢救，以免耽误救治，详细的询问可在病情稳定后进行。

二、体格检查

(一) 内容和方法

1. 一般状况 观察患儿发育与营养状况、精神状态、面部表情、皮肤颜色、哭声、语言应答、活动能力、对周围事物的反应、体位、行走姿势等。通常在询问健康史的过程中，在患儿不注意时就开始观察，有助于取得可靠资料。通过这些观察可以初步判断患儿的精神状况、发育营养、病情轻重及亲子关系等。

2. 一般测量 包括体温、脉搏、呼吸、血压、身长、体重的测量，必要时测量头围、胸围等。

(1) 体温：测量方法视小儿年龄和病情而定。能配合的年长儿可测口温，37.5 ℃以下为正常。小婴儿可测腋温，36～37 ℃为正常，但气候寒冷时或测温时间不足时，测得的温度可较低。肛温最准确，但对小儿刺激大，36.5～37.5 ℃为正常。耳内测温法准确、快速，不易造成交叉感染，但仪器价格较贵。

(2) 呼吸、脉搏：应在小儿安静时测量，呼吸频率可通过听诊或按小腹起伏计数，还可用少量棉花纤维粘贴于鼻孔边缘，观察棉花纤维扇动计数。除呼吸频率外，还要注意呼吸节律及深浅度。年幼儿腕部脉搏不易扪及，可计数颈动脉或股动脉搏动，也可通过心脏听诊测得。各年龄小儿呼吸脉搏正常值见表 5-1。

表 5-1 各年龄小儿呼吸、脉搏正常值(次/分)比例

年龄	呼吸	脉搏	呼吸∶脉搏
新生儿	40～45	120～140	1∶3
1 岁以内	30～40	110～130	(1∶3)～(1∶4)
1～3 岁	25～30	100～120	(1∶3)～(1∶4)
4～7 岁	20～25	80～100	1∶4
8～14 岁	18～20	70～90	1∶4

(3) 血压:根据小儿年龄不同选择不同宽度的袖带,宽度应为上臂长度的 1/2～2/3。新生儿及小婴儿可用简易潮红法或多普勒超声诊断仪测定。不同年龄血压正常平均值可用公式推算:收缩压(mmHg)=80+(年龄×2),舒张压为收缩压的 2/3。

(4) 体重:小儿在测体重时,要将衣帽、鞋袜脱去;如室温过低,可酌情减脱衣服,但要预估衣服重量并扣除其重量,以保证体重的准确性。以晨起空腹排尿后或进食后 2 h 称量为佳。小婴儿用盘式杠杆秤测量(图 5-1),准确读数至 10 g。1～3 岁的幼儿用坐式杠杆秤测量(图 5-2),准确读数至 50 g。3 岁以上用站式杠杆秤测量(图 5-3),准确读数至 100 g。测量前必须对体重计的零点进行校正。称量时小儿不可接触其他物体或摇动。

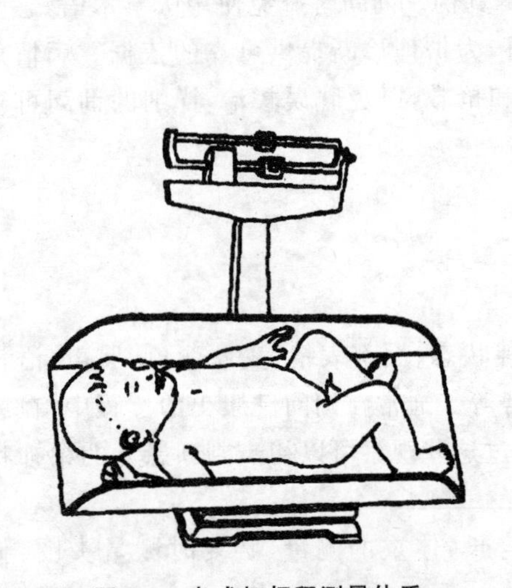

图 5-1 盘式杠杆秤测量体重

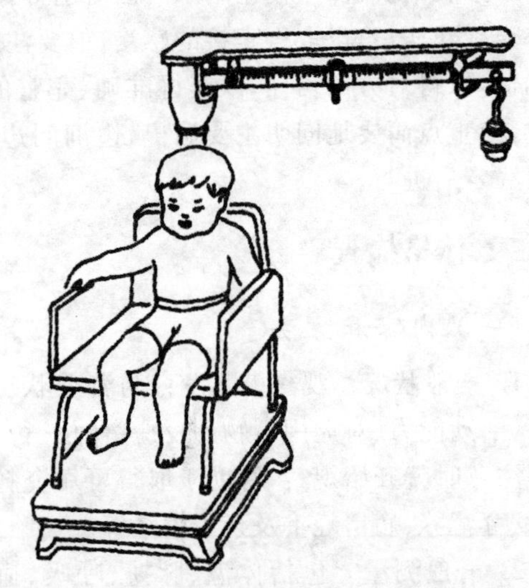

图 5-2 坐式杠杆秤测量体重

(5) 身高(长):不同年龄小儿选用不同的身高测量方法。3 岁以内的小儿用量板卧位测身长。小儿脱帽、鞋、袜及外衣,仰卧于量板中线上。助手用双手固定小儿的头部,并使头顶部接触到头板,测量者位于小儿的右侧,左手固定小儿双膝使其双下肢处于伸直状态,右手移动足板使其接触到小儿双侧的足根部,当量床左右两侧标尺的读数一致时即为测量值,记录至小数点后 1 位数(图 5-4)。3 岁以上小儿可用身高计或将皮尺钉在平直的墙上测量身高(图 5-5)。要求小儿脱鞋、帽,直立,背靠身高计的立柱或墙壁,抬头挺胸,两眼平视前方,腹微收,两臂自然下垂,手指并拢,脚跟靠拢,脚尖分开约 60°,使足跟、臀部和两肩胛间同时接触立柱或墙壁。测量者移动身高计头顶板与小儿头顶接触,板呈水平位时读立

柱上数字(cm),记录至小数点后一位数。

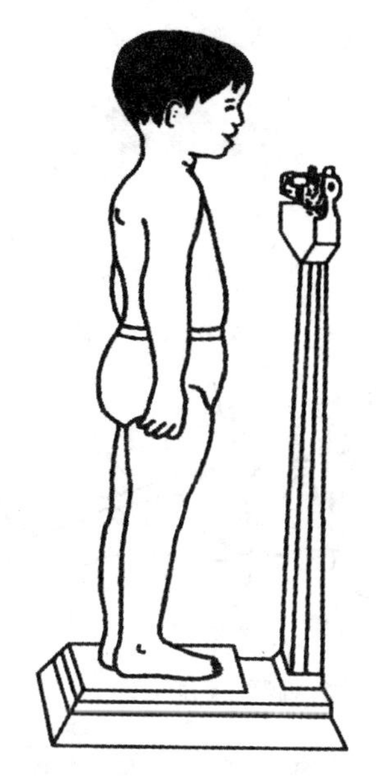

图 5-3 站式杠杆秤测量体重

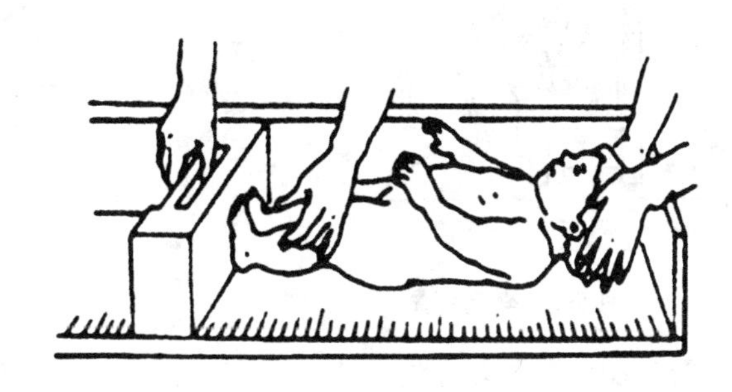

图 5-4 身长测量

(6) 坐高(顶臀长):3 岁以下儿童卧于量板上测顶臀长。测量者一手握住儿童小腿使其膝关节屈曲,骶骨紧贴底板,大腿与底板垂直;一手移动足板紧压臀部,量板两侧刻度相等时读数(图 5-6),记录至小数点后一位数。3 岁以上儿童用坐高计测坐高。患儿坐于坐高计凳上,骶部紧靠量板,再挺身坐直,大腿靠拢紧贴凳而与躯干呈直角,膝关节屈曲成直角,两脚平放于地面;测量者移动头板与头顶接触读数(图 5-7),记录至小数点后一位数。

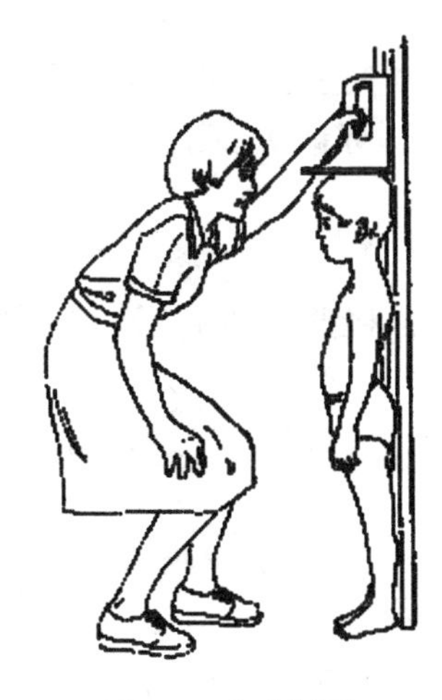

图 5-5 身高测量

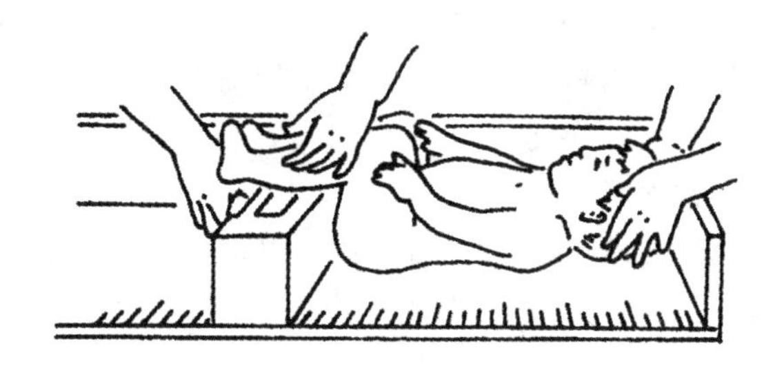

图 5-6 顶臀长测量

(7) 头围:测量时小儿取坐位或立位,测量者用左手拇指将皮尺的零点固定于小儿头部的右侧,用软皮尺自眉弓上方最突起处,再经枕骨后结节绕头一周所测得的长度即为头围(图 5-8)。测量时皮尺应紧贴小儿头部的皮肤,两侧对称。测量数值以 cm 为单位,读数应精确至小数点后一位数。头围测量在 2 岁前最有价值。

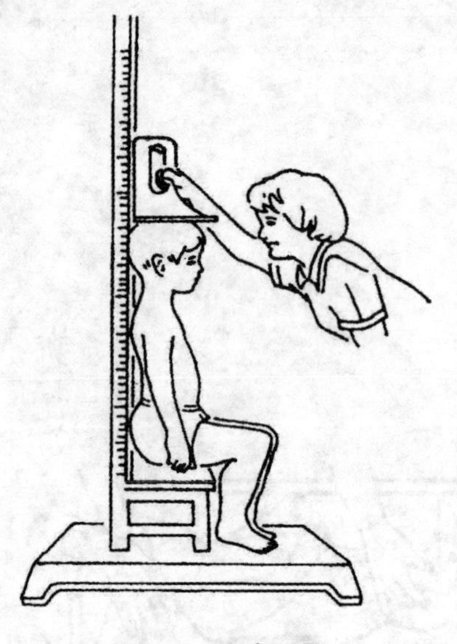

图 5-7 坐高测量

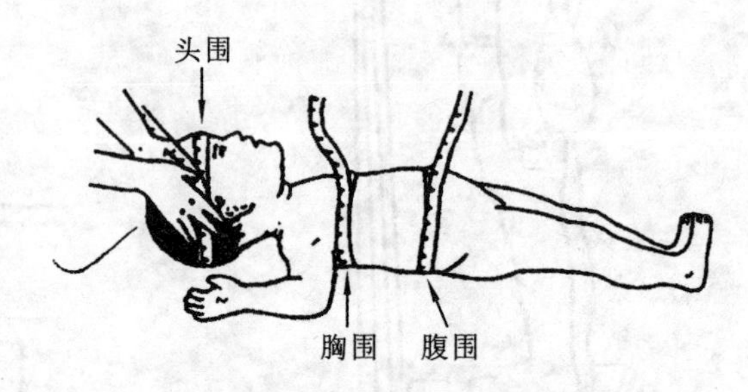

图 5-8 头围、胸围、腹围测量

(8) 胸围:小儿取卧位或立位(3岁以上不宜取坐位),双手自然平放或下垂,测量者将左手拇指使软皮尺的零点固定于小儿一侧乳头下缘(乳腺已发育的女孩,固定于胸骨中线第4肋间),右手将皮尺绕经右侧背部以两肩胛骨下角下缘为准,经左侧回至零点,取平静呼吸时的中间读数或吸、呼气时的平均数,误差不超过0.1 cm。

3. 皮肤、皮下脂肪及毛发 最好在明亮的自然光线下观察皮肤有无苍白、潮红、黄疸、发绀、皮疹、淤点、脱屑、色素沉着、毛发异常等变化。用手触摸皮肤湿润度、弹性及皮下组织厚薄和充实度,有无脱水、水肿及其程度,必要时应测皮脂厚度。评估毛发颜色、光泽,有无干枯、易折断、脱发等。

4. 淋巴结 检查脑后、颈部、耳后、腋窝、腹股沟等处淋巴结大小、数目、质地、活动度及有无压痛等。正常小儿也可扪到单个质软、状似黄豆的淋巴结,可移动,无压痛。邻近部位有炎症时淋巴结可肿大,有压痛。

5. 头部

(1) 头颅:注意检查头颅大小、形状、前囟大小和紧张度,是否隆起或凹陷;婴儿注意有无软化、枕秃;新生儿注意有无产瘤、血肿等。

(2) 面部:观察有无特殊面容,眼距大小,鼻根高低,双耳大小、形状等,某些遗传性疾病有异常面容。

(3) 眼、耳、鼻:注意有无眼睑红肿、下垂、闭合不全;结膜充血、脓性分泌物;角膜浑浊、溃疡;瞳孔大小、形状、对光反应。检查双耳外形,外耳道分泌物,局部红肿情况,提耳时有无疼痛等,必要时做耳镜检查鼓膜情况。观察鼻形状、鼻翼扇动情况、鼻分泌物性状、阻塞情况等。

(4) 口唇、口腔:观察口唇有无苍白、发绀、干燥、张口呼吸、口角糜烂,唇内侧黏膜、牙龈、颊黏膜有无充血、溃疡、黏膜斑、鹅口疮,腮腺开口处有无红肿及分泌物等。牙的数目和排列,龋齿数。舌质舌苔情况。小儿咽部检查应在体检最后进行,家长抱住小儿固定其手脚,护士一手固定其头部面向光源,一手持小压舌板,趁小儿张口时伸入口腔后部压下舌根，在小儿反射性将口张得更大暴露咽部的短暂一瞬间，快速观察扁桃体是否肿大，有无充血、分泌物、伪膜，咽部有无充血、溃疡、疱疹，咽后壁有无脓肿等情况。

6. 颈部观察 观察有无斜颈、短颈、颈蹼等畸形或转动受阻；甲状腺有无肿大，颈淋巴结大小、活动度、质地等；气管位置，有无颈静脉充盈搏动等。

7. 胸部

（1）胸廓：外形有无异常，小儿要特别注意佝偻病引起的胸廓畸形，如肋串珠、肋膈沟、肋缘外翻、鸡胸、漏斗胸，慢性肺气肿引起的桶状胸，胸廓两侧是否对称，有无呼吸运动异常、心前区局部隆起、肋间隙饱满等。

（2）肺部：注意呼吸快慢深浅，有无节律异常、呼吸困难。小儿胸壁薄软，当发生吸气性呼吸困难时可出现“三凹征”，即胸骨上窝、肋间隙及剑突下，在小儿吸气时向内凹陷。语颤触诊可在小儿啼哭或讲话时进行。小儿胸壁薄，叩诊反响比成人清，故胸部叩诊时要轻，注意观察有无异常浊音、鼓音或实音。因小儿肋间隙窄，胸部听诊器胸件宜用小号。听诊时正常小儿呼吸音较成人响，呈肺泡支气管呼吸音，可能误为异常。小儿不会按要求深呼吸，可趁啼哭后出现深吸气时进行听诊，肺炎时可听到细湿啰音。

（3）心脏：望诊要注意心前区是否隆起（提示慢性心脏扩大），心尖搏动是否移位。叩心界时宜轻，以分辨清浊音界线，小儿各年龄心界参考表 5-2。听诊心率、节律、心音，注意有无杂音等。

表 5-2 各年龄小儿的心界

年　龄	左　界	右　界
<1 岁	左乳线外 1～2 cm	右胸骨旁线
2～5 岁	左乳线外 1 cm	右胸骨旁线与右胸骨线之间
5～12 岁	左乳线上或乳线内 0.5～1 cm	接近右胸骨线
8～14 岁	左乳线内 0.5～1 cm	右胸骨线

8. 腹部 注意观察形状，腹壁有无静脉曲张，有无脐疝，能否见到蠕动波及肠型，新生儿要特别注意脐部有无出血、炎症和分泌物。扪诊腹壁紧张程度如何，有无压痛和肿块。扪诊应在小儿安静时，或在婴儿哺乳时进行。如哭闹可利用吸气时作快速扪诊。婴幼儿有时肝边缘在肋下 1～2 cm 处扪及属正常。小婴儿有时也可触及脾脏，肝脾均质软，无压痛，6～7 岁后不应再触及。叩诊有无移动性浊音，听诊肠鸣音是否正常。

9. 脊柱和四肢 观察有无畸形，四肢活动度是否正常，肌力是否正常。如佝偻病时下肢出现“O”形或“X”形腿，手镯征、足镯征，脊柱侧弯等。

10. 肛门及外生殖器 观察有无畸形、肛裂，女婴阴道有无分泌物，男孩有无包皮过长、阴囊鞘膜积液、隐睾、腹股沟疝等。

11. 神经系统 按年龄、病种、病情等选择必要的检查。

（1）一般检查 包括神志、精神状态、面部表情、前囟门饱满度、反应灵敏度，动作语言发育，有无异常行为，肢体动作能力等。

（2）脑膜刺激征 一般重点查颈阻力，Kernig 征及 Brudzinski 征，肌张力等，小儿哭闹导致肢体强亢时不易准确，要反复检查。

(3) 神经反射　新生儿期查某些生理反射是否存在,如吸吮反射、握持反射、拥抱反射等,小婴儿的提睾反射、腹壁反射均较弱或引不出,但可出现踝阵挛,2岁以下婴幼儿巴氏征可呈弱阳性,应根据年龄特点判断。

上述体检结果不论检查实施的早晚,资料登记时均按上述顺序系统书写,不仅阳性结果不可遗漏,重要的阴性结果也要记录。

(二) 注意事项

1. 环境准备　体格检查所用的房间应光线充足,温度适宜,周围安静。检查用品齐全、适用。

2. 体位要求　按照小儿年龄及所需检查部位决定应采取的体位姿势。如为较小婴儿,需检查肺部,可由父母抱于胸前,横坐在父母腿上进行。

3. 检查者准备　检查者的手要保持清洁、温暖;态度和蔼、动作轻柔,对已认生的婴幼儿,检查前可先让小儿熟悉一些检查用品,以解除其防御、惧怕,甚至抗拒的心理状态;对儿童,可向其说明要检查的部位,有何感觉,使小儿能自觉配合,而不用命令的口吻。

4. 检查顺序　一般遵循自上而下的原则,但为获得准确的结果,可视具体情况合理调整顺序。如咽部检查,容易造成小儿不适感,可放在最后进行;当小儿安静时,可进行心、肺部听诊和腹部触诊,或趁小儿啼哭出现深吸气时进行肺部听诊,因哭闹间歇时的深吸气能使肺部细小啰音较为清晰。对不能很好配合检查的婴幼儿,可分段进行。如在睡眠状态下,做心脏听诊,则效果较好。对不能确定的项目,应反复检查,直至得出最终的结论。对急诊及抢救病例,先重点检查生命体征及与疾病有关的部位,边检查边抢救,全面的体检待病情稳定后进行,以免耽误救治。

三、家庭评估

家庭是社会最基本的单位,小儿是家庭中最弱小、最需要被保护的对象。家庭的结构与功能如何,无不对小儿心身产生影响。因此,家庭评估在对小儿的健康评估过程中起着重要的作用。

(一) 家庭结构评估

家庭结构指家庭组成的类型及各成员之间的关系。

1. 家庭类型　了解患儿生长的环境,是人数少、结构简单、关系单纯的核心家庭,还是与祖父母或其他亲戚一起居住的大家庭。是否单身父母或重组家庭。

2. 角色情况　父母是否近亲结婚,是否独生子女,父母职业及教育情况,每个家庭成员在家庭中的地位等。

(二) 家庭功能评估

家庭功能指家庭在满足个体需求、维护家庭及符合社会的期望方面的能力。

1. 情感状况　家庭是否有凝聚力,成员之间是否彼此亲近、相互关心,有无偏爱、溺爱、冲突、紧张状态,能否使小儿获得爱与安全。

2. 健康状况　家庭中有无遗传性疾病、过敏性疾病或急、慢性疾病。患儿与家中传染病患者有无隔离措施。

3. 社会化状况 患儿通常是否去托幼机构；家庭是否具有使患儿生理、心理和社会性成熟的条件，以帮助患儿完成社会化进程；与社会有无联系，能否从中获取支持。

4. 经济情况 父母有无固定收入，是否能够满足家庭成员的日常生活所需，是否因资金问题影响患儿的治疗。

5. 保健照顾情况 家庭能否提供小儿身体、生活照顾，有无科学育儿的一般知识，对患儿所患疾病有无认识，有无提供照顾的时间与能力。

6. 家庭的沟通交流 父母是否经常与孩子交流，交流的方式有哪些？孩子是否能倾听父母的意见等。

（三）家庭居住环境评估

(1) 住宅：住房类型、居住面积、室内温度及光线等。

(2) 环境：居住在城市或农村，附近空气如何，有无噪声，人口密度多大，是否新近迁入，与周围邻居关系，上学交通状况等。

健康家庭的标准为：有良好的交流氛围，相互了解、关心、尊重，增进家庭成员的发展；以足够的自由空间和情感支持促进小儿的成长；能积极地面对矛盾并解决问题；有健康的居住环境及生活方式；科学地安排营养、运动及作息时间；经常与小儿沟通，并有良好的沟通技巧和效果；与社区保持联系，做到不脱离社会。

根据健康史采集、体格检查及家庭评估的结果，综合分析，确定患儿主要的健康问题，同时综合考虑小儿生长发育的需要及家长认知水平，提出适当的护理诊断，制订切实可行的护理计划。在实施中取得患儿和家长的合作，并应在实践中继续收集资料，了解患儿的反应如何，是否出现新问题，护理措施实施后是否实现了预期目标等。得出客观的评价后，再进一步修订护理计划或重新确定护理目标，采取更加有效的护理措施。这种有条理的、高质量的、全面护理的方法，称为整体化护理程序。正确地应用护理程序，可以促进患儿恢复健康，提高护理工作质量。

（于　雁）

第三节　与患儿及其家长的沟通

人与人之间信息交流的过程称为沟通，它可以通过语言、文字、表情、手势等方法来交换彼此的意见、情感等。作为健康照顾者，与患儿沟通的任务是要为患儿提供信息，帮助患儿适应环境，取得患儿的信任，解决患儿的健康问题。因小儿处在生长发育阶段，心理发展尚不成熟，较之成人，与患儿的沟通需采用特殊的技巧，同时还应注意与患儿家长的沟通。

一、与患儿的沟通

（一）儿童沟通的特点

1. 不能清楚、准确地表达情感 由于发育水平所限，不同年龄阶段的小儿表达个人需要的方式不同。一岁以内的婴儿语言发育尚不成熟，多以不同音调、响度的哭声表示心身的需要,如需饮水、需更换尿布、需被爱抚等。

1～2岁小儿开始学习语言,常有吐字不清楚、用词不准确、重复字较多的现象,不仅自己表达不清,也使对方难以理解。因此,婴幼儿尚不能或不能完全通过语言进行沟通。随年龄的增长,小儿的语言表达能力逐渐增强。3岁以上小儿,可通过语言并借助肢体动作,形容、叙述某些事情,但容易夸大事实,掺杂个人想象,缺乏条理性、准确性。

2. 缺乏认识、分析问题的能力 在小儿生后的前几年内,依照不同年龄,分别以直觉活动思维和具体形象思维占重要地位,对事物的认识、对问题的理解有一定的局限性,直至学龄初期,才逐步过渡到以抽象逻辑思维作为主要的思维方式。学龄儿童逐步学会正确地掌握概念,组成恰当的判断,进行合乎逻辑的推理,但尽管如此,仍具有很大成分的具体形象性。因此,小儿时期对问题的理解、认识、判断、分析的能力较成人差,容易影响沟通的进展与效果。

3. 模仿能力强,具有很强的可塑性 随着小儿年龄的增长,其智力发育日趋完善,思维能力进一步发展,他们注意模仿成人的一言一行,设法了解和认识周围环境。在不同的环境里,小儿模仿的内容不同,只要成人能进行有目的性的引导,就能获得事半功倍的效果。

(二)与患儿沟通的途径

1. 语言沟通 口头和书面的沟通统称为语言沟通。由于小儿书写能力欠缺的特点,一般与小儿的语言沟通多指面对面的口头沟通。口头沟通的优点是能较清楚、迅速地将信息传递给对方。护士能将有关医院环境、治疗等情况向小儿及家长进行详细解释,小儿也可将自己的生理需求、情绪感受及时向护士倾诉。但由于小儿的语言表达能力有限,可不同程度地影响沟通效果,因此有效地沟通必须采用双方能懂的话语。

2. 非语言沟通 通常是指利用非语言行为进行的沟通,又称为身体语言。包括面部表情、姿态、手势、动作、抚摸等。通过无声的交流,使护患双方有效地分享信息,对语言表达或理解能力差的小儿尤为重要。护士和蔼友好的微笑,亲切轻柔的抚摸,都能给患儿带来心灵上的慰藉,使患儿感到安全与舒适。

3. 游戏 儿童时期生活中重要的不可缺少的活动是游戏。儿童可以从游戏中学习知识,认识世界,处理周围的关系,适应社会的要求。同样,适当的游戏可很快缩短护士与患儿间的距离,促进相互了解。患儿以游戏表达他们对家庭、医院的感受,发泄自己的情感。护士在与患儿做治疗性游戏的同时,可鼓励、帮助、教育患儿,使之消除不良情绪。

4. 绘画 儿童图画可有各种含义,多与个人熟悉的、体验到的事情有关。通过绘画,患儿可表达愿望,宣泄感情。护士可通过绘画与患儿进行交流,了解和发现存在的问题。绘画可分为两种。一种是自发性绘画,患儿按照自己的兴趣、想象画出随意图画。另一种为目标性绘画,即患儿根据给出的内容、范围要求绘画。如绘人物、风景等。

5. 与患儿家长的沟通 与患儿的沟通多需其家长协助完成,且因小儿患病,家长常有内疚、焦虑的心理,这些情绪同样可引起患儿的不安。因此,与患儿家长的沟通,一方面可借助家长促进与患儿的交流,另一方面还可使家长放松其紧张、焦虑的情绪,进而使患儿及其家长能够保持情绪稳定,安心接受治疗。

（三）与患儿沟通的技巧

1. 交谈技巧

（1）主动介绍　初次接触患儿及其家长时的自我介绍对进一步沟通具有重要意义。护士主动介绍自己，亲切询问患儿的乳名、年龄、学校或幼儿园名称等患儿熟悉的生活与事情，可缩短与患儿及家长的距离。同时应鼓励患儿自己做介绍或提出疑问，避免将所有问题只向家长询问，由家长全部代替表达，而形成替代沟通的局面，挫伤患儿主动合作的积极性。

（2）使用适当方式　护士需了解不同年龄患儿语言表达能力及理解水平，在谈话中，尽量不用“是不是”、“要不要”的模棱两可的语言，不用否定方式，而采用其能理解的方式。如患儿对“拿笔画画”的建议能愉快地采纳，而对“不能咬笔”的劝告则可能持反抗态度。使用肯定的谈话方式、患儿熟悉的词句，不仅有助于患儿理解，也能促进主动配合。如体格检查胸部需解开衣服，可向患儿解释“我来听听你的胸部，需要你解开衣扣，要我帮忙吗?”避免说“我来查体，你要不要解开衣扣?”

（3）真诚理解　护士对患儿某些幼稚、夸大的想象、分析，应采取诚恳态度，表示接受与理解，不能敷衍了事，更不能以此作为讥讽、取笑患儿的话题，而失去患儿的信任。此外，由于患儿的语言表达能力较差，有时出现叙述不清、语句不连贯等情况，护士在认真倾听的基础上，要加以分析，了解其中含义，不随意打断患儿的谈话，只在交谈中适时帮助患儿修正词句，弄清事实，以获得准确的资料。

（4）注意声音效果　护士应掌握谈话时声音的技巧，注意语气、顿挫、声调、音量、速度，以促进沟通的顺利进行。如谈话中稍加停顿，给患儿理顺思路的时间；稍慢的速度，适当的音量，亲切的语气能引起患儿的注意与反应。

2. 非语言沟通技巧

（1）亲切和蔼的情感表达　在非语言沟通中，无论采用何种方式，亲切和蔼的情感表达都是必不可少的。它有助于患儿消除紧张情绪，增加交流的主动性。如恼怒或快乐、软弱或坚强、振奋或压抑的面部表情，都会有意无意表现出来，对患儿情绪产生影响。即使是不会用语言表达的婴儿，若看到护士表情严肃地面对自己时，也会很紧张，甚至哭啼。因此，护士要保持良好的情绪，除特殊需要，一般不戴口罩，以使患儿经常能见到护士的微笑，缩短双方感情上的距离。对婴幼儿来说，抚摸是更有利于情感交流的形式，护士利用怀抱、抚摸向患儿传递“爱”的信息，患儿也从中感受到护士的和蔼可亲，得到情绪上的满足。

（2）平等尊重的体态动作　儿科护士的服务对象虽然是年龄小、经验经历少，甚至是对外界一无所知的患儿，但仍要平等相待，尊重患儿。如与患儿保持较近的距离，采取蹲姿以达到与患儿眼睛在同一水平线，不厌其烦地满足患儿的要求，都可给患儿留下深刻的印象，使他们感到了安全，维持了自尊。

3. 游戏沟通技巧

（1）了解游戏　为了适应沟通的需要，护士应对游戏的内容、规则有所了解，以加快与患儿熟悉的过程。如在游戏开始时对规则、程序的制订，游戏结束后对结果的议论等，护士都应参与其中，使患儿在不知不觉中消除陌生、拘束感，将护士作为朋友对待。

（2）合理安排　在组织游戏中，要考虑患儿的不同年龄与心理发展阶段，安排适当的、患儿感兴趣的游戏。婴幼儿只能做简单的类似藏猫游戏,通过反复与护士保持一定距离的目光接触,患儿对护士从开始的生疏逐渐转变为熟悉,如同对自己的家人一样;对好奇心很强的学龄前患儿,可与之做具有探索性的纸牌魔术等游戏,引起患儿探索的兴趣,加快沟通的过程。

4. 分析绘画技巧 对患儿的绘画应在仔细观察的基础上参考以下几个方面进行分析。

(1) 整体画面 如画面多处涂擦、重叠,与患儿矛盾、焦虑的心理有关。

(2) 个体形象的大小 较大的形象反映在患儿心目中重要的、有力的、权威的人或事。

(3) 画面出现的次序 反映患儿对人或事依其重要性排列的次序。先出现的较之后来的在患儿心目中要重要得多。

(4) 患儿在图中的位置 患儿在画包括自己在内的家庭或集体的图画中,自己及其他成员所在的位置,表示患儿认为自己所处的地位。

绘画可帮助小儿表达感觉,反映复杂的心理状态。在分析图画时,切不可机械地套用上述几方面简单地得出结论,应结合患儿的背景资料、具体情况全面综合,进行细致的分析。

二、与患儿家长的沟通

为了能与患儿家长进行有效的沟通,并取得良好的效果,儿科护士应尽量做到如下几点。

1. 建立良好的第一印象 与患儿家长沟通时,首先应取得患儿家长的信任。首次与家长见面时,应积极热情,展现自身良好的专业素质,体现对患儿健康状况的关心,耐心倾听患儿家长的想法,了解患儿与患儿家庭面临的问题和困难。针对家长的不安情绪,与家长的谈话最好以询问普遍性问题开始,如"孩子现在怎么样?"家长能在轻松的气氛下谈各方面的内容,护士获得的信息量较多。

2. 使用开放性问题鼓励交谈 避免在谈话开始时使用如"是不是"、"有没有"的闭合性问题,虽可省时,提高效率,但不利于家长表露情感及提供患儿的有关信息。注意对谈话主题进行引导和限制,避免与患儿家长的交流偏离主题和目标。

3. 恰当的处理冲突 由于缺乏疾病的相关知识及担忧患儿的病情,家长容易出现烦躁、易怒等情感反应。护士应换位思考,理解患儿家长的心情,针对家长提出的问题给予耐心细致的解答。进行各项护理操作时应给予明确的解释,表现对患儿的关心爱护。

(于　雁)

第四节　儿童用药特点及护理

药物在疾病治疗中起重要作用。合理及时地用药可促进患儿康复,维持患儿健康,但药物的毒副作用亦会同时给患儿带来不良影响。小儿正处于生长发育阶段,与成人相比有许多不相同的解剖生理特点，且小儿病情变化快，故小儿用药须慎重、准确、针对性强，做到合理用药。

一、儿童用药特点

1. 年龄不同，药物在组织内分布及机体对药物反应程度不同 不同药物进入体内后，在组织内的分布依患儿的不同年龄阶段而异。如幼儿应用巴比妥类、吗啡、四环素时，其脑浓度明显高于年长儿。患儿对药物的敏感性也与年龄有关，某些药物在一定年龄阶段可出现明显的作用，在其他年龄却不显著。如新生儿应用吗啡可有明显的呼吸中枢抑制作用；麻黄碱有能使血压升高的作用，但未成熟儿对其反应迟钝。

2. 肝肾功能不成熟，对药物的代谢及解毒功能较差 小儿时期肝脏解毒的功能尚未发育成熟，尤其是新生儿、早产儿，肝脏酶系统发育欠佳，延长了药物的半衰期，加大了药物的血浓度及毒性作用。如应用氯霉素，儿童半衰期约 4 h，而出生后 1 周内的新生儿因葡萄糖醛酸转移酶不足，半衰期可延长至 26 h，故剂量较大时可引起新生儿“灰婴综合征”。同时，新生儿，特别是未成熟儿的肾脏排泄功能不成熟，药物及其分解产物不能及时从体内排出而使毒副作用明显。

3. 胎儿、乳儿可受母亲用药的影响 孕妇用药时，药物可通过胎盘进入胎儿体内，对胎儿的影响与胎龄（孕周）及其成熟度有关。用药剂量越大，时间越长，越易通过胎盘的药物，到达胎儿的血药浓度亦越高，越持久，影响也越大。一般来说，乳母用药后，乳汁中可以含有浓度较低的药物，一般对乳儿的影响不大，但有些药物在乳汁中含量较大，可以影响到乳儿。如苯巴比妥、地西泮、水杨酸盐、阿托品等须慎用；而放射性药物、抗癌药、抗甲状腺素药物，在乳汁中浓度较高，哺乳期应禁用。

二、药物的选用

在治疗疾病时除掌握所用药物的特点外，还需结合小儿年龄、病种和病情，有针对性地选择药物，注意观察用药效果和毒副作用。

1. 抗生素 抗生素是小儿临床最常用的药物之一。它主要对由细菌引起的感染性疾病有较好的效果，在使用中要严格掌握适应证，针对不同细菌、不同部位的感染，正确选择用药，保证适当的用量、足够的疗程，不可滥用，因抗生素在作用强、疗效好的同时，亦存在一些毒副作用，如氯霉素可抑制造血功能，链霉素能损害听神经等。较长时间应用抗生素，容易造成肠道菌群失调，甚至引起真菌和耐药性细菌感染。

2. 退热药 小儿疾病中，多有发热表现，通常使用对乙酰氨基酚和布洛芬，可反复使用，但剂量不可过大。婴儿期多采取物理降温及多饮水等措施，而不宜过早、过多地应用药物。

3. 镇静止惊药 在患儿高热、烦躁不安、惊厥时，选用镇静止惊药，使其安静休息，解除惊厥，利于恢复。常用药物有地西泮、苯巴比妥、水合氯醛等，使用中应特别注意观察患儿呼吸情况，以免发生呼吸抑制。

4. 止咳平喘药 婴幼儿呼吸道感染时因呼吸道狭窄，黏膜肿胀，分泌物较多，咳嗽反射较弱，痰不易咳出，容易出现呼吸困难。咳嗽时，一般不用镇咳药，而应用祛痰药或用雾化吸入法稀释分泌物，并配合体位引流排痰，使之易于咳出。哮喘患儿使用氨茶碱平喘时，因该药可引起精神兴奋，易致新生儿及小婴儿惊厥，应慎用，如病情需要使用时应密切观察用药后的反应。

5. 泻药和止泻药 小儿时期较少使用泻药，多以增加蔬菜等饮食调整或使用开塞露等外用药通便方法解决便秘问题。小儿腹泻常由多种原因引起，治疗方法除根治病因外，一般采用口服或静脉滴注补充液体，以满足身体所需；同时加用活菌制剂，如乳酸杆菌、双歧杆菌，以调节肠道微生态环境，而不将止泻药作为首选治疗方法，以免因肠蠕动减少，增加肠道内毒素的吸收，使全身中毒症状加重。

6. 肾上腺皮质激素 临床应用广泛，可与相关药物配合使用，抗炎、抗毒、抗过敏等。根据需要使用的时间不同，分为短疗程与长疗程。较长期使用，可影响蛋白质、脂肪、糖代谢，抑制骨骼生长，降低机体免疫力。应严格掌握适应证，在诊断未明确时避免滥用，以免掩盖真实病情。剂量和疗程要适当，不可随意减量或突然停药，防止出现反跳现象。患水痘时禁用，因可使病情加重。

三、给药方法

给药的方法应以保证用药效果为原则，综合考虑患儿的年龄、病种、病情，选择适当的剂型、给药途径和用药次数，以排除各种不利因素，减少患儿的痛苦。在选择给药途径时，应尽量选用患儿和家长均可以接受的方式。

1. 口服法 口服是最常用的给药方法，对患儿身心的不良影响小，只要条件许可，应尽量采用口服给药方法。婴幼儿用糖浆、水剂、冲剂等较合适，也可将药片捣碎后加糖水吞服，年长儿可用片剂或药丸。

婴幼儿喂药时最好将小儿抱起或头略抬高，以免呛咳时将药吐出。婴儿可用滴管或去掉针头的注射器给药；若用小药勺给药，则从口角处顺口颊方向慢慢倒入，小勺仍留在口中，待药液已咽下再将药勺拿开，以防患儿将药液吐出。若患儿不肯咽下时，可用拇指和食指轻轻捏双颊，使之吞咽。

患儿在喂药过程中若出现恶心，应暂停喂药，轻拍其背部或转移注意力，待好转后再喂，防止咳、呛、误吸。如不能避免呕吐时，应将头转向一侧，避免吸入气管。婴儿喂药应在喂奶前或两次喂奶间进行，以免因服药时呕吐而将奶吐出。训练和鼓励幼儿及学龄儿童自愿服药。

给油类药物(如鱼肝油)时，可滴在小勺上直接喂服，或用滴管直接滴入口中，吞咽障碍者或新生儿应注意避免强喂油剂，以免发生吸入性肺炎。任何药物不得与食物混合喂服。不主张用奶瓶喂药，以免影响哺乳。

2. 注射法 注射法比口服法奏效快，但对患儿刺激大，易造成患儿恐惧，且肌内注射次数过多可造成臀肌萎缩，影响下肢功能，故非病情必需不宜采用。常用注射法有皮内、皮下、肌内和静脉注射。

(1) 认真执行查对制度，除做好三查七对工作外，还要仔细检查药物，如发现药液有变质、沉淀、浑浊、药物有效期已过或安瓿有裂痕等现象，则不能使用。如需同时注射数种药物，混合时应注意配伍禁忌。

(2) 严格遵守无菌操作原则,注射前洗手,戴口罩。

(3) 根据药液量、黏稠度和刺激性强弱,选择合适的注射器和针头。

(4) 选择合适的注射部位,防止损伤神经和血管,不能在炎症、破溃、瘢痕或患皮肤病的部位进针。

(5) 注射前要排净注射器内空气,以防空气进入血管,形成空气栓子,同时在排气时应防止药液浪费。

(6) 在进针后,注射药液前,应抽动针栓,检查有无回血,静脉注射必须见有回血方可注射药液。皮下、肌内注射,如发现回血,应拔针重新进针,不可将药液注入血管。

(7) 熟练掌握无痛注射技术,对年长儿注射前应做好解释工作,分散患儿注意力,取得合作,并选取合适姿势,使肌肉放松,易于进针,注射时做到二快一慢,即进针和拔针要快,推药要慢。对不合作、哭闹挣扎的婴幼儿,可采取“三快”的特殊注射技术,即进针、推药及拔针均快,以缩短时间,防止发生意外。

3. 外用法 外用药剂型较多,如水剂、混悬剂、粉剂、膏剂等,其中以软膏为多。根据不同的用药部位,可对患儿手进行适当约束,以免因患儿抓、摸使药物误入眼、口而发生意外。

4. 栓剂直肠给药 将药栓由肛门塞入直肠,使用的目的是:利用塞入药剂,借体温渐渐溶解,再由黏膜吸收而达到刺激排便、治疗直肠黏膜疾病及镇静、降温、镇痛的作用。

5. 其他方法 雾化吸入较常应用,灌肠给药及含剂、含漱剂在小儿时期使用不便,故应用较少。

四、儿童药物剂量计算

1. 按体重计算 按体重计算是最常用、最基本的计算方法,多数药物已计算出每千克体重每日或每次的用量。按已知的体重计算比较简单,已得到广泛推广使用。

药物剂量(每日或每次)=[药量/(kg·次或日)]×体重(kg)

2. 按体表面积计算 按体表面积计算较按年龄、体重计算更为准确,因其与新陈代谢、肾小球滤过率等生理活动关系更为密切,但计算过程相对复杂。

药物剂量(每日或每次)=每日(次)每平方米体表面积所需药量×患儿体表面积(m^2)

根据下列公式可计算出儿童的体表面积。

体重在 30 kg 以下小儿体表面积(m^2)=0.035×体重(kg)+0.1

体重在 30 kg 以上小儿体表面积(m^2)=[体重(kg)−30]×0.02+1.05

3. 按年龄计算 该方法简单易行,用于剂量幅度大,不需十分精确计算剂量的药物,如营养类药物。

4. 根据成人剂量折算 该方法仅用于未提供小儿剂量的药物,所得剂量一般偏小、欠精确,故不常用。方法如下:

$$小儿剂量=成人剂量\times\frac{小儿体重(kg)}{50}$$

(于 雁)

第五节　儿科常用护理技术操作训练

一、婴儿沐浴法

【目的】

(1) 促进血液循环,增强皮肤排泄及散热功能。

(2) 预防皮肤感染,清洁皮肤,使患儿舒适。

知识链接

婴儿盆浴

帮助患儿活动肢体和肌肉,发挥被动锻炼的作用。

【准备】

1. 环境准备　关闭门窗,调节室温在26～28 ℃,湿度55%～65%。

2. 用物准备　棉布类:婴儿尿布、清洁衣裤、毛巾被及包布、系带。面巾(1块)、大毛巾(2块)。护理盘:梳子、指甲刀、棉签、弯盘、液体石蜡、50%酒精、红汞、鱼肝油、爽身粉、婴儿专用沐浴露、污水桶。必要时备水温表、碘伏。浴盆:内盛温热水(以2/3满为宜),冬季水温为38～39 ℃,夏季为37～38 ℃,备水时温度稍高2～3 ℃。另备一壶水,壶内盛50～60 ℃热水备用。其他:必要时准备床单、被套、枕套、婴儿体重秤等。

3. 护士准备　衣帽整洁,操作前洗手,剪指甲,评估婴儿病情、皮肤、脐部情况。

【操作步骤】

婴儿沐浴步骤及注意事项见表5-3。

表5-3　婴儿沐浴步骤及注意事项

操作步骤	注意事项
1. 用治疗车携带用物至床旁,拉下病床一侧护栏 2. 脱去患儿衣服,根据病情需要测量体重,保留尿布,用大毛巾包裹患儿身体 3. 擦洗面部,用单层面巾由内眦向外眦轻轻擦拭眼睛,然后按前额、鼻梁、口周顺序擦拭面部及耳部。清洗面巾或更换面巾部位,以同法擦另一侧。最后用棉签清洁鼻孔 4. 擦洗头部,打开大毛巾,抱起患儿,以左手托住婴儿枕部,腋下夹住患儿躯干,左手拇指和中指分别向前折患儿双耳廓,堵住外耳道口,防止水流入耳内,右手将沐浴露涂于患儿头部,然后用水冲净并用大毛巾擦干	1. 沐浴宜在喂奶前或喂奶后1 h进行,以避免呕吐和溢奶 2. 沐浴时关闭门窗,调节室温在27 ℃左右 3. 减少暴露,注意保暖,动作轻快。耳、眼内不得有水或泡沫进入 4. 水温适宜,避免烫伤或受凉 5. 如没有专用淋浴露,可选择碱性弱的香皂,避免损伤婴儿皮肤 6. 注意观察全身皮肤情况,如发现异常及时报告医生。注意清洗皮肤皱褶处

续表

操作步骤	注意事项
5. 擦洗身体,护士以左手握住患儿左肩及腋窝处,使患儿头部枕于护士肘窝处,右手握住婴儿左腿靠近腹股沟处使其臀部位于手掌上,右前臂轻托双腿放入盆内,用浸有浴液的小毛巾擦拭婴儿颈下、腋下、上肢、胸腹部、会阴、下肢及手、脚 6. 将婴儿翻身,右手从婴儿前方握住婴儿左肩及腋窝处,使其头颈俯卧于护士右前臂上,左手清洗后颈、背及臀部 7. 洗净后用大毛巾擦干,涂爽身粉,换好干净衣服,系好尿布,必要时修剪指甲。梳理头发,检查口腔、脐部等,必要时涂药 8. 整理床单位,拉好病床护栏,清理用物	7. 如为女婴,轻轻分开阴唇,先后用清水自上而下擦洗;如为男婴,洗净包皮垢 8. 对患儿头顶部的皮脂结痂不可用力清洗,可用液体石蜡浸润,待次日轻轻梳去结痂后再予洗净

【方法与过程】

1. 医院儿科病区

(1) 由带教老师集中讲解和演示婴儿盆浴的操作方法,说明注意事项。

(2) 护生以小组为单位,选一名学生代表进行婴儿盆浴操作,其他学生观摩,并对操作步骤进行评议。

2. 护理实训室

(1) 由老师集中讲解和演示婴儿盆浴的操作方法,说明注意事项。

(2) 护生以小组为单位,选一名学生代表进行婴儿盆浴操作,其他学生观摩,并对操作步骤进行评议。

3. 多媒体演示 可为学生提供多媒体演示“儿科护理技术操作——婴儿盆浴法”。

【小结】

(1) 带教老师对本次实践课进行总结。

(2) 布置作业

① 叙述婴儿盆浴时清洗身体的顺序。

② 写出本项操作流程和本次实践体会。

婴儿盆浴法部分示范动作见图 5-9。

二、婴儿抚触

【目的】

促进婴儿与父母的情感交流,促进神经系统的发育,提高免疫力,加快食物的消化和吸收,减少婴儿哭闹,增加睡眠。

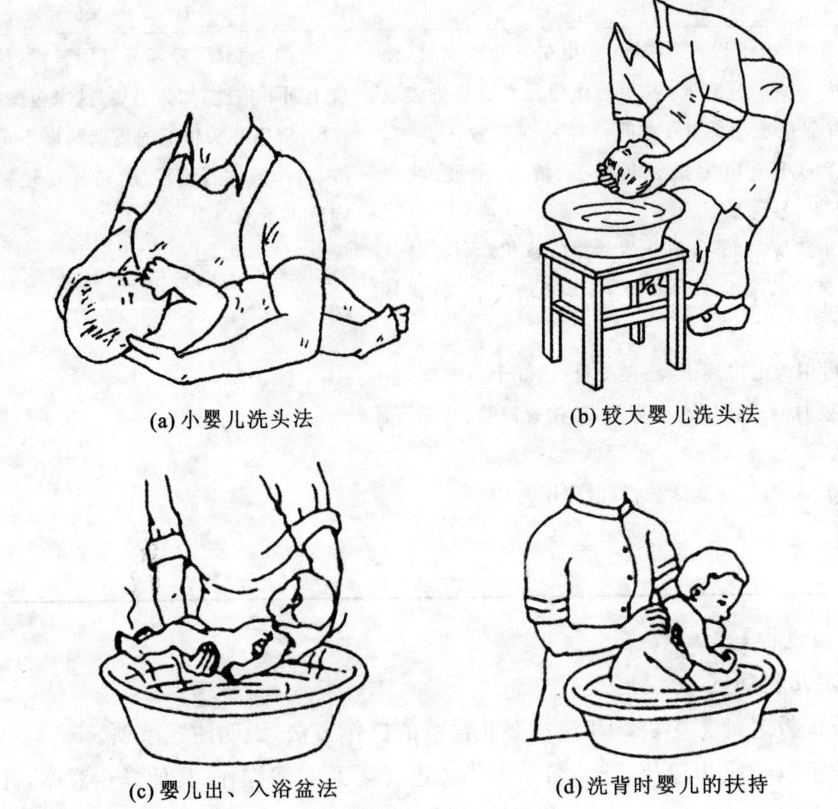
(a) 小婴儿洗头法
(b) 较大婴儿洗头法
(c) 婴儿出、入浴盆法
(d) 洗背时婴儿的扶持

图 5-9 婴儿盆浴法

知识链接

婴儿早期抚触

早期抚触就是在婴儿脑发育的关键期给脑细胞和神经系统以适宜的刺激,促进婴儿神经系统发育,从而促进生长及智力发育。对孩子轻柔的爱抚,不仅仅是皮肤间的接触,更是一种爱的传递。

【准备】

1. 环境准备 选择温暖、安静的房间,保持环境温度 25 ℃,可以播放一些柔和的音乐。

2. 用物准备 毛毯、婴儿润肤油、衣物、尿布。

3. 操作者准备 衣帽整洁,洗手,修剪指甲;评估婴儿身体状况及合作程度。

【操作步骤】

婴儿抚触步骤及注意事项见表 5-4。

表 5-4 婴儿抚触步骤及注意事项

操作步骤	注意事项
1. 操作者常选用站姿,保持双肩放松,背部挺直 2. 倒少量婴儿润肤油于掌内,揉搓双手,手温暖后进行抚触 3. 进行抚触动作,动作开始要轻柔,慢慢增加力度,每个动作重复4～6次 (1) 头部 双手张开,拇指和手掌分开,拇指向下,其他四指放在头的后面。两拇指指腹从眉间滑向两侧至发际;两拇指从下颌中央向面部两侧以上滑动,呈"微笑"状;一手轻托婴儿头部,另一手指腹从婴儿一侧前额发际抚向脑后,避开囟门。中指停在耳后乳突处,轻轻按压;换手,同法抚触另一侧 (2) 胸部 双手分别从胸部的外下侧向对侧的外上方交叉推进,滑至肩部,在胸部形成交叉 (3) 腹部 双手分别按顺时针方向按摩婴儿腹部,避开脐部和膀胱 (4) 四肢 双手呈半圆形交替握住婴儿的上臂向腕部滑行,在滑行过程中,从近端向远端分段挤捏上肢;用拇指从手掌心按摩到手指,并从手指两侧轻轻提拉每个手指;同法依次抚触婴儿的对侧上肢和双下肢 (5) 背部 婴儿呈俯卧位,以脊柱为中线,双手掌分别于脊柱两侧由中央向两侧滑行,从背部上端开始逐渐下移到臀部,最后由头顶沿脊椎抚触至臀部 4. 包好尿布、穿衣 5. 清理用物,洗手	1. 注意保暖,以防受凉 2. 不要让婴儿的眼睛接触润肤油,在抚触后抱婴儿时防止因婴儿润肤油作用而使婴儿滑脱 3. 根据婴儿状态选择抚触时间,不宜在刚喂乳后或婴儿饥饿的情况下进行抚触,最好在沐浴后进行,时间10～15 min 4. 确保抚触时不受干扰,可播放一些柔和的音乐,帮助彼此放松 5. 注意用力适当,避免过轻过重 6. 在抚触过程中,注意与婴儿进行语言和目光交流 7. 抚触过程中应注意观察婴儿的反应,若出现哭闹、肌张力增高、兴奋性增加、肤色改变等,应暂停抚触,反应持续1 min以上应停止抚触 8. 婴儿有发热时,在未明确原因之前暂不进行抚触

【方法与过程】

1. 医院儿科病区

(1) 由带教老师集中讲解和演示婴儿抚触的操作方法,说明注意事项。

(2) 护生以小组为单位,选一名学生代表进行婴儿抚触,其他学生观摩,并对操作步骤进行评议。

2. 护理实训室

(1) 若无条件去医院,可为学生提供多媒体演示"儿科护理技术操作——婴儿抚触法"。

(2) 若实验室有操作设备,可分组进行操作训练。

【小结】

(1) 带教老师对本次实践课进行总结。

(2) 布置作业

① 按顺序描述婴儿各部位抚触的方法。

② 写出本项操作流程和本次实践体会。

三、蓝光箱操作法

【目的】

治疗新生儿高胆红素血症,降低血清胆红素浓度。

知识链接

蓝光照射原理

光照疗法是一种通过蓝光照射治疗新生儿高胆红素血症的辅助疗法。主要作用是使未结合胆红素转变为水溶性异构体,从而易于从胆汁和尿液中排出体外,从而降低血胆红素水平。波长425～475 nm的蓝光和波长510～530 nm的绿光效果较好,日光灯或太阳光也有一定疗效。

【准备】

1. 用物准备 患儿护眼罩(用墨纸或胶片剪成眼镜状)、长条尿布、尿布带、胶布、工作人员用的墨镜等。

2. 蓝光箱准备 清洁光疗箱,特别注意清除灯管及反射板的灰尘;箱内湿化器水箱内加水至2/3满;接通电源,检查灯管亮度,并使箱温升至患儿适中温度(30～32 ℃),相对湿度达55 %～65%。光疗箱放置在干净、温、湿度变化较小、无阳光直射的场所。

3. 患儿准备 入箱前清洁患儿皮肤,禁忌在皮肤上涂粉和油类;剪短指甲;双眼佩戴遮光眼罩,避免光线损伤视网膜;脱去患儿衣裤,全身裸露,只用长条尿布遮盖会阴部,男婴应注意保护阴囊。测量患儿体温、体重,取血检测血清胆红素浓度。

4. 多媒体准备 多媒体演示光盘或录像带,调试好播放设备。

5. 护士准备 了解患儿病情资料(诊断、日龄、体重、黄疸的范围和程度、胆红素检查结果、生命体征、精神反应等)。操作前戴墨镜、洗手。

【操作步骤】

蓝光箱操作步骤及注意事项见表5-5。

表5-5 蓝光箱操作步骤及注意事项

操作步骤	注意事项
1. 入箱操作 将患儿全身裸露,男婴注意保护阴囊,用尿布遮盖会阴部,佩戴护眼罩,抱入已预热好的光疗箱中,记录入箱时间 2. 光疗 使患儿皮肤均匀受光,尽量广泛照射身体;单面光疗箱一般每2 h更换体位1次,仰卧、侧卧、俯卧交替照射;俯卧时应有专人巡视,以免口鼻受压而影响呼吸;每2～4 h测体温1次或根据病情、体温情况随时测量,使体温保持在36～37 ℃。根据体温调节箱温,如体温超过38.5 ℃或低于35 ℃,要暂停光疗	1. 保持灯管及反射板清洁,并及时更换灯管。每天清洁灯管及反射板,灯管使用300 h后其能量输出减弱20%,900 h后减弱30%,因此,灯管使用1000 h必须更换 2. 光照12～24 h才能使血清胆红素下降,光疗总时间遵医嘱执行。血清胆红素<171 mmol/L(10 mg/dL)时可停止光疗 3. 光疗时可出现发热、轻度腹泻、一过性皮疹等副作用,但一般不严重,可继续光疗

续表

操作步骤	注意事项
3. 出箱准备　出箱前先将衣物预热，再给患儿穿好，关闭箱体电源开关，除去护眼罩，抱回病床，并做好各项记录，如出箱时间、生命体征等 4. 整理用物　光疗结束后切断电源，倒尽温化器水箱中的水，做好整机清洁、消毒，有机玻璃制品用 0.1% 苯扎溴铵擦洗消毒	4. 光疗时按医嘱静脉补液，按需喂乳，保证水分及营养供给。记录出入量 5. 病情观察：光疗中注意观察患儿的生命体征及精神反应；注意黄疸的部位、程度及其变化，大小便颜色与性状；皮肤有无发红、干燥、皮疹，有无呼吸暂停、烦躁、嗜睡、发热、腹胀、呕吐、惊厥等；监测血清胆红素变化，以判断疗效。若有异常反应及时报告医生，及时处理 6. 光疗超过 24 h 会使体内核黄素缺乏，应注意补充核黄素

【方法与过程】

1. 医院儿科病区

(1) 由带教老师集中讲解和演示光照疗法的操作方法，说明注意事项。

(2) 护生以小组为单位，选一名学生代表进行蓝光箱操作，其他学生观摩，并对操作步骤进行评议。

2. 护理实训室

(1) 若无条件去医院，可为学生提供多媒体演示“儿科护理技术操作——光照疗法”。

(2) 若有光照设备，可在护理实验室分组进行蓝光箱操作。

【小结】

(1) 带教老师对本次实践课进行总结。

(2) 布置作业

① 光疗过程中易出现哪些副作用？

② 写出本项操作流程和本次实践体会。

婴儿蓝光治疗箱见图 5-10。

四、暖箱使用法

【目的】

创造一个温度和湿度均适宜的环境，使患儿体温保持稳定，以提高未成熟儿的成活率，避免低温造成缺氧、低血糖、硬肿、生长迟缓等一系列不良后果。

知识链接

入箱条件

出生体重低于 1800 g；异常新生儿如新生儿硬肿症、体温不升者。

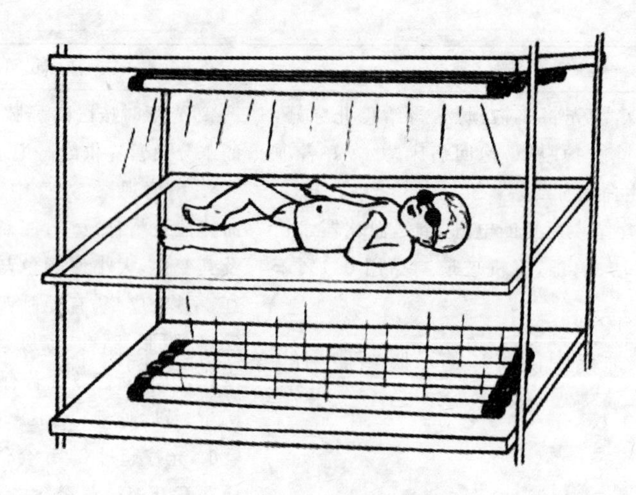

图 5-10　婴儿蓝光治疗箱

【准备】

1. 环境准备　调节室温高于 23 ℃,以减少辐射散热的损失。

2. 暖箱准备　使用前作好清洁消毒工作,检查其性能是否完好,确保安全。将 50 ℃蒸馏水加入暖箱湿化器水槽中至水位线。接通电源,打开电源开关将预热温度调至 28～32 ℃,预热 2 h 左右。暖箱避免放置在阳光直射、有对流风或取暖设备附近,以免影响箱内温度控制。

3. 患儿准备　穿单衣,裹尿布。

4. 护士准备　了解患儿病情资料(孕周、出生体重、日龄、生命体征、有无并发症等),评估保暖过程中常见的护理问题。操作前洗手。

【操作步骤】

暖箱操作步骤及注意事项见表 5-6。

表 5-6　暖箱操作步骤及注意事项

操作步骤	注意事项
1. 根据患儿体重及出生日龄调节暖箱的温、湿度	1. 掌握暖箱性能,严格执行操作规程,定期检查有无故障,保证绝对安全
2. 患儿穿单衣,换清洁尿布,测量体温后放入暖箱内	2. 一切护理操作尽量在箱内进行,动作要轻柔、熟练、准确,尽量少开箱门,以免影响箱内温度
3. 定时测量体温,根据体温调节箱温,并做好记录。在体温升至正常前每小时监测 1 次,体温正常后每 4 h 监测 1 次,保持体温在 36～37 ℃之间,并维持相对湿度	3. 保持箱内温度稳定,严禁骤然提高箱内温度,以免患儿体温上升造成不良后果
4. 出暖箱条件	4. 工作人员入箱操作、检查、接触患儿前,必须洗手,防止交叉感染
(1) 患儿体重达 2000 g 或以上,体温正常	5. 保持暖箱清洁:
(2) 室温维持在 24～26 ℃,患儿穿单衣在不加热的暖箱内,能保持正常体温	①使用期间每天用消毒液及清水擦拭暖箱内、外,每周更换 1 次暖箱,以便清洁、消毒;定期细菌培养。

续表

操作步骤	注意事项
（3）患儿在暖箱内生活了 1 个月以上，体重虽未达 2000 g，但一般情况良好	②每天更换湿化器水箱用水 1 次；每月清洗 1 次机箱下面的空气净化垫。 ③患儿出箱后，暖箱应进行终末清洁消毒

【方法与过程】

1. 医院儿科病区

（1）由带教老师集中讲解和演示暖箱使用的操作方法，说明注意事项。

（2）护生以小组为单位，选一名学生代表进行暖箱操作，其他学生观摩，并对操作步骤进行评议。

2. 护理实训室

（1）若无条件去医院，可为学生提供多媒体演示“儿科护理技术操作——暖箱使用法”。

（2）若实验室有暖箱设备，可分组进行暖箱操作。

【小结】

（1）带教老师对本次实践课进行总结。

（2）布置作业

① 叙述暖箱的适应证和患儿出暖箱条件。

② 写出本项操作流程和本次实践体会。

婴儿暖箱见图 5-11。

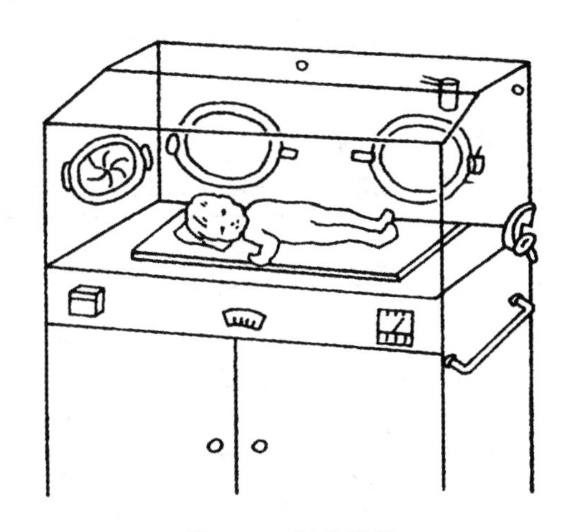

图 5-11 婴儿暖箱

五、小儿头皮静脉输液法

【目的】

（1）纠正、维持体内水、电解质和酸碱平衡。

（2）输入液体和药物，达到治疗疾病、排毒、控制感染的目的。

(3)补充营养,维持热量。

(4)纠正血容量不足,维持循环血量。

知识链接

小儿头皮静脉与动脉的区别

从外观看静脉隐约可见,动脉饱满。用手指触摸动脉有搏动,针头如刺入动脉中,回血迅速,血色鲜红,推药后局部出现苍白区。而刺中静脉则回血缓慢,血色暗红,推药后局部无苍白区。此外,简便鉴别方法为注射前用食指或中指触摸血管无搏动即为静脉血管。

【准备】

1. 环境准备 清洁、宽敞。操作前半小时停止扫地、更换床单。

2. 物品准备

治疗台:一次性输液器、液体、药物、无菌持物镊、砂轮、启瓶器、网套。

治疗盘:皮肤消毒剂、输液卡、止血带、棉签、胶布或无菌敷贴、硅胶管头皮针、持针器、治疗巾、夹板、绷带或约束带、弯盘。

其他物品:备皮刀、滑石粉(或肥皂)、纱布、输液架(有天轨输液架则不备)、便盆。

3. 患儿准备 剃去局部毛发(如所选静脉在发际内,顺头发方向剃净局部头发),用肥皂水和清水洗净,纱布擦干。为小婴儿更换尿布,协助幼儿排尿。

4. 护士准备 评估患儿病情、年龄、意识状态、对输液的认识程度、心理状态,穿刺部位的皮肤及血管状况;根据患儿的年龄做好解释工作;洗手、戴口罩。

【操作步骤】

小儿头皮静脉输液操作步骤及注意事项见表5-7。

表5-7 小儿头皮静脉输液操作步骤及注意事项

操作步骤	注意事项
1. 备齐用物带至床旁,进行查对(输液准备与成人周围静脉输液法相同) 2. 患儿仰卧或侧卧,头垫小枕,助手站于患儿足端,固定其肢体、头部。必要时采用全身约束法 3. 穿刺者立于患儿头端,消毒皮肤,排净气体,一手绷紧皮肤,另一手持针,在距静脉最清晰点向后移0.3 cm处将针头沿静脉向心方向平行进针,然后沿静脉走向徐徐刺入,见回血后推液少许,如无异常,开放调节器,用胶布固定 4. 将输液器管道弯成弧形,用一长胶布固定于患儿肢体适当位置,根据患儿病情、年龄、药物性质调节输液速度。查对,填写并挂好输液卡,必要时约束患儿双上肢	1. 合理配药,注意配伍禁忌 2. 严格执行查对制度、无菌技术操作 3. 观察病情变化和用药反应,发现异常及时报告 4. 血管细小、不充盈而无回血者,可用注射器轻轻抽吸以便迅速回血,或试推入极少量液体,如畅通无阻,皮肤无隆起及变色现象,滴入顺利,证实穿刺成功 5. 如刺入动脉血管,回血鲜红,或推进液体后皮肤发白,应立即拔出,重新选择血管穿刺

续表

操 作 步 骤	注 意 事 项
5. 整理用物，洗手 6. 定时巡视，观察输液情况和病情变化 7. 输液完毕，轻轻取下胶布，关闭调节器，将针头拔出，用无菌棉球按压至不出血	6. 加强巡视，观察输液速度是否合适，局部有无肿胀，针头有无移位、脱出，瓶内溶液是否滴完，各连接处有无漏液等，以及有无输液反应发生等

【方法与过程】

1. 医院儿科病区

(1) 由带教老师集中讲解和演示小儿头皮静脉输液的操作方法，说明注意事项。

(2) 护生以小组为单位，选一名学生代表进行小儿头皮静脉输液操作，其他学生观摩，并对操作步骤进行评议。

2. 护理实训室

(1) 若无条件去医院，可为学生提供多媒体演示“儿科护理技术操作——小儿头皮静脉输液法”。

(2) 若实验室有输液设备，可分组进行操作。

【小结】

(1) 带教老师对本次实践课进行总结。

(2) 布置作业。

① 小儿头皮静脉输液时常选用的头皮静脉有哪些?

② 写出本项操作流程和本次实践体会。

头皮浅静脉示意图见图 5-12。

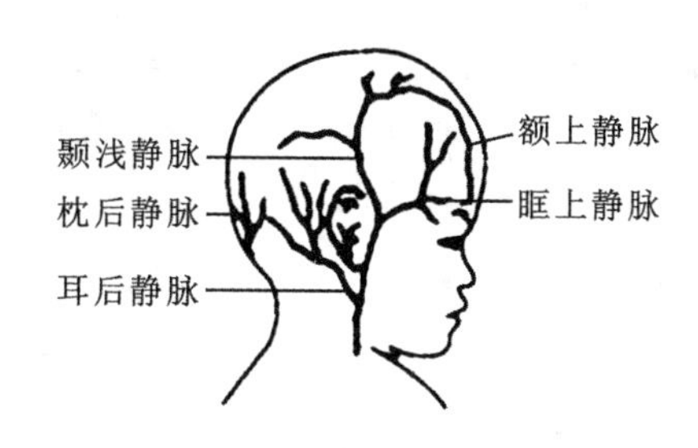

图 5-12 头皮浅静脉示意图

六、约束法

【目的】

防止患儿肢体随意活动，影响治疗护理操作；保护躁动不安的患儿，避免发生意外。

【准备】

全身约束法：大毛巾或大单。

手足约束法：手足约束带。

肘关节约束法：肘关节约束带或纱布绷带、棉垫，压舌板 4～5 根(大、小)。

知识链接

约束法在静脉输液中的应用

静脉输液为疼痛性治疗操作，会使小儿产生恐惧和不安心理，表现在外在行为上就会出现反抗、哭闹、不合作，从而加大穿刺的难度。既要确保护理操作的顺利进行，又要确保患儿安全、防止发生意外事故，所以在临床护理中需要用到约束法。

【操作步骤】

约束法操作步骤及注意事项见表5-8。

表5-8　约束法操作步骤及注意事项

操作步骤	注意事项
全身约束法： 1. 将大单对折成为患儿肩部至踝部长度，将患儿放于其中 2. 以靠近护士近侧的大单紧紧包裹同侧患儿的手足至患儿对侧腋窝处掖于患儿身下 3. 将大单的另一侧包裹患儿手足和身体后，紧掖于靠护士近侧患儿身下。如果患儿过分活动，可用宽带子系住 手足约束法： 1. 置患儿手或足于约束带甲端中间，将乙、丙两端绕手腕或踝部对折后系好，松紧度以手或足不易脱出且不影响血液循环为宜 2. 将丁端系于床缘上 肘关节约束法： 1. 根据需要选择适宜的压舌板，将其放置在肘关节约束带的间隔处，带子的顶端覆盖于装压舌板的开口处 2. 脱去外衣，将内衣袖整理平整，将约束带开口端向手部平放在肘关节处，包裹手臂，系好带子	1. 约束时，应向家长解释约束的目的 2. 选择合适的约束带，松紧适宜，达到固定目的 3. 保持患儿局部舒适，定时给予短时的姿势改变，减少疲劳 4. 约束期间，随时注意观察约束部位皮肤颜色、温度，掌握血液循环情况。每 2 h 解开、放松约束带一次，若发生肢体苍白、麻木、冰凉时，应立即放松约束带，并协助患儿翻身，必要时进行局部按摩，以促进血液循环 5. 局部约束时，注意内衬棉垫，肘关节约束带装压舌板的一面不能贴近皮肤，防止损伤患儿皮肤。

【方法与过程】

1. 医院儿科病区

(1) 由带教老师集中讲解和演示各种约束法的操作方法，说明注意事项。

(2) 护生以小组为单位，选一名学生代表进行约束法操作，其他学生观摩，并对操作步骤进行评议。

2. 护理实训室

(1) 若无条件去医院，可为学生提供多媒体演示“儿科护理技术操作——约束法”。

(2) 若实验室有操作设备，可分组进行操作。

【小结】

(1) 带教老师对本次实践课进行总结。

(2) 布置作业。

① 不同约束法主要适用于哪些疾病？

② 写出本项操作流程和本次实践体会。

约束带见图5-13，全身约束法见图5-14。

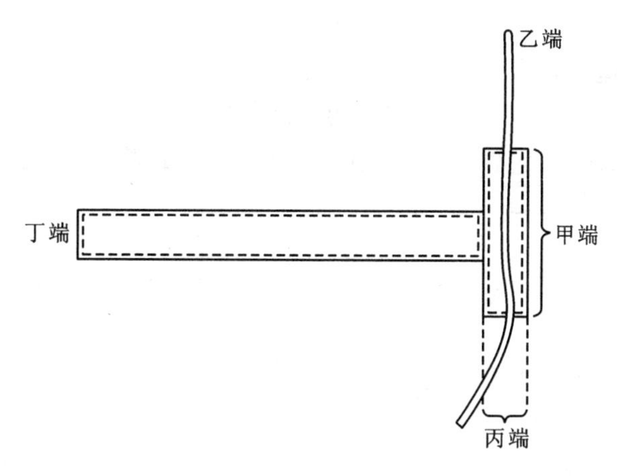

图 5-13 约束带

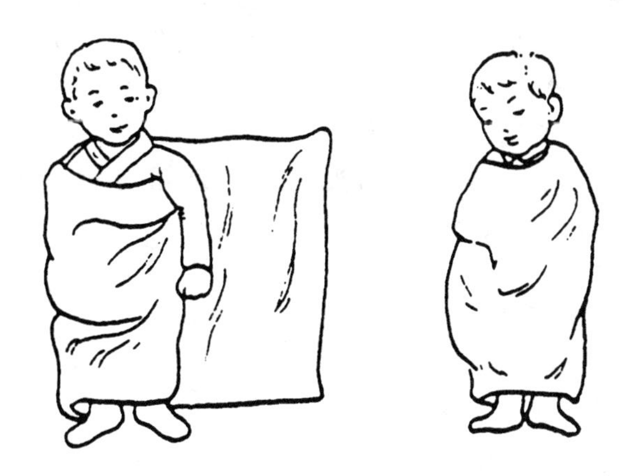

图 5-14 全身约束法

（朱青芝）

目标检测

一、选择题

1. 儿科门诊设置预诊室，预诊的主要目的是（　　）。

A. 测量体温，为就诊做准备

B. 及时检出传染病患儿，避免和减少交叉感染

C. 遇危重患儿，可及时护送至急诊室抢救

D. 对需住院者，可由值班人员及时护送入院

E. 给患儿及家属进行咨询服务

2. 下列哪项不属于儿科抢救室需配备的设备？（　　）

A. 心电监护仪　　B. 人工呼吸机　　C. 供氧设备

D. 玩具柜　E. 喉镜

3. 蓝光疗法的适应证为(　　)。

A. 新生儿硬肿症　B. 新生儿破伤风　C. 新生儿颅内出血

D. 新生儿败血症　E. 新生儿高胆红素血症

4. 使用约束法的目的是(　　)。

A. 促进血液循环　B. 确保患儿的安全,防意外事故发生

C. 提高血氧浓度　D. 保持患儿体温稳定

E. 以上都是

5. 蓝光照射时哪项护理不正确?(　　)

A. 保证液体补给,不能经口喂养者保证静脉输液

B. 若单面光照,不要勤翻身　C. 患儿需戴护眼罩

D. 患儿需系好尿布,脱光衣服　E. 要正确记录蓝光灯管使用时间

6. 对新生儿进行护理评估,采集健康史时,应着重收集(　　)。

A. 生长发育史　B. 喂养史　C. 分娩史　D. 预防接种史　E. 既往史

7. 与6个月以内患儿沟通的主要方法是(　　)。

A. 书面语言　B. 躯体语言　C. 口头语言　D. 游戏　E. 绘画

8. 在使用暖箱时,以下哪项护理方法不正确?(　　)

A. 暖箱不能放在有冷风直吹的地方

B. 体重低于2500 g及低体温的患儿可使用暖箱

C. 应每日更换暖箱水箱内的水

D. 暖箱应放在阳光下,以保证箱内温度

E. 患儿出暖箱后,应对暖箱进行终末清洁消毒

9. 婴幼儿镇静、止痉一般禁用(　　)。

A. 苯巴比妥　B. 水合氯醛　C. 氯丙嗪　D. 异丙嗪　E. 吗啡

10. 禁用激素的疾病是(　　)。

A. 急性严重感染　B. 过敏性疾病　C. 白血病

D. 水痘　E. 自身免疫性疾病

二、简答题

1. 简述使用暖箱时的注意事项。
2. 如何区别头皮动静脉?
3. 儿科门诊、急诊、病房的设置有别于其他科室的要点是什么?
4. 儿科病房管理中不容忽视的重要内容是什么?
5. 小儿健康史采集应注意收集哪些方面的资料?

第六章
新生儿与新生儿疾病患儿的护理

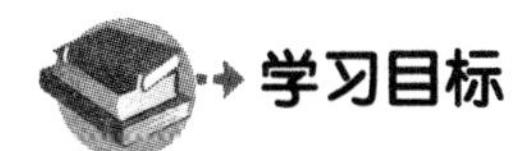

学习目标

1. **掌握** 新生儿与早产儿的概念、新生儿与早产儿的特点及护理要点；新生儿常见疾病的概念、护理评估要点、护理措施。

2. **熟悉** 新生儿分类；新生儿的检查方法；新生儿疾病的治疗和用药。

3. **了解** 新生儿疾病的发病机制。

4. **学会** 新生儿与早产儿状况的判断；新生儿疾病发生、发展与转归情况的观察与判断；对各新生儿疾病采取正确的护理措施；仪器的维护和使用。

第一节　新生儿分类

新生儿(neonate,newborn)指从脐带结扎到生后满 28 d 内的婴儿。新生儿是胎儿的继续，与产科密切相关，因此，它又是围生医学(perinatology)的一部分。围生期(perinatal period)是指产前、产时和产后的一个特定时期。我国将围生期定义为自妊娠 28 周(此时胎儿体重约 1000 g)至生后 7 d。围生期的婴儿称为围生儿，由于经历了宫内迅速生长、发育，以及从宫内向宫外环境转换阶段，因此，其死亡率和发病率均居于人的一生之首，尤其是生后 24 h 内。国际上常以新生儿死亡率和围生期死亡率作为衡量一个国家卫生保健水平的标准。

根据胎龄、出生体重、出生体重和胎龄的关系及出生后周龄等可进行如下分类。

一、根据胎龄分类

胎龄(gestational age,GA)是从母亲最后 1 次正常月经第 1 天起至分娩时为止，通常以周表示。

1. 足月儿(full-term infant) 37周≤GA<42周(260～293 d)的新生儿。

2. 早产儿(preterm infant) 28周≤GA<37周(196～259 d)的活产婴儿。

3. 过期产儿(post-term infant) GA≥42周(≥294 d)的新生儿。

二、根据出生体重分类

出生体重(birthweight,BW)指出生1 h内的体重。

1. 低出生体重(low birth weight,LBW)儿 BW<2500 g。其中BW<1500 g称为极低出生体重(very low birth weight,VLBW)儿,BW<1000 g称为超低出生体重(extremely low birth weight,ELBW)儿。LBW儿中大多是早产儿,也有小于胎龄儿的。

2. 正常出生体重(normal birth weight,NBW)儿 2500 g≤BW≤4000 g。

3. 巨大(macrosomia)儿 BW>4000 g。

三、根据出生体重和胎龄的关系分类

1. 小于胎龄(small for gestational age,SGA)儿 BW在同胎龄儿平均体重的第10百分位以下的新生儿。

2. 适于胎龄(appropriate for gestational age,AGA)儿 BW在同胎龄儿平均体重的第10至90百分位之间的新生儿。

3. 大于胎龄(large for gestational age,LGA)儿 BW在同胎龄儿平均体重的第90百分位以上的新生儿。

四、根据出生后周龄分类

1. 早期新生儿(early newborn) 生后1周以内的新生儿,也属于围生儿。其发病率和死亡率在整个新生儿期最高,需要加强监护和护理。

2. 晚期新生儿(late newborn) 出生后第2周至第4周末的新生儿。

五、高危儿

高危儿(high risk infant)指已发生或可能发生危重疾病而需要特别监护的新生儿。常见于以下情况。

1. 母亲疾病史 母亲有糖尿病、感染、慢性心肺疾病、吸烟、吸毒或酗酒史;母亲为Rh阴性血型;母亲过去有死胎、死产或性传播病史等。

2. 母孕史 母亲年龄>40岁或<16岁,孕期有阴道流血、妊娠高血压、先兆子痫、子痫、羊膜早破、胎盘早剥、前置胎盘等。

3. 分娩史 难产、手术产、急产、产程延长、分娩过程中使用镇静和止痛药物史等。

4. 新生儿 窒息、多胎儿、早产儿、小于胎龄儿、巨大儿、宫内感染和先天畸形等。

第二节　正常足月儿和早产儿的特点与护理

案例引导

一新生儿，女，胎龄满36周，出生1 d。体重2.4 kg，身长47 cm，皮肤红嫩，耳壳软，足底有1/3足纹。问题：

1. 正常足月儿和早产儿的外观和生理特点有哪些？
2. 新生儿有哪些特殊生理状态？
3. 正常足月儿和早产儿的护理措施有哪些？

正常足月儿(normal full-term infant)是指胎龄≥37周和<42周，出生体重≥2500 g并≤4000 g，身长在47 cm以上，无畸形或疾病的活产婴儿。早产儿又称未成熟儿(preterm infant; premature infant)，指胎龄≥28周至<37周，出生体重低于2500 g，身长不到47 cm的活产新生儿。

我国早产儿的发生率为5%～10%。其死亡率为12.7%～20.8%，且胎龄愈小，体重愈轻，死亡率愈高，尤其是1000 g以下的早产儿。因此，预防早产对于降低新生儿死亡率，减少儿童的伤残率均具有重要意义。母孕期感染、吸烟、酗酒、吸毒、外伤、生殖器畸形、过度劳累及多胎等是引起早产的原因。另外，种族和遗传因素与早产也有一定的关系。

一、正常足月儿和早产儿的特点

(一) 正常足月儿与早产儿的外观特点

正常足月儿与早产儿的外观特点如表6-1所示。

表6-1　正常足月儿与早产儿的外观特点

	足　月　儿	早　产　儿
皮肤	红润、皮下脂肪丰满和毳毛少	绛红、水肿和毳毛多
头部	头大(占全身比例1/4)，头发分条清楚	头更大(占全身比例1/3)头发细而乱
耳壳	软骨发育好，耳舟成形、直挺	软，缺乏软骨，耳舟不清楚
指、趾甲	达到或超过指、趾端	未达到指、趾端
跖纹	足纹遍及整个足底	足底纹理少
乳腺	结节4 mm，平均7 mm	无结节或结节<4 mm
外生殖器	男婴睾丸已降至阴囊	男婴睾丸未降或未全降
	女婴大阴唇遮盖小阴唇	女婴大阴唇不能遮盖小阴唇

(二) 正常足月儿与早产儿的生理特点

1. 呼吸系统　胎儿在母体宫内通过胎盘得到氧气和排出二氧化碳，不需要肺的呼吸。胎儿肺内充满液体，分娩时肺液分泌减少，出生时经产道挤压，约1/3肺液由口鼻排出，其余在建立呼吸后由肺间质内毛细血管和淋巴管吸收,如吸收延迟,则出现湿肺症状。分娩后新生儿在第一次吸气后紧接着啼哭,肺泡张开,开始呼吸。新生儿呼吸频率较快,为40~45次/分。肋间肌弱,胸廓运动较浅,呼吸主要靠膈肌的升降,呈腹式呼吸。新生儿呼吸道管腔狭窄,黏膜柔嫩,血管丰富,纤毛运动差,易致气道阻塞、感染、呼吸困难及拒乳。

早产儿呼吸中枢及呼吸器官发育不成熟;肺泡数量少,气体交换率低;呼吸肌发育不全,咳嗽反射弱。因此,早产儿呼吸浅快不规则,易出现周期性呼吸、呼吸暂停或青紫。呼吸暂停是指呼吸停止时间大于20 s,同时心率小于100次/分,伴有发绀、四肢肌张力下降等。早产儿因肺泡表面活性物质缺乏,易发生呼吸窘迫综合征。

2. 循环系统 出生后血液循环动力学发生重大变化:胎盘-脐血循环终止;肺循环阻力下降,肺血流增加;回流至左心房血量明显增多,体循环压力上升;卵圆孔、动脉导管功能上关闭。严重肺炎、酸中毒、低氧血症时,肺血管压力升高,当压力等于或超过体循环时,可致卵圆孔、动脉导管重新开放,出现右向左分流(称为持续胎儿循环或持续肺动脉高压)。临床上早产儿易出现严重发绀,低氧血症,且吸入高浓度氧也不能减轻发绀。新生儿心率波动范围较大,平均为120~140次/分;血压平均为70/50 mmHg(9.3/6.7 kPa)。早产儿心率偏快,血压较低,部分可伴有动脉导管开放。

3. 消化系统 足月儿出生时吞咽功能已经完善,但胃呈水平位,食管下部括约肌松弛,幽门括约肌较发达,易溢乳甚至呕吐。消化道面积相对较大,管壁薄、通透性高,有利于大量的流质及乳汁中营养物质的吸收,但肠腔内毒素和消化不全产物也容易进入血液循环,引起中毒症状。除淀粉酶外,消化道已能分泌充足的消化酶,因此不宜过早喂淀粉类食物。胎粪由胎儿肠道分泌物、胆汁及咽下的羊水等组成,呈糊状,为墨绿色。足月儿在生后12 h内开始排胎粪,在2~3 d排完。若生后24 h仍不排胎粪,应排除肛门闭锁或其他消化道畸形。肝内葡萄糖醛酰基转移酶的量及活力不足,是出现生理性黄疸的主要原因。

早产儿吸吮力差,吞咽反射弱,胃容量小,常出现哺乳困难,或乳汁吸入引起吸入性肺炎。各种消化酶分泌不足,尤其是胆酸分泌少,脂肪的消化吸收较差。缺氧、缺血或喂养不当等可引起坏死性小肠结肠炎。由于胎粪形成较少及肠蠕动差,胎粪排出常延迟。肝功能更不成熟,生理性黄疸程度较足月儿更重,持续时间更长,且易发生核黄疸。肝脏合成蛋白能力差,糖原储备少,易发生低蛋白血症、水肿和低血糖。

4. 泌尿系统 足月儿出生时肾结构发育已完成,但功能仍不成熟。肾稀释功能虽与成人相似,但其肾小球滤过率低,浓缩功能差,故不能迅速有效地处理过多的水和溶质,易发生水肿或脱水。新生儿一般在生后24 h内开始排尿,少数在48 h内排尿,一周内每日排尿可达20次。

早产儿肾浓缩功能更差,易出现低钠血症。葡萄糖阈值低,易发生糖尿。由于普通牛乳中蛋白质含量和酪蛋白比例均高,喂养时可使内源性氢离子增加,超过肾小管排泄能力,引起晚期代谢性酸中毒。因此,人工喂养的早产儿应采用早产儿配方奶粉。

5. 血液系统 足月儿出生时血液中红细胞数和血红蛋白较高,以后逐渐下降。血红蛋白中胎儿血红蛋白占70%~80%,后渐被成人血红蛋白替代。出生时白细胞数较高,第3天开始下降。血小板数与成人相似。

早产儿白细胞和血小板稍低于足月儿。由于红细胞生成素水平低、先天性铁储存不足、血容量增加等导致早产儿“生理性贫血”出现早。早产儿维生素 K 储存不足，致凝血因子缺乏，易引起出血，特别是肺出血和颅内出血。

6. 神经系统 新生儿脑相对大，但脑沟、脑回仍未完全形成。脊髓相对较长，其末端约在三四腰椎水平。足月儿大脑皮层兴奋性低，睡眠时间长，觉醒时间一昼夜仅为 2～3 h，常出现不自主和不协调动作。

新生儿出生时已具备多种暂时性原始反射。

(1) 觅食反射(rooting reflex)：用左手托婴儿呈半卧位，右手食指触其一侧面颊，婴儿反射性地转头向该侧。

(2) 吸吮反射(sucking reflex)：将乳头或奶嘴放入婴儿口内，会出现有力的吸吮动作。

(3) 握持反射(grasp reflex)：将物品或手指置入婴儿手心中，立即将其握紧。

(4) 拥抱反射(Moro reflex)：新生儿仰卧位，拍打床面后其双手张开，上肢屈曲内收，双手握拳呈拥抱状。

正常情况下，上述反射生后数月自然消失。如新生儿期这些反射减弱或消失，或数月后仍不消失，常提示有神经系统疾病。此外，正常足月儿腹壁和提睾反射不稳定，出现克氏征(Kernig 征)、巴宾斯基征(Babinski 征)阳性属正常现象，偶可出现阵发性踝阵挛。

早产儿神经系统成熟度与胎龄有关，胎龄愈小，原始反射愈难引出或反射不完全。

7. 体温 新生儿体温调节中枢功能尚不完善，皮下脂肪薄，体表面积相对较大，容易散热，其产热主要依靠棕色脂肪的代谢。新生儿的环境温度要适宜。室温过高、进水少及散热不足，可使体温增高，发生脱水热；室温过低时则可引起低体温、低氧血症、低血糖和代谢性酸中毒或寒冷损伤。新生儿适宜中性温度，中性温度是指使机体代谢、氧及能量消耗最低并能维持体温正常的最适环境温度。新生儿中性温度与日龄和出生体重有关。

早产儿棕色脂肪含量少，产热少、散热多，低体温较多见；汗腺发育不良，在高温环境中易引起体温升高。

8. 能量及体液代谢 新生儿每日总热量需 418～502 kJ/kg。早产儿吸吮力弱，消化功能差，在生后数周内常不能达到上述需要量，因此需肠道外营养。

初生婴儿体内含水量占体重的 70%～80%，且与出生体重及日龄有关，出生体重越低、日龄越小、含水量越高，故新生儿需水量因出生体重、日龄、环境温度、湿度及临床情况而异。生后第 1 天需水量为每日 60～100 mL/kg，以后每日增加 30 mL/kg，直至每日 150～180 mL/kg。足月儿钠的需要量为 1～2 mmol/(kg · d)。初生婴儿 10 d 内一般不需补钾，以后需要量为 1～2 mmol/(kg · d)。

9. 免疫系统 新生儿非特异性免疫和特异性免疫功能均不成熟；皮肤黏膜薄嫩易损伤；脐残端未闭合，细菌易进入血液；呼吸道纤毛运动差，胃酸、胆酸少，杀菌力差；网状内皮系统和白细胞的吞噬作用较弱；血清补体水平较成人低。故新生儿易发生感染。新生儿可通过胎盘从母体获得免疫球蛋白 IgG，因此，对一些传染病如麻疹有免疫力不易感染。但免疫球蛋白 IgA 和 IgM 不能通过胎盘传给新生儿，因此，新生儿易患消化道、呼吸道感染和革兰氏阴性细菌感染。

早产儿的非特异性和特异性免疫功能发育极不完善，皮肤娇嫩，屏障功能弱；体液免疫和细胞免疫功能低下，抵抗能力极弱，极易发生感染，且病情重，预后差。

10. 常见的几种特殊生理状态

(1) 生理性体重下降　新生儿初生数日内,由于进食少、水分丢失较多、胎粪排出,导致体重下降,但一般不超过出生体重的10%,10 d左右恢复到出生时体重。

(2) 生理性黄疸　由于新生儿胆红素的代谢特点,50%~60%的足月儿和80%的早产儿可出现生理性黄疸。具体参见本章第五节。

(3) "马牙"和"螳螂嘴"　在口腔上腭中线和齿龈部位,有黄白色、米粒大小的小颗粒,是由上皮细胞堆积或黏液腺分泌物积留形成的,俗称"马牙",数周后可自然消退;两侧颊部各有一隆起的脂肪垫,俗称"螳螂嘴",利于吸吮乳汁。以上均属正常现象,不可挑破,以免发生感染。

(4) 乳腺肿大和假月经　男、女新生儿生后4~7 d可出现乳腺增大,如蚕豆或核桃大小,2~3周消退,切忌挤压,以免感染;部分女婴生后5~7 d阴道流出少许血性分泌物,持续2~3 d。上述现象均由于来自母体的雌激素中断所致。

(5) 新生儿红斑及粟粒疹　生后1~2 d,在头部、躯干及四肢常出现大小不等的多形性斑丘疹,称为新生儿红斑,1~2 d后自然消失。也可因皮脂腺堆积在鼻尖、鼻翼、颜面部形成小米粒大小黄白色皮疹,称为新生儿粟粒疹,脱皮后自然消失。

二、主要护理诊断/问题

(1) 有体温改变的危险　与体温调节中枢发育不完善有关。

(2) 不能维持自主呼吸　与早产儿呼吸中枢和肺发育不成熟有关。

(3) 有窒息的危险　与呛奶、呕吐有关。

(4) 有感染的危险　与免疫功能不足及皮肤黏膜屏障功能差有关。

(5) 营养失调:低于机体需要量　与吸吮、吞咽、消化功能差有关。

三、护理措施

新生儿自母体娩出,需适应宫外环境。新生儿,特别是生后一周内的新生儿发病率、死亡率极高。因此,除对新生儿常见的几种特殊生理状态正确认识和对待以外,新生儿照顾或护理时还要注意以下几点。

(一) 保持呼吸道通畅

新生儿娩出后、开始呼吸前,应迅速清除口、鼻腔的黏液及羊水,保持呼吸道通畅,以免引起吸入性肺炎或窒息。经常检查鼻腔是否通畅,及时清除鼻腔内的分泌物。避免物品阻挡新生儿口、鼻或压迫其胸部。保持新生儿于适宜的体位,一般取右侧卧位,如仰卧时避免颈部前屈或过度后仰;俯卧时,头偏向一侧,专人看护防止窒息。

早产儿易发生缺氧和呼吸暂停,出生后应及时清除呼吸道分泌物,随时保持呼吸道通畅。有缺氧症状者给予吸氧,一般主张间断、低流量给氧,可采用经皮测氧仪来调整吸入氧浓度,动脉血氧饱和度应控制在93%以下,不能超过95%。吸入高浓度氧或吸氧时间过长可引起早产儿视网膜病和慢性肺部疾病。出现呼吸暂停者可给予拍打足底、托背等来刺激呼吸,必要时可遵医嘱应用药物或人工呼吸机以维持呼吸。因此,早产儿室应备有输液泵、吸引器、供氧设备、新生儿复苏囊、喉镜、气管导管等,以备抢救用。

（二）维持体温稳定

新生儿出生后应立即擦干身体，用温暖的毛毯包裹，以减少辐射、对流及蒸发散热，并应采取保暖措施，使婴儿处于中性温度中，维持理想体温 35.5～36.5 ℃。此外，接触新生儿的手、仪器、物品等均应预热。新生儿室应阳光充足、空气流通，室温宜维持在 22～24 ℃，相对湿度在 55%～65%。新生儿脸上有汗、体温超过 37.5 ℃（无疾病时）且有不安、烦躁等异常，表示保暖过度，应减少衣被或松开包裹；新生儿手脚发冷、体温在 36 ℃以下时表示保暖不足，应适当增加室温，加衣被或采取其他取暖措施。

早产儿室温应保持在 24～26 ℃，相对湿度在 55%～65%。根据早产儿日龄、体重及病情，采取不同的保暖措施，并加强体温监测。一般体重小于 2000 g 者，应尽早置于事先预热到中性温度的暖箱中保暖。中性温度与胎龄、体重有密切关系（表 6-2）。若无暖箱设备，可用其他保暖方法，如远红外保暖床、热水袋等。护理过程中尽量缩短操作时间。

表 6-2 不同出生体重新生儿的中性温度

出生体重	中性温度					
/kg	37 ℃	36 ℃	35 ℃	34 ℃	33 ℃	32 ℃
<1.0	1 d 内	1 d 后	2 w 后	3 w 后	4 w 后	6 w 后
1.0～1.5	—	—	10 d 内	10 d 后	3 w 后	5 w 后
1.5～2.0	—	—	—	10 d 内	10 d 后	4 w 后
2.0～2.5	—	—	—	2 d 内	2 d 后	3 w 后
2.5 以上	—	—	—	—	2 d 内	2 d 后

（三）合理喂养

正常足月儿生后半小时左右即可让母亲抱起新生儿让其吸吮，以促进乳汁分泌，提倡按需哺乳。无法母乳喂养者先试喂 5%～10%葡萄糖水，如无消化道畸形及吸吮吞咽功能良好者可给予配方乳，每 3 h 1 次，每日 7～8 次。人工喂养者，定时测量体重，监测新生儿的营养状况。

早产儿生长发育快，所需营养物质多，而胃容量小，消化功能差，食道下端括约肌张力低，容易溢乳，需细心喂养。一般生后 2～4 h 开始哺喂，以防低血糖。开始先试喂 10%葡萄糖溶液 1～2 mL/kg，成功后再用母乳喂养，无母乳者，宜选早产儿配方乳。喂乳量及间隔时间参见表 6-3。吞咽极差者可用滴管、胃管或静脉输入营养物质。

知识链接

糖　速

糖速是单位时间内新生儿获得葡萄糖的量。一般足月儿的糖速在 6～8 mg/(min·kg)，早产儿以 4～6 mg/(min·kg)为宜。体重轻，胎龄小的新生儿，最初几天尽量不要用高糖，血糖波动太大会对大脑造成不可逆的损伤。

表6-3 早产儿喂乳量与间隔时间

出生体重/g	<1000	1000～1499	1500～1999	2000～2499
开始量/mL	1～2	3～4	5～10	10～15
每天隔次增加量/mL	1	2	5～10	10～15
哺乳间隔时间/h	1	2	2～3	3

早产儿维生素K依赖凝血因子不足，出生后应及时补充维生素K，预防发生出血症。同时，还需补充维生素A、C、D、E和铁剂等物质。

(四) 预防感染

1. 严格执行消毒隔离制度 新生儿室应阳光充足，空气新鲜，采取湿式清洁法。严格控制入室人数，尽量避免探视。接触新生儿前后应洗手，护理和操作时应严格执行无菌操作。

室内空气每天用紫外线照射消毒，物品应定期更换消毒。工作人员每季度做1次咽拭子培养，患病或带菌者暂时调离新生儿室。

2. 皮肤黏膜护理

(1) 勤洗澡，保持皮肤清洁。体温稳定后，每天沐浴1次。

(2) 勤换尿布，每次大便后用温水清洗会阴及臀部，防止尿布皮炎发生。

(3) 保持脐部清洁干燥。脐带一般在生后3～7 d脱落。脐带脱落前应注意脐部有无渗血，保持脐部不被污染。脐带脱落后应注意观察脐窝内有无分泌物及肉芽肿，有分泌物者可先用3%过氧化氢棉签擦拭，然后用0.2%～0.5%碘伏棉签擦拭，并保持干燥。如有肉芽组织，可用硝酸银烧灼局部。注意观察有无脐疝。

(4) 注意新生儿眼、耳、口、鼻的卫生，不宜擦洗口腔黏膜。

(5) 应选用吸水性强、柔软布类尿布或纸质尿布，衣服宜宽大、质软，不用纽扣。

(五) 密切观察病情

新生儿病情变化快，应密切观察体温、呼吸、脉搏等生命体征，同时还应注意哭声、精神反应、吃奶情况、反射、面色、皮肤颜色，肢体末梢温度及大小便等情况，发现异常应及时报告医生，并做好相应的护理。除做好常规记录外，还必须做到有异常变化随时记录。

四、健康教育

1. 促进母婴感情建立 提倡母婴同室，鼓励母乳喂养。鼓励父母参与新生儿护理，促进感情交流。

2. 宣传有关育儿保健知识 与家长交流时，介绍保暖、喂养、皮肤护理、转换食物引入原则及顺序等知识。

3. 预防接种 按期做好预防接种(卡介苗、乙肝疫苗等)。

4. 新生儿筛查 护理人员应了解新生儿筛查的相关知识，对疑有先天性甲状腺功能减低症、苯丙酮尿症等先天代谢缺陷者，应建议早期进行筛查。

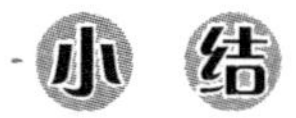

小结

新生儿是指从脐带结扎到生后满 28 d 内的婴儿。正常足月儿外观及各器官系统发育较早产儿成熟，但围生期发病率、死亡率仍较高。护理过程中注意维持新生儿呼吸、体温的稳定，合理喂养，预防感染，宣传育儿与保健知识，指导家长正确哺乳和护理。早产儿又称未成熟儿，身体发育极不完善，胎龄愈小，体重愈轻，死亡率愈高。早产儿易发生缺氧和呼吸暂停，体温也不稳定，护理时需密切观察生命体征，注意保暖，必要时置于暖箱中。喂养困难时可采用滴管、胃管或静脉输入营养。特别注意预防感染与出血。

知识链接

引起脑损伤的高危因素

引起脑损伤的高危因素主要涉及以下异常病史：早产和低出生体重儿、围生期窒息、持续低氧血症、颅内出血、持续低血糖、严重高胆红素血症等。虽然新生儿死亡率明显下降，但是脑性瘫痪的发病率却有所升高，这已成为全球现象。孕期小于 34 周的早产儿中约 18%有脑瘫后遗症；出生体重小于 1500 g 的早产儿中 5%～15%遗留严重神经系统缺陷，主要为脑瘫，25%～50%有严重认知和行为缺陷；围生期窒息儿中 10%～20%留有后遗症。

第三节 新生儿窒息与缺氧缺血性脑病患儿的护理

案例引导

患儿，男，G_1P_1，孕 37 周，因胎膜早破 5 h 胎儿“宫内窘迫”而急诊剖宫产。羊水Ⅲ度，呈豌豆汤样，婴儿不哭，喘息，全身皮肤苍白，四肢松弛。立即用吸耳球吸引口鼻后，弹足底刺激，婴儿无哭声。1 min Apgar 评分 5 分（心率 2 分，呼吸 1 分，肌张力 1 分，反应 1 分，肤色 0 分）。问题：

1. 新生儿窒息与缺氧缺血性脑病发病原因是什么？
2. 新生儿窒息的评估及复苏方法有哪些？
3. 新生儿窒息与缺氧缺血性脑病有哪些护理措施？

新生儿窒息（asphyxia of newborn）是指婴儿由于产前、产时或产后的多种病因引起的气体交换障碍，具体表现为出生后 1 min 内无自主呼吸，或在数分钟后仍有呼吸抑制而导致低氧血症、高碳酸血症和代谢性酸中毒。新生儿窒息可出现于妊娠期，但绝大多数出现于产程开始后。窒息的本质是缺氧。窒息引起胎儿或新生儿脑损伤，导致缺氧缺血性脑病和颅内出血等严重并发症。

新生儿缺氧缺血性脑病(hypoxic ischemic encephalopathy,HIE)是由于各种围生期因素引起的缺氧和脑血流减少或暂停而导致胎儿或新生儿的脑损伤,是新生儿窒息后的严重并发症。其病情重,病死率高,并可产生永久性神经功能缺陷,如智力障碍、癫痫、脑性瘫痪等。另外,出生后肺部疾病、心脏病变及严重失血或贫血也可引起脑损伤。

一、护理评估

(一)健康史

详细询问妊娠期孕母身体状况,有无妊娠高血压综合征及胎盘异常等情况。了解胎儿在母体宫内发育情况,是否有胎儿宫内缺氧的早期表现,如胎心增快、胎动增加等。评估患儿出生时的情况,如分娩方式、羊水是否清亮及Apgar评分(包括1 min评分和5 min评分)等,了解是否出现窒息及窒息的严重程度。

1. 引起窒息的因素

(1)孕母因素　孕母患有慢性或严重疾病,如严重贫血,心、肾疾病,糖尿病等,孕母妊娠期出现妊娠高血压综合征等。

(2)胎盘因素　前置胎盘、胎盘早剥、胎盘功能不足等。

(3)脐带因素　脐带绕颈、脱垂、打结及脐带过短等。

(4)胎儿因素　早产儿,小于胎龄儿,巨大儿,各种畸形儿如先天性心脏病、后鼻孔闭锁等。

(5)分娩因素　头盆不称、宫缩无力,手术产,孕妇使用镇静剂或麻醉剂等。

2. 引起新生儿缺氧缺血性脑损害的因素　引起新生儿缺氧缺血性脑损害的因素有围生期窒息、反复呼吸暂停及呼吸系统疾病、严重先天性心脏病、严重循环系统疾病及严重颅内疾病等。其中围生期窒息是引起新生儿缺氧缺血性脑损害的主要原因。

(二)身心状况

1. 临床表现

(1)胎儿宫内窒息　胎儿发生宫内窒息时,早期胎动增加,胎心率增快,胎心率大于或等于160次/分;晚期胎动减少或消失,胎心率减慢,胎心率小于100次/分,心律不规则,胎粪排出污染羊水。

知识链接

新生儿缺氧易引起脑细胞损害

胎儿或新生儿缺氧,发生呼吸改变,出现原发性呼吸暂停或继发性呼吸暂停。血生化及代谢发生改变,导致PaO_2下降,pH值下降及混合性酸中毒、糖代谢紊乱、高胆红素血症、低钙血症及稀释性低钠血症。各器官发生缺氧缺血性改变,特别是造成脑血流量下降,脑组织代谢障碍,无氧酵解增加,乳酸堆积,引起脑细胞损害。

(2) 胎儿出生时窒息　Apgar 评分法是目前临床上用来评价新生儿窒息程度的简易方法(表 6-4)。评分 8～10 分为正常,4～7 分为轻度窒息,0～3 分为重度窒息。Apgar 评分须在生后 1 min 内进行,不正常者 5 min 后必须再评分。1 min 评分仅是窒息诊断和分度的依据,5 min 评分及 10 min 评分有助于判断复苏效果及预后。1 min Apgar 评分不是决定是否开始复苏的指标,临床上不能等评价结果出来再抢救,以免延误抢救时间。

表 6-4　新生儿 Apgar 评分标准

体　征	评分标准			评　分	
	0	1	2	1 min	5 min
皮肤颜色	青紫或苍白	身体发红,四肢青紫	全身发红		
心率/(次/分)	无	<100	>100		
弹足底或插鼻管反应	无反应	有些动作,如皱眉	哭、打喷嚏		
肌张力	松弛	四肢略屈曲	四肢活动		
呼吸	无	慢、不规则	正常、哭声响		

(3) 多器官功能损害　部分患儿因窒息、缺氧缺血可引起多器官功能损害,具体如下。

①中枢神经系统有缺氧缺血性脑病和颅内出血。

②呼吸系统有羊水或胎粪吸入综合征、肺透明膜病、呼吸暂停等。

③心血管系统有心源性休克、持续胎儿循环、心肌炎和心力衰竭等。

④泌尿系统有肾功能不全、肾衰竭及肾静脉血栓形成等。

⑤消化系统有应激性溃疡、坏死性小肠结肠炎、黄疸加重或时间延长等。

⑥代谢方面有低血糖或高血糖、低钙及低钠血症等。

(4) 新生儿缺氧缺血性脑病(HIE)　HIE 主要表现为意识障碍和肌张力及原始反射的改变,出现惊厥、脑水肿、颅内压增高等神经系统症状。惊厥常在 12～24 h 发生,脑水肿、颅内压增高在 24～72 h 最明显,临床分为轻、中、重三度(HIE 临床分度见表 6-5)。

表 6-5　HIE 临床分度

分　度	轻　度	中　度	重　度
意识	过度兴奋	嗜睡、迟钝	昏迷
肌张力	正常	减低	松软或间歇性伸肌张力增加
拥抱反射	稍活跃	减弱	消失
吸吮反射	正常	减弱	消失
惊厥	无	常有	多见,频繁发作
中枢性呼吸衰竭	无	无或轻	常有
瞳孔改变	无	无或缩小	不对称或扩大、光反应消失
前囟张力	正常	正常或稍饱满	饱满、紧张
病程及预后	兴奋症状在 24 h 内最明显,3 d 内逐渐消失,预后好	症状大多在 1 周末消失,10 d 后仍不消失者可能有后遗症	病死率高,多在 1 周内死亡,存活者症状可持续数周,后遗症可能性较大

2. 辅助检查

(1) 血气分析:可有 $PaCO_2$ 升高,pH 值和 PaO_2 降低,出现不同程度低氧血症和混合性酸中毒。

(2) 血生化检查:血糖、血钙、血尿素氮、血肌酐、肝功能、心肌酶测定。

(3) 头颅 B 超、CT、MRI 检查:CT 对脑水肿、颅内出血有确诊价值;MRI 有助于判断预后。

(4) 脑电图检查:有助于临床确定脑病变严重程度、判断预后和对惊厥的诊断。

知识链接

血清食欲素

血清食欲素是新发现的一类神经多肽,HIE 新生儿生后 24 h、72 h 的食欲素水平增高,且随 HIE 程度加重逐渐升高。食欲素水平或许可以作为判断新生儿 HIE 程度的指标。血清瘦素也是一种由脂肪细胞分泌的蛋白质,HIE 新生儿生后 24 h、72 h 的瘦素水平降低,且随 HIE 程度加重逐渐降低。食欲素、瘦素可能参与 HIE 的发病调控,两者与机体的创伤应激有关。

3. 社会心理状况 评估患儿父母对本病的病因、临床表现、护理和预后等疾病相关知识的了解程度,评估患儿家庭的居住环境和经济状况等。由于本病的病情重、预后差,应了解家长是否因患儿的病情和担心患儿的预后而出现焦虑、恐惧等心理。

二、主要护理诊断/问题

(1) 气体交换受损 与缺氧致低氧血症和高碳酸血症有关。

(2) 体温过低 与缺氧、环境温度低有关。

(3) 有感染的危险 与机体抵抗力低下有关。

(4) 潜在并发症 如颅内压增高等。

(5) 恐惧 与知识缺乏、病情危重、预后不良有关。

三、护理措施

(一) 做好复苏准备工作

(1) 加强环境管理,严格进行消毒及清洁工作。

(2) 预先准备产房、手术室(温度 27~31 ℃,湿度 50%~60%,预热远红外辐射台)。

(3) 准备好复苏器械及急救药品。

(二) 协助复苏

将患儿置远红外线辐射台上,擦干全身,摆好体位,立即按此程序进行抢救:A. 通畅气道;B. 建立呼吸;C. 恢复循环;D. 药物治疗;E. 评价。

1. 通畅气道(A)

(1) 安置体位:将患儿置于仰卧位,肩部垫高 2～3 cm,颈部稍后伸。

(2) 清除分泌物:立即清除口、鼻、咽及气道分泌物,吸引时间不超过 10 s,先吸口腔,再吸鼻腔黏液。

2. 建立呼吸(B)

(1) 触觉刺激:拍打或弹足底、摩擦患儿背部促使呼吸出现。经触觉刺激后,如出现正常呼吸,心率＞100 次/分,肤色红润或仅手足青紫者可予观察。

(2) 正压通气:触觉刺激后若无自主呼吸建立或心率＜100 次/分,应立即用复苏器(面罩)加压给氧;面罩应密闭,遮盖下巴尖端、口鼻,但不盖住眼睛;通气频率 40～60 次/分,吸呼比为 1∶2,压力以可见胸廓起伏、听诊呼吸音正常为宜。15～30 s 后再评估,如心率＞100 次/分,出现自主呼吸,可予以观察;如自主呼吸不充分,或心率＜100 次/分,须进行气管插管正压通气。

3. 恢复循环(C) 气管插管正压通气 30 s 后,心率＜60 次/分或心率 60～80 次/分无增加,应同时进行胸外心脏按压。可采用双拇指法(操作者双拇指并排或重叠于患儿胸骨体下 1/3 处,其他手指围绕胸廓托在后背)和中食指法(操作者一手的中指和食指按压胸骨体下 1/3 处,另一只手支撑患儿背部),按压频率为 120 次/分(每按压 3 次,正压通气 1 次),按压深度为前后胸直径的 1/3,按压放松过程中,手指不离开胸壁;按压有效时可摸到股动脉搏动。

4. 药物治疗(D)

(1) 建立有效的静脉通道。

(2) 正确执行医嘱,保证药物应用:经胸外心脏按压不能恢复正常循环时,静脉或气管内注入 1∶10000 肾上腺素 0.1～0.3 mL/kg;如心率仍＜100 次/分,可根据病情酌情用纠酸、扩容剂,有休克时可给予多巴胺或多巴酚丁胺;若母亲在婴儿出生前 6 h 内有应用麻醉药史,儿童出生后呼吸抑制应静脉或气管内注入盐酸纳洛酮。

5. 评价(E) 复苏过程随时评价呼吸及心跳情况,根据病情采取措施。

新生儿窒息复苏常用药物见表 6-6。

表 6-6 新生儿窒息复苏常用药物

药物	浓度	预备量	剂量	途径和速度	备注
肾上腺素	1∶10000	1 mL	0.1～0.3 mL/kg	IV 或 IT 快给	IT 加 NS 1∶1
碳酸氢钠	5%	10 mL	2～3 mL/kg	IV 慢给 1.0 mL/min	有效换气后才用,稀释成等张液
扩容剂	自身胎盘血、全血、血浆、5%人体白蛋白、生理盐水	40 mL	10 mL/kg	IV15～30 min 给完	
纳洛酮	0.4 mg/mL 1 mg/mL	1 mL	0.1 mg/kg	IM、IV、IT 或 SC 快给	

续表

药物	浓度	预备量	剂量	途径和速度	备注
多巴胺或/及多巴酚丁胺	6×体重(kg)=每100 mLGS内加药的剂量(mg)		开始时5 μg(kg·min)(或二药各半),必要时渐加至20 μg/(kg·min)	静脉滴注,严格控制滴速	密切观察心率及血压

(三) 复苏后护理(送NICU监护)

1. 保暖 贯穿整个过程,维持患儿体温36.5 ℃。

2. 保持呼吸道通畅 观察呼吸情况,保持呼吸道通畅,保证有效供氧。

3. 供给营养和液体 延迟开奶时间,注意有无呕吐、腹泻、腹胀和便血。喂养困难者可静脉营养以保证热卡摄入。

4. 消毒隔离 严格执行无菌操作。疑有感染可能、曾行气管插管者,均应酌情选用有效抗生素预防感染。

5. 加强监护 监护的主要内容为体温、神志、肌张力、心率、血压、尿量、皮肤颜色和窒息所导致的神经系统症状等。认真观察并做好相关记录,发现问题及时通知医生。

(四) 用药护理

1. 支持疗法 供氧,维持血气和pH在正常范围,纠正酸中毒和电解质紊乱;维持全身和各脏器足够的血液灌注,使血压和心率维持在正常范围;维持血糖在正常高值(5.0 mmol/L)。

2. 控制惊厥、治疗脑水肿 见本章第四节。

3. 促进神经细胞代谢的药物 胞二磷胆碱、脑活素、复方丹参注射液、1,6-二磷酸果糖等。

4. 高压氧治疗 提高血氧含量和氧分压,增加氧在脑中的弥散距离等。但足月儿HIE循证治疗指南(2011简化版)不建议高压氧治疗,称为安全性指标缺乏较为严格的观察设计。

5. 亚低温治疗 降低氧耗,维持正常脑血流和细胞能量代谢,减少乳酸堆积;保护血脑屏障等。

(五) 心理护理

安慰患儿家长,并耐心细致地解答病情、解释所有的处理过程及其原理,取得家长的理解、信任,从而减轻家长的恐惧心理和焦虑程度,以得到家长的最佳配合。

四、健康教育

(1) 向患儿家长介绍本病的相关知识,强调预防围生期窒息的重要性,加强围生期保健。

(2) 教会家长早期康复干预的方法,促进患儿早日康复。

(3) 指导患儿家长做好居家照顾,说明有关单位会进行长期随访。

小 结

新生儿窒息是指婴儿由于产前、产时或产后的某种病因引起气体交换障碍，从而导致低氧血症、高碳酸血症和代谢性酸中毒。窒息的本质是缺氧，严重者可引起多器官功能受损，尤其是导致缺氧缺血性脑病和颅内出血等严重并发症。应重点评估有无导致围生期窒息的各种因素，患儿出生时情况（如分娩方式、羊水是否清亮及 Apgar 评分，有无神志、肌张力、原始反射改变），是否出现惊厥等。主要的护理措施是严格按照 ABCDE 的复苏程序进行有效复苏，以维持有效的通气和循环功能。同时应注意保暖、预防感染，做好健康教育等。

第四节 新生儿颅内出血患儿的护理

案例引导

患儿，男，出生 1 d，有窒息史。生后 1 d 出现烦躁不安，易激惹，脑性尖叫，瞳孔不等大；继而出现嗜睡，呼吸困难，皮肤潮红；心率 180 次/分，心音低钝；血气分析，pH 值为 7.3，PaO_2 为 45 mmHg，$PaCO_2$ 为 60 mmHg。问题：

1. 该患儿的临床诊断是什么？诊断依据有哪些？
2. 请对该患儿进行护理评估，列出主要护理诊断和护理措施。

新生儿颅内出血（intracranial hemorrhage of the newborn）主要是由缺氧或产伤引起的一种脑损伤。早产儿多见，病死率高，存活者常留有神经系统后遗症。

缺氧缺血和产伤是引起新生儿颅内出血的两大原因。近年来由于产科技术的进步，产伤引起的颅内出血减少，缺氧所致的新生儿颅内出血相对占多数。缺氧缺血可直接损伤毛细血管内皮细胞，使其通透性增加，血液外渗，出现室管膜下出血、脑实质点状出血、蛛网膜下出血。产伤以足月儿、巨大儿多见，因胎头过大，头盆不称、臀位产、急产、高位产钳、吸引器或产钳助产、负压吸引器助产等，使头部受挤压、牵拉而引起颅内血管撕裂。出血部位以硬脑膜下多见。此外，胎龄 32 周以下的早产儿、快速输入高渗液体、血压波动过大、机械通气不当、血管发育不良、血管畸形或全身出血性疾病也可引起新生儿颅内出血。

一、护理评估

（一）健康史

（1）了解患儿母亲孕期的健康状况：是否患严重贫血、心力衰竭、妊娠高血压等。

（2）了解患儿出生情况：是否有难产、窒息、胎位异常等异常产史。

（3）了解新生儿出生后神经系统症状：是否有烦躁不安、双眼凝视、脑性尖叫或惊厥等兴奋症状；是否出现嗜睡、昏迷、肌张力低下、拥抱反射消失及呼吸抑制等症状。

(二) 身心状况

1. 临床表现 新生儿颅内出血患儿多于生后2～3 d出现症状，主要与出血部位和出血量有关。轻者可无症状，大量出血者可在短期内死亡。表现为反复的呼吸暂停，昏迷，顽固性惊厥，持续性颅内压升高。具体表现如下。

(1) 神志改变：激惹、嗜睡或昏迷。

(2) 呼吸改变：增快或减慢，不规则或暂停。

(3) 颅内压力增高：前囟隆起、骨缝增宽、抽搐、脑性尖叫等。

(4) 眼征：凝视、斜视、眼球震颤及转动困难等。

(5) 瞳孔对光反射：反应迟钝或消失，瞳孔大小不等或散大。

(6) 肌张力：增高、减弱或消失。

(7) 其他：不明原因的苍白、贫血和黄疸。

2. 心理及社会状况 由于本病后遗症发生率较高，预后不甚乐观，尤其是早产儿颅内出血病死率和后遗症发生率均较高，家长可能会出现焦虑、悲伤、失望等反应。因此，护理者应细心观察家长的心理反应，如紧张、恐惧等。

3. 辅助检查

(1) 脑脊液检查 急性期脑脊液均匀血性，镜下可见皱缩红细胞，蛋白含量明显升高，糖含量降低，5～10 d时最明显，同时乳酸含量低。1周后脑脊液为黄色，可持续4周左右。

(2) 影像学检查 头颅B超对颅脑中心部位病变分辨率高，应为首选；蛛网膜下腔、后颅窝和硬膜外等部位出血不易发现，需CT、MRI确诊。

二、主要护理诊断/问题

(1) 低效性呼吸型态 与呼吸中枢抑制有关。

(2) 有窒息的危险 与惊厥、昏迷有关。

(3) 体温调节无效 与感染、体温调节中枢受损有关。

(4) 营养失调：低于机体需要量 与吸吮反射减弱及呕吐有关。

(5) 潜在并发症 如颅内压增高。

三、护理措施

1. 一般护理

(1) 保持安静 患儿应绝对静卧休息，尽量减少对患儿的移动和刺激，将各项护理操作和治疗集中进行，动作要轻、准、稳、快，静脉穿刺最好用留置针，以减少反复穿刺，防止加重颅内出血。抬高患儿头肩部15°～30°，并予侧卧位，整个躯体应与头部保持在同一侧，始终保持头呈正中位。

(2) 饮食护理 病重者应适当推迟喂乳时间，禁食期间按医嘱静脉补液，但液体量要少，输液速度宜慢，最好在24 h内均匀输入，有条件时可用输液泵输注，以便准确控制输液速度。

(3) 维持体温稳定 体温过高时应予物理降温，体温过低时可采用远红外辐射床、暖箱或热水袋等保暖器具，保持体温稳定。

2. 病情观察 严密观察患儿生命体征的变化，如呼吸、神志、瞳孔、肌张力及前囟情况，定时测量头围，及早发现颅内压增高征象，及时通知医生，并做好抢救准备。

3. 合理用氧 及时清除呼吸道分泌物，保持呼吸道通畅；根据缺氧程度给予用氧，注意用氧的方式和浓度，维持 PaO_2 在 7.9～10.6 kPa。

4. 用药护理 按医嘱正确使用药物，确保疗效。

(1) 控制惊厥 首选苯巴比妥，负荷量 20 mg/kg，于 15～30 min 内静脉滴入；肝功能不良者改用苯妥英钠；顽固性抽搐者加用安定静脉滴注或加用水合氯醛灌肠。

(2) 治疗脑水肿 避免输液过量是预防和治疗脑水肿的基础。颅内压增高时首选利尿剂呋塞米(速尿)静脉注射，每次 0.5～1 mg/kg，每日 2～3 次。重者有脑疝发生时可选用 20%甘露醇，每次 0.25～0.5 g/kg，每 6～8 h 静脉注射一次，一般不主张用糖皮质激素。

(3) 应用止血药物 可输新鲜血、血浆、血小板，用维生素 K_1、止血敏等。

(4) 避免脑灌注过高或过低 低血压时用多巴胺，也可同时加用多巴酚丁胺。

(5) 脑代谢激活剂 出血停止后可给予胞二磷胆碱、脑活素、脑复康等。

四、健康教育

向家长介绍本病的预防和治疗知识，解答患儿家长的问题，减轻其紧张和恐惧心理。注意孕期保健、减少分娩时损伤和窒息，及时对高危儿进行抢救，防止医源性损伤。告诉家长患儿疾病可能产生的预后，指导家长做好患儿的智力开发和功能训练。

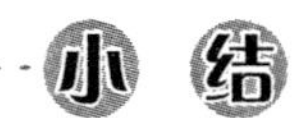

新生儿颅内出血主要是由缺氧或产伤引起的一种脑损伤，是新生儿期常见的脑损伤。以早产儿多见，病死率高，存活者常留有神经系统后遗症。缺氧缺血和产伤是引起颅内出血的两大原因。临床表现为呼吸和意识的改变，顽固性惊厥，持续性颅内压升高等。腰穿检查脑脊液均匀血性，头颅 B 超、CT、MRI 可确诊，可帮助判断出血部位、出血量。治疗和护理重点是让患儿保持安静，避免刺激，止血，镇静、止痉，减轻脑水肿，降低颅内压。注意保持呼吸道通畅，维持体温稳定。宣传防治知识，做好患儿的康复训练。

第五节 新生儿黄疸患儿的护理

案例引导

患儿，男，出生 9 d。孕 34 w，早产。母乳喂养，生后第 3 天出现黄疸，第 7 天黄疸最重。但精神状态、吃奶情况良好。血液检查 WBC12×10^9/L，中性粒细胞 40%。血清谷丙转氨酶 30 U，血清总胆红素 205 μmol/L。问题：

1. 生理性黄疸与病理性黄疸的区别是什么？
2. 请对该患儿进行护理评估，列出主要的护理诊断和护理措施。

新生儿黄疸(neonatal jaundice)又称新生儿高胆红素血症，是由于新生儿时期血中胆红素浓度增高而引起皮肤、巩膜或其他器官被黄染的现象。黄疸是新生儿期常见的症状，它既可以是生理现象，又可以是多种疾病的重要表现。新生儿黄疸可分为生理性黄疸和病理性黄疸，部分病理性黄疸可导致胆红素脑病(核黄疸)而引起严重后遗症甚至死亡。

一、新生儿胆红素代谢的特点

(1) 胆红素生成较多　胎儿处于氧分压偏低的环境，红细胞代偿性增多，出生后血氧分压升高，过多的红细胞被迅速破坏。新生儿红细胞寿命仅80～100 d，形成胆红素的周期缩短，旁路胆红素来源多。新生儿每日生成胆红素约8.8 mg/kg，而成人仅为3.8 mg/kg。

(2) 结合的胆红素量少　刚出生的新生儿常有不同程度的酸中毒，可减少胆红素与白蛋白结合；早产儿胎龄越小，白蛋白含量越低，其结合胆红素的量也越少。

(3) 肝功能不成熟　新生儿肝细胞内摄取胆红素所必需的Y、Z蛋白含量低，5～10 d后才达到成人水平；肝细胞内尿苷二磷酸葡萄糖醛酸基转移酶(UDPGT)的含量低且活力不足，形成结合胆红素的功能差，此酶活性一周后接近正常；肝脏对结合胆红素的排泄能力不足。

(4) 肠肝循环增加　新生儿刚出生时肠道内正常菌群尚未建立，不能将肠道内的胆红素还原成粪胆原和尿胆原，且新生儿肠腔内β-葡萄糖醛酸苷酶活性较高，将结合胆红素水解成葡萄糖醛酸和未结合胆红素，未结合胆红素又被肠壁吸收经门脉而到达肝脏。

综上所述，新生儿摄取、结合及排泄胆红素能力仅为成人的1%～2%，极易出现黄疸，特别是当新生儿处于饥饿、脱水、酸中毒、缺氧、胎粪排出延迟、出血等状态时。

二、护理评估

(一) 健康史

(1) 了解患儿胎龄、分娩方式、Apgar评分、母婴血型、体重、喂养及保暖情况。

(2) 了解患儿母亲孕期病史。

(3) 询问患儿体温变化及大便颜色、用药情况、有无诱发物接触等。

(二) 身心状况

1. 临床表现

(1) 生理性黄疸　生理性黄疸的特点为：①出生后2～3 d出现黄疸，4～5 d达高峰，10～14 d消退，早产儿可延迟至3～4周；②巩膜先出现黄染，继之皮肤出现黄染，一般情况良好，肝功能正常；③血清胆红素足月儿小于221 μmol/L(12.9 mg/dL)，早产儿小于257 μmol/L(15 mg/dL)。

(2) 病理性黄疸　病理性黄疸的特点为：①黄疸出现早，一般于生后24 h内出现；②黄疸程度重，血清胆红素足月儿大于221 μmol/L(12.9 mg/dL)、早产儿大于257 μmol/L(15 mg/dL)；③黄疸消退过晚(足月儿大于2周，早产儿大于4周)，或黄疸退而复现；④黄疸进展快，血清胆红素每日上升超过85 μmol/L(5 mg/dL)；⑤血清结合胆红素大于34 μmol/L(2 mg/dL)。具备其中任何一项者即可诊断为病理性黄疸。

对病理性黄疸应积极查找原因。引起病理性黄疸的主要原因有感染性和非感染性两种。①感染性:新生儿肝炎,新生儿败血症及其他感染。②非感染性:新生儿溶血病;胆管闭锁;母乳性黄疸;遗传性疾病,如红细胞 6-磷酸葡萄糖脱氢酶缺陷、球形红细胞增多症、半乳糖血症;药物性黄疸等。

(3) 新生儿溶血病　新生儿溶血病是指母、婴血型不合引起的新生儿同种免疫性溶血,以 ABO 血型不合最常见,其次为 Rh 血型。ABO 溶血主要发生的情形是,母亲为 O 型血,新生儿为 A 型或 B 型血,约 50%的 ABO 溶血发生在第一胎。Rh 溶血病其母亲为 Rh 阴性,胎儿为 Rh 阳性,一般不会发生在第一胎。ABO 溶血病多在生后第二天至第三天出现黄疸,贫血程度较轻。Rh 溶血病患儿出生 24 h 内出现黄疸并迅速加重,贫血出现早且重,可发生心力衰竭,由于髓外造血反应,可引起肝脾代偿性肿大,重者可发生胆红素脑病。

(4) 胆红素脑病　胆红素脑病是指血胆红素浓度过高,血中游离胆红素通过血脑屏障,使脑的神经细胞黄染,引起脑组织的病理性损害,又称核黄疸。胆红素脑病首先表现为嗜睡、喂养困难、吮吸无力、拥抱反射减弱、肌张力减低等;半天至一天后很快出现双眼凝视、肌张力增高、角弓反张、前囟隆起、呕吐、哭叫、惊厥,如不及时治疗,多数患儿死亡。幸存者一两天后病情开始好转,但常遗留有手足徐动、听力下降、智力落后、眼球运动障碍、牙釉质发育不良等后遗症。

2. 社会心理状况　了解患儿家长对新生儿黄疸的病因、性质、护理、预后等知识的知晓程度,胆红素脑病患儿家长因担心预后及可能出现严重并发症而出现焦虑、悲伤、失望等反应,医护人员尤其应该了解。

3. 辅助检查

(1) 血清总胆红素浓度测定,血清结合胆红素浓度测定。

(2) 血型检查:检查母子 ABO 和 Rh 血型,证实有无血型不合。

(3) 检查有无溶血:溶血时红细胞、血红蛋白下降,网织红细胞和有核红细胞增高,血清未结合胆红素增高。

(4) 致敏红细胞和血型抗体测定:①患儿红细胞直接抗人球蛋白试验阳性可确诊 Rh 溶血病。②抗体释放试验用于测定患儿红细胞上结合的血型抗体(该试验是确诊试验)。③血清游离抗体试验用于估计是否继续溶血,用于评价换血效果(该试验不是确诊试验)。

三、主要护理诊断/问题

(1) 潜在并发症　如胆红素脑病。

(2) 知识缺乏　与患儿家长缺乏对黄疸的认识及护理知识有关。

四、护理措施

(1) 观察病情,做好相关护理。

① 密切观察病情,加强孕期监测;注意监测体温、脉搏、呼吸、心率及尿量等的变化;注意观察皮肤、巩膜、大小便的色泽变化,以判断黄疸出现的时间、进展速度及程度;注意观察神经系统的表现,如拒食、嗜睡、肌张力减退等现象。早期发现胆红素脑病,立即通知医生,并做好抢救准备。

② 保持室内安静,减少不必要的刺激;做好患儿的保暖措施,避免低体温时游离胆红

素的增高;提早哺乳,可刺激肠蠕动以利于胎粪排出。

(2) 正确执行医嘱,降低血胆红素浓度,防止胆红素脑病。

① 遵医嘱给予白蛋白和酶诱导剂(常用苯巴比妥,也可加用尼可刹米)。纠正酸中毒(常用5%的碳酸氢钠),以利于白蛋白结合胆红素,减少胆红素脑病的发生。

② 实施光照疗法(蓝光治疗)和换血疗法,并做好相关护理。

③ 纠正缺氧,防止低血糖、低体温等。

④ 根据不同补液内容调整相应的速度,切忌快速输入高渗性药物。快速输入高渗性药物,容易使血脑屏障暂时开放,导致已与白蛋白结合的胆红素进入脑组织,从而加重胆红素脑病。

(3) 心理护理　注意向患儿家长讲解胆红素脑病可能导致的后遗症,以引起家长的重视;理解患儿家长心情,积极与他们沟通,向他们介绍本病的相关知识,努力缓解患儿家长紧张、焦虑的情绪。

五、健康教育

黄疸是新生儿期最常见的症状,既可以是生理现象,又可以是多种疾病的一种表现,应向家长介绍进行初步判断的方法,耐心解答家长提出的问题,向家长解释患儿的病情、治疗效果及可能出现的预后。对曾因新生儿溶血病有过死胎、流产史的家庭,应做好产前咨询及孕妇保健。对可能留有后遗症的患儿,要提醒家长早期进行功能锻炼。

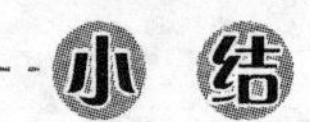

新生儿黄疸是由于新生儿时期血中胆红素浓度增高而引起皮肤、巩膜或其他器官被黄染的现象。新生儿黄疸可分为生理性黄疸和病理性黄疸,部分病理性黄疸可导致胆红素脑病而引起严重后遗症甚至死亡。新生儿溶血病是母、婴血型不合引起的新生儿同种免疫性溶血疾病。胆红素脑病是血胆红素浓度过高,血中游离胆红素通过血脑屏障,使脑的神经细胞黄染,引起脑组织的病理性损害,主要表现为严重的神经系统疾病,可能出现严重的后遗症。新生儿黄疸的治疗和护理重点是降低血胆红素浓度,预防胆红素脑病。护理时要注意观察生命体征、皮肤、黏膜颜色及神经系统的表现,要做好产前咨询及孕妇保健。对可能留有后遗症的患儿,要提醒家长早期进行功能锻炼。

第六节　新生儿败血症患儿的护理

案例引导

患儿,男,出生2 d。母乳喂养,吃奶少,反应差,体温不升,皮肤巩膜中度黄染,双下肢轻度水肿。脐周红肿,脐窝有少许分泌物。腹软,肝肋下3 cm,脾肋下2 cm。问题:

1. 应从哪些方面对患儿及其家庭进行护理评估?
2. 如何对该患儿进行护理?

新生儿败血症(neonatal septicemia)是指新生儿期某种致病菌侵入新生儿血液循环，并在血液中生长繁殖、产生毒素而造成的全身性感染，是新生儿时期常见的严重感染性疾病，其发病率和死亡率高。

新生儿败血症的产生主要涉及如下几种因素。

(1) 病原菌　致病菌种类较多，我国以葡萄球菌多见，其次为大肠杆菌等革兰氏阴性杆菌。近年来，由于各种导管、气管插管技术的广泛使用，增加了病菌感染的机会，厌氧菌以及耐药菌株等的感染有增多趋势。

(2) 感染途径　产前感染与孕妇存在明显的感染有关。产时感染与胎儿通过产道时被细菌感染有关；产后感染往往与细菌经脐部、皮肤黏膜损伤处、呼吸道及消化道等部位的侵入有关，其中以脐部侵入最为常见。

(3) 身体因素　①非特异性免疫功能：皮肤黏膜屏障功能差，淋巴结发育不全，补体在血液中含量少，中性粒细胞产生及储备少，单核细胞产生粒细胞-集落刺激因子(G-CSF)、白细胞介素8(IL-8)等细胞因子的能力低下。②特异性免疫功能：仅IgG可通过胎盘，且胎龄愈小，IgG含量愈低；IgM和IgA相对分子质量较大，不能通过胎盘，新生儿体内含量很低，因此容易导致革兰氏阴性杆菌感染；T细胞处于初始状态，产生细胞因子低下，不能有效辅助B细胞、巨噬细胞、自然杀伤细胞和其他细胞参与免疫反应。

一、护理评估

(一) 健康史

了解母亲有无生殖系统、呼吸系统感染史；了解有无宫内窘迫、产时窒息、胎膜早破等病史；了解患儿出生时的情况；评估患儿体温变化情况，有无发热或体温不升现象；注意观察患儿皮肤损伤情况，有无感染性病灶，特别是脐部和皮肤有无破损或化脓；注意评估患儿的一般状况，如有无拒乳、少哭、少动、反应迟钝等情况，有无黄疸和肝脾肿大、出血倾向及休克等现象。

(二) 身心状况

1. 临床表现

1) 类型

(1) 早发型　①出生7 d内起病；②感染发生在出生前或出生时，常由母亲垂直传播引起；③病原菌以大肠杆菌等革兰氏阴性杆菌为主；④常呈暴发性多器官受累，病死率较高。

(2) 晚发型　①出生7 d后起病；②感染发生在出生时或出生后，由水平传播引起；③病原菌以葡萄球菌、机会致病菌为主；④常有脐炎、肺炎或脑膜炎等局灶性感染。

2) 症状、体征　多无特征性，一般表现为反应迟钝、食欲不佳、哭声低弱，以后可出现精神委靡、不吃、不哭、不动、体温不升、体重不增(“五不现象”)等症状。有下列表现时应高度怀疑败血症：①黄疸，表现为黄染迅速加重或退而复现；②出血倾向，皮肤黏膜淤点、淤斑，消化道出血、肺出血等；③肝脾肿大，一般为轻度至中度肿大；④休克征象；⑤中毒性肠麻痹；⑥合并症，感染可波及各器官，出现肺炎、脑膜炎、肝脓肿、化脓性关节炎等。

2. 辅助检查

(1) 外周血象　白细胞总数多升高，有核左移和中毒颗粒。

(2) 病原学检查　血培养，直接涂片找细菌，病原菌抗体检测等有助于明确诊断。

(3) 急相蛋白　C反应蛋白(CRP)、触珠蛋白(Hp)等在急性感染早期即可增加，其中CRP反应最灵敏，在感染6～8 h内即上升，8～60 h达高峰，感染控制后可迅速下降。

(4) 鲎试验　鲎试验用于检测血和体液中细菌内毒素，阳性提示有革兰氏阴性细菌感染。

二、主要护理诊断/问题

(1) 体温调节无效　与感染有关。

(2) 皮肤完整性受损　与脐炎、脓疱疮等感染灶有关。

(3) 营养失调：低于机体需要量　与摄入不足、消耗增多有关。

(4) 潜在并发症　如肺炎、化脓性脑膜炎等。

三、护理措施

1. 维持体温稳定　患儿体温易波动，除感染因素外，还易受环境因素影响。发热时可给予物理降温及多喂开水，一般不予药物降温。体温过低时，应及时保暖或置入暖箱。

2. 观察病情变化　密切观察病情变化，如患儿出现面色青灰、哭声低弱、呕吐、脑性尖叫、前囟饱满、两眼凝视、眼睑或面肌小抽动等，提示有脑膜炎的可能；注意观察有无气促、口唇发绀、口吐白沫等肺炎症状的表现；如患儿出现面色青灰、皮肤发花、四肢厥冷、脉搏细弱、皮肤有出血点等，应考虑感染性休克或弥散性血管内凝血(disseminated intravascular coagulation，DIC)，应立即与医生取得联系，并做好抢救准备。

3. 保证营养供给　保证营养物质的供给，坚持母乳喂养，少量多次，细心哺喂。不能进食者，可行鼻饲或通过静脉补充能量和水。

4. 清除局部病灶　清除脐炎、脓疱疮、皮肤破损等局部病灶，促进皮肤早日愈合，防止感染蔓延扩散。

5. 用药护理　遵医嘱及时、正确地给药，并密切观察患儿病情变化。

(1) 使用抗生素　针对病原菌选择有效的抗生素(表6-7)，早期、联合、足量、静脉给药，疗程要足，一般应连续给药10～14 d，并注意药物毒副作用。

表6-7　新生儿期抗生素的使用

抗菌药物	主要病原体
青霉素G	肺炎链球菌、链球菌、青霉素敏感的葡萄球菌、G^-球菌
氨苄西林	嗜血流感杆菌、G^-杆菌、G^+球菌
苯唑西林	耐青霉素葡萄球菌
羧苄西林	铜绿假单胞菌、变形杆菌、多数大肠杆菌、沙门菌
哌拉西林	铜绿假单胞菌、变形杆菌、大肠杆菌、肺炎链球菌
头孢拉定	金黄色葡萄球菌、链球菌、大肠杆菌
头孢呋辛(西力欣)	G^-杆菌、G^+球菌
头孢噻肟(凯福隆)	G^-菌、G^+菌、需氧菌、厌氧菌
头孢三嗪(菌必治)	G^-菌、耐青霉素葡萄球菌

续表

抗菌药物	主要病原体
头孢他啶(复达欣)	铜绿假单胞菌、脑膜炎球菌、G^-杆菌、G^+厌氧球菌
红霉素	G^+菌、衣原体、支原体、螺旋体、立克次体
万古霉素(稳可信)	金黄色葡萄球菌、链球菌
(泰能)	对绝大多数G^-、G^+需氧和厌氧菌有强大杀菌作用
甲硝唑(灭滴灵)	厌氧菌

(2) 免疫疗法　静脉注射免疫球蛋白,每日300～500 mg/kg,3～5 d为1个疗程。重症患儿可行交换输血,换血量100～150 mL/kg。

(3) 对症、支持治疗　给氧,纠正酸中毒,调整电解质紊乱;及时处理脐炎、脓疱疮等局部病灶;保证能量及水的供给;必要时输注新鲜血、粒细胞、血小板。

四、健康教育

向患儿家长解释病情、治疗效果及预后。指导家长正确喂养和护理患儿,加强营养,增强体质,增强机体抵抗力。指导母亲加强新生儿皮肤护理,保持清洁卫生。

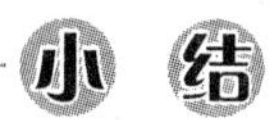

小结

新生儿败血症是指新生儿期病原菌侵入血液循环并在其中生长繁殖,产生毒素而引起的全身性感染性疾病,病原菌以金黄色葡萄球菌最常见,感染可发生在产前、产时、产后,脐部是细菌入侵的良好门户。其临床表现缺乏特异性,常表现为不吃、不哭、不动、体温不升、体重不增、皮肤黄染或伴出血点,严重者可出现肝脾肿大、循环衰竭,易并发化脓性脑膜炎、肺炎等。新生儿败血症实验室检查时常有血白细胞异常,细菌培养阳性的特征。新生儿败血症应重点评估母孕期的健康状况、分娩方式,患儿是否有一般情况差、病理性黄疸等。护理重点为:遵医嘱正确使用抗生素,维持体温稳定、合理喂养,密切观察病情变化,健康教育等。

第七节　新生儿呼吸窘迫综合征患儿的护理

案例引导

患儿,张小毛,出生时胎龄32周,体重1600 g,生后5 h出现进行性呼吸困难,入院时呼吸不规则,两肺呼吸音低,吸气时可听到细湿啰音,经皮血氧饱和度为75%。

问题:

1. 导致新生儿呼吸窘迫综合征的因素有哪些?
2. 新生儿呼吸窘迫综合征的临床特点有哪些?
3. 如何对该患儿进行护理?

新生儿呼吸窘迫综合征(neonatal respiratory distress syndrome,NRDS)又称新生儿肺透明膜病(HMD)。新生儿生后不久即出现进行性呼吸困难、发绀和呼吸衰竭等症状,为该病的表现,多见于早产儿,尤其是32周以下的极低出生体重儿。该病是由于肺泡表面活性物质缺乏所致。

肺泡表面活性物质(pulmonary surfactant,PS)是由肺泡Ⅱ型上皮细胞分泌,于孕18~20周开始产生,缓慢增加,35~36周达肺成熟水平。PS覆盖在肺泡表面,可降低肺泡表面张力,防止呼气末肺泡萎陷。

早产是PS不足或缺乏的最主要因素,PS不足或缺乏,肺泡表面张力增加,肺泡萎陷,潮气量和肺泡通气量减少,导致CO_2潴留(呼吸性酸中毒);由于肺泡通气量减少,而肺泡血流相对正常,通气与血流比值降低,引起缺氧,进而导致代谢性酸中毒。缺氧及混合性酸中毒使肺毛细血管通透性增高,液体漏出,肺间质水肿和纤维蛋白沉着于肺泡内表面形成嗜伊红透明膜,使气体弥散障碍,加重缺氧和酸中毒,进而抑制PS合成,形成恶性循环。引起新生儿呼吸窘迫综合征的诱因是:围生期窒息,低体温,前置胎盘、胎盘早剥和母亲患糖尿病、产前出血等。

一、护理评估

(一) 健康史

询问患儿是否为早产儿,有无宫内窘迫及宫内感染现象。评估患儿呼吸情况,是否有进行性呼吸困难,有无鼻翼扇动、呼气性呻吟,是否出现呼吸暂停、面色青灰、肌张力低下等表现。

(二) 身心状况

1. 临床表现 出生时多正常,生后2~6 h出现呼吸窘迫,表现为呼吸急促(大于60次/min)、发绀、鼻翼扇动、吸气性三凹征和明显的呼气呻吟等。呼吸窘迫呈进行性加重是本病的特点。严重时呼吸浅表,呼吸节律不整,呼吸暂停及四肢松弛。其他表现为面色青灰或苍白,肌张力低下;肺不张逐渐加重,出现胸廓下陷;听诊两肺呼吸音减低,吸气时可听到细湿啰音;心音减弱、胸骨左缘可闻及收缩期杂音。一般生后第二天至第三天病情严重,由于3 d后PS的合成和分泌自然增加,4~5 d达正常水平,故3 d后病情将明显好转。如出生12 h后出现呼吸窘迫,一般不考虑本病。

2. 辅助检查

(1) 实验室检查

①泡沫试验(foam test):胃液1 mL+95%酒精1 mL,振荡15 s,静置15 min后,沿管壁有多层泡沫表明PS多,可排除NRDS,无泡沫表明PS少,可考虑为NRDS。

②血气分析示PaO_2下降,$PaCO_2$升高,pH值降低。

③分娩前抽取羊水测卵磷脂/鞘磷脂,如小于2∶1,提示胎儿肺发育不成熟。

(2) X线检查:胸片有较特异的表现,对确诊非常重要。

①毛玻璃样(ground glass)改变:两肺呈普遍性透明度降低,可见弥漫性均匀一致的细颗粒(肺泡不张)网状影。见于NRDS初期或轻型病例。

②支气管充气征(air bronchogram):在普遍性肺泡不张(白色)的背景下,呈树枝状充

气的支气管(黑色)清晰显示。NRDS中、晚期或较重病例多见。

③白肺(white lung):整个肺野呈白色,肺肝界及肺心界均消失。见于严重的NRDS,动态拍摄X线胸片有助于诊断及治疗效果的评估。

二、主要护理诊断/问题

(1) 自主呼吸受损　与PS缺乏导致肺不张、呼吸困难有关。

(2) 气体交换受损　与PS缺乏、肺透明膜形成有关。

(3) 潜在并发症　如呼吸衰竭、心力衰竭。

(4) 有感染的危险　与免疫力下降有关。

(5) 营养失调:低于机体需要量　与摄入不足有关。

三、护理措施

1. 保持呼吸道通畅　及时清除口、鼻、咽部分泌物,保持呼吸道通畅。保持室内空气新鲜,维持中性环境温度,相对湿度55%左右,注意保暖,使患儿皮肤温度保持在36～37 ℃之间。

2. 供氧及辅助呼吸　氧疗是最重要的护理措施。根据病情及血气分析采用不同供氧方法,使 PaO_2 维持在6.7～9.3 kPa(50～70 mmHg),SaO_2 维持在87%～95%之间。

(1) 头罩给氧:选择与患儿相适应的头罩给氧,氧流量不少于5 L/min,以防止 CO_2 积聚在头罩内。

(2) 采用鼻塞持续气道正压呼吸(CPAP):一旦发生呼气性呻吟,应立即进行CPAP给氧,以增加功能残气量,防止肺泡萎陷和不张,改善通气血流比例,避免失衡。

(3) 气管插管给氧:对CPAP无效患儿,应行气管插管并采用间歇正压通气(IPPV)加呼气末正压通气(PEEP)。

3. 病情观察　严密观察病情变化,使用监护仪监测体温、呼吸、心率,经皮测血氧分压等,定期对患儿进行评估,密切与医生联系,及时处理各种并发症。大部分PS缺乏的早产儿出生3～5 d后PS的分泌量可以增加到能维持呼吸的需要,NRDS早产儿如能维持生命3 d以上,存活希望较大。

4. 遵医嘱合理用药　机械通气和给予PS是治疗的重要手段。一旦确诊应尽早使用PS(生后24 h内)。遵医嘱气管内滴入肺泡表面活性物质(将PS用4～5 mL生理盐水或蒸馏水配制成混悬液后,在四个不同体位,即仰卧位,右侧卧位,左侧卧位,再仰卧位,各从气管内滴入PS总量的1/4量。总共2～3次,每次间隔6～12 h)。滴入药液前先彻底吸净气道分泌物,滴入药液后,用复苏器加压给氧,以助药液扩散。PS有冻干粉剂和混悬剂两种剂型,干粉剂用前加生理盐水摇匀,混悬剂用前解冻摇匀。临床上常用的PS种类、名称和来源见表6-8。

表6-8　临床常用的PS种类、名称及来源

PS种类	商品名称	来源或成分
天然	Infasurf(CLSE)	牛肺
	Curosuff	猪肺

续表

PS种类	商品名称	来源或成分
半合成	Survanta	牛肺+DPPC+三棕榈精+棕榈酸+SP-B+SP-C
	Surfactant-TA	牛肺+DPPC+三棕榈甘油+棕榈酸
人工合成	Exosurf	DPPC+十六烷醇+四丁酚醛
	Pneumactant(ALEC)	DPPC+磷脂酰甘油

【健康教育】

预防本病的关键是预防早产,应加强围生期保健,剖宫产应在分娩发动后才能施行,对有早产可能的胎儿可在分娩前1～7 d给母亲肌内注射地塞米松等以促进胎儿肺成熟,可明显降低NRDS的发病率和死亡率。向家长介绍病情的发展过程、治疗情况及可能出现的后果,使家长能理解并积极配合治疗。

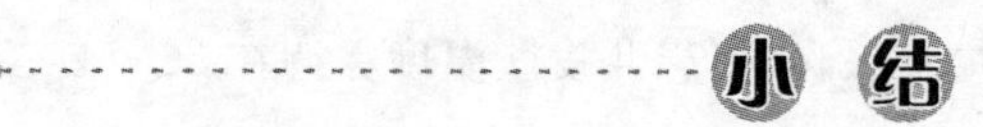

新生儿呼吸窘迫综合征是由于肺泡表面活性物质缺乏所致,患儿于生后不久即出现进行性呼吸困难、发绀和呼吸衰竭等症状。多见于早产儿。应重点评估是否为早产,患儿呼吸情况,面色、肌张力等。呼吸窘迫呈进行性加重是本病特点。胸片有较特异的表现,对确诊非常重要。护理重点是保持呼吸道通畅,保暖,维持有效给氧,遵医嘱机械通气和正确滴入PS。宣传预防的重要性。

第八节　新生儿寒冷损伤综合征患儿的护理

案例引导

患儿,男,4 d,因体温不升、皮肤硬肿2 d入院。该患儿系36周早产,第一胎,自然分娩。查体:体温未测出,呼吸45次/分,颈软,无抵抗,双肺呼吸音清,未闻及干、湿啰音,心率108次/分,心音低,未闻及病理杂音,腹软,原始反射未引出,双大腿外侧、双小腿皮肤有硬肿。试问:你将对该患儿如何进行护理?

新生儿寒冷损伤综合征(neonatal cold injure syndrome)简称新生儿冷伤,亦称新生儿硬肿症(scleredema neonatorum)。由寒冷和(或)感染等多种原因所致,主要表现为低体温和皮肤硬肿,重者可发生多器官功能损害。早产儿多见。新生儿硬肿症的发生常与以下因素有关。

(1) 外因　寒冷、早产、感染和窒息等。

(2) 内因

①体温调节中枢不成熟　新生儿体温调节中枢发育不成熟,体表面积相对较大,易于散热,造成低体温,早产儿更易发生。

②棕色脂肪少　新生儿、尤其是早产儿棕色脂肪储存量少，产热储备能力不足，在感染、窒息和缺氧时产热不足，致体温过低。

③饱和脂肪酸含量高　新生儿皮下脂肪组织的饱和脂肪酸含量大，其熔点高，寒冷时易凝固出现硬肿症。

一、护理评估

（一）健康史

了解患儿胎龄、分娩方式、出生体重、Apgar 评分、喂养及保暖等情况；了解患儿体温、硬肿情况，有无感染、损伤等病史；是否有拒乳、不哭、少尿等表现。

（二）身心状况

1. 临床表现　本病主要发生在早产儿、寒冷季节或严重感染时。多于生后 1 周内发病。

（1）一般表现　患儿出现反应迟钝，吸吮能力差或拒乳，哭声低弱或不哭，活动减少，心率减慢，可出现呼吸暂停等。

（2）低体温　体温低于 35 ℃，轻度为 30～35 ℃，重度低于 30 ℃，可出现四肢甚至全身冰冷。

（3）皮肤硬肿　按压皮肤有橡皮样感觉，皮肤发硬、发冷，水肿，皮肤颜色呈暗红色或青紫色，水肿者指压有凹陷。硬肿发生顺序为：小腿→大腿外侧→整个下肢→臀部→面颊→上肢→全身。

（4）多器官功能损害　早期可有心率缓慢、心音低钝、微循环障碍等表现，严重者可出现休克、弥散性血管内凝血（DIC）、急性肾功能衰竭和肺出血等多器官功能衰竭表现。

新生儿硬肿症评分标准见表 6-9。

表 6-9　新生儿硬肿症评分标准

评分	体温/℃		硬肿范围	器官功能改变
	肛温	腋-肛温差	/(%)	
0	≥35	负值	<20	无明显改变
1	<35	0 或正值	20～50	明显功能低下
4	<30	正或负值	50	功能衰竭

注：①硬肿范围的计算，头颈部 20%，双上肢 18%，前胸及腹部 14%，背部及腰骶部 14%，臀部 8%，双下肢 26%。②器官功能低下，包括不吃，不哭，反应迟钝，心率慢或心电图及血生化异常；器官功能衰竭至休克，心力衰竭，DIC，肺出血，肾功能衰竭等。③无条件测肛温时，腋温<35 ℃为 1 分，<30 ℃为 4 分。

2. 心理、社会状况　应了解患儿居住环境及家庭经济状况，患儿家长对本病的病因及护理知识的知晓程度等。因患儿病情严重，家长可能产生内疚、焦虑、恐慌等心理。

3. 辅助检查

（1）血气分析、血糖、电解质、肾功能等。

（2）凝血酶原时间、凝血时间、纤维蛋白原检测、血小板检测等。

（3）心电图、胸部 X 线摄片。

二、主要护理诊断/问题

(1) 体温过低　与体温调节功能不足、保暖不当、感染等因素有关。

(2) 皮肤的完整性受损　与皮肤硬化、水肿等有关。

(3) 营养失调:低于机体需要量　与吸吮无力、热量摄入不足等有关。

(4) 有感染的危险　与免疫力低下有关。

(5) 潜在并发症　如肺出血、DIC等。

(6) 知识缺乏　与家长缺乏正确保暖和育儿知识有关。

三、护理措施

1. 复温　复温是低体温患儿治疗和护理的关键,目的是在体内产热不足的情况下,通过提高环境温度以恢复和保持正常体温。复温的原则:逐步升温,循序渐进。复温过程中注意观察患儿生命体征和尿量,注意暖箱的温度和湿度,监测血糖、电解质及肾功能等。

(1) 轻、中度硬肿症(肛温>30 ℃,腋-肛温差为正值)复温方法　用暖箱复温,将患儿置于预热至30 ℃的暖箱中,每小时监测肛温1次,根据患儿体温恢复情况调节暖箱温度在30～34 ℃之间。一般在6～12 h内可恢复正常体温。

(2) 重度硬肿症(肛温小于30 ℃,腋-肛温差为负值)复温方法　将患儿置于比体温高1～2 ℃的暖箱中开始复温,以后每小时监测肛温、腋温1次,并每小时提高箱温0.5～1 ℃(箱温小于34 ℃),在12～24 h内恢复正常体温。

(3) 若无上述条件,也可采用母亲将患儿抱在怀中、热水袋、火炕、电热毯等方式复温。

2. 补充热量和液体　充足的能量有助于复温和维持正常体温。能量供给从每日210 kJ/kg开始,随体温上升逐渐增加至每日419～502 kJ/kg。有明显心、肾功能损害者,应严格控制输液速度及液体量,液体量按每天60～80 mL/kg计算。细心喂养,能吸吮者可经口喂养,吸吮无力者可用鼻饲或静脉提供营养。

3. 控制感染　做好消毒隔离,加强皮肤护理,遵医嘱给予抗生素治疗。

4. 密切观察病情　注意体温、脉搏、呼吸、硬肿范围及程度、尿量、有无出血点等,详细记录护理单,备好抢救药物和设备(氧气、吸引器、复苏囊、呼吸器等);纠正器官功能紊乱,对心力衰竭、休克、凝血障碍、弥散性血管内凝血、肾功能衰竭和肺出血等,应给予相应护理。如发现患儿出现面色突然青紫、呼吸增快、肺部啰音增多,要考虑肺出血,应立即将患儿头偏向一侧,保持呼吸道通畅,及时向医生汇报,积极抢救。

四、健康教育

本病防重于治。向家长讲解有关硬肿症的预防知识,讲解有关出生后新生儿的保暖、喂养、预防感染等护理工作的重要性和方法;加强新生儿护理,指导患儿家长在家庭中简易的保暖方法。

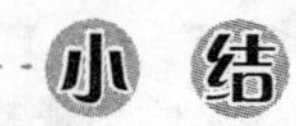

新生儿寒冷损伤综合征是指由于寒冷和(或)感染等多种原因所致的皮肤和皮下

脂肪变硬与水肿，常伴低体温，重者可发生多器官功能损害。早产儿多见，应重点评估患儿胎龄、分娩方式、体重、Apgar评分、喂养及保暖等情况；了解患儿体温、硬肿情况，有无感染、损伤等病史。治疗和护理的主要措施是复温、补充充足的热量和液体，控制感染，及时发现病情变化，正确处理。

第九节 新生儿低血糖患儿的护理

新生儿低血糖症是新生儿的血糖低于所需要的血糖浓度。一般指足月儿出生3 d内全血血糖<1.67 mmol/L(30 mg/dL)，3天后<2.2 mmol/L(40 mg/dL)；低体重儿出生3 d内<1.1 mmol/L(20 mg/dL)，1周后<2.2 mmol/L(40 mg/dL)。一般认为凡全血血糖<2.2 mmol/L(40 mg/dL)都诊断为新生儿低血糖。常发生于早产儿、足月小样儿、糖尿病母亲的婴儿，在新生儿缺氧窒息、硬肿症、感染败血症中多见。严重的低血糖持续或反复发作可引起中枢神经的损害。新生儿低血糖可能是一个独立的疾病，也可能是其他疾病的一个临床表现。

一、护理评估

（一）健康史

应注意评估有无引起新生儿低血糖的各种高危因素，如是否为早产儿、小于胎龄儿，有无寒冷损伤及新生儿溶血，是否患感染性疾病及先天性心脏病等，母亲是否患糖尿病、妊娠高血压，有无延迟喂奶等。

（二）身心状况

1. 临床表现 大多数低血糖者无症状或缺乏特异性症状，表现为反应迟钝、多汗、苍白、阵发性发绀、喂养困难、嗜睡、呼吸暂停、青紫、哭声异常、颤抖、震颤甚至惊厥等。经补充葡萄糖后症状消失，血糖恢复正常。

2. 辅助检查

(1) 血糖测定 出生后血糖监测是早期发现新生儿低血糖的主要方法。高危儿应在生后4 h内反复监测血糖，以后每隔4 h复查，直至血糖浓度稳定。

(2) 持续性低血糖者 应酌情选测血胰岛素、胰高血糖素、T_4、TSH、生长激素、皮质醇、血、尿氨基酸及有机酸等。

(3) 高胰岛素血症 可做胰腺B超或CT检查，疑有糖原累积病时可以做相应的检查。

二、主要护理诊断/问题

(1) 营养失调：低于机体需要量 与摄入不足、消耗增加有关。

(2) 潜在并发症 呼吸暂停。

三、护理措施

1. 合理喂养 正常新生儿出生后应尽早喂养，根据病情给予10%葡萄糖或吸吮母乳。

高危儿尽快建立静脉通道,保证葡萄糖输入。

2. 配合治疗 遵医嘱积极配合治疗。

(1) 无症状性低血糖并能进食者 可先进食,并密切监测血糖,低血糖不能纠正者可静脉输注葡萄糖,按6～8 mg/(kg·min)输注,每小时监测微量血糖1次,并根据血糖值调节葡萄糖输注速率,稳定24 h后逐渐停用。

(2) 症状性低血糖 需要静脉输注葡萄糖,并且密切监测血糖。可先给予一次剂量的10%葡萄糖200 mg/kg(2 mL/kg),按每分钟1 mL静脉注射;以后改为6～8 mg/(kg·min),以防低血糖反跳。每小时监测血糖1次,并根据血糖值调节葡萄糖输注速率,正常24 h后逐渐减慢葡萄糖输注速率,48～72 h停用。顽固性低血糖持续时间较长者可加用氢化可的松,或口服泼尼松(强的松)。血糖正常后逐渐减量。极低体重早产儿对糖耐受性差,输注葡萄糖时应注意输注速度。

(3) 持续性低血糖 提高葡萄糖输注速率。还可静脉注射胰高血糖素。高胰岛素血症可用二氮嗪,胰岛素细胞增生症则须作胰腺次全切除,先天性代谢缺陷患儿给予特殊饮食疗法。

3. 病情观察

(1) 血糖监测 定期监测血糖,并根据血糖值及时调整葡萄糖输注量及速度,用输液泵控制并每小时观察记录1次。

(2) 观察病情变化 注意有无震颤、多汗、呼吸暂停等,有呼吸暂停都应及时报告医生并紧急处理。

四、健康教育

指导母亲避免可预防的高危因素(如寒冷损伤、感染、窒息等),高危儿在出生时应监测血糖。宣传育儿知识,有高危因素的新生儿生后应尽早开奶。不能经胃肠道喂养者可给予10%葡萄糖静脉滴注。

第十节 新生儿低钙血症患儿的护理

新生儿低钙血症(neonatal hypocalcemia)指血清总钙<1.75 mmol/L(7 mg/dL),血清游离钙<1 mmol/L(4 mg/dL),是引起新生儿惊厥的常见原因之一。

知识链接

新生儿低钙血症的病因和发病机制

妊娠期胎儿可通过胎盘从母体内获得钙,故胎儿血钙通常不低。妊娠晚期母亲血甲状旁腺素(PTH)水平高,分娩时胎儿脐血总钙和游离钙均高于母血水平,使新生儿甲状旁腺功能受到暂时抑制(分泌PTH少)。出生后,不能继续从母体内获得钙,外源性钙摄入不足,同时新生儿PTH水平较低,骨钙不能动员入血,引起低钙血症发生。

1. 早期低血钙　出生72 h内发生的低血钙，常见于早产儿、小于胎龄儿、糖尿病及妊娠高血压综合征母亲所生婴儿。有难产史、窒息、感染及产伤史的新生儿也易发生低钙血症。

2. 晚期低血钙　出生72 h后发生的低血钙，主要发生于牛乳喂养的足月儿。因牛乳含磷量较高(人乳磷浓度为150 mg/L，牛乳为1000 mg/L)，且牛乳中钙、磷比值低(人乳钙、磷比值为2.25/1；牛乳为1.35/1)，不利于钙的吸收。同时新生儿肾小球滤过率低，而肾小管对磷的重吸收能力较强，导致了高磷酸盐血症和低钙血症。

3. 永久性甲状旁腺功能不全　此症状较少见，具有持久的甲状旁腺功能低下和高磷酸盐血症。多为散发性的，由于新生儿甲状旁腺先天缺如或发育不全所致，为X连锁隐性遗传。常合并胸腺缺如、免疫缺损、小颌畸形和主动脉弓异常，称DiGeorge综合征。

一、护理评估

(一) 健康史

应注意评估有无引起新生儿低钙血症的各种高危因素，如是否为早产儿、小于胎龄儿，母亲是否患糖尿病、妊娠高血压，有无产伤、窒息、感染等病史，是否为牛乳喂养。

(二) 身心状况

1. 临床表现　症状轻重不一，多发生于生后5～10 d。主要是神经、肌肉的兴奋性增高的表现，呈现惊跳、手足搐搦、震颤、惊厥等。常伴有不同程度的呼吸改变、心率增快和发绀；或因胃肠平滑肌痉挛引起严重呕吐、便血等胃肠症状；最严重的症状是喉痉挛和呼吸暂停。早产儿在出生后较早即出现血钙降低，其降低程度一般与胎龄成反比，但常缺乏体征，这与早产儿血浆蛋白低下、常伴有酸中毒，使血清游离钙相对较高等因素有关。

2. 辅助检查

(1) 血生化检测血清总钙＜1.75 mmol/L(7 mg/dL)，血清游离钙＜1 mmol/L(4 mg/dL)，血清磷＞2.6 mmol/L(8 mg/dL)，碱性磷酸酶多正常。必要时需测母血钙、磷和PTH水平。

(2) 心电图检查可见QT间期延长，早产儿＞0.2 s，足月儿＞0.19 s提示低钙血症。

二、主要护理诊断/问题

(1) 有窒息的危险　与低血钙导致喉痉挛有关。

(2) 知识缺乏　与缺乏育儿知识有关。

三、护理措施

1. 遵医嘱补钙

(1) 10%葡萄糖酸钙每次1～2 mL/kg，以5%～10%葡萄糖溶液稀释一倍缓慢静脉注射(1 mL/min)，避免注入过快引起心搏骤停和呕吐等毒性反应。静脉补钙时，应密切监测心率和心律变化，必须注意保持心率＞80次/分，否则应暂停。

(2) 静脉用药过程中应避免药液外渗至血管外引起组织坏死。一旦发现药液外渗，应立即停止注射并拔针，局部用25%～50%硫酸镁湿敷。

(3) 惊厥停止后改为口服钙维持。口服补钙时，不能与牛乳混合在一起，应在两次喂奶间给药，以免影响钙的吸收。

(4) 作好急救准备　准备好氧气、吸引器、气管插管、气管切开等急救物品。

2. 遵医嘱补镁　补充钙剂后惊厥仍不能控制者，应检查血镁。若血镁＜0.6 mmol/L (1.4 mg/dL)可用25%硫酸镁，每次0.4 mL/kg肌内注射。

3. 遵医嘱补充维生素D　甲状旁腺功能不全患儿需长期口服钙剂治疗，同时用维生素D_2(每日10000～25000 U)；或二氢速变固醇每日0.05～0.1 mg；或1,25-$(OH)_2$-D_3，每日0.25～0.5 μg。治疗过程中应定期监测血钙水平，调整维生素D的剂量。

四、健康教育

(1) 宣传育儿知识，鼓励母乳喂养，多参加户外活动。在不允许母乳喂养的情况下，应给予配方奶喂养，保证钙的摄入。或在牛乳喂养期间，注意补充钙剂和维生素D。

知识链接

新生儿重症监护室

新生儿重症监护室(NICU)是抢救早产儿及急、危、重症患儿的重要场所。NICU的护士每天要进行大量的护理技术操作，如暖箱、蓝光箱、远红外线辐射台等的使用；心肺复苏术，吸痰，洗胃技术；呼吸机使用、心电监护技术；脉搏血氧饱和度监护；动、静脉采血技术；各种注射泵，输液泵的使用等。在NICU，各种药物剂量要精确计算，输液速度要严格把握；对各种监护仪器提供的数据要进行系统、全面、动态的分析；要通过细致入微的观察及时判断患儿瞬时的病情变化；要独立完成各种复杂仪器的维护，能够判断仪器报警的原因和紧急处理故障。总之，NICU患儿病情危重，复杂多变，技术设备要求高、精、尖、新，NICU的护士必须具备全面、扎实的医学知识和技能，必须有良好的临床评判性思维，能够与医生，特别是产科人员协作、配合。NICU护理要点为熟练掌握NICU的工作流程，观察评判患儿病情变化，掌握和运用NICU各项操作技能，与其他人员团结协作，对病室、仪器和人员严格消毒，预防感染和交叉感染。

气管插管型号的选择见表6-10。

表6-10　气管插管型号的选择

体　重	胎　龄	内径ID
＜1000 g	＜28周	2.5 mm
1000～2000 g	28～34周	3.0 mm

续表

体　重	胎　龄	内径 ID
2000～3000 g	34～38 周	3.5 mm
＞3000 g	＞38 周	4.0 mm

不同肺顺应性状态下呼吸机各种参数的初调值见表 6-11。

表 6-11　不同肺顺应性状态下呼吸机各种参数的初调值

呼吸机参数	肺顺应性正常	肺顺应性降低	肺顺应性增高
PIP/cmH_2O	12～15	20～25	20～25
PEEP/cmH_2O	2～3	4～6	0～3
RR/(次/分)	20～25	30～40	35～45
Ti/s	0.5～0.75	0.5～1.0	0.5～1.0
I∶E	1∶(1.5～2.0)	1∶(1.0～1.2)	1∶(1.2～1.5)
FiO_2	0.3～0.4	0.5～0.8	0.6～0.8
FR	6～8	8～10	8～10

应用呼吸器机械通气治疗的指征：呼吸器初调参数，FiO_2 0.6～0.8，吸气峰压(PIP)1.96～2.45 kPa(20～25 cmH_2O)，PEEP 0.39～0.59 kPa(4～6 cmH_2O)，吸呼比 1∶(1.0～1.2)，呼吸频率 30～40 次/分。MAP 维持在 0.98～1.37 kPa(10～14 cmH_2O)。

当 PIP＜15 cmH_2O、PEEP2～3 cmH_2O、RR＜5 次/分，可直接拔管改用头罩吸氧，或用 CPAP 方式维持通气，当 CPAP＜3 cmH_2O、FiO_2＜0.4 时血气分析值适宜，可拔管。拔管前 1 h 给予地塞米松 0.5 mg/kg、阿托品 0.01 mg/kg 静脉注射，拔管后立即给予超声雾化吸入：生理盐水 10 mL、地塞米松 2 mg、异丙肾上腺素 0.25 mg，每 2 h 1 次，共 2～3 次。

(2) 加强环境管理。

①保持适宜的环境温度。

②减少噪声的刺激：说话轻柔，不在早产儿暖箱或床旁说话；走动轻柔、避免穿响底鞋；监护仪及电话声音设定为最小音量，及时地回应监视仪报警；轻柔地打开和关闭暖箱，不要用力摔、碰暖箱门，不要敲击暖箱。

③减少光线的刺激：拉上窗帘以避免太阳光照射，降低室内光线；遮盖暖箱，营造类似于子宫内的幽暗环境。

④减少疼痛的刺激：尽量减少对肢体的捆绑；护理时尽量减少操作引起的不适；在执行侵入性治疗如注射、抽血或吸痰的操作时，应给予肢体支持使其形成屈曲体位。

(3) 合理的营养支持。

(4) 保持患儿舒适的体位。

(5) 促进亲子关系的建立。

(6) 对患儿父母进行心理支持。

早产儿/极低体重儿见图 6-1，NICU 见图 6-2。

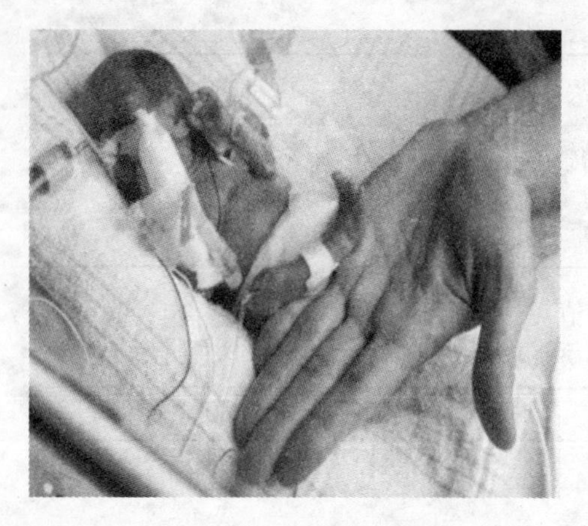

图 6-1 早产儿/极低体重儿

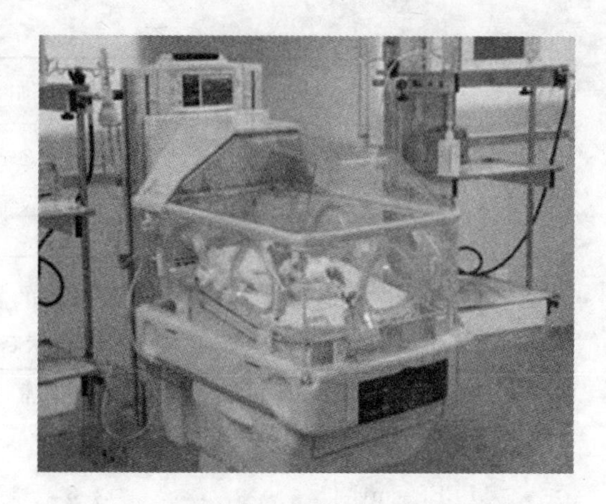

图 6-2 NICU

目标检测

一、选择题

1. 下述关于早产儿的描述中,错误的是( )。
A. 乳腺无结节　B. 指(趾)甲未达到指(趾)尖　C. 耳壳软,可折叠
D. 睾丸已下降　E. 足底纹理少
2. 为减轻颅内出血患儿的脑水肿症状,护理中不可采取的措施是( )。
A. 保持绝对静卧　B. 尽量减少搬动　C. 避免各种惊扰
D. 静脉输入充足液量,以防脱水　E. 按医嘱给予脱水剂
3. 新生儿寒冷损伤综合征,皮肤硬肿首先出现于( )。
A. 受压部位　B. 臀部　C. 面部
D. 大、小腿外侧　E. 腹部
4. 未成熟儿护理应特别注意( )。
A. 保暖　B. 加强喂养　C. 预防感染
D. 加强脐部护理　E. 加强臀部护理
5. 新生儿寒冷损伤综合征患儿如面色突然变紫,呼吸突然增快,肺部啰音增多,提示有( )。
A. 肺水肿倾向　B. 心衰　C. 肺出血倾向
D. 支气管痉挛　E. 肺部急性感染
6. 新生儿败血症的典型临床表现是( )。
A. 发热、拒乳　B. 皮肤感染灶　C. 白细胞计数增多
D. 反应性差　E. 以上都不是
7. 关于生理性黄疸,描述错误的是( )。
A. 生后 2～3 d 开始出现　B. 表现为食欲下降,哭声低弱
C. 一般 7～14 d 自然消退　D. 早产儿可延迟至 3 周消退
E. 血清胆红素浓度＜221 μmol/L
8. 早产儿日龄 1 d,有窒息史。患儿烦躁不安、溢乳、哭叫声高亢,肢体痉挛,前囟门饱

满、嗜睡、肌肉松弛，体温与血象正常，初步诊断考虑为（　　）。

A. 新生儿败血症　　B. 新生儿脑膜炎　　C. 新生儿肺炎
D. 新生儿破伤风　　E. 新生儿缺氧缺血性脑病

9. 母亲用麻醉剂而致窒息的新生儿可用（　　）。

A. 洛贝林　　B. 回苏林　　C. 纳洛酮　　D. 肾上腺素　　E. 可拉明

10. 早产男婴，出生后 7 h 出现呼吸困难和青紫，呈进行性加重，伴呼气性呻吟，三凹征明显，胸廓下陷，病后 1 天 X 线摄片示两肺有细小均匀颗粒和网状阴影。该患儿的主要护理诊断是（　　）。

A. 清理呼吸道无效　　B. 潜在并发症　　C. 感染性肺炎
D. 肺透明膜病　　E. 以上都不是

11. 新生儿易发生溢乳，是由于（　　）。

A. 胃自主神经调节能力强　　B. 贲门括约肌紧张　　C. 幽门括约肌松弛
D. 胃容量较小　　E. 胃呈水平位

12. 新生儿脐炎最常见的致病菌为金黄色葡萄球菌，治疗首选的抗生素是（　　）。

A. 庆大霉素　　B. 头孢呋辛　　C. 林可霉素　　D. 红霉素　　E. 丁胺卡那霉素

13. 足月儿，第一胎，男，生后第 3 天，母乳喂养，生后 24 h 出现黄疸，皮肤黄染渐行加重，Hb110 g/L，母血型 O，子血型 B。患儿最有可能的诊断为（　　）。

A. 胆道闭锁　　B. 新生儿生理性黄疸
C. Rh 溶血症　　D. 新生儿 ABO 血型不合溶血症
E. 新生儿败血症

14. 新生儿，胎龄 36 周，生后第 1 天，一般情况可。其母尚无乳汁分泌。为预防新生儿低血糖，护理措施重点是（　　）。

A. 可试喂米汤　　B. 及时喂葡萄糖水
C. 应果断进行人工喂养　　D. 配合进行静脉输注葡萄糖溶液
E. 等待母亲乳汁开始分泌再开奶，坚持母乳喂养

15. 某新生儿确诊为低钙血症，遵医嘱需静脉注射 10%葡萄糖酸钙，护理过程中应重点观察的是（　　）。

A. 防止心动过缓，保持心率＞30 次/分
B. 防止心动过缓，保持心率＞80 次/分
C. 防止心动过缓，保持心率＞100 次/分
D. 防止心动过速，保持心率＜80 次/分
E. 防止心动过速，保持心率＜100 次/分

二、简答题

1. 简述新生儿窒息的复苏步骤。
2. 新生儿寒冷损伤综合征时如何进行复温？

三、病例分析题

新生儿，20 d，发热 3 d，皮肤黄染退而复现 3 d，精神委靡、嗜睡、拒乳、不哭、不动，脐窝有少许脓性分泌物，该患儿可能的诊断是什么？怎样对该患儿进行护理？

（魏映红　刘　奉）

第七章 营养障碍性疾病患儿的护理

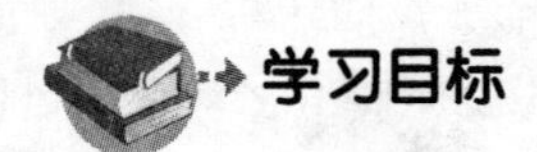

学习目标

1. **掌握** 营养障碍性疾病患儿的护理评估、护理诊断、护理措施。
2. **熟悉** 营养障碍性疾病的临床表现。
3. **了解** 营养障碍性疾病的病因。
4. **能力** 能结合典型病例为营养障碍性疾病患儿列出护理计划；能运用相关知识为营养障碍性疾病患儿及家长进行健康教育。

第一节 蛋白质-热能营养不良患儿的护理

案例引导

患儿，女，1岁，出生时早产，先天唇裂，生后因母乳不足而混合喂养，7～8个月开始加粥、米粉，偶尔吃鸡蛋，但从未加过肉末、肝泥、蔬菜等，近1个月来食欲差，不活泼。于儿保门诊做体格检查，体重7 kg，身高73 cm，能站，不会走，腹部皮下脂肪厚度为0.5 cm，皮肤干燥，以"营养不良"收入院，试评估其营养不良的程度。应如何护理该患儿？

蛋白质-热能营养不良(protein-energy malnutrition，PEM)是由于长期能量和(或)蛋白质摄入不足引起的一种慢性营养缺乏症。多见于3岁以下的婴幼儿。主要表现为体重下降，皮下脂肪减少和皮下水肿，常伴有各系统器官不同程度的功能紊乱。临床上常见3种类型：以能量供给不足为主的消瘦型；以蛋白质供给不足为主的水肿型；介于两者之间的消瘦-水肿型。

一、护理评估

（一）健康史

1. 致病因素

(1) 长期摄入不足　喂养不当是导致儿童营养不良的主要原因，如母乳不足又未及时添加辅食；奶粉配制过稀；长期以粥、米粉、奶糕等淀粉类食物喂养；长期偏食、挑食、进食不规律等。

(2) 消化吸收障碍　消化系统疾病及先天畸形，如迁延性腹泻、肠吸收不良综合征、唇裂、腭裂、幽门狭窄等均可影响食物的消化和吸收。

(3) 营养需要量增多　急、慢性传染病的恢复期，双胎、早产、生长发育快速时期等均可因营养需要量增多而造成相对不足。

(4) 消耗量增加　糖尿病、肾病综合征、发热性疾病、恶性肿瘤、烧伤等均可使蛋白质消耗或丢失增多。

应评估患儿的喂养史、饮食习惯及生长发育情况，注意有无喂养不当、母乳不足，有无不良的饮食习惯；有无消化道解剖或功能异常；有无急、慢性疾病史；是否为双胎、早产。

2. 病理生理改变

(1) 新陈代谢异常　蛋白质摄入不足或丢失过多致体内血清蛋白下降，血清总蛋白可低于 40 g/L，清蛋白低于 20 g/L，引起低蛋白水肿。脂肪大量消耗致血清胆固醇下降，肝脏为脂肪代谢的重要器官，体内脂肪消耗过多可导致肝脏脂肪浸润及变性。糖原储存不足或消耗过多致低血糖，重者可引起昏迷甚至猝死。蛋白质-热能营养不良时 ATP 合成减少，影响细胞膜上钠-钾-ATP 酶的运转，易出现低渗性脱水、酸中毒、低钾血症、低钠血症、低钙血症和低镁血症。此外，可引起体温偏低。

(2) 各系统器官功能紊乱，如消化功能紊乱、心肌收缩力减弱、血压偏低、肾的浓缩能力降低、免疫功能下降，极易并发多种感染等组织器官功能低下的表现。

（二）身心状况

1. 临床表现　体重不增是营养不良患儿的早期表现，继之体重下降。皮下脂肪逐渐减少甚至消失(图 7-1)。皮下脂肪减少的顺序是：腹部→躯干→臀部→四肢→面部。因皮下脂肪减少首先发生于腹部，故腹部皮下脂肪厚度是判断营养不良程度的重要指标之一。随着营养不良程度加重，出现皮肤弹性下降，皮肤干燥、苍白和水肿，肌张力下降，肌肉松弛萎缩，多器官系统功能损害，如体温降低、心音低钝，心率减慢、血压下降、腹泻等。严重者出现营养不良型水肿，水、电解质紊乱。

根据患儿体重及身高(长)减少情况，将 5 岁以下儿童营养不良分为以下三型。

(1) 体重低下型　患儿体重低于同年龄、同性别参照人群值的 $\bar{x}-2SD$ 为体重低下型。体重低于 $\bar{x}-(2SD\sim3SD)$ 为中度，低于 $\bar{x}-3SD$ 为重度。此项指标主要反映患儿过去和(或)现在有营养不良，但单凭此项指标不能区分急性、慢性。

(2) 生长迟缓型　患儿身高(长)低于同年龄、同性别参照人群值的 $\bar{x}-2SD$ 为生长迟缓型。身高低于 $\bar{x}-(2SD\sim3SD)$ 为中度，低于 $\bar{x}-3SD$ 为重度。此项指标主要反映患儿过去或长期慢性营养不良。

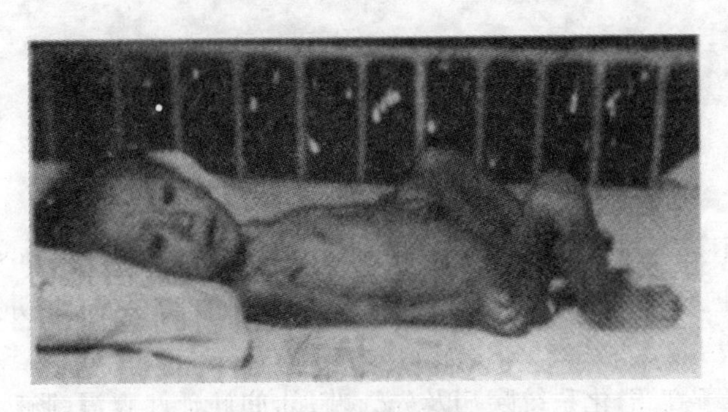

图7-1　皮下脂肪少甚至消失

(3) 消瘦型　患儿体重低于同性别、同身高(长)参照人群值的 $\bar{x}-2SD$ 为消瘦型。体重低于 $\bar{x}-(2SD\sim3SD)$ 为中度,低于 $\bar{x}-3SD$ 为重度。此项指标主要反映患儿近期、急性营养不良。

2. 并发症　营养不良患儿易出现多种并发症。

(1) 营养性贫血　最常见,主要与铁、叶酸、维生素 B_{12}、蛋白质等造血原料缺乏有关。

(2) 多种维生素和微量元素缺乏　常见维生素A缺乏和锌缺乏。

(3) 感染　由于患儿免疫功能低下,易患多种感染,如上呼吸道感染、支气管肺炎、鹅口疮、结核病、尿路感染等;特别是婴儿腹泻,可迁延不愈,加重营养不良,形成恶性循环。

(4) 其他　还可并发自发性低血糖,若不及时诊治,可致死亡。

3. 心理、社会状况　了解父母的育儿知识水平以及对疾病性质、发展、预后及防治知识的认知程度。了解家庭亲子关系,家庭经济状况及父母角色是否称职。评估家长是否因不了解疾病的相关知识而产生焦虑,是否因缺乏营养、喂养知识以及家庭经济状况差等而产生愧疚感。

4. 辅助检查　PEM最突出的表现是血清白蛋白浓度降低,但由于其半衰期较长(19～21 d),故该项检查不够灵敏。PEM的另一表现是胰岛素样生长因子1(IGF-1)水平下降,由于其不仅反应灵敏而且受其他因素影响较少,故被认为是诊断PEM的较好指标。此外,多种血清酶活性、血糖、胆固醇以及维生素和微量元素浓度皆可下降。

二、主要护理诊断/问题

(1) 营养失调:低于机体需要量　与能量和(或)蛋白质不足有关。

(2) 有感染的危险　与机体免疫功能低下有关。

(3) 生长发育改变　与营养物质缺乏,不能满足生长发育需要有关。

(4) 潜在并发症　如低血糖、营养性贫血、多种维生素缺乏。

(5) 知识缺乏　与患儿家长缺乏合理喂养的知识有关。

三、护理措施

1. 一般护理　提供舒适的环境,合理安排生活,减少不良刺激,保证患儿有充足的睡眠。饮食调整的原则是:由少到多,由稀到稠,循序渐进,逐渐补充。具体如下。

（1）能量的供给　①轻度营养不良：开始每日供给能量 250～330 kJ/kg，以后根据消化功能逐渐递增至每日 585 kJ/kg。待体重接近正常后，恢复供给儿童正常需要量。②中、重度营养不良：因消化能力弱，对食物的耐受性较差，需用较长时间调整饮食。能量供给从每日 165～250 kJ/kg 开始，逐步少量增加。若消化吸收能力较好，可逐渐增加至每日 500～727 kJ/kg，并按实际体重计算所需能量。待体重接近正常后，恢复供给正常生理需要量。

（2）蛋白质的供给　蛋白质供给量从每日 1.5～2.0 g/kg 开始，逐渐增加至每日3.0～4.5 g/kg，如过早给予高蛋白质食物，可引起腹胀和肝肿大。食品除乳制品外，可选择豆浆、蛋类、肝泥、肉末、鱼粉等高蛋白食物，有条件者可给酪蛋白水解物、氨基酸混合溶液等。待体重与身高比例接近正常后，恢复供给正常生理需要量。

（3）补充维生素及微量元素　各种程度的营养不良均应补充，选择富含维生素和微量元素的食物，一般采取每日给予蔬菜或水果的方式，从少量开始逐渐增加，以免发生腹泻。

（4）鼓励母乳喂养　无母乳或母乳不足者，可给稀释奶或脱脂奶，少量多次喂哺，随消化吸收能力逐渐增加牛乳量及浓度。

（5）根据病情选择适当的喂养方法　对于食欲很差、吞咽困难、吸吮力弱者可用鼻胃管喂养。

（6）建立良好的饮食习惯　帮助患儿建立良好的饮食习惯，纠正偏食、挑食、吃零食等不良习惯。

2. 心理护理　对于家庭经济状况差和知识缺乏的家长，要耐心讲解，消除其焦虑心理。多与患儿沟通交流，鼓励其进食，促进疾病康复。

3. 病情观察　密切观察病情变化，每日记录进食情况及对食物的耐受情况。每周测一次体重，每月测一次身高，以判断治疗效果。注意有无低血糖、维生素 A 缺乏、酸中毒等临床表现，发现病情变化及时报告，并做好急症抢救准备。

4. 对症护理

（1）预防感染：保持居室卫生；做好皮肤护理和口腔护理；实行保护性隔离，防止交叉感染。

（2）及时矫正先天畸形，进行适当的户外活动和体格锻炼，促进新陈代谢，利于生长发育。

5. 治疗指导

（1）治疗原则　尽早发现，早期治疗，采取中西医结合的综合性治疗措施；祛除病因，治疗原发病，控制并发症；调整饮食，促进消化，改善代谢功能。

（2）用药护理　遵医嘱给予消化酶（胃蛋白酶、胰酶等）和 B 族维生素口服，以助消化；为促进蛋白质的合成和增进食欲，给予蛋白同化类固醇制剂如苯丙酸诺龙肌内注射；食欲极差者可试用葡萄糖疗法：胰岛素每日一次皮下注射 2～3 U，注射前口服葡萄糖 20～30 g，每 1～2 周为 1 个疗程；可给予锌制剂，按锌元素计算每日口服 0.5～1.0 mg/kg，可提高味觉敏感度。病情严重或完全不能进食者，可遵医嘱少量多次输全血或血浆，或选用葡萄糖、氨基酸、脂肪乳剂等静脉输注。低蛋白水肿者可静脉输注白蛋白。

四、健康教育

给患儿家长介绍引起营养不良的常见病因及预防方法;介绍科学育儿的知识,指导母乳喂养、部分母乳喂养(混合喂养)和人工喂养的具体执行方法,纠正儿童的不良饮食习惯;合理安排生活作息制度,保证充足的睡眠;加强体格锻炼,按时进行预防接种,预防感染;先天畸形患儿应及时手术治疗;做好生长发育监测。

小结

营养不良是由于热量和(或)蛋白质不足导致的慢性营养缺乏症。应重点评估患儿是否存在喂养不当致摄入不足,是否患慢性消化道疾病、先天畸形、消耗性疾病等及患儿的饮食习惯等因素,是否存在体重减轻、皮下脂肪减少等表现,是否出现全身各器官系统功能紊乱及生长发育停滞现象。护理重点是调整饮食,原则上由少到多、由稀到稠、循序渐进,逐渐补充,最后恢复正常;促进消化,改善食欲,必要时遵医嘱给予消化酶、维生素和矿物质;密切观察病情变化,预防感染、低血糖等并发症的发生;做好健康教育。

第二节　单纯性肥胖症患儿的护理

案例引导

患儿,男,10岁,体重45 kg,身高1.43,请评估该患儿的生长发育情况。

儿童单纯性肥胖症(obesity)是由于长期能量摄入超过人体的消耗,使体内脂肪过多积聚,体重超过一定范围的营养障碍性疾病。儿童肥胖的诊断以同性别、同身高(长)正常儿童体重均值为标准,超过20%以上者即为肥胖。肥胖症可发生于任何年龄,最常见于婴儿期、5~6岁和青春期。儿童肥胖的发生率在我国呈逐步增多趋势。肥胖不仅影响儿童的健康,还成为成人冠心病、高血压、糖尿病、胆石症、痛风等疾病以及猝死的诱因,应引起社会和家庭的重视。

一、护理评估

(一)健康史

1. 致病因素

(1) 能量摄入过多　能量摄入过多是本病的主要原因,如长期摄入淀粉类、高脂肪的食物过多,超过机体代谢需要,剩余能量就会转化为脂肪而储存于体内。

(2) 活动量过少　即使摄食不多,但缺乏适当的活动和体育锻炼也可引起肥胖。肥胖儿童大多不喜爱运动,从而形成恶性循环。

(3) 遗传因素　肥胖具有高度遗传性，目前认为肥胖与多基因遗传有关。父母均肥胖者子女肥胖发生率高达70%～80%；父母一方肥胖者子女肥胖发生率为40%～50%；父母正常的后代发生肥胖者仅为10%～14%。

(4) 其他因素　进食过快、疾病、精神创伤及心理异常等因素亦可导致儿童过食而出现肥胖。

2. 病理生理改变　肥胖患儿可有下列代谢及内分泌改变。

(1) 体温调节与能量代谢　肥胖儿对环境温度变化的反应较不敏感，用于产热的能量消耗较正常儿少，使肥胖儿有低体温倾向。

(2) 脂类代谢　肥胖儿常伴有血浆甘油三酯、胆固醇、极低密度脂蛋白(VLDL)及游离脂肪酸增加，但高密度脂蛋白(HDL)减少。故成年后易并发动脉硬化、冠心病、高血压、胆石症等疾病。

(3) 蛋白质代谢　肥胖者嘌呤代谢异常，血尿酸水平增高，易发生痛风。

(4) 内分泌变化　内分泌变化在儿童较常见。

① 甲状腺功能变化　总 T_4、游离 T_4、总 T_3、游离 T_3、反 T_3、蛋白结合碘、吸131碘率等均正常，下丘脑—垂体—甲状腺轴也正常，但 T_3 受体减少，被认为是产热减少的原因。

② 甲状旁腺激素及维生素D代谢　肥胖儿甲状旁腺激素水平升高，25-(OH)-D_3 及24,25-$(OH)_2$-D_3 水平也高，可能与肥胖的骨质病变有关。

③ 生长激素水平变化　肥胖儿血浆生长激素水平减少；睡眠时生长激素分泌高峰消失；在低血糖或精氨酸刺激下生长激素分泌反应迟钝。但肥胖儿胰岛素样生长因子分泌正常，胰岛素分泌增加，对生长激素的减少起到代偿作用，故患儿无明显生长发育障碍。

④ 性激素变化　女性肥胖患儿雌激素水平增高，可有月经不调和不孕；男性患儿因体内脂肪将雄性激素芳香化转变为雌激素，雌激素水平增高，可有轻度性功能低下，但不影响睾丸发育和精子形成。

⑤ 糖皮质激素变化　肥胖患儿尿17-羟类固醇、17-酮类固醇及皮质醇均可增加，但血浆皮质醇正常或轻度增加，昼夜规律存在。

⑥ 胰岛素与糖代谢的变化　肥胖者有高胰岛素血症的同时又存在胰岛素抵抗，至糖代谢异常，可出现糖耐量减低或糖尿病。

（二）身心状况

1. 临床表现　肥胖患儿食欲旺盛且喜吃甜食、油炸食物和高脂肪食物。肥胖患儿因行动不便而不喜爱运动，运动时动作笨拙。明显肥胖的患儿易出现疲乏、气短或腿痛等。严重肥胖者可因脂肪过度堆积而限制胸廓扩展及膈肌运动，导致肺通气不良，引起低氧血症、红细胞增多、发绀，严重时心脏扩大、心力衰竭甚至死亡(称为肥胖-换气不良综合征)。肥胖儿性发育常较早，故最终身高常略低于正常儿童。

体格检查可见患儿皮下脂肪丰满且分布均匀，腹部膨隆下垂。严重肥胖者可因腹、臀、大腿处皮下脂肪过多而使皮肤出现白色或紫色皮纹。少数肥胖患儿因体重过重，走路时双下肢负荷过度而致膝外翻和扁平足。常有假性乳房增大，男性肥胖患儿可见阴茎隐匿在阴阜脂肪垫中而被误诊为阴茎发育不良。

知识链接

单纯性肥胖症的发病机制

单纯性肥胖症的发病机制如图7-2所示。

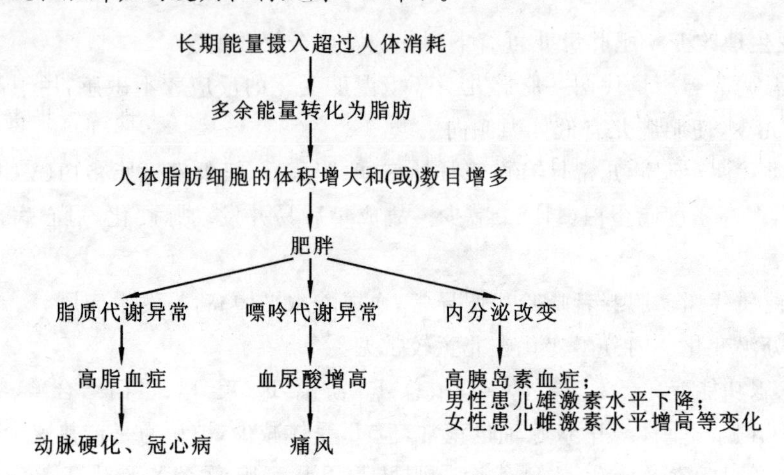

图7-2 单纯性肥胖症的发病机制

2. 心理、社会状况 患儿因体态肥胖，怕被别人讥笑而不愿与其他儿童交往，常出现自卑、胆怯、孤僻等心理障碍。家长由于缺乏对本病的正确认识，患儿年龄小时未引起重视，甚至会因孩子肥胖而高兴，但随着年龄的增长，当家长意识到问题的严重性时便逐渐产生了焦虑情绪。

3. 辅助检查 血清甘油三酯、胆固醇两项大多增高，严重肥胖患儿血清β脂蛋白也增高；常有高胰岛素血症；血生长激素水平减低，生长激素刺激试验的峰值也较正常儿童低；肝脏超声波常有脂肪肝。

二、主要护理诊断/问题

(1) 营养失调:高于机体需要量　与摄入高能量食物过多和(或)运动过少有关。

(2) 社交障碍(impaired social interaction)　与肥胖造成心理障碍有关。

(3) 自我形象紊乱(body image disturbance)　与肥胖引起自身形体改变有关。

(4) 知识缺乏　即患儿及家长缺乏合理营养的知识。

三、护理措施

1. 一般护理 饮食疗法和运动疗法是两项最主要的措施，其目的是减少产能量性食物的摄入和促进机体对能量的消耗，使体内过剩脂肪不断减少，从而使体重逐步下降。

(1) 控制饮食　限制患儿每日的热能摄入量，使其低于机体消耗的总能量，但须满足儿童的基本营养及生长发育需要，避免影响其正常生长发育。多采用低脂肪、低碳水化合物和高蛋白食谱。鼓励患儿多吃体积大、饱腹感明显而热能低的蔬菜类食物(如萝卜、青菜、黄瓜、番茄、莴苣、竹笋等)，加适量的豆制品、瘦肉、鱼、蛋等。培养良好的饮食习惯，提倡少吃多餐，细嚼慢咽，杜绝过饱，不吃夜宵和零食等。

(2) 增加运动　适当的运动能促使脂肪分解，减少胰岛素分泌，减少脂肪合成，增加蛋白质合成，促进肌肉发育。应选择有效且易于坚持的运动项目，提高运动兴趣，如晨跑、散步、踢球、游泳等。每日坚持运动至少30 min，运动量以患儿运动后轻松愉快、不感到疲劳为度。鼓励家庭成员共同参与运动，提高患儿对运动的兴趣。

2. 心理护理　引导肥胖儿正确认识自身形体改变，鼓励其建立信心，消除因肥胖带来的自卑心理，积极参与社交活动。注意避免因家长对患儿的饮食习惯经常指责而引起患儿精神紧张。让患儿充分参与制订饮食控制和运动计划，提高其坚持饮食控制和运动锻炼的兴趣。

四、健康教育

给患儿及家长介绍肥胖症的相关知识，鼓励树立信心，坚持饮食和运动疗法。对患儿实施生长发育监测，定期门诊观察。宣传科学喂养知识，培养儿童良好的饮食习惯，避免营养过剩。告诫家长不能采用成人肥胖的药物疗法和手术治疗儿童肥胖症。

小结

儿童单纯性肥胖症是由于长期能量摄入超过人体的消耗，使体内脂肪过多积聚而导致的营养障碍性疾病。护理评估的重点为患儿有无喜食甜食、油煎食物等高能量饮食的习惯，是否存在营养摄入过多、活动量少，有无家族肥胖史，体重是否超过同性别、同身高(长)正常儿童体重均值的20%，体脂分布是否均匀。肥胖不仅影响儿童的健康，还成为成人冠心病、高血压、糖尿病、胆石症、痛风等疾病以及猝死的诱因。控制饮食和增加运动是两项最主要的护理措施，同时应加强心理护理，鼓励患儿坚持运动和参加社交活动。

第三节　维生素D缺乏性佝偻病患儿的护理

案例引导

患儿，9个月，母乳喂养，平时很少晒太阳。因近来多汗、烦躁、睡眠不安、夜间啼哭、易惊到儿童保健门诊就诊。查体：T36.8 ℃，P110 次/分，R32 次/分，体重 7.5 kg。全身皮肤黏膜无黄染，未见皮疹及出血点，浅表淋巴结不肿大。前囟 2 cm×2 cm，尚未出牙，枕后有些脱发，方颅。心、肺、腹部检查无异常。初步诊断：维生素D缺乏性佝偻病。作为当班护士的你怎样对其进行护理评估？还需哪些资料？

维生素D缺乏性佝偻病(rickets of vita min D deficiency)简称佝偻病，是由于体内维生素D缺乏导致钙、磷代谢失常，从而使正在生长的骨骼不能正常钙化、造成以骨骼病变为特征的一种全身慢性营养性疾病。本病多见于3个月至2岁的儿童，是我国儿童保健重点防治的四大疾病之一。

知识链接

维生素D的来源、转化和生理功能

1. 来源 维生素D是一组具有生物活性的脂溶性类固醇衍生物，包括维生素D_2(麦角骨化醇)和维生素D_3(胆骨化醇)。①维生素D_3由人和动物皮肤内的7-脱氢胆固醇经日光中紫外线的光化学作用转变而成，为内源性维生素D，是人类维生素D的主要来源。②维生素D_2存在于植物中，由麦角固醇经紫外线照射后转变而成，此外还包括鱼肝油等维生素制剂，是婴幼儿维生素D的外源性来源。③胎儿可通过胎盘从母体获得维生素D。

2. 转化 维生素D_3和维生素D_2均无生物活性，被人体吸收进入血液循环后，与血浆中的维生素D结合蛋白(DBP)结合，被转运后储存于肝脏、脂肪和肌肉等组织内，经过肝细胞和近端肾小管上皮细胞的两次羟化作用后，生成1,25-二羟维生素-D_3[1,25-$(OH)_2$-D_3](1,25-二羟胆骨化醇)，才具有很强的抗佝偻病生物活性。

3. 生理功能 其抗佝偻病的主要生理功能包括：①促进小肠黏膜合成钙结合蛋白(CaBP)，增加肠道对钙的吸收；②促进肾小管对钙、磷的重吸收；③促进成骨细胞的增殖和破骨细胞分化，直接作用于骨的矿物质代谢(沉积与重吸收)。

研究认为，1,25-$(OH)_2$-D_3是一类固醇激素。近年来还发现其可参与多种细胞的增殖、分化和免疫功能的调控过程，对人体有很多其他重要作用。

一、护理评估

(一) 健康史

健康史包括患儿母亲妊娠情况、出生史、日光照射情况、喂养史、出生状况以及疾病和用药史。具体内容如下。

1. 围生期维生素D不足 早期新生儿体内维生素D的量与母体维生素D的营养状况及胎龄有关，如母亲患严重营养不良、肝肾疾病、慢性腹泻，以及早产、双胎均可导致婴儿体内维生素D储存不足。

2. 日光照射不足 日光照射不足是引起佝偻病的主要原因。由于玻璃可阻挡紫外线，大气污染可吸收部分紫外线，如果儿童户外活动少，或者居住在空气污染严重、城市建筑密集区，缺乏紫外线照射，容易导致发病。我国北方寒冷季节长、日照时间短，儿童户外活动少，故佝偻病患病率北方高于南方。

3. 维生素D摄入不足 天然食物包括乳类中维生素D含量很少，不能满足儿童生长发育的需要。单纯乳类喂养儿未及时添加含有维生素D的辅食(如肝、蛋、强化维生素D的代乳品等食物)，易患佝偻病。

4. 生长发育过快，需要量增加 早产儿或双胞胎体内维生素D储存不足，出生后生长速度较足月儿快，需要维生素 D 多，若添加不足易发生佝偻病。

5. 疾病与药物的影响 胃肠道或肝胆疾病影响维生素 D 及钙、磷的吸收和利用，如婴儿肝炎综合征、胆道畸形、慢性腹泻等；肝、肾功能严重损害影响维生素 D 的羟化作用；长期服用抗惊厥药物可使维生素 D 加速分解为无活性的代谢产物而导致体内维生素 D 不足；服用糖皮质激素可对抗维生素 D 对钙转运的调节。

知识链接

维生素 D 缺乏性佝偻病和手足搐搦症的发病机制

维生素 D 缺乏性佝偻病和手足搐搦症的发病机制如图 7-3 所示。

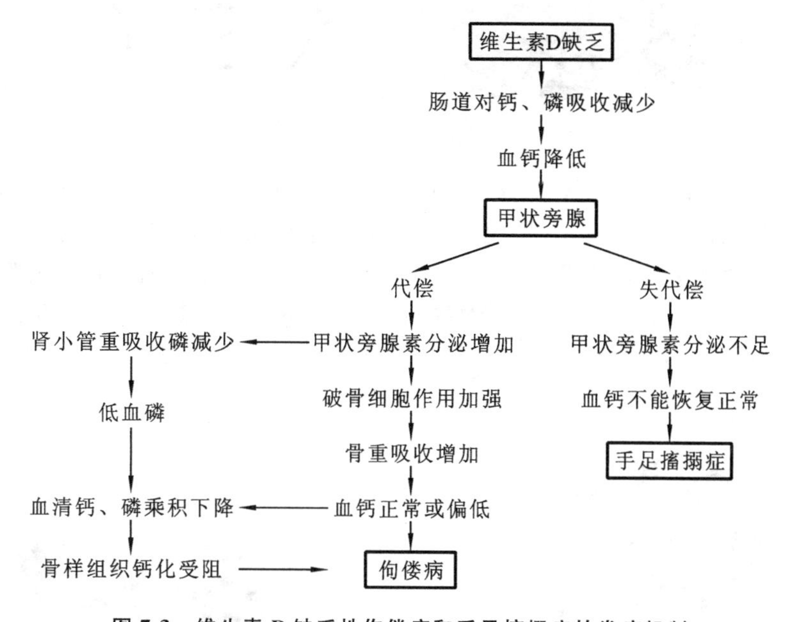

图 7-3 维生素 D 缺乏性佝偻病和手足搐搦症的发病机制

（二）身心状况

1. 临床表现 维生素 D 缺乏性佝偻病多见于婴幼儿，主要表现为生长最快部位的骨骼改变、并可影响肌肉发育和及神经兴奋性的改变。临床上常将其分为四期：活动初期（早期）、活动激期、恢复期和后遗症期。

1）活动初期 维生素 D 缺乏性佝偻病初期多自 3 个月左右开始发病，多为神经兴奋性增高的表现，如易激惹、烦躁、睡眠不安、夜间啼哭等。常伴有与室温和季节无关的多汗。患儿因头部多汗而刺激头皮，常摇头擦枕导致出现枕秃。

2）活动激期 患儿除有神经兴奋性增高外，主要表现为骨骼生长发育障碍、运动功能以及智力发育迟缓、肌肉韧带松弛。

（1）骨骼改变 骨骼生长发育障碍为佝偻病激期的特征性改变。具体如下。

① 头部 3～6 个月婴儿易出现颅骨软化，重者可出现乒乓球感，即用手指轻压颞部或

枕部可感觉颅骨内陷；8～9个月婴儿易发生方颅(图7-4)，即额骨和顶骨双侧骨样组织增生呈对称性隆起，严重时呈鞍状或十字状颅形；前囟增大或闭合晚；出牙延迟或出牙顺序颠倒，牙釉质缺乏并易患龋齿。

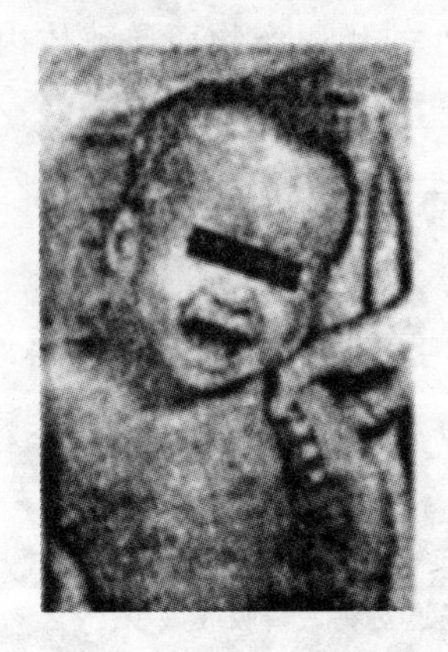
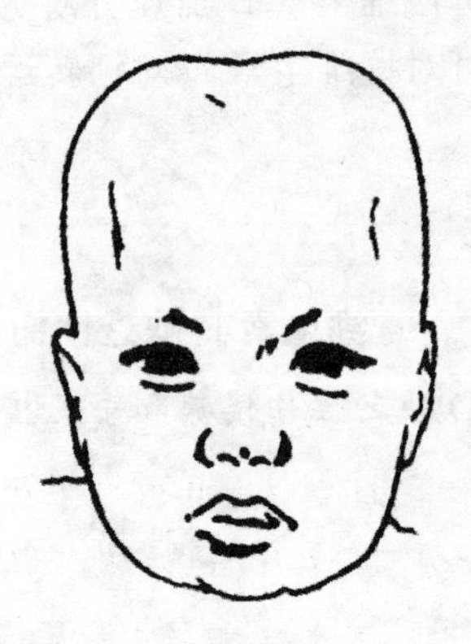

图7-4　方颅

② 胸部　胸部骨骼生长发育障碍多见于1岁左右儿童。肋骨与肋软骨交界处骨骺端因骨样组织堆积而膨大呈钝圆形隆起，上下排列如串珠状，可触及或看到，称为佝偻病串珠，以两侧第七肋至第十肋最明显；膈肌附着处的肋骨因长期受膈肌牵拉而内陷，形成沿肋骨走向的横沟，称为肋膈沟，又叫郝氏沟；第七、八、九肋骨与胸骨相连处软化内陷，致胸骨柄前突，形成鸡胸(图7-5)；如胸骨剑突部向内凹陷，可形成漏斗胸。这些胸廓畸形均可影响肺呼吸功能。

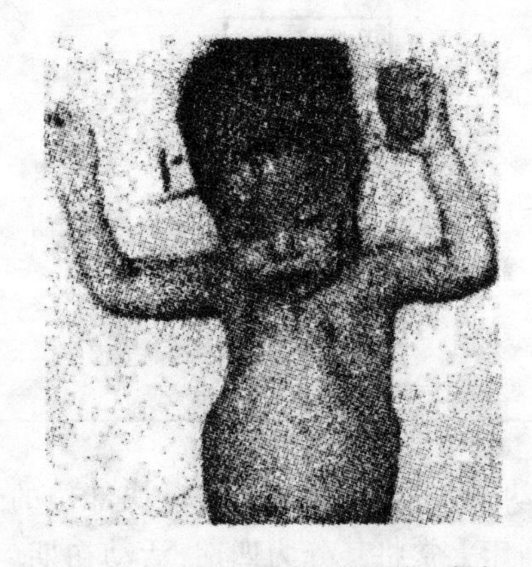

图7-5　佝偻病串珠、肋膈沟、鸡胸

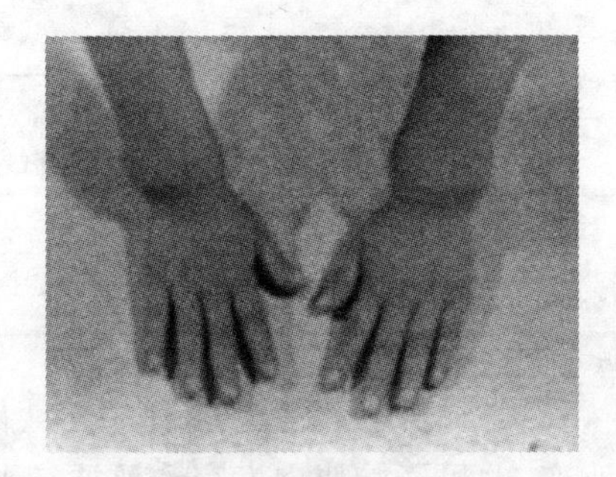

图7-6　佝偻病手镯

③ 四肢　6个月以上儿童腕、踝部骨骺处因骨样组织堆积而形成钝圆形环状隆起，称为手镯征(图7-6)或脚镯征；1岁左右站立行走后，因负重且骨质软化，可引起下肢弯曲，形成“O”形腿(图7-7)或“X”形腿(图7-8)。严重时轻微外伤即可引起长骨骨折。

④ 其他　久坐者可致脊柱后突或侧弯畸形，重症患儿可出现扁平骨盆或三角骨盆。

(2) 运动功能发育迟缓　严重的低血磷使肌肉糖代谢障碍，致全身肌肉松弛，肌张力降低和肌力减弱、韧带松弛，患儿可出现头颈软弱无力，坐、站、走等较正常儿落后。腹肌张力低下，腹部膨隆如蛙腹。

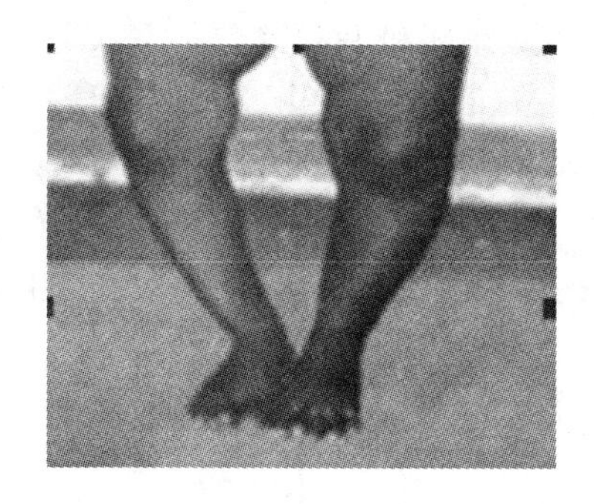

图 7-7 “O”形腿

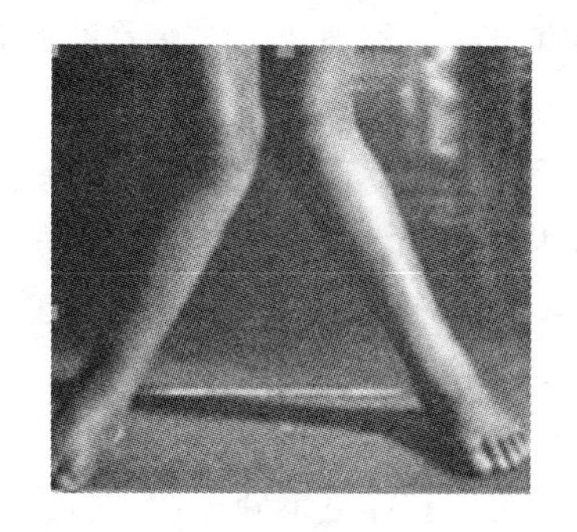

图 7-8 “X”形腿

(3) 神经、精神发育落后　如条件反射形成慢，表情淡漠，语言发育落后等，免疫功能低下容易感染。重症佝偻病患儿可见消化功能紊乱和心肺功能障碍。

3) 恢复期　经适当治疗后，症状、体征减轻或接近消失。

4) 后遗症期　多见于 3 岁以后儿童，此期其他表现均正常，仅遗留不同程度的骨骼畸形。

2. 心理、社会状况　因重症儿可留有骨骼畸形，随年龄的增长对自身形象和运动能力的认知，容易产生自卑等不良的心理活动，从而影响其心理健康及社会交往。家长因担心孩子骨骼畸形而感到焦虑或内疚等。

3. 辅助检查

(1) 血生化检查　维生素 D 缺乏性佝偻病初期，25-(OH)-D_3下降，血钙可正常或稍低，血磷降低，钙磷乘积稍低，碱性磷酸酶正常或增高；激期血钙稍降低，血磷和钙磷乘积明显降低，碱性磷酸酶增高；恢复期及后遗症期血生化趋于好转至正常。

(2) X 线检查　维生素 D 缺乏性佝偻病初期，常无明显骨骼改变，X 线检查可正常或临时钙化带稍模糊；激期长骨钙化带模糊或消失，呈毛刷样、杯口样改变，干骺端增宽，骨密度减低，可有骨干弯曲畸形或青枝骨折。恢复期骨骼 X 线改变有所改善，出现不规则的钙化线，渐至正常。后遗症期骨骺干骺端病变消失。

二、主要护理诊断/问题

(1) 营养失调：低于机体需要量　与日光照射不足和维生素 D 摄入不足有关。

(2) 发育迟缓　与体内钙磷代谢异常有关。

(3) 潜在并发症　如骨骼畸形、维生素 D 中毒。

(4) 有感染的危险　与免疫功能低下有关。

(5) 知识缺乏　即患儿家长缺乏佝偻病的预防及护理知识。

三、护理措施

1. 一般护理

(1) 户外活动　让儿童定期户外活动，直接接受阳光照射。一般越早越好，出生后 2～3 周即可开始，活动时间每次可从数分钟开始逐渐延长至 1 h 以上。夏季气温太高，应避免太阳直射，可在阴凉处活动，尽量多暴露皮肤。因紫外线不能透过玻璃，冬季在室内活动时应开窗照射。每周让母乳喂养的婴儿户外活动2 h,仅暴露面部和手,可维持25-(OH)-D_3在正常范围的低值。

(2) 饮食　应注意加强营养,一是提倡母乳喂养(因母乳中钙磷比例合适);二是及时添加辅食,给予富含维生素D和钙的食物。

2. 心理护理　耐心解释本病的原因及预后,缓解家长的焦虑和内疚心理,帮助家长树立信心,积极配合治疗。

3. 病情观察　注意观察有无维生素D中毒症状,如厌食、倦怠、烦躁,甚至呕吐、腹泻、顽固性便秘和体重下降等,及时通知医生,并配合治疗。

4. 对症护理

(1) 预防感染　保持室内空气清新,温、湿度适宜;加强皮肤护理,保持皮肤清洁,勤换尿布、衣被和枕套;尽量少带患儿去公共场所,防止交叉感染。

(2) 预防骨骼畸形和骨折　衣着柔软、宽松,以免影响骨骼发育;避免早坐、久坐,以防脊柱后突或侧弯畸形;避免早站、久站和早行走,以防下肢畸形;护理操作要轻柔,避免重压和强力牵拉,以免发生骨折。

(3) 后遗症的护理　对已有骨骼畸形的患儿,可采取主动和被动运动的方法矫正。如胸廓畸形,可做俯卧位抬头展胸运动;下肢畸形可做肌肉按摩,O形腿按摩外侧肌,X形腿按摩内侧肌,以增加肌张力,矫正畸形。严重骨骼畸形者需行外科手术矫治。

5. 治疗指导

(1) 治疗原则　主要是控制活动期,供给富含维生素D的食物,多晒太阳;给予维生素D制剂及钙剂;加强体格锻炼,矫正畸形。

(2) 用药护理　遵医嘱给予维生素D制剂。以口服维生素D制剂为佳,一般剂量为1个月内2000～4000 U/d,1个月后改为预防量,剂量为400～800 U/d。重症或伴有其他疾病及不能口服者可采用突击疗法,一次肌内注射维生素D_2 40万U或维生素D_3 30万U,2～3个月后改用预防量口服。

知识链接

维生素D治疗的注意事项

(1) 使用维生素A、D混合制剂(如浓缩鱼肝油)剂量大时,可导致维生素A中毒,最好使用单纯维生素D制剂。

(2) 维生素D是油剂,注射时应做深部肌内注射,以利于吸收;每次注射应更换注射部位,以免出现硬结;若有硬结要及时热敷。

(3) 用大剂量维生素D突击治疗时,易使血钙降低导致低钙惊厥,可在治疗前遵医嘱先用钙剂。

四、健康教育

(1) 给家长宣传有关佝偻病的护理知识。以示范和指导练习的方式传授户外活动、日光浴、按摩肌肉矫正畸形的方法。

(2) 给孕妇及患儿家长介绍佝偻病的预防知识，鼓励孕妇多进行户外活动和晒太阳，选择富含维生素 D、钙、磷和蛋白质的食物，在妊娠后 3 个月酌情给予维生素 D 预防量口服。儿童出生后尽早进行户外活动，多晒太阳。鼓励母乳喂养，及时给儿童添加辅食。新生儿出生后 2 周开始服用预防量维生素 D(400～800 U/d)至 2 岁；早产儿、双胎儿及北方冬季日照时间短者，可遵医嘱适当增加剂量。如果饮食中含钙量不足，应同时补充钙剂。讲解护理患儿的注意事项，如不能早坐、久坐、早站、久站等。

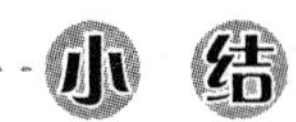

维生素 D 缺乏性佝偻病是由于体内维生素 D 缺乏导致钙、磷代谢失常，从而造成以骨骼病变为特征的一种全身慢性营养性疾病，是我国儿童重点防治的四大疾病(佝偻病、肺炎、腹泻、营养性贫血)之一。应重点评估母亲妊娠期情况，是否为早产儿或双胎儿，有无日光照射不足、维生素 D 摄入不足、生长发育过快及疾病与药物影响等情况；患儿是否存在多汗、夜惊、烦躁不安，是否有枕秃、方颅等骨骼改变，以及有无运动功能和智力发育迟缓的表现等；同时还应评估血生化指标及骨骼 X 线改变。护理措施关键是供给富含维生素 D 的食物，多晒太阳；遵医嘱正确补充维生素 D 制剂及钙剂；预防骨折和骨骼畸形；加强体格锻炼，矫正骨骼畸形；做好心理护理及健康教育。

第四节　维生素 D 缺乏性手足搐搦症患儿的护理

案例引导

患儿，男，4 个月。人工喂养，未添加辅食，两天来轻咳，流鼻涕，伴低热，今晨抽搐 4 次，每次持续约 2 min，缓解后玩耍如常。查体：T38.2 ℃，颈软，前囟 2 cm×2 cm，有枕秃，神经系统检查无异常。临床诊断为维生素 D 缺乏性手足搐搦症。应如何对该患儿进行护理评估？如何护理？

维生素 D 缺乏性手足搐搦症(tetany of vitamin D deficiency)又称佝偻病性低钙惊厥。主要是由于维生素 D 缺乏，而甲状旁腺代偿功能不足，导致血中离子钙下降，神经肌肉兴奋性增高，出现惊厥、喉痉挛或手足搐搦等症状。多见于 6 个月以内的小婴儿。

一、护理评估

(一) 健康史

本病的直接原因是血钙降低，但根本原因是维生素 D 缺乏。评估患儿是否有维生素 D 缺乏病史；有无近期接受日光照射突然增加或大剂量补充维生素 D，使血中维生素 D 水平急剧上升，大量钙沉着于骨而致血钙暂时下降，促发本病；是否合并有发热、感染、饥饿，由于组织细胞分解血磷升高，抑制维生素 D 的转化，导致血钙降低；是否食用含磷过高的乳制品,导致高磷血症、低钙血症;是否存在碱中毒或是否用过碱性药物,使离子钙水平下降。

(二) 身心状况

本病典型表现为惊厥、喉痉挛、手足搐搦发作,并伴有程度不同的佝偻病表现。

1. 症状

(1) 惊厥　惊厥是婴儿期最常见的症状,常突然发生两眼上翻、面肌及四肢抽动、神志不清。每次发作时间为数秒至数分不等,发作时间久者可伴发绀。发作次数可一日数次或数日一次。发作后入睡,醒后活泼如常。一般不发热,轻者仅见短暂的眼球上窜和面肌抽动,神志清楚。

(2) 手足搐搦　为本病的特殊症状,多见于较大的婴幼儿。表现为突然发生手足痉挛呈弓状,手腕屈曲,手指僵直,拇指内收贴近掌心(图7-9);踝关节伸直,足趾向下弯曲,呈"芭蕾舞足"(图7-10),发作停止后活动如常。

(3) 喉痉挛　喉痉挛为最严重的类型,主要见于2岁以下儿童。表现为突发喉部肌肉和声门痉挛,出现声音嘶哑,吸气性呼吸困难和吸气时喉鸣,伴发绀、肺部呼吸音减弱或消失等。严重者可窒息而死亡。

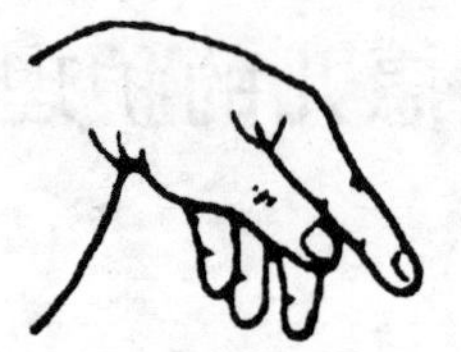

图7-9　手痉挛

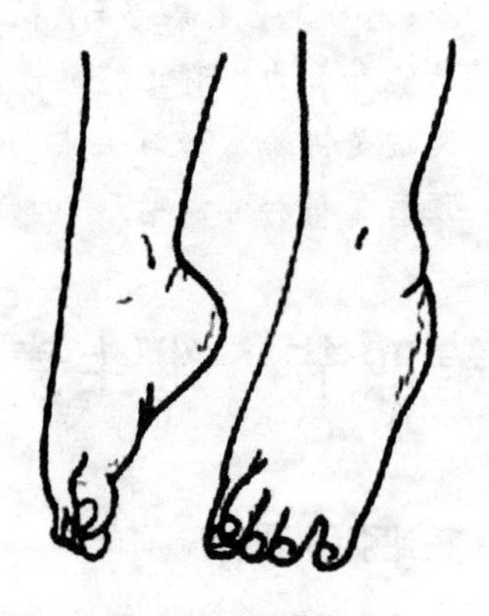

图7-10　芭蕾舞足

2. 体征　本病无症状时,可通过刺激神经肌肉引出下列体征。

(1) 面神经征(chvostek sign)　用指尖或叩诊锤轻击颧弓与口角间的面颊部,引起同侧眼睑和口角抽动者为阳性,新生儿可呈假阳性。

(2) 陶瑟征(trousseau sign)　用血压计袖带包裹上臂,使血压维持在收缩压和舒张压之间,5 min之内该手出现痉挛状为阳性。

(3) 腓反射(peroneal reflex)　用叩诊锤叩击膝下外侧腓骨上方的腓神经处,引起足向外侧收缩者为阳性。

3. 心理、社会状况　评估患儿家长对该病的相关知识的认知程度,尤其是急救知识的掌握程度,是否存在无助和恐惧心理。了解家庭经济状况及居住环境。

4. 辅助检查　当血清总钙低于1.75 mmol/L或血清离子钙低于1.0 mmol/L时,即会出现上述症状(正常血清钙浓度为2.25～2.27 mmol/L)。

二、主要护理诊断/问题

(1) 有窒息的危险　与惊厥、喉痉挛发作有关。

(2) 有受伤的危险　与惊厥、手足搐搦有关。

(3) 营养失调:低于机体需要量　与维生素 D 缺乏、血钙水平下降有关。

(4) 知识缺乏　即患儿家长缺乏有关护理知识。

三、护理措施

1. 一般护理　定期户外活动,提倡母乳喂养,及时添加辅食,给予富含维生素 D 和钙的食物。

2. 心理护理　做好安慰解释工作,耐心解释本病的原因及预后,缓解家长的焦虑和恐惧心理,消除家长顾虑,帮助其树立信心。

3. 病情观察　密切观察惊厥、喉痉挛的发作情况;观察患儿的生命体征和神志;注意有无抽搐后脑水肿表现。

4. 对症护理

(1) 控制惊厥、解除喉痉挛　遵医嘱立即使用镇静剂、钙剂,给予吸氧。具体如下。

① 常用地西泮肌内或静脉注射,每次 0.1～0.3 mg/kg,或用 10%水合氯醛每次 40～50 mg/kg 保留灌肠;静脉注射镇静剂时速度要缓慢,以免抑制儿童呼吸中枢,引起心搏骤停。

② 将 10%葡萄糖酸钙 5～10 mL 加入 10%～25%葡萄糖溶液 10～20 mL 缓慢静脉注射(10 min 以上)或滴注,并监测心率,以免因血钙骤升发生心搏骤停;静脉注射钙剂时应避免药液外渗,不可皮下或肌内注射,以免造成局部坏死;必要时每日可重复 2～3 次。

③ 惊厥控制后可改为口服钙剂,10%的氯化钙每日 5～10 mL,用 3～5 倍糖水稀释后服用,以减少对胃的刺激,服用 3～5 d 后改用葡萄糖酸钙或乳酸钙,以防引起高氯性酸中毒。

④ 症状控制后按佝偻病治疗方法予以补充维生素 D。

(2) 防止窒息和外伤　惊厥发作时就地抢救,保持室内安静,迅速解开衣扣,头偏向一侧,清除口鼻分泌物,保持呼吸道通畅,避免吸入窒息。喉痉挛发作时须立即将舌头轻轻拉出口外,在上下牙间放置牙垫,以防舌头咬伤。必要时进行人工呼吸或加压给氧,做好气管插管或气管切开的术前准备。

四、健康教育

(1) 给家长介绍预防儿童维生素 D 缺乏的相关知识。

(2) 教会家长,患儿惊厥、喉痉挛发作时的急救处理方法,如使患儿平卧、松解患儿衣扣、使患儿头偏向一侧、保持患儿呼吸道通畅等。

(3) 做好出院指导:指导家长合理安排儿童日常生活,合理喂养,每天坚持有一定时间的户外活动,遵医嘱补充维生素 D 和钙剂。

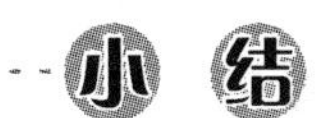

维生素 D 缺乏性手足搐搦症是由于维生素 D 缺乏,而甲状旁腺代偿功能不足,导致血中离子钙下降,神经肌肉兴奋性增高,出现惊厥、喉痉挛或手足搐搦等症状。应重

点评估患儿有无维生素D缺乏的病史及佝偻病的体征，是否出现惊厥、喉痉挛和手足搐搦等症状，有无面神经征、陶瑟征、腓反射等，血钙水平是否降低。主要的护理措施是遵医嘱正确使用止惊剂、钙剂、吸氧，以防止窒息和外伤。加强健康教育，提倡母乳喂养，按时添加辅食，坚持户外活动，补充维生素D。

第五节　锌缺乏症患儿的护理

锌缺乏是指体内因长期缺乏微量元素锌所引起的以食欲减退、生长发育迟缓、异食癖以及皮炎为主的临床表现。

一、护理评估

(一) 健康史

主要询问儿童喂养方法及食欲情况，有无慢性腹泻、反复出血、大面积烧伤等病史及用药情况。主要致病因素如下。

1. 摄入不足　动物性食物、坚果类食物含锌丰富，而其他植物性食物含锌少，故长期素食都易缺锌。

2. 吸收障碍，丢失过多　腹泻可妨碍锌的吸收。谷类食物中的植酸和粗纤维妨碍锌吸收。牛乳中锌含量与母乳相似，但吸收率低，长期单纯牛乳喂养易引起缺锌。反复出血、溶血、大面积烧伤及应用金属螯合剂等均可导致锌丢失过多而引起锌缺乏。

3. 需要量增加　生长发育迅速的婴儿，营养不良恢复期及创伤修复过程中，机体对锌的需要量增加，若不及时补充，可发生锌缺乏。

(二) 身心状况

1. 食欲减退　缺锌使味觉敏感度下降、食欲减退。

2. 生长发育落后　表现为体格矮小、性发育延迟和性腺功能减退。

3. 蛋白质代谢障碍　缺锌可使核酸、蛋白质合作障碍，出现伤口愈合不良、毛发干枯易脱落、皮炎等。

4. 免疫功能降低　易反复发生感染。

5. 神经系统受损　缺锌时间过长可影响儿童行为、智力发育，出现注意力不集中、学习困难、智力发育迟滞等。

6. 其他　如反复口腔溃疡、地图舌、夜盲、贫血等。

(三) 实验室检查

餐后血清锌浓度反复试验(PICR)较一次性血清锌测定准确，若PICR＞15%提示缺锌。

二、主要护理诊断/问题

(1) 营养失调：低于机体需要量　与锌摄入不足、吸收障碍、丢失过多、需要量增加有关。

(2) 有感染的危险　与缺锌引起免疫功能低下有关。

(3) 生长发育迟缓　与锌缺乏，生长激素分泌减少、核酸及蛋白质合成障碍有关。

(4) 知识缺乏　患儿家长缺乏儿童喂养知识及营养知识。

三、护理措施

1. 改善营养、促进生长发育　提倡母乳喂养，合理引入转换食物，供给含锌丰富的食物如肝、鱼、瘦肉等，培养良好的饮食习惯，不偏食、不挑食。

2. 遵医嘱合理用药　口服锌制剂，常用葡萄糖酸锌，每日剂量为锌元素 0.5～1 mg/kg (相当于葡萄糖酸锌 3.5～7 mg/kg)，连服 2～3 个月。

3. 避免感染　保持室内空气新鲜，注意皮肤、口腔护理，防止交叉感染。

4. 健康教育　给家长讲解引起锌缺乏的原因，以配合治疗和护理。

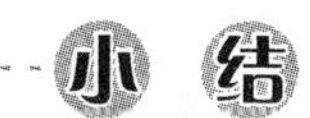

锌缺乏是指体内因长期缺乏微量元素锌所引起的以食欲减退、生长发育迟缓、异食癖以及皮炎为主的临床表现。应重点评估患儿喂养方法及食欲情况，有无慢性腹泻、反复出血、大面积烧伤等病史及用药情况。主要的护理措施是宣传科学喂养知识，提倡母乳喂养，合理引入转换食物，供给含锌丰富的食物，遵医嘱补充锌制剂。

目标检测

一、选择题

1. 营养不良时患儿皮下脂肪减少的顺序为(　　)。

A. 腹部、面部、躯干、臀部、四肢　B. 腹部、面部、四肢、躯干、臀部
C. 腹部、躯干、臀部、四肢、面部　D. 面部、腹部、躯干、臀部、四肢
E. 四肢、躯干、臀部、腹部、面部

2. 轻度营养不良患儿体重低于正常均值的(　　)。

A. 5%～10%　B. 10%～15%　C. 15%～25%　D. 25%～40%　E. 40%以上

3. 营养不良患儿的早期表现是(　　)。

A. 体重下降　B. 皮下脂肪逐渐减少　C. 体重不增
D. 皮肤苍白、干燥、无弹性　E. 肌张力低下

4. 诊断儿童为肥胖的标准是体重超过同性别、同身高(长)正常儿童参考平均值的(　　)。

A. 10%　B. 20%　C. 30%　D. 40%　E. 50%

5. 儿童易发生肥胖症的年龄是(　　)。

A. 1～2 岁　B. 3～4 岁　C. 5～6 岁　D. 7～8 岁　E. 8～9 岁

6. 肥胖的儿童每日至少应该坚持运动(　　)。

A. 20 min　B. 30 min　C. 40 min　D. 50 min　E. 60 min

7. 佝偻病初期的主要表现为(　　)。

A. 非特异性神经精神症状　B. 骨骼改变

C. 运动功能发育迟缓　D. 肌肉韧带松弛

E. 免疫功能低下

8. 9个月儿童佝偻病激期,其骨骼改变主要是(　　)。

A. 颅骨软化　B. 方颅　C. 鸡胸　D. “O”形腿　E. “X”形腿

9. 以下哪项是佝偻病患儿骨质脱钙软化的表现?(　　)

A. 颅骨软化　B. 方颅　C. 佝偻病串珠　D. 手镯　E. 脚镯

10. 维生素D缺乏性手足搐搦症最常见的症状是(　　)。

A. 手足搐搦　B. 喉痉挛　C. 烦躁、易激惹　D. 无热惊厥　E. 夜间啼哭

11. 维生素D缺乏性手足搐搦症患儿出现惊厥的直接原因是(　　)。

A. 甲状旁腺功能亢进　B. 维生素D严重缺乏

C. 钙磷比例严重失调　D. 血磷降低

E. 血钙降低

12. 对于维生素D缺乏性手足搐搦症惊厥发作的处理,下列哪项是错误的?(　　)

A. 立即使用镇静剂　B. 立即肌内注射维生素D　C. 迅速补充钙剂

D. 就地抢救　E. 清除口鼻分泌物,保持呼吸道通畅

13. 维生素D缺乏性手足搐搦症常见的致死原因是(　　)。

A. 惊厥　B. 手足搐搦　C. 喉痉挛　D. 脑水肿　E. 循环衰竭

14. 儿童单纯性肥胖症最多见的发病原因是(　　)。

A. 长期能量摄入过多　B. 遗传因素　C. 内分泌失调

D. 活动过少　E. 神经中枢调节异常

15. 一迁延不愈的营养不良患儿,凌晨护士巡视时发现面色苍白、四肢厥冷、神志不清、脉搏减慢、呼吸暂停。应先想到(　　)。

A. 呼吸衰竭　B. 心力衰竭　C. 感染性休克

D. 自发性低血糖　E. 低钙血症

二、简答题

1. 蛋白质-热能营养不良患儿如何调整饮食?

2. 简述佝偻病的病因及预防措施。

3. 维生素D缺乏性手足搐搦症的隐性体征有哪些?

三、病例分析题

患儿,男,10个月,一直人工喂养,平时易激惹、睡眠不安、多汗。今日突发惊厥,表现为两眼上翻,肢体抽搐,持续1 min左右缓解,无发热。入院查体可见枕秃和方颅,血钙明显降低,诊断为维生素D缺乏性手足搐搦症。入院后患儿再次惊厥,问题:

1. 如何对该患儿进行护理评估?

2. 列出其主要的护理诊断及护理措施。

(高　玲)

第八章
消化系统疾病患儿的护理

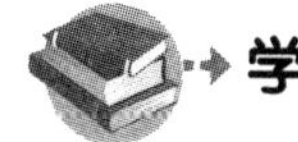

学习目标

1. **掌握** 儿童腹泻的护理评估、护理诊断及护理措施；常见的水、电解质和酸碱平衡紊乱的临床表现；补液方法及其护理。

2. **熟悉** 口炎、肠套叠的护理评估、护理措施；儿科常用的溶液及其配制方法。

3. **了解** 儿童消化系统的解剖生理特点，儿童体液代谢特点。

4. **能力** 能运用护理程序对消化系统疾病患儿进行正确护理；能运用有关知识制订腹泻患儿的护理计划。

第一节　儿童消化系统解剖生理特点

一、口腔

足月儿出生时已具有较好的吸吮和吞咽能力，两颊脂肪垫发育良好，有助于吸吮活动，但早产儿吸吮和吞咽能力均较差。新生儿及婴幼儿唾液腺发育不够完善，唾液分泌少，口腔黏膜干燥，而且口腔黏膜柔嫩，血管丰富，因此容易受损和继发感染。3个月以下儿童唾液中淀粉酶含量低，不宜喂哺淀粉类食物；3～4个月儿童唾液分泌开始增加，5～6个月时唾液分泌明显增多，但因不能及时吞咽所分泌的唾液，常可发生生理性流涎。

二、食管、胃

新生儿及婴儿食管呈漏斗状，黏膜柔嫩，腺体、弹力组织及肌肉组织发育差，食管下端括约肌发育差，控制能力弱，易发生胃食管反流，多数在9个月左右症状消失。

婴儿胃呈水平位，贲门括约肌发育差而幽门括约肌发育良好，尤其吸奶时吞咽过多的空气后，易出现溢乳或呕吐。

三、肠

婴儿肠道相对比成人长，约为身长的6倍，黏膜血管丰富，肠壁通透性高，有利于消化吸收，但肠内毒素、过敏原及消化不全产物等也易被吸收，从而容易引起全身性感染和变态反应性疾病。儿童肠壁肌层发育差，肠系膜相对较长且柔软，活动度大，易发生肠套叠或肠扭转。

四、肝脏

儿童肝脏相对较成人大，婴幼儿肝脏可在右肋缘下触及1～2 cm，6～7岁后则不能触及。儿童肝脏血管丰富，肝细胞再生能力强，故不易发生肝硬化，但肝细胞发育不成熟，肝功能也不健全，解毒能力差，在感染、中毒、缺氧等病理情况下易发生肝肿大和变性。婴儿期胆汁分泌较少，对脂肪的消化和吸收能力较差。

五、胰腺

出生后6个月以内儿童胰液中淀粉酶含量少，1岁后才接近成人，因此3～4个月儿童不宜添加淀粉类食物。小婴儿胰脂肪酶和胰蛋白酶的活性均较低，对脂肪和蛋白质的消化吸收能力较差，易发生消化不良。

六、肠道细菌

胎儿消化道内无细菌，出生后数小时细菌经各种途径侵入胃肠道，开始建立肠道正常菌群，主要在结肠和直肠。肠道菌群因食物成分而异，母乳喂养儿以双歧杆菌为主，人工喂养儿和混合喂养儿大肠杆菌、嗜酸杆菌、双歧杆菌及肠球菌所占比例几乎相等。正常肠道菌群对侵入肠道的病原菌有一定的拮抗作用，当消化道功能紊乱时，肠道细菌大量繁殖侵入小肠或胃内引起发病。婴幼儿肠道正常菌群尚不健全，易受各种因素影响而致菌群失调，导致消化功能紊乱。

七、健康儿童粪便

婴儿正常粪便的性状如表8-1所示。

表8-1　婴儿正常粪便的性状

类　型	粪便性状
胎　粪	墨绿色、黏稠、糊状、无臭味。多数于生后12 h开始排出，2～3 d逐渐过渡为正常粪便。如生后24 h内无胎粪排出，应注意检查有无肛门闭锁等先天性消化道畸形
人乳喂养儿粪便	金黄色，均匀糊状，有酸味，不臭，呈酸性反应，每日2～4次
人工喂养儿粪便	淡黄色，较干稠，有臭味，每日1～2次，易发生便秘
混合喂养儿粪便	母乳加牛乳喂养者粪便与喂牛乳者相似，但较软、色黄。添加谷类、蛋类、肉及蔬菜等辅食后，粪便性状接近成人，每日1～2次

第二节　口炎患儿的护理

案例引导

患儿，男，26 d，因口腔白苔 3 d 来院就诊。患儿近 3 d 出现口腔黏膜白苔，吃奶好，睡眠好，无哭闹烦躁不安，大小便正常。查体：患儿一般情况好，神志清楚，呼吸平稳，全身皮肤无皮疹。咽部无红肿，口腔颊黏膜、舌、牙龈和上腭可见乳白色略高出黏膜表面乳凝块样物，不易拭去。两肺听诊呼吸音清，未闻及啰音。心脏及腹部检查未见异常。四肢活动自如。临床诊断为鹅口疮。应如何评估该患儿？列出主要的护理诊断和护理措施。

口炎(stomatitis)是指口腔黏膜的炎症，凡病变发生于口腔黏膜的前半部，如颊黏膜、舌、齿龈、上腭、口角均称为口炎。本病以婴幼儿多见。可单独发生，也可继发于急性感染、营养不良、腹泻、维生素缺乏症等疾病。口腔不卫生、食具消毒不严及各种疾病导致机体抵抗力下降等因素均可导致口炎的发生。

本病可由病毒、细菌、真菌或螺旋体感染引起。不同病原体感染可导致不同的口炎发生，白色念珠菌感染易引起鹅口疮(thrush，oral candidiasis)，好发于新生儿、营养不良、腹泻、长期使用广谱抗生素或激素的患儿；单纯疱疹病毒感染易引起疱疹性口炎(herpetic stomatitis)，多见于1～3岁儿童，有较强的传染性，可在群居儿童中引起小流行。链球菌、金黄色葡萄球菌、肺炎链球菌或大肠杆菌、铜绿假单胞菌等细菌感染引起溃疡性口炎(ulcerative stomatitis)，多见于1～3岁儿童，常发生于儿童抵抗力低下时，口腔不清洁更有利于细菌繁殖而致病。

一、护理评估

(一) 健康史

应注意询问患儿喂养过程中有无奶具或餐具经常消毒的习惯；有无不适当的擦拭口腔的习惯；是否经常吃过热或辛辣的食物；是否有营养不良、慢性腹泻、营养性贫血等病史；有无长期或反复使用广谱抗生素、糖皮质激素药物史；有无与口炎患儿接触史。

(二) 身心状况

1. 症状及体征　评估患儿有无发热，包括体温增高的程度、热型；患儿的食欲状况；患儿有无哭闹烦躁不安的现象；患儿有无齿龈红肿、口腔黏膜疱疹、溃疡、白膜等症状及病变的形态、分布及范围。

(1) 鹅口疮　病变性质：初起时口腔黏膜上可见白色或灰白色略高出黏膜表面的乳凝块样物，以后随着病情发展也可融合成小片状物。局部粗糙不易拭去，如果强行擦拭，剥落后可见局部潮红、粗糙,或伴有溢血。

病变部位:常见颊黏膜、舌、齿龈、上腭等处均可受累。

其他症状:一般无全身症状,无疼痛,不影响吃奶,无流涎。

严重病例:病变可累及呼吸道或消化道,而出现呕吐、吞咽困难、声音嘶哑或呼吸困难。

(2) 疱疹性口炎　前驱表现:患儿发病前常有上呼吸道感染表现,如发热、流鼻涕、打喷嚏等卡他症状。

口腔病变:齿龈红肿,触之易出血,齿龈、舌、唇内、颊黏膜处出现散在单个或成簇的黄白色小疱疹,直径2～3 mm,疱疹几小时即破溃,然后形成小溃疡,病灶表面覆盖黄白色膜样渗出物,周围红晕。有十多个小溃疡可融合成较大的溃疡灶,周围黏膜充血。有些患儿口角及唇周围皮肤也可出现疱疹。

其他症状:常伴有中或高度发热,局部疼痛明显,严重者拒绝进食,并且有流涎、哭闹、烦躁不安等症状,常伴有颌下淋巴结肿大。患儿病程1～2周。

注意事项:应注意与疱疹性咽峡炎进行区别。

(3) 溃疡性口炎　病变性质:发病初期口腔黏膜充血水肿,然后,口腔内可见多个大小不一的糜烂或溃疡灶,边缘较规则,散在或融合成片,表面覆盖有较厚的纤维素性炎性渗出物形成的灰白色或黄白色假膜,假膜易被剥离,现出溢血的创面,短期又被形成的假膜所覆盖。

病变部位:口腔的各个部位均可发生溃疡性病灶,如舌、唇内及颊黏膜,重症病变可累及唇、咽喉部。

其他症状:患儿可有高热,局部疼痛明显,唾液增多、明显口臭、拒绝进食,流涎、哭闹、烦躁不安等症状,常伴有局部淋巴结肿大。严重者由于发热和进食减少可出现脱水、酸中毒及电解质紊乱等症状。白细胞总数和中性粒细胞增高。病程一周左右。

2. 心理、社会状况　应注意评估疱疹性口炎患儿所在的集体托幼机构采取了哪些预防措施;注意评估患儿对医院环境及所采取的治疗措施有无恐惧、焦虑等心理;评估患儿家长对该病的病因及护理方法的了解程度,有无焦虑等情绪。

3. 辅助检查　血常规检查了解有无白细胞及中性粒细胞增高。诊断发生困难时可取口腔黏膜渗出物进行涂片检查,以协助确诊。

二、主要护理诊断/问题

(1) 口腔黏膜完整性受损　与护理不当、理化因素刺激、口腔不洁、抵抗力低下等有关。

(2) 局部疼痛　与口腔黏膜腐烂、溃疡有关。

(3) 发热　与感染有关。

(4) 营养失调:低于机体需要量　与疼痛引起拒食有关。

(5) 知识缺乏　与家长缺乏有关口炎病因及护理知识有关。

三、护理措施

1. 一般护理

（1）保持口腔清洁　用3%过氧化氢溶液或0.1%利凡诺溶液清洗溃疡面，年长儿可用含漱剂；鹅口疮患儿用2%碳酸氢钠溶液清洗口腔。鼓励患儿多饮水，进餐后漱口，减少口腔细菌繁殖，保持口腔黏膜湿润和清洁。对流涎较多者，注意保持口周皮肤清洁、干燥，防止出现湿疹或糜烂。

（2）饮食护理　选择高蛋白、高热量、富含维生素的温凉流质或半流质饮食，避免食用过热、酸、辣、咸、硬的食物。对不能进食者，可给予肠道外营养，以保证能量和水分的供给。

2. 心理护理　口炎患儿常因局部疼痛出现哭闹烦躁不安，应加强与患儿及家长沟通，详细讲解口炎的病因与转归，消除患儿或家长的恐惧、焦虑心理，增加对医务人员的信任感，树立战胜疾病的信心。尽量为患儿提供生活及心理护理。

3. 病情观察　定时监测体温、脉搏、呼吸。详细记录出入量。注意观察患儿的精神状态及进食情况，进食量不足者应及时静脉补液，防止出现脱水、酸中毒及电解质紊乱。

4. 对症护理

（1）发热护理　体温过高的患儿可给予药物或物理降温，将体温控制在38.5 ℃以下，避免由于体温过高引起惊厥。

（2）疼痛护理　严重病例可遵医嘱在进食前局部涂2%利多卡因；避免食用辛辣的食物，以免增加对口腔黏膜的刺激。

5. 治疗指导

（1）正确涂药　涂药前先清洁口腔，然后用无菌干棉球或纱布放在颊黏膜腮腺管口处或舌系带两侧，以阻断唾液；再用干棉球将病变表面水分吸干后涂药。涂药后应嘱患儿闭口10 min，然后取出棉球或纱布，切忌立即饮水、进食或漱口以免影响治疗。在清洁口腔及局部涂药时，动作要轻、准、快，以免加重患儿的疼痛，对护理产生恐惧而影响治疗。小婴儿可直接涂药。

（2）局部用药　①鹅口疮：常用的药物有制霉菌素10万U/次，加水1～2 mL溶解后涂患处，每日2次。②疱疹性口炎：患儿局部可用锡类散等，预防继发感染可涂2.5%金霉素。③溃疡性口炎：可用3%过氧化氢溶液或0.1%～0.3%利凡诺溶液清洁溃疡面后再涂2.5%～5%金霉素鱼肝油。

（3）全身用药　疱疹性口炎患儿可使用阿昔洛韦治疗，继发细菌感染可选择有效的抗生素进行治疗。鹅口疮患儿可使用妈咪爱、培菲康调节肠道正常菌群，抑制白色念珠菌生长。溃疡性口炎可选择有效的抗生素。

四、健康教育

教育儿童养成良好的饮食卫生习惯，纠正儿童吮指、不刷牙等不良习惯；年长儿应教会其进食后漱口，避免用力或粗暴擦伤口腔黏膜。宣传均衡营养对提高机体抵抗力的重要性，避免挑食、偏食，培养良好的饮食习惯。指导家长食具专用，患儿用过的食具应煮沸消毒或高压灭菌消毒。给家长解释引起口炎的原因，并教会家长口炎的护理方法。

第三节　腹泻患儿的护理

案例引导

患儿，男，9个月。因腹泻、发热3 d，于2008年11月入院。近3 d无明显诱因出现腹泻。大便黄色稀水样，含奶瓣，无腥臭味，每日10余次。伴发热。精神差，近1 d来尿量减少，哭时泪少。查体：T38.3 ℃，体重7.6 kg，精神差，皮肤弹性差，口唇干红，眼窝及前囟明显凹陷。两肺呼吸音清，未闻及啰音。心音稍钝，心律整齐。腹稍胀，肠鸣音活跃。手足凉。肛门周围皮肤发红。血常规：白细胞 10.5×10^9/L。大便常规：黄色稀便，镜检可见较多脂肪颗粒，未见红、白细胞。血清钠128 mmol/L。请对该患儿进行护理评估，应如何护理该患儿？

儿童腹泻(infantile diarrhea)又称为儿童腹泻病，是由多病原、多因素所致的以大便次数增多及大便性状改变为特点的一组临床综合征，重者可引起脱水和电解质紊乱。儿童腹泻是儿科常见病之一，其发病率仅次于呼吸道感染。多见于6个月～2岁的婴幼儿，1岁以内者约占半数。一年四季均可发病，但以夏秋季发病率高。

一、概述

(一) 病因

1. 易感因素

(1) 消化功能发育不完善　胃酸和消化酶分泌不足，酶的活性低，对食物质和量变化的耐受性差；且儿童生长发育快，对营养物质的需求相对较多，消化道负担较重。因此，在病理情况下，易出现消化功能紊乱。

(2) 防御功能不健全　①免疫功能发育不成熟，婴幼儿血液中免疫球蛋白、胃肠道分泌型IgA含量及胃液酸度均较低。②新生儿肠道正常菌群未建立，或因使用抗生素等引起肠道菌群失调，使正常肠道菌群对入侵病原微生物的拮抗作用减弱甚至丧失，而易患肠道感染。

(3) 人工喂养　人工喂养儿腹泻患病率明显高于母乳喂养儿，主要是由于人工喂养乳制品中缺乏SIgA等体液因子，儿童抗肠道感染能力差，并且食物、食具易被污染。

2. 感染因素

(1) 肠道内感染　可由病毒、细菌、真菌、寄生虫等引起，尤其以病毒和细菌最常见。

① 病毒感染　寒冷季节的婴幼儿腹泻80%由病毒感染引起，尤其以轮状病毒引起的秋冬季腹泻最常见，其次为埃可病毒、柯萨奇病毒等。

② 细菌感染(不包括法定传染病)　以致泻大肠杆菌(包括致病性大肠杆菌、产毒性大肠杆菌、侵袭性大肠杆菌，出血性大肠杆菌和黏附聚集性大肠杆菌)最常见，其他细菌感染可有空肠弯曲菌、耶尔森菌等。

③ 真菌感染:以白色念珠菌多见。

④ 寄生虫感染:常见有蓝氏贾第鞭毛虫、阿米巴原虫等。

(2) 肠道外感染　患有其他感染性疾病(上呼吸道感染、支气管炎、肺炎、中耳炎、泌尿道感染或急性传染性疾病等)时,儿童在患病过程中也可出现腹泻,与发热和病原体毒素作用导致胃肠功能紊乱,或肠道外感染的病原体(主要是病毒)同时感染肠道等有关。

3. 非感染因素

(1) 饮食因素　如喂养不定时、饮食质和量不适宜、过早添加淀粉类和脂肪类食品或更换食物种类过快,均可引起腹泻。个别儿童对牛乳、豆浆或某些食物成分过敏或不耐受也可引起腹泻。还可因双糖酶缺乏、乳糖酶活力降低,肠道对糖的消化吸收不良而引起腹泻。

(2) 气候因素　儿童过度受热或受凉可使消化液分泌减少,肠蠕动增快,诱发消化功能紊乱而出现腹泻。

(二) 发病机制

1. 非感染性腹泻　非感染性腹泻主要由饮食不当引起。当进食过量或食物成分不恰当时,消化、吸收不良的食物积滞于小肠上部,使肠腔内局部酸度减低,肠道下部细菌上移并繁殖,产生内源性感染,使消化功能更加紊乱,食物分解后腐败性毒性产物刺激肠道,使肠蠕动增加,引起腹泻、脱水、电解质紊乱及全身中毒症状。

2. 感染性腹泻　病原微生物多通过污染的食物或水进入胃肠道,当机体防御机能降低时,大量病原微生物侵袭并产生毒素,可引起腹泻。

(1) 细菌性肠炎　产毒性大肠杆菌,主要通过其产生的肠毒素促使水及电解质向肠腔内转移,肠道分泌增加导致水样腹泻;侵袭性大肠杆菌可侵入肠黏膜组织,产生广泛的炎性反应,导致血便或黏液样便。

(2) 病毒性肠炎　轮状病毒主要侵袭小肠绒毛的上皮细胞,使之变性坏死,绒毛变短脱落,导致水、电解质吸收障碍,出现水样便,同时,继发的双糖酶分泌不足,使食物中糖类消化不全而积滞在肠腔内,并被肠道内细菌分解成小分子的短链有机酸,使肠腔的渗透压增高,进一步造成水和电解质的丧失,从而加重腹泻。

二、护理评估

(一) 健康史

详细询问患儿的喂养史,如喂养方式、乳品种类、次数及量、辅食添加及断奶情况,近日是否添加新食物或进食大量果汁等,有无不清洁饮食史、食物过敏史,有无与腹泻患者密切接触史,既往有无腹泻史、有无长期服用广谱抗生素史,是否有上感、肺炎等肠道外感染病史。同时评估患儿开始出现腹泻的时间,排便次数、颜色、性状、气味及排便量,是否伴随有发热、呕吐、腹痛等症状。

(二) 身心状况

1. 症状及体征　根据病程长短将腹泻分为:急性腹泻(病程在 2 周内)、迁延性腹泻(病程 2 周至 2 个月)和慢性腹泻(病程超过 2 个月)。根据临床表现的轻重将腹泻分为轻型腹泻和重型腹泻。不同病因所致的腹泻各有其特点,但常有相似的临床表现。

2. 腹泻的共同临床症状

(1) 轻型腹泻　多由饮食因素或肠道外感染引起。起病可急可缓,以胃肠道症状为主,食欲减退,偶有恶心、呕吐。大便次数增多,但每日大便次数不超过10次,每次大便量不多,呈黄色、黄绿色稀薄带水或蛋花汤样,含奶瓣和少许黏液,患儿可有轻度腹痛不适及腹胀。一般不出现脱水、酸中毒、电解质紊乱及全身中毒症状。大便镜检可见大量脂肪球,无白细胞或红细胞。

(2) 重型腹泻　多为肠道内感染所致。常急性起病,亦可由轻型腹泻演变而来。除有较重的胃肠道症状外,常伴有不同程度的脱水、酸中毒、电解质紊乱及全身中毒症状。

①胃肠道症状:食欲明显减退,常伴有呕吐,严重呕吐时可影响进食,甚至吐出咖啡样液体。大便次数明显增多,每天常超过10次,呈黄色或黄绿色水样或蛋花样稀水便,量多,含有少许黏液。患儿可出现明显的腹痛及腹胀。大便镜检可见大量脂肪球,少量白细胞。

②全身中毒症状:主要表现有精神差,不同程度的发热,烦躁不安、嗜睡甚至昏迷、惊厥、休克等。

③水、电解质及酸碱平衡紊乱:可出现不同程度脱水、代谢性酸中毒,低钾血症、低钙血症和低镁血症等。

3. 几种常见肠炎的临床特点

(1) 轮状病毒性肠炎　因本病常发生于秋末冬初季节,故又称为秋季腹泻。轮状病毒性肠炎多发生于婴幼儿,可在群居儿童中流行。常伴有发热和上呼吸道感染症状,无明显感染中毒症状。患儿多先有呕吐,而后出现腹泻,每日大便10次甚至更多,呈黄色或黄绿色水样便或蛋花汤样,无腥臭味,有少许黏液。秋季腹泻的这些特点可概括为“三多”现象,“量多、水多、次数多”。秋季腹泻易伴发脱水、酸中毒及电解质紊乱。本病为自限性疾病,病程多为一周。大便镜检偶见少量白细胞,大便可分离出致病病原体。血常规白细胞正常或略低。

(2) 大肠杆菌性肠炎

①致病性大肠杆菌性肠炎:多发生于新生儿和婴幼儿,是造成新生儿腹泻流行的重要原因。夏季发病。大便呈大量的水样或蛋花汤样。同时伴有发热、呕吐,重症者可有脱水、酸中毒及电解质紊乱。病程为1～2周。

②产毒性大肠杆菌性肠炎:多见于婴幼儿。一般无发热和全身症状,主要表现为呕吐、腹泻,大便呈水样或蛋花汤样。病程为1周。

③侵袭性大肠杆菌性肠炎:多见于年长儿。主要表现为黏液脓血便,同时伴随不同程度的发热、呕吐、腹痛及里急后重。重症可出现休克的表现。

④出血性大肠杆菌性肠炎:腹痛较腹泻症状出现早,开始为稀水便,以后为血水便。大便镜检有大量红细胞,常无白细胞。

⑤黏附聚集性大肠杆菌性肠炎:多见于婴幼儿。主要表现为呕吐、发热及腹泻,呈黄色水样便。

(3) 空肠弯曲菌性肠炎　本病多见于6个月～2岁的儿童。夏季发病。家禽为主要传染源。急性起病。主要症状与细菌性痢疾相似,开始为水样便,很快转为黏液样或脓血便,有腥臭味。同时伴随发热、呕吐、腹痛等症状。重症可出现脱水、酸中毒及电解质紊乱。大便镜检可见白细胞和红细胞。

(4) 耶尔森菌小肠结肠炎　多见于婴幼儿及儿童。动物是主要的传染源，经口传染。多发生于冬季和初春。5岁以内主要表现为发热、呕吐、腹泻、腹痛，大便改变呈水样便、黏液便或脓血便。5岁以上主要表现为，除腹泻外，可有右下腹痛(应注意与阑尾炎相区别)。大便镜检可见白细胞和红细胞。血常规白细胞增高。

(5) 抗生素诱发性肠炎　由于长期服用广谱抗生素，致肠道正常菌群失调，一些耐药的细菌大量繁殖引起肠炎。多在用药2～3周后发病。

①金黄色葡萄球菌性肠炎：大便改变呈黄色或暗绿色海水样便，黏液较多，可有假膜排出。重症可有脱水、酸中毒及电解质紊乱。大便镜检可见大量脓细胞，大便细菌培养呈阳性。

②真菌性肠炎：多见于2岁以内儿童。真菌性肠炎主要由白色念珠菌感染引起。大便改变呈较多泡沫的带黏液的黄色稀便。有时可见豆腐渣样细块便。患儿可伴有鹅口疮。大便镜检可见真菌孢子和菌丝，可见白细胞和红细胞，真菌培养阳性。

4. 心理、社会状况　应注意评估患儿家庭的经济状况、聚居条件、卫生习惯，家长对腹泻病因、护理知识的了解程度，家长是否因担心患儿的病情而产生紧张、焦虑心理。重型腹泻患儿常需住院治疗，由于与父母及家人的分离、对医院环境的陌生、害怕静脉输液等而产生恐惧和焦虑心理。

5. 辅助检查

(1) 大便检查　大便内有较多白细胞，常见于各种侵袭性细菌感染引起的肠炎，无或偶见白细胞者多为非侵袭性细菌感染或非感染性因素引起。大便培养检出致病菌者为细菌性肠炎，大便涂片找到真菌菌丝和孢子有助于真菌性肠炎诊断，病毒性肠炎可从大便中分离出病毒。

(2) 血常规检查　细菌性肠炎可见白细胞总数及中性粒细胞增多，嗜酸性粒细胞增多常见于寄生虫感染及过敏性疾病。

(3) 血液生化检查　测定血钠、血钾、血钙等了解脱水性质，可作为判断低钾血症、低钙血症的依据；做血气分析以了解酸碱平衡紊乱的程度和性质。

三、主要护理诊断/问题

(1) 腹泻　与感染、喂养不当、肠道功能紊乱等有关。

(2) 体液不足　与摄入不足及吐、泻丢失过多体液有关。

(3) 体温过高　与肠道感染有关。

(4) 营养失调：低于机体需要量　与腹泻、呕吐丢失过多和摄入不足有关。

(5) 有皮肤完整性受损的危险　与排便次数增多刺激臀部皮肤有关。

(6) 知识缺乏　家长缺乏合理喂养的知识和与腹泻相关的护理知识。

四、护理措施

1. 饮食护理　腹泻患儿多有营养障碍，因此，腹泻脱水患儿除严重呕吐者可暂时禁食

4～6 h外，均应继续喂养。但因同时存在着消化功能紊乱，故应根据患儿病情适当调整饮食，以达到减轻胃肠道负担、恢复消化功能的目的。母乳喂养者继续母乳喂养，暂停转换食物添加；人工喂养者，可用稀释牛乳、米汤、酸乳、脱脂乳等，腹泻次数减少后给予流质或半流质饮食，如稀粥、面条等，并少量多餐，随着病情好转，逐渐过渡到正常饮食。病毒性肠炎多有双糖酶缺乏，不宜用蔗糖，并应暂停乳类食品，可改为豆制代乳品或发酵乳，以减轻腹泻，缩短病程。腹泻停止后逐渐恢复营养丰富的饮食，并每日加餐一次，共2周。对于少数重症病例口服不能耐受者，应加强支持疗法，必要时全静脉营养。

2. 心理护理　向家长及年长的患儿介绍本病的病因、临床表现、预后等知识，让他们了解诊疗方法、护理措施，使他们能够减少焦虑、恐惧，树立信心，主动配合检查、治疗和护理。

3. 病情观察

(1) 监测生命体征　发现异常应及时报告医生，并做好相应处理。

(2) 注意观察排便情况　观察并记录大便次数、颜色、性状、气味、量，及时采集大便送检，应注意采集有黏液脓血部分的大便。做好动态比较，为制订输液方案和治疗措施提供可靠依据。

(3) 观察水、电解质及酸碱平衡紊乱的症状　如脱水程度和性质、代谢性酸中毒、低钾血症等。

4. 对症护理

(1) 发热的护理　密切观察体温变化，体温超过38.5 ℃者应鼓励患儿多饮水，同时给予物理降温，如采取头部冰敷、温水浴等措施，或给予药物降温，应严格按医嘱用药，使用以上措施后应注意观察体温是否下降，并及时记录。

(2) 体液不足的护理　详见本章第四节。

(3) 维持皮肤完整性　应选用吸水性强、柔软布质或纸质尿布，避免用不透气橡皮布或塑料布，防止尿布疹发生。及时更换尿布，每次便后用温水清洗臀部并吸干，以保持皮肤清洁干燥；局部皮肤发红处涂以5%鞣酸软膏或40%氧化锌油并按摩片刻，以促进局部血液循环；局部皮肤有溃烂者可采取暴露法或用灯泡照射法，以促进愈合，照射时护理人员必须始终在患儿身旁守护，避免烫伤。

(4) 腹胀、呕吐的护理　轻微腹胀无需治疗，重者可进行肛管排气或应用新斯的明，必要时遵医嘱胃肠减压，如低钾血症引起的腹胀应进行补钾，呕吐严重者可使用维生素B_6、多潘立酮；严重者可禁食4～6 h，并进行静脉补液。

(5) 防止交叉感染　严格执行消毒隔离制度，感染性腹泻与非感染性腹泻分开收治；护理患儿前后应洗手；腹泻患儿的用物、食具等应严格消毒；指导家长严格执行隔离制度。

5. 治疗指导

(1) 治疗原则　调整饮食；合理用药；预防和纠正水、电解质紊乱；对症治疗；加强护理。

(2) 用药护理

① 控制感染　约2/3的患儿为病毒及非侵袭性细菌感染引起的水样便腹泻，一般不需用抗生素，应合理使用液体疗法，选用微生态制剂和黏膜保护剂；另有约1/3的患儿为侵

袭性细菌感染引起的黏液、脓血便，应根据病原菌的种类选用有效的抗生素进行治疗。

② 肠道微生态疗法　该法可恢复肠道正常菌群的生态平衡，防止病原菌侵袭，控制腹泻，常用双歧杆菌、嗜乳酸杆菌等制剂。

③ 肠黏膜保护剂　常用的药物为思密达等。

④ 补锌治疗　WHO/世界儿童基金会建议，急性腹泻患儿应适当补锌，年龄在6个月以上者，每日补充元素锌20 mg；年龄在6个月以下者，每日补充元素锌10 mg。疗程10～14 d，可缩短腹泻病程。

⑤ 止泻剂　腹泻早期一般不用止泻剂，以免增加毒素的吸收，而加重全身中毒症状。常用的药物有：鞣酸蛋白、次碳酸铋等。

五、健康教育

(1) 宣传母乳喂养的优点，指导合理喂养，教会如何调制乳制品及乳制品的喂养方法、转换食物添加方法、断奶时间的选择及方法等。

(2) 注意饮食卫生，食物要新鲜，食具、奶具应定时煮沸消毒。培养儿童饭前便后洗手的卫生习惯，勤剪指甲。加强食品、水源和粪便的管理。

(3) 增强体质，适当户外活动，但要注意防止受凉或过热。及早治疗营养不良、佝偻病患儿。

(4) 避免长期滥用广谱抗生素。

第四节　儿童液体疗法及其护理

体液是人体的重要组成部分，体液平衡是维持正常生命活动所必需的条件。正常情况下，体液平衡包括维持水、电解质等各项指标的动态平衡。这些平衡主要依靠神经内分泌系统和肺脏、肾脏等器官的正常调节功能实现。而儿童时期这些器官的功能发育不成熟，体液平衡调节能力差，易受疾病和环境因素的影响而发生体液平衡紊乱。

一、儿童体液平衡特点

(一) 体液的总量和分布

体液包括血浆、间质液两个细胞外液区和一个细胞内液区。细胞内液和血浆液量相对固定，但间质液量变化较大。年龄越小，体液总量相对愈多，间质液量所占的比例也越大。细胞内液和血浆比例与成人基本相同，儿童发生急性脱水时，由于细胞外液首先丢失，脱水症状出现早。不同年龄的体液分布见表8-2。

表8-2　不同年龄的体液分布(占体重的百分数)

年　　龄	细胞外液		细胞内液/(%)	体液总量/(%)
	细胞间质液/(%)	血浆/(%)		
成人	10～15	5	40～45	55～60

续表

年　龄	细胞外液		细胞内液/(%)	体液总量/(%)
	细胞间质液/(%)	血浆/(%)		
2～14岁	20	5	40	65
1岁	25	5	40	70
新生儿	37	6	35	78

（二）体液电解质的组成

儿童与成人相似，但初生几日的新生儿血钾、氯、磷和乳酸偏高，血钠、钙和碳酸氢盐偏低。细胞内液以K^+、Mg^{2+}、HPO_4^{2-}和蛋白质为主，K^+维持细胞内液的渗透压。细胞外液的电解质主要为Na^+、Cl^-、HCO_3^-，其中Na^+含量占细胞外液阳离子总量的90%以上，对维持细胞外液的渗透压起主导作用。

（三）儿童水的交换

儿童代谢旺盛，需热量和水量均多，正常婴儿每日需水量比成人大，120～150 mL/100 kcal(418 kJ)。年龄越小，出入水量相对越多，婴儿每日体内、外水的交换量为细胞外液的1/2，而成人仅为1/7。婴儿水的交换速率比成人快3～4倍，所以婴儿对缺水的耐受力比成人差。一旦出现呕吐、腹泻等，易发生脱水、酸中毒及水、电解质代谢紊乱。

（四）体液调节

体液调节主要靠肺脏、肾脏、神经和内分泌系统的调节功能以及血浆中的缓冲系统。而儿童的体液调节功能比成人差，所以易出现水和电解质代谢紊乱。

二、水、电解质和酸碱平衡紊乱

（一）脱水(dehydration)

脱水是指体液总量减少，尤其是细胞外液减少。脱水除丢失水分外，还丢失一部分电解质。导致脱水的主要原因是呕吐、腹泻丢失体液过多和水分摄入量不足。

1. 脱水程度　一般根据体液丢失量占体重的百分比和临床表现将脱水分为轻、中、重三度(表8-3)。

肥胖儿童皮下脂肪多，判断脱水程度时易估计过低；而营养不良患儿因皮下脂肪减少，皮肤弹性差，常容易将脱水程度估计过高，临床上应特别注意，不能单由皮肤弹性判断脱水程度，应综合考虑。

表8-3　脱水的临床表现及分度

临床表现	轻　度	中　度	重　度
失水占体重百分比	<5% (30～50 mL/kg)	5%～10% (50～100 mL/kg)	>10% (100～120 mL/kg)
精神状态	稍差或略烦躁	烦躁或委靡	淡漠或昏迷
哭时有无眼泪	有	少	无

续表

临床表现	轻　度	中　度	重　度
前囟、眼窝	稍凹陷	凹陷	明显凹陷
口腔黏膜	稍干燥	明显干燥	极度干燥
皮肤	稍干、弹性稍差	干、苍白、弹性差	干燥、花纹、弹性极差
尿量改变	略减少	明显减少	极少或无尿
四肢末梢改变	正常	稍凉	厥冷
代谢性酸中毒	无	有	严重
周围循环障碍	无	不明显	明显

2. 脱水性质　脱水性质指现存体液渗透压的改变。由于腹泻时水和电解质丢失比例不同，因而导致体液渗透压发生不同程度的改变，出现等渗、低渗、高渗三种不同性质的脱水，临床上以等渗性脱水最常见（表 8-4）。由于维持细胞外液渗透压的主要成分是钠离子，因此临床常根据血清钠的改变来判断细胞外液的渗透压。

① 低渗性脱水：电解质丢失多于水分的丢失，血清钠<130 mmol/L。低渗性脱水临床表现最明显，以细胞外液丢失为主，脱水症状较重，还较早出现四肢冰凉、皮肤发花、血压下降、脉搏细速等休克表现。易出现肾功能不良和嗜睡、惊厥、昏迷等神经系统症状。

② 等渗性脱水：水和电解质成比例丢失，血清钠为 130～150 mmol/L。临床表现为一般脱水症状。

③ 高渗性脱水：水分丢失多于电解质的丢失，血清钠>150 mmol/L。高渗性脱水是临床比较少见的一种类型，以细胞内液丢失为主，患儿常有明显的口渴和烦躁不安，还可出现发热、惊厥等表现。

表 8-4　不同性质脱水的临床表现

	低　渗　性	等　渗　性	高　渗　性
原因及诱因	以失盐为主，补充非电解质过多，常见于病程较长，营养不良和重度脱水者	水与电解质丢失大致相同，常见于病程较短、营养状况比较好者	以失水为主，补充高钠液体过多，入水量少，常见于高热及大量出汗等
血钠浓度	<130 mmol/L	130～150 mmol/L	>150 mmol/L
渗透压	<280 mmol/L	280～320 mmol/L	>280 mmol/L
主要丢失液区	细胞外液	细胞外液	细胞内液
临床表现	脱水征和循环衰竭	一般脱水征	口渴、烦躁、高热、惊厥

（二）代谢性酸中毒（metabolic acidosis）

代谢性酸中毒是儿童最常见的酸碱平衡紊乱，是由于血浆中 H^+ 增加或 HCO_3^- 减少所致。

1. 常见原因　①呕吐、腹泻导致大量碱性物质丢失。②热量摄入不足导致体内脂肪分解过多，酮体生成过多。③血容量不足，血液浓缩，血流缓慢，导致组织灌注不足、缺氧和乳酸堆积。④肾血流量减少，尿量减少，酸性代谢产物在体内蓄积。⑤氯化钙、氯化镁等酸性物质摄入过多等。

2. 临床表现 根据血 HCO_3^- 测定结果将酸中毒分为轻度(13～18 mmol/L)、中度(9～13 mmol/L)、重度(小于 9 mmol/L)。轻度酸中毒无明显临床表现;典型酸中毒患儿可出现精神委靡或烦躁不安、呼吸深快、呼气有酮味(烂苹果味)、恶心、呕吐、口唇樱红、昏睡、昏迷等(表 8-5)。新生儿及小婴儿其临床表现不典型,常仅有精神委靡、拒食和面色苍白等症状,其呼吸改变常不明显。

表 8-5 酸中毒临床分度

分度	HCO_3^-/(mmol/L)	临床表现
轻度	13～18	呼吸稍快
中度	9～13	口唇樱红、呼吸深快、心率增快、恶心、呕吐、烦躁
重度	<9	嗜睡、昏迷、心率减慢

(三) 低钾血症(hypokalemia)

1. 常见原因 ①钾的摄入不足:腹泻患儿食欲减退,导致钾的摄入不足。②钾的丢失过多:呕吐、腹泻导致大量钾的丢失。③钾分布异常:在纠正脱水、酸中毒前,由于血液浓缩、酸中毒时钾由细胞内向细胞外转移及肾血流量减少致排钾减少等原因,体内总钾量虽减少,但血钾浓度可维持在正常范围内。经补充液体后,随着脱水、酸中毒的纠正,血钾被稀释、钾由细胞外向细胞内转移、输入葡萄糖合成糖原时消耗钾、肾血流量增加后排钾增多等原因,使血钾迅速下降。此外,碱中毒及胰岛素治疗等也引起钾向细胞内转移。一般当血清钾低于 3.5 mmol/L 时,临床即出现不同程度的缺钾症状。

2. 临床表现 代钾血症的临床表现主要有神经肌肉兴奋性降低、心脏损害及肾脏损害。常出现精神委靡,反应迟钝、全身软弱无力,腱反射减弱或消失,腹胀、肠鸣音减弱或消失;心率增快、心肌收缩无力、心音低钝,血压降低、心脏扩大、心律失常等;口渴、多饮、多尿、夜尿等。心电图显示:ST 段下降、T 波低平、双向或倒置,出现 U 波。

(四) 低钙、低镁血症

腹泻、营养不良或有活动性佝偻病的患儿,当脱水、酸中毒纠正后,可出现低钙血症的表现,少数可出现低镁血症。低钙血症、低镁血症时常表现为惊厥、手足搐搦,若经有效补钙后惊厥仍未停止,应考虑低镁血症。

三、液体疗法

婴幼儿腹泻的液体疗法目的在于纠正脱水和电解质平衡紊乱,以恢复机体的正常生理功能。

(一) 常用溶液

1. 非电解质溶液 常用的非电解质溶液为 5%和 10%葡萄糖溶液,前者为等渗溶液,后者为高渗溶液。葡萄糖输入体内后很快氧化为水和二氧化碳,或转变为糖原储存在体内,失去其维持血浆渗透压的作用,主要起到补充水分和能量的作用,故被视为无张力溶液。

2. 电解质溶液 电解质溶液主要用于补充所丢失的体液和所需的电解质,纠正体液的渗透压和酸碱平衡失调。

(1) 0.9%氯化钠溶液(生理盐水)和复方氯化钠溶液:均为等渗液。主要特点为氯离子含量高,长期大量输入可导致高氯性酸中毒。因此,临床常以2份生理盐水和1份1.4%碳酸氢钠混合,使其钠氯之比为3∶2,与血浆中钠、氯之比相近。

(2) 碱性溶液:主要用于纠正酸中毒。常用的有:①碳酸氢钠溶液:1.4%碳酸氢钠为等渗液,5%碳酸氢钠为高渗液,稀释3.5倍即为等渗液。②乳酸钠溶液:需在有氧条件下,经肝脏代谢产生 HCO_3^- 而发挥纠正酸中毒的作用,故起效较缓慢,因此在肝功能不全、缺氧、休克、新生儿期及乳酸潴留性酸中毒时,不宜使用。1.87%乳酸钠为等渗液,11.2%乳酸钠为高渗液,稀释6倍即为等渗液。

(3) 氯化钾溶液:用于纠正低钾血症。常用制剂为10%氯化钾溶液,静脉滴注时需稀释成0.2%~0.3%浓度,不可直接静脉推注,以免发生心肌抑制而致死亡。

3. 混合溶液 根据病情需要,常将几种溶液按一定比例配制成多种不同张力的混合溶液。几种常用的混合溶液的组成见表8-6,其配制方法见表8-7。

表8-6 几种常用的混合溶液的组成

溶液种类	0.9%氯化钠	5%或10%葡萄糖	1.4%碳酸氢钠	溶液性质
2∶1液	2份	—	1份	等张液
1∶1液	1份	1份	—	1/2张液
1∶(2~4)液	1份	2~4份	—	1/5~1/3张液
2∶3∶1液	2份	3份	1份	1/2张液
4∶3∶2液	4份	3份	2份	2/3张液

4. 口服补液盐(oral rehydration salt,ORS溶液) 为WHO推荐的治疗急性腹泻合并脱水和预防脱水的一种溶液。目前有多种配方,2002年WHO推荐使用的新配方为:氯化钠2.6 g,枸橼酸钠2.9 g,氯化钾1.5 g,葡萄糖13.5 g,使用前用温开水1000 mL溶解。该溶液的渗透压为245 mmol/L,总钾浓度为0.15%,一般适用于预防脱水和纠正轻度、中度脱水无严重呕吐者,在用于补充继续损失量和生理需要量时需适当稀释。

表8-7 几种常用混合溶液的配制

溶液种类	5%或10%葡萄糖/mL	10%氯化钠/mL	5%碳酸氢钠/mL	渗透压或张力
2∶1液	500	30	47	等张
1∶1液	500	20	—	1/2张
1∶2液	500	15	—	1/3张
1∶4液	500	10	—	1/5张
2∶3∶1液	500	15	24	1/2张
4∶3∶2液	500	20	33	2/3张

(二) 液体疗法的实施

在静脉补液的实施过程中应做到"三定"(定量、定性、定速)、"三先"(先盐后糖,先快后慢,先浓后淡)及"三见"(见尿补钾,见惊补钙,见酸补碱)。第一天补液的总量应包括累积损失量、继续损失量和生理需要量三个方面。

1. 第一天补液

(1) 累积损失量是指发病后到补液时所损失的液体和电解质的量。

①补液量:按脱水程度进行估计,轻度脱水 50 mL/kg,中度脱水 50～100 mL/kg,重度脱水 100～120 mL/kg。一般先补充 2/3 的液体量。

②补液种类:根据脱水性质决定,若临床判断脱水性质有困难时,可先按等渗性脱水处理。等渗性脱水补 1/2 张含钠液,低渗性脱水补 2/3 张含钠液,高渗性脱水补 1/5～1/3 张含钠液。

③补液速度:根据脱水程度决定补液速度,原则上应先快后慢。累积损失量应在开始输液的 8～12 h 内补足,每小时 8～10 mL/kg。重度脱水的患儿应先扩充血容量,以改善血液循环及肾功能,常用 2∶1 等张含钠液 20 mL/kg(总量不超过 300 mL),在 30 min～1 h内快速输入或直接静脉推注。高渗性脱水的患儿,累积损失量的补充速度应减慢,防止血清钠下降过快发生脑水肿,每小时 5～7 mL/kg。

(2) 继续损失量是指补液开始后继续从大便、呕吐液中丢失的液体量。

原则上丢失多少补充多少,一般按照 10～40 mL/kg 进行补充,可选用 1/3～1/2 张含钠液。

(3) 生理需要量是指主要供给基础代谢所需的水分、热量等的量。

一般为 60～80 mL/kg。可选用 1/5～1/3 张含钠液。如患儿无呕吐,应尽量鼓励其口服补充,否则,仍须采取静脉补充。

继续损失量和生理需要量于补充累积损失量完成后的 12～16 h 均匀滴入,每小时约5 mL/kg。

以上三部分液体量合计,婴幼儿第一天补液总量为:轻度脱水 90～120 mL/kg,中度脱水 120～150 mL/kg,重度脱水 150～180 mL/kg。幼儿以上年龄患儿补液量应减少 1/4～1/3。

2. 第二天及以后补液 一般只需补充继续损失量和生理需要量,并在 12～24 h 内均匀输入,需继续纠正代谢性酸中毒和电解质紊乱。能够口服者应尽量口服。

(三) 护理要点

1. 补液前护理评估 评估患儿发病经过,发病后病情的发展情况。了解补液的目的及其临床意义,熟悉常用溶液的种类,混合溶液的组成成分、配制方法。及时向家长或患儿讲述输液的目的和要达到的治疗效果,消除患儿家长或患儿的恐惧心理,以取得其配合。遇有烦躁不安不能够配合的患儿,应适当给予约束,必要时可以使用镇静剂。

2. 补液过程中的注意事项 严格按照医嘱进行补液量的安排,保持静脉通道的通畅,严格掌握输液速度,明确每小时输液量,计算出每分钟输液滴速。有条件时最好用输液泵,以更精确地控制输液速度。

3. 观察病情变化

①监测生命体征,定时监测体温、脉搏、呼吸、血压、精神变化。遇有心率、呼吸加快应警惕输液速度是否过快,避免因输液过快造成心力衰竭或肺水肿。

②观察脱水、酸中毒及电解质紊乱是否得到纠正。输液过程中注意观察患儿精神状

态，尿量有无增多，眼窝及前囟凹陷程度有无改善，皮肤弹性是否恢复，口渴有无改善，从而判断脱水是否改善。注意观察呼吸和面色有无改变，防止酸中毒纠正后出现低钙惊厥。补充碱性药物及钙剂时应注意防止液体外渗或外漏出血管，避免造成局部组织坏死。

③观察低钾血症的表现，并按照“见尿补钾”的原则，严格控制补钾的浓度和速度，切忌直接静脉推注。

④注意观察液体是否畅通。

4. 详细记录 24 h 出入量 24 h 液体出量包括尿量、呕吐量、大便丢失的水分及不显性失水量；24 h 入量包括静脉补液、口服液体及食物中所含的水分。准确地记录出入量，便于医生及时给患儿修改补液计划。

第五节 肠套叠患儿的护理

肠套叠(intussusception)是指部分肠管及其肠系膜套入邻近肠腔所致的一种绞窄性肠梗阻，是婴幼儿时期常见的急腹症之一，是 3 个月至 6 岁之间引起肠梗阻最常见的原因。男孩发病率高于女孩，约为 4∶1，健康肥胖儿多见。有原发性和继发性两类。原发性肠套叠多发生于婴幼儿，继发性肠套叠则多见于成人。绝大多数肠套叠是近端肠管向远端肠管内套入，逆性肠套叠较罕见，不及总例数的 10%。

一、护理评估

(一) 健康史

评估有无引起肠套叠的诱因，如近期是否改变饮食结构，是否患腹泻及上呼吸道感染等。

(二) 身心状况

1. 临床表现

(1) 急性肠套叠 多发于婴幼儿，特别是 2 岁以下的儿童。

①腹痛：腹痛为阵发性规律性发作，表现为突然发生剧烈的阵发性绞痛，患儿哭闹不安、屈膝缩腹、面色苍白，持续数分钟或更长时间后腹痛缓解，可安静或入睡，间歇 10～20 min后伴随肠蠕动出现又反复发作。

②呕吐：为早期症状，初为反射性，呕吐物为胃内容物，含乳凝块和食物残渣，后可有胆汁，晚期可吐粪便样液体。

③血便：为重要症状。约 85%的病例在发病后 6～12 h 排出果酱样黏液血便，或肛门指检时发现血便。

④腹部包块：多数病例在右上腹季肋下可触及有轻微触痛的套叠肿块，呈腊肠样，光滑略有弹性，稍可移动。晚期发生肠坏死和腹膜炎时，出现腹胀、腹水、腹肌紧张和压痛，不易扪及肿块。

⑤全身情况：早期一般情况良好，当并发肠坏死或腹膜炎时，全身情况恶化，常有高热、严重脱水、嗜睡、昏迷及休克等中毒症状。

(2) 慢性肠套叠　以阵发性腹痛为主要表现,腹痛时上腹部或脐周可触及肿块,缓解期腹部平坦无包块,病程可长达十余日。少见呕吐,血便发生较晚。

2. 辅助检查　空气或钡剂灌肠X线检查可见空气或钡剂在套叠处受阻,阻断剂呈“杯口状”,甚至呈“弹簧”状阴影。

二、主要护理诊断/问题

(1) 疼痛　与肠系膜受牵拉和肠管强烈收缩有关。

(2) 知识缺乏　患儿家长缺乏疾病护理的相关知识。

三、护理措施

(一) 密切观察病情

健康婴幼儿突然发生阵发性腹痛、呕吐、血便和腹部触及腊肠样肿块时可确诊为肠套叠,应密切观察腹痛的部位、性质、持续时间及伴随症状,以助于诊断。

(二) 配合治疗

1. 治疗要点　急性肠套叠是急腹症,紧急的治疗措施是复位,确诊后应立即进行。

(1) 非手术治疗　灌肠法适用于病程在2 d以内,全身情况良好,无腹胀、明显脱水及电解质紊乱者。常首选空气灌肠法复位。但怀疑有肠坏死者禁忌使用。

(2) 手术疗法　灌肠法不能复位、病程超过3 d、怀疑有肠坏死或肠穿孔以及小肠型肠套叠者可行手术疗法。

2. 非手术治疗效果观察　密切观察患儿腹痛、呕吐、腹部包块情况。复位成功的表现:①拔出肛管后排出大量带臭味的黏液血便或黄色粪水;②患儿安静入睡,不再呕吐和哭闹;③腹部平软,原有包块消失;④复位后给予活性炭0.5～1 g口服,6～8 h后大便内可见炭末排出。若患儿仍然烦躁不安,阵发性哭闹,腹部包块未消失,应怀疑复位不成功或又重新发生套叠,应立即报告医生做进一步处理。

3. 手术护理

(1) 术前　向家长解释选择手术治疗的目的,消除其心理负担,争取其对治疗和护理的配合与支持。密切观察生命体征、意识状态,特别注意有无水、电解质代谢紊乱,出血及腹膜炎等表现,做好术前准备。

(2) 术后　维持胃肠减压,保持胃肠道通畅,预防感染及吻合口瘘。患儿排气、排便后可拔出胃肠引流管,逐渐恢复消化道进食。

四、健康教育

(1) 应避免腹泻,尤其是秋季腹泻,家长应高度警惕此病的发生。

(2) 宣传科学育儿知识,注意科学喂养,不要过饥过饱、随意更换食品,添加转换食物要循序渐进,不要操之过急。

(3) 要注意气候的变化,随时增减衣服,避免各种容易诱发肠蠕动紊乱的不良因素。

(4) 如果一个健康的婴幼儿突然出现不明原因的阵发性哭闹、面色苍白、出冷汗、呕吐、大便带血,精神不振时,应想到肠套叠发生的可能,应立即到医院就诊。

小结

1. 口炎　口炎是由病毒、细菌等引起的口腔黏膜炎症，是儿童常见的疾病。应重点评估有无食具消毒不严及不适当擦拭口腔的习惯，有无营养不良、慢性腹泻、营养性贫血等病史，有无长期或反复使用广谱抗生素、糖皮质激素药物史，有无口炎患儿接触史；评估口腔黏膜病变的性质、形态、分布等，是否伴有发热、流涎、疼痛等。护理重点是清洁口腔、局部涂药，减轻口痛；给予家长正确的饮食指导；加强健康教育，防止交叉感染的发生。

2. 儿童腹泻　儿童腹泻是由多病原、多因素所致的以大便次数增多及大便性状改变为特点的一组临床综合征，重者可引起脱水、电解质紊乱和酸碱平衡失调。应重点评估大便的次数和性状，是否伴有发热、腹痛、呕吐，是否出现脱水、酸中毒、低钾血症等。护理重点是应用口服或静脉补液以预防和纠正脱水，加强饮食管理，保护臀部皮肤，对感染性腹泻患儿实施消化道隔离，遵医嘱合理使用抗生素、微生态制剂和黏膜保护剂等。同时，要对患儿及其家长进行健康教育，提高对腹泻病的认识，预防儿童腹泻的发生。

3. 体液平衡　体液平衡是维持生命的重要条件。由于儿童时期体液调节功能发育不完善，使儿童易受各种不良因素影响而引起脱水、电解质紊乱和酸碱平衡失调，故液体疗法在儿童时期显得特别重要。应熟悉儿科常见的水、电解质和酸碱平衡紊乱的临床表现，熟悉儿科常用的溶液及其配制方法。输液过程中应严格掌握输液速度，密切观察病情变化，评估脱水、酸中毒等的纠正情况，准确记录出入量。

4. 肠套叠　肠套叠是指部分肠管及其肠系膜套入邻近肠腔所致的一种绞窄性肠梗阻，临床主要表现为阵发性腹痛、呕吐、血便、腹部包块。应重点评估腹痛部位、性质、持续时间及伴随症状。护理要点是密切观察病情变化，协助医生做好非手术复位及效果观察，必要时协助医生进行手术复位并做好术后护理。

目标检测

一、选择题

1. 与婴儿腹泻中度脱水不相符的条件是(　　)。

A. 失水占体重的10%以上　B. 烦躁或嗜睡　C. 尿量明显减少

D. 四肢末梢凉　E. 皮肤弹性较差

2. 疱疹性口炎与鹅口疮的共同表现特点是(　　)。

A. 淋巴结肿大　B. 口腔黏膜损伤　C. 疼痛、流涎

D. 发热　E. 进食困难

3. 重型婴儿腹泻与轻型婴儿腹泻的主要区别点是(　　)。

A. 蛋花汤样大便　B. 每日大便可达十余次　C. 大便腥臭，有黏液

D. 水、电解质紊乱及酸中毒　E. 大便镜检有大量脂肪球

4. 评估脱水性质最有效的辅助检查是测量(　　)。

A. 体重　B. 尿量　C. 血钠浓度
D. 血钾浓度　E. 二氧化碳结合力

5. 引起秋季腹泻最常见的病原体是(　　)。
A. 柯萨奇病毒　B. 诺沃克病毒　C. 轮状病毒
D. 致病性大肠杆菌　E. 金黄色葡萄球菌

6. 护理腹泻患儿时以下哪项不正确?(　　)
A. 详细记录出入水量　B. 加强臀部护理
C. 腹胀时应注意有无低钾血症　D. 急性腹泻早期应使用止泻剂
E. 呕吐频繁者应禁食补液

7. 评估脱水程度的内容不包括(　　)。
A. 体重减轻情况　B. 皮肤弹性　C. 腹泻次数
D. 眼窝及前囟　E. 尿量

8. 当补液纠正脱水与酸中毒时,突然发生惊厥,应首先考虑(　　)。
A. 低血糖　B. 低血钠　C. 低血镁　D. 低血钙　E. 低血钾

9. 下列哪项不属于低渗脱水的特点?(　　)
A. 多见于营养不良患儿　B. 失钠大于失水
C. 主要为细胞外液减少　D. 易出现休克
E. 黏膜干燥,口渴重

10. 儿童腹泻饮食管理,以下哪项错误?(　　)
A. 根据病情合理调整饮食　B. 严重脱水患儿禁食2 d
C. 严重呕吐者暂时禁食　D. 母乳喂养者暂停辅食
E. 强调继续饮食,满足生理需要,补充疾病消耗

11. 患儿,3个月,腹泻2 d,每天10余次,稀水便,呕吐,尿少,前囟凹陷,精神委靡,呼吸深快,口唇樱红,应考虑腹泻伴有(　　)。
A. 休克　B. 酸中毒　C. 中毒性脑病　D. 低钾血症　E. 败血症

12. 患儿,2个月,因腹泻入院,近2 d臀部皮肤发红,伴有皮疹,护理时应采取的措施是(　　)。
A. 每天便后冲洗臀部,吸干,涂鱼肝油　B. 涂青霉素软膏
C. 涂龙胆紫　D. 保暖
E. 用塑料布包裹

13. 患儿,男,1岁。因治疗腹泻服用大量抗生素,现患儿食欲差,检查口腔颊黏膜有乳凝块样附着物,用力擦去,下面有红色创面。清洁该患儿口腔应准备的清洗液是(　　)。
A. 3%过氧化氢　B. 1%苯扎溴铵　C. 2%碳酸氢钠
D. 1‰高锰酸钾　E. 制霉菌素溶液

※ 14～15题共用题干

患儿,1岁,呕吐、腹泻稀水便5 d,1 d来尿量极少,精神委靡,前囟及眼窝极度凹陷,皮肤弹性差,四肢发凉,脉细弱,血清钠125 mmol/L。

14. 该患儿脱水程度与性质为(　　)。

A. 轻度低渗性脱水　B. 重度低渗性脱水　C. 中度等渗性脱水
D. 重度等渗性脱水　E. 中度高渗性脱水

15. 根据患儿脱水程度和性质，应首先给予下列哪一种液体？（　　）
A. 2/1 等张含钠液　B. 1/2 张含钠液　C. 1/3 张含钠液
D. 1/4 张含钠液　E. 1/5 张含钠液

※ 16～18 题共用题干

患儿，11 个月，因呕吐、腹泻 3 d 来院，初步诊断为婴儿腹泻伴脱水。

16. 考虑为等渗性脱水，应选用下列哪种液体？（　　）
A. 等张含钠液　B. 1/2 张含钠液　C. 1/5 张含钠液
D. 1/3 张含钠液　E. 1/4 张含钠液

17. 患儿经输液 6 h 后，脱水情况好转，开始排尿，但又出现精神委靡，心音低钝，腹胀，肠鸣音减弱，这时应首先考虑为（　　）。
A. 酸中毒未纠正　B. 中毒性肠麻痹　C. 低血钾
D. 低血钙　E. 低血镁

18. 如患儿需要补钾，应把氯化钾稀释至何种浓度而后静脉缓慢点滴？（　　）
A. 0.2%～0.3%　B. 0.3%～0.5%　C. 0.5%～1.0%
D. 1.0%～1.5%　E. 1.5%～3.0%

二、名词解释

1. 鹅口疮　2. 急性腹泻
3. 等渗性脱水　4. 代谢性酸中毒

三、简答题

1. 简述婴儿腹泻液体疗法的原则。
2. 简述婴儿腹泻的饮食护理。
3. 简述婴儿腹泻脱水输液过程中的护理要点。
4. 简述婴儿腹泻的护理诊断。

四、病例分析题

患儿，1 岁，因呕吐、腹泻 3 d 于 2009 年 8 月入院。患儿入院前 2 d 出现不明原因的呕吐，每日 2～3 次，非喷射性呕吐，腹泻为黄色稀水便，少许黏液，每日排便 10 余次，近 1 天尿量略少。查体：体温 38.2 ℃，呼吸 30 次/分，脉搏 118 次/分。皮肤弹性差，前囟及眼窝凹陷，口唇干燥。两肺呼吸音粗，未闻及啰音。心率 118 次/分，心律整齐，心音稍顿。腹部平软，未触及包块，肠鸣音活跃。肛周发红。四肢末梢凉。四肢脊柱无畸形，活动自如。血常规：白细胞 $12.5\times10^9/L$，中性粒细胞 80%。便常规：大量脂肪球，少量白细胞。问题：

1. 写出该患儿的疾病诊断、诊断依据。
2. 列出该患儿的主要护理诊断及相应的护理措施。

（朱玲莉）

第九章 呼吸系统疾病患儿的护理

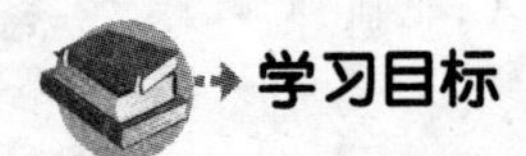
学习目标

1. 掌握 急性上呼吸道感染、急性支气管炎、肺炎、支气管哮喘的护理评估、护理诊断、护理措施。

2. 熟悉 肺炎的特殊类型和辅助检查。

3. 了解 儿童呼吸系统的解剖生理特点。

4. 学会 运用有关知识对个体、家庭、社区提供健康教育，在临床上能运用护理程序对呼吸系统疾病患儿实施整体护理。

呼吸系统疾病是儿童常见病，尤其以急性上呼吸道感染、支气管炎、支气管肺炎最为常见。在门诊患儿中以急性上呼吸道感染最为常见，占儿科门诊就诊患儿的60%以上，在住院患儿中以肺炎最为常见。由于各年龄时期儿童呼吸系统解剖、生理特点的不同，因此在疾病的发生、预后和护理方面各具特点。一般年龄愈小，病情愈重，并发症愈多，死亡率愈高。

第一节 儿童呼吸系统解剖生理特点

呼吸系统以环状软骨为界划分为上、下呼吸道。上呼吸道包括鼻、鼻窦、咽、咽鼓管、会厌及喉；下呼吸道包括气管、支气管、毛细支气管、呼吸性毛细支气管、肺泡管及肺泡。

一、解剖特点

（一）上呼吸道

1. 鼻、鼻窦 婴幼儿鼻腔相对短小，无鼻毛，后鼻道狭窄，黏膜柔嫩，血管丰富，因而易受感染，且感染时黏膜易充血、肿胀，从而引起鼻塞而致呼吸困难，还影响吮乳。婴儿鼻腔黏膜与鼻窦黏膜相连续，且鼻窦口相对较大，故急性鼻炎时易致鼻窦炎，其中以上颌窦及筛窦最易感染。婴幼儿鼻泪管较短，开口处瓣膜发育不全，上呼吸道感染时易引起结膜炎。

2. 咽、咽鼓管 婴幼儿鼻咽和咽部相对窄小而垂直。婴幼儿的咽鼓管较宽，且短而直，呈水平位，故鼻咽炎时易致中耳炎。腭扁桃体1岁后才开始发育，4～10岁时发育达高峰，14～15岁后逐渐退化，因此扁桃体炎常见于年长儿，而1岁以内少见。咽部富有淋巴组织，咽后壁淋巴组织感染时，可发生咽后壁脓肿。

3. 喉 儿童喉部呈漏斗形，相对较窄，软骨柔软，黏膜柔嫩而富有血管及淋巴组织，感染时易发生充血、水肿，导致呼吸困难和声音嘶哑。

（二）下呼吸道

1. 气管、支气管 婴幼儿气管、支气管相对狭窄，黏膜血管丰富，软骨柔软，缺乏弹性组织，黏液腺分泌不足，气道较干燥，纤毛运动差，清除能力弱，易于感染且易导致呼吸道阻塞。由于右支气管粗短，为气管直接延伸，因此异物易进入右支气管，引起肺气肿或肺不张。

2. 肺 儿童肺的弹力纤维发育差，血管丰富，毛细血管及淋巴组织间隙较成人宽，间质发育旺盛，肺泡小而且数量少，使肺的含血量相对多而含气量少，故易于感染，并易引起间质性炎症、肺不张或肺气肿等。

（三）胸廓

婴幼儿胸廓较短、呈桶状，肋骨呈水平位，膈肌位置较高，使心脏呈横位；胸腔较小而肺相对较大，呼吸肌发育差，呼吸时胸廓运动不充分，肺的扩张受到限制，不能充分通气、换气。儿童纵隔相对较大，纵隔周围组织松软、富于弹性，胸水或积气时易致纵隔移位。

二、生理特点

（一）呼吸频率和节律

儿童呼吸频率较快，且年龄越小，呼吸频率越快，各年龄呼吸频率见表9-1。婴幼儿由于呼吸中枢发育未完全成熟，易出现呼吸节律不齐，尤其以早产儿、新生儿最明显。

表9-1 各年龄儿童呼吸、脉搏频率及其比例

年　龄	呼吸/(次/分)	脉搏/(次/分)	呼吸/脉搏
新生儿	40～45	120～140	1∶3
1岁以内	30～40	110～130	(1∶3)～(1∶4)
2～3岁	25～30	100～120	(1∶3)～(1∶4)
4～7岁	20～25	80～100	1∶4
8～14岁	18～20	70～90	1∶4

（二）呼吸类型

婴幼儿呼吸肌发育差，呼吸时胸廓活动范围小而膈肌活动明显，呈腹膈式呼吸；随着年龄增长，呼吸肌逐渐发育，膈肌下降，肋骨由水平位逐渐倾斜，2岁后开始出现胸腹式呼吸。7岁以后以胸腹式联合呼吸为主。

(三) 呼吸功能的特点

儿童肺活量、潮气量、气体弥散量均较成人小,而气道阻力较成人大,显示儿童各项呼吸功能的储备能力均较低,当患呼吸道疾病时,易发生呼吸功能不全。

(四) 血液气体分析

婴幼儿的肺活量不易检查,但可通过血气分析了解氧饱和度水平及血液酸碱平衡状态。儿童动脉血气分析正常值见表9-2。

表9-2 儿童动脉血液气体分析正常值

项　目	新　生　儿	2岁以内	2岁以上
pH	7.35～7.45	7.35～7.45	7.35～7.45
PaO_2/kPa	8～12	10.6～13.3	10.6～13.3
$PaCO_2$/kPa	4～4.67	4～4.67	4.67～6.0
HCO_3^-/(mmol/L)	20～22	20～22	22～24
BE/(mmol/L)	－6～＋2	－6～＋2	－4～＋2
SaO_2	0.90～0.965	0.95～0.97	0.95～0.977

三、呼吸道免疫特点

儿童呼吸道的非特异性及特异性免疫功能均较差。新生儿和婴幼儿的纤毛运动差,咳嗽反射和气道平滑肌收缩功能亦差,难以有效地清除吸入的尘埃及异物颗粒。婴幼儿体内免疫球蛋白含量低,尤其以分泌型IgA为低,且肺泡巨噬细胞功能不足,乳铁蛋白、溶菌酶、干扰素、补体等的数量和活性不足,故易患呼吸道感染。

第二节　急性上呼吸道感染患儿的护理

急性上呼吸道感染(acute upper respiratory infection,AURI)简称上感,俗称“感冒”,包括流行性上感和一般类型上感,是儿童最常见的疾病,主要指鼻、鼻咽和咽部的急性感染,常诊断为“急性鼻咽炎、急性咽炎、急性扁桃体炎”。该病全年均可发生,以冬春季节及气候骤变时为多。90%以上是由病毒感染引起,主要有鼻病毒、呼吸道合胞病毒、流感病毒、副流感病毒、腺病毒、柯萨奇病毒等。在病毒感染的基础上可继发细菌感染,最常见的为溶血性链球菌,其次为肺炎链球菌、流感嗜血杆菌等。

一、护理评估

(一) 健康史

评估患儿有无保暖不当或是否受气候改变和不良环境的影响。是否有维生素D缺乏性佝偻病、营养不良、贫血,先天性心脏病等病史;有无居室拥挤、空气污浊、通风不良等情况。

（二）身心状况

1. 临床表现 病情轻重不一，与年龄、病原和机体抵抗力不同有关。婴幼儿局部症状不明显而全身症状重，年长儿以局部症状为主而全身症状较轻。

1）一般类型上感

（1）症状。

① 局部症状：主要是鼻咽部症状，如流鼻涕、鼻塞、打喷嚏、咽部不适、咽痛干咳等。新生儿和小婴儿可因鼻塞出现张口呼吸或拒乳。

② 全身症状：发热、烦躁不安、头痛、食欲减退、乏力、全身酸痛等。婴幼儿多有高热，甚至惊厥。部分患儿可出现食欲不振、呕吐、腹泻、腹痛等消化道症状，腹痛常为脐周阵发性疼痛，与发热所致的阵发性肠痉挛或肠系膜淋巴结炎有关。

（2）体检可见鼻黏膜和咽部充血、水肿及咽部滤泡，扁桃体充血或有白色斑点状渗出物，颌下淋巴结肿大、触痛。肠病毒感染患儿可出现不同形态的皮疹。肺部呼吸音正常。

2）几种特殊类型上感

（1）疱疹性咽峡炎（herpangina） 由柯萨奇 A 组病毒引起，好发于夏秋季。表现为急起高热、咽痛、流涎、厌食、呕吐等，体检可见咽充血，咽腭弓、悬雍垂、软腭等处有 2～4 cm 大小的疱疹，周围有红晕，疱疹破溃后形成小溃疡。患儿因疼痛而影响吞咽和进食。病程1周左右。

（2）咽-结膜热（pharyngo-conjunctival fever） 由腺病毒引起，春夏季发病多，可在集体儿童机构中流行。临床以发热、咽炎、结膜炎为特征。病程 1～2 周。

（3）流行性感冒（influenza） 由流感病毒引起，可导致大流行。突出表现为严重的感染中毒症状，患儿持续高热、寒战、头痛、乏力、全身肌肉和关节酸痛、呕吐等，可伴惊厥，甚至昏迷、休克等。易继发肺炎、心肌炎等，病程多数超过 7 d。

3）并发症 上呼吸道炎症波及邻近器官或向下蔓延可引起中耳炎、鼻窦炎、咽后壁脓肿、颈淋巴结炎、喉炎、支气管炎、肺炎等，其中肺炎是婴幼儿时期最严重的并发症。年长儿若患链球菌性上感可引起急性肾炎、风湿热等疾病。

2. 辅助检查 病毒感染者白细胞计数正常或偏低，细菌感染者白细胞增高，中性粒细胞增高。

3. 社会心理状况 评估患儿家长是否因患儿不适、担心并发症等而出现焦虑、紧张等情绪。

二、主要护理诊断/问题

（1）体温过高 与上呼吸道感染有关。

（2）潜在并发症 如热性惊厥。

（3）舒适度改变：咽痛、鼻塞 与上呼吸道炎症有关。

三、护理措施

1. 一般护理

（1）环境 保持室内空气清新，维持室温在 18～22 ℃，相对湿度在 50%～60%，以减少空气对呼吸道黏膜的刺激。

(2) 饮食护理　保证患儿摄入充足的水分，给予营养丰富、易消化和富含维生素的清淡饮食，必要时静脉补充营养和水分。

(3) 及时更换汗湿的衣服并适度保暖　避免因受凉而使症状加重或反复；保持口腔及皮肤清洁。

2. 病情观察　密切观察病情变化，警惕热性惊厥的发生。如患儿病情加重，体温持续不退，应考虑并发症的可能，需及时报告和处理。如病程中出现皮疹，应区别是否为某种传染病早期征象，以便及时采取措施。

3. 症状护理

(1) 发热的护理　卧床休息，保持室内安静、温、湿度适宜、通风良好。衣被不可过厚，以免影响机体散热，引起体温进一步升高。保持皮肤清洁，注意口腔护理。每4 h测体温一次，并准确记录，如为超高热或有热性惊厥史者必须1～2 h测量一次。给予退热处理后1 h复测体温，并随时观察有无新的症状和体征出现，以防惊厥发生或体温骤降。体温超过38.5 ℃时遵医嘱给予退热剂或物理降温。

(2) 促进舒适　及时清除鼻腔及咽喉部分泌物和干痂，保证呼吸道通畅。鼻塞严重时可在清除鼻腔分泌物后用0.5%麻黄碱液滴鼻，每次1～2滴，对因鼻塞而妨碍吸吮的婴幼儿，宜在哺乳前10～15 min滴鼻，使鼻腔通畅，保证吸吮。咽部不适时可给予润喉含片或行雾化吸入。

4. 治疗指导

(1) 治疗原则　以支持疗法及对症治疗为主，注意预防并发症。抗病毒药物常用利巴韦林(三氮唑核苷、病毒唑)，疗程3～5 d。病毒性结膜炎可用0.1%阿昔洛韦滴眼。病情较重的、有继发细菌感染的或发生并发症者，可使用抗生素，常用复方磺胺甲基异噁唑、青霉素，疗程3～5 d。如确诊为溶血性链球菌感染或既往有肾炎、风湿热病史者，应用青霉素，疗程10～14 d。

(2) 用药护理　使用退热剂后应注意多饮水，以防大量出汗引起虚脱；如有虚脱现象，应予保暖，饮热水，严重者给予静脉输液。热性惊厥的患儿使用镇静剂时，应注意观察止惊的效果及药物的不良反应。使用青霉素等抗生素时，应注意观察有无过敏反应发生。

四、健康教育

指导家长掌握上呼吸道感染的预防知识和护理要点，懂得相应的应对技巧，例如，加强体格锻炼，多进行户外活动，以增强机体抵抗力。在呼吸道疾病流行期间，避免去人多拥挤的公共场所；气候变化时及时添减衣服，避免过热或过冷。鼓励母乳喂养，及时添加辅食，积极防治各种慢性病，如佝偻病、营养不良及贫血等，按时预防接种。在集体儿童机构中，如有上感流行趋势，应早期隔离患儿，室内用食醋熏蒸法消毒。

急性上呼吸道感染是儿童最常见的疾病，90%以上由病毒感染引起，也可继发细菌感染。年长儿以局部症状为主，婴幼儿以发热等全身症状为主，且病情较重。体检可见咽部充血。可继发热性惊厥、中耳炎、支气管炎、肺炎等并发症,年长儿因链球菌所致上感可引起急性肾炎、风湿热等疾病。应重点评估体温情况,护理措施以降低体温、防止热性惊厥最为重要。

第三节 急性支气管炎患儿的护理

急性支气管炎(acute bronchitis)是支气管黏膜的急性炎症,气管常同时受累,故又称为急性气管支气管炎。该病常继发于上呼吸道感染后,亦常为肺炎的早期表现,或为一些急性呼吸道传染病的常见并发症。病原体为多种病毒、细菌或为两者混合感染。

一、护理评估

(一) 健康史

详细询问发病时间,既往健康状况,有无反复发作以及过敏史。是否有特异性体质,有无免疫功能失调、营养不良、佝偻病、鼻窦炎等病史。

(二) 身心状况

1. 临床表现 起病可急可缓,大多先有上呼吸道感染症状。主要表现为发热和咳嗽。体温高低不一,部分患儿可不发热。咳嗽初为刺激性干咳,以后有痰,经 3~5 d 痰量减少,咳嗽逐渐消失。婴幼儿全身症状较明显,常有发热、食欲不振、乏力、呕吐、腹胀、腹泻等。体检双肺呼吸音粗糙,或有少许散在的干、湿啰音,啰音的特点是易变,常在体位改变或咳嗽后减少甚至消失。一般无气促和发绀。

婴幼儿可发生一种特殊类型的支气管炎,称为哮喘性支气管炎,也称喘息性支气管炎,系指婴幼儿时期以喘息为突出表现的支气管炎。患儿除有上述临床表现外,还有以下特点。

① 多见于 3 岁以下,有湿疹或其他过敏史的患儿。

② 咳嗽频繁,并有呼气性呼吸困难伴喘息,夜间或清晨较重,或在哭闹、活动后加重,肺部叩诊呈鼓音,听诊两肺布满哮鸣音及少量粗湿啰音。

③ 有反复发作倾向,但大多数患儿随年龄增长而发作减少,至 4~5 岁停止发作,少数可发展为支气管哮喘。

2. 辅助检查

(1) 血常规 病毒感染者白细胞计数正常或偏低,细菌感染者白细胞增高。

(2) 胸部 X 线检查 多无异常改变,或有肺纹理增粗,肺门阴影增深。

3. 社会心理状况 本病易反复发作,尤其是哮喘性支气管炎,患儿常因呼吸困难而产生紧张、焦虑情绪。家长因缺乏对该病的护理知识和预后的了解,担心可能发展为支气管哮喘而出现焦虑情绪。

二、主要护理诊断/问题

(1) 清理呼吸道无效 与痰液黏稠不易咳出,气道分泌物堆积有关。

(2) 体温过高　与细菌或病毒感染有关。

(3) 舒适度减弱:咳嗽、胸痛　与支气管炎症有关。

三、护理措施

1. 一般护理

(1) 休息　患儿应注意休息,减少活动,避免咳嗽加重。卧床时需经常更换体位,以利于呼吸道分泌物的排除。

(2) 保证充足的水分及营养供给　鼓励患儿多饮水,使痰液稀释易于咳出。给予营养丰富、易消化的饮食,鼓励患儿进食,但应少量多餐,避免因咳嗽导致呕吐。

(3) 保持口腔清洁　由于患儿发热、咳嗽、痰多且黏稠,剧烈咳嗽时常引起呕吐等,故需保持口腔清洁,以增加舒适感,增进食欲。婴幼儿可在进食后喂适量开水,以清洁口腔;年长儿应在晨起、餐后、睡前漱洗口腔。

2. 保持呼吸道通畅

(1) 保持室内空气新鲜,温、湿度适宜(温度 20 ℃左右,湿度 60%左右),以减少对支气管黏膜的刺激,利于排痰。

(2) 经常更换患儿体位,拍击背部,指导并鼓励患儿有效咳嗽,以利于痰液排出,促进炎症消散。

(3) 痰液黏稠时可给予超声雾化吸入,以湿化气道,消除炎症,促进排痰。必要时用吸引器及时清除痰液,保持呼吸道通畅。

(4) 遵医嘱给予抗生素、祛痰止咳剂、平喘剂,密切观察用药后反应。

3. 病情观察　密切观察呼吸变化,若患儿出现呼吸困难、发绀等缺氧症状,应给予氧气吸入,并协助医生积极处理。

4. 治疗指导

(1) 治疗原则　主要的治疗原则是控制感染和对症治疗。

①控制感染　年幼体弱儿或有发热、痰多而黄,考虑为细菌感染时使用抗生素,如青霉素、复方磺胺甲基异噁唑等。

②祛痰、止咳　遵医嘱口服止咳糖浆、祛痰剂,一般不用镇咳剂或镇静剂,以免抑制咳嗽反射,影响痰液排出。

③平喘　喘息者可口服氨茶碱,有烦躁不安时可与镇静剂联合使用。喘息严重时可加用泼尼松。

(2) 用药护理　使用抗生素类药物时,注意观察药物疗效和不良反应。口服止咳糖浆后不要立即喝水,以使药物更好地发挥疗效。

5. 心理护理　给患儿及家长解释病情和预后,以消除其紧张、焦虑心理。根据治疗情况说明各种操作的目的,以取得患儿及家长的合作。

四、健康教育

指导患儿及家长适当开展户外活动,进行体格锻炼,增强机体对气温变化的适应能力;根据气温变化增减衣服,避免受凉或过热;在呼吸道疾病流行期间,避免到人多拥挤的公共场所，以免交叉感染；积极预防营养不良、佝偻病、贫血和各种传染病，按时预防接种，增强机体的免疫能力。

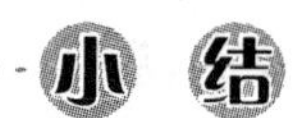

急性支气管炎是支气管的急性炎症，常为细菌和病毒的混合感染，以发热、咳嗽、肺部听到多变的啰音为主要表现。胸部X线检查可见肺纹理增多增粗。以使用抗生素控制感染和对症治疗为主。护理重点为维持正常体温和保持呼吸道通畅。

第四节　肺炎患儿的护理

案例引导

患儿，男，1岁。因发热、咳嗽3 d，气促1 d入院。3 d前患儿无明显诱因出现发热，体温波动在37～40.5 ℃之间。咳嗽呈阵发性，为刺激性干咳，在当地医院诊断为“上感”，给予抗生素治疗和退热处理。1 d前，咳嗽加重，咳嗽剧烈时伴有气促。查体：T39.5 ℃，呼吸66次/分，心率178次/分。烦躁、哭闹。前囟平软。鼻翼扇动，口周发绀，见吸气性三凹征。肝肋下4.5 cm，边缘钝。听诊：呼吸音减弱，双肺满布细湿啰音；心音低钝，律齐。肠鸣音减弱。胸部X线：右肺中叶大片高密度阴影。诊断为“支气管肺炎合并心力衰竭”，收入院。请列出护理诊断和护理措施。

肺炎(pneumonia)是指不同病原体或其他因素所致的肺部炎症。以发热、咳嗽、气促、呼吸困难和肺部固定湿啰音为主要表现。严重者可出现循环、神经、消化系统的相应症状。该病是儿科常见疾病中能威胁生命的疾病之一。据联合国儿童基金会统计，全世界每年约有350万左右5岁以下儿童死于肺炎，占5岁以下儿童总死亡率的28%；我国每年5岁以下儿童因肺炎死亡者约35万人，占全世界儿童肺炎死亡数的10%。因此，积极采取措施，降低儿童肺炎的死亡率，是21世纪世界儿童生存、保护和发展纲要规定的重要任务。肺炎是我国儿童保健重点防治的“四病”之一。

一、概述

1. 分类　目前儿童肺炎的分类尚未统一，常用分类方法如下。

(1) 病理分类　支气管肺炎、大叶性肺炎、间质性肺炎等。儿童以支气管肺炎最多见。

(2) 病因分类　感染性肺炎如病毒性肺炎、细菌性肺炎、支原体肺炎、衣原体肺炎、真菌性肺炎、原虫性肺炎；非感染性肺炎如吸入性肺炎、坠积性肺炎等。

(3) 病程分类　急性肺炎(病程小于1个月)、迁延性肺炎(病程1～3个月)、慢性肺炎(病程大于3个月)。

(4) 病情分类　轻症肺炎(主要为呼吸系统表现，无全身中毒症状)、重症肺炎(除呼吸系统受累外，其他系统也受累，且全身中毒症状明显)。

(5) 临床表现典型与否分类　典型肺炎、非典型肺炎。

(6) 肺炎发生地区分类　社区获得性肺炎,指无明显免疫抑制的患儿在院外或住院48 h内发生的肺炎;院内获得性肺炎,指住院48 h内发生的肺炎。

2. 病因　引起肺炎的主要病原体为病毒和细菌,病毒以呼吸道合胞病毒最常见,其次为腺病毒、流感病毒等;细菌以肺炎链球菌多见,其他有葡萄球菌、革兰氏阴性杆菌等。近年来,肺炎支原体、衣原体及流感嗜血杆菌肺炎逐渐增多。

低出生体重、营养不良、维生素D缺乏性佝偻病、先天性心脏病等患儿易患本病,且病情严重,容易迁延不愈,病死率也较高。

3. 病理生理改变　病原体多由呼吸道入侵,也可经血行入肺,引起支气管、肺泡、肺间质炎症,支气管因黏膜水肿而管腔变窄,肺泡壁因充血水肿而增厚,肺泡腔内充满炎症渗出物,影响了通气和气体交换;同时由于儿童呼吸系统的特点,当炎症进一步加重时,可使支气管管腔更加狭窄甚至阻塞,造成通气和换气功能障碍,导致低氧血症及高碳酸血症。为代偿缺氧,患儿呼吸与心率加快,出现鼻翼扇动和三凹征,严重时可产生呼吸衰竭。由于病原体毒素的作用,重症常伴有毒血症,引起不同程度的感染中毒症状。缺氧、二氧化碳潴留及毒血症可导致循环系统、消化系统、神经系统的一系列症状以及水、电解质和酸碱平衡紊乱。

二、护理评估

(一) 健康史

详细询问病史,了解患儿有无反复上呼吸道感染及支气管炎病史;有无麻疹、百日咳等急性传染病史;有无发热、咳嗽、气促、发绀等症状;有无营养不良、缺铁性贫血、先天性心脏病、佝偻病等病史;患儿生长发育是否正常及家庭成员是否有呼吸道疾病史。

(二) 身心状况

1. 支气管肺炎　支气管肺炎为儿童最常见的肺炎。多见于3岁以下婴幼儿。

(1) 轻症肺炎　轻症肺炎以呼吸系统症状为主,大多起病较急。主要表现为发热、咳嗽和气促。

① 发热:热型不定,多为不规则热,新生儿或重度营养不良儿可不发热,甚至体温不升。

② 咳嗽:较频繁,早期为刺激性干咳,以后有痰,新生儿则表现为口吐白沫。

③ 气促:多发生在发热、咳嗽之后,呼吸频率加快,每分钟可达40～80次,可有鼻翼扇动、点头呼吸、三凹征、唇周发绀。

④ 肺部可听到较固定的中、细湿啰音:以背部两肺下方脊柱旁较多,吸气末更为明显。新生儿、小婴儿肺部体征可不明显。

(2) 重症肺炎　重症肺炎常有全身中毒症状及循环、神经、消化系统受累的临床表现。

① 循环系统:常见心肌炎、心力衰竭及微循环障碍。心肌炎表现为面色苍白、心动过速、心音低钝、心律不齐,心电图显示ST段下移和T波低平、倒置;心力衰竭表现为呼吸突然加快,大于60次/分;极度烦躁不安,明显发绀,面色苍白或发灰;心率增快,大于180次/分,心音低钝,有奔马律;颈静脉怒张,肝脏迅速增大,尿少或无尿,颜面或下肢水肿等。

② 神经系统：表现为烦躁或嗜睡，脑水肿时出现意识障碍、反复惊厥、前囟膨隆、脑膜刺激征等。

③ 消化系统：常有食欲不振、腹胀、呕吐、腹泻等；重症可引起中毒性肠麻痹和消化道出血，表现为严重腹胀、肠鸣音消失、便血等。

④ 弥散性血管内凝血：表现为血压下降，四肢冰凉，脉搏细速，皮肤黏膜及胃肠道出血等。

(3) 并发症　若延误诊断或病原体致病力强，可引起脓胸、脓气胸、肺大泡等并发症，多表现为体温持续不退，或退而复升，中毒症状或呼吸困难突然加重。

2. 几种不同病原体所致肺炎的特点

(1) 呼吸道合胞病毒性肺炎(respiratory syncytial virus pneumonia)　由呼吸道合胞病毒感染所致，是最常见的病毒性肺炎。多见于婴幼儿，尤其以 1 岁以内婴儿多见。轻者发热及呼吸困难症状不重，重者有明显的呼吸困难、喘憋、口周发绀、鼻翼扇动、三凹征及不同程度发热。肺部听诊多有中细湿啰音。胸部 X 线两肺可见小点片状、斑片状阴影，部分患儿有不同程度肺气肿。白细胞计数大多正常。

(2) 腺病毒肺炎(adenovirus pneumonia)　由腺病毒引起，在我国以 3、7 两型为主，11、12 型次之。本病多见于 6 个月～2 岁的婴幼儿。起病急骤，呈稽留高热，全身中毒症状明显，咳嗽较剧，可出现喘憋、呼吸困难、发绀等。肺部体征出现较晚，常在发热 3～7 d 后出现湿啰音，以后病变融合而呈现肺实变体征。少数患儿可并发渗出性胸膜炎。胸部 X 线改变较肺部体征为早，可见大小不等的片状阴影或融合成大病灶，并多见肺气肿，病灶吸收较缓慢，需数周至数月。

(3) 金黄色葡萄球菌肺炎(staphylococcal pneumonia)　多见于新生儿及婴幼儿。临床起病急，病情重，进展迅速；多呈弛张高热，婴儿可呈稽留热；中毒症状明显，面色苍白、咳嗽、呻吟、呼吸困难，皮肤常见一过性猩红热样或荨麻疹样皮疹，有时可找到化脓灶，如疖肿等。肺部体征出现较早，双肺可闻及中、细湿啰音，易并发脓胸、脓气胸等，可合并循环、神经及胃肠功能障碍。胸部 X 线常见浸润阴影，易变性是其特征。血白细胞计数明显增高，中性粒细胞增高，有核左移并有中毒颗粒。

(4) 流感嗜血杆菌肺炎(hemophilus influenza pneumonia)　由流感嗜血杆菌引起。近年来，由于广泛使用广谱抗生素和免疫抑制剂，加上院内感染等因素，流感嗜血杆菌感染有上升趋势，多见于 4 岁以下的儿童，常并发于流感病毒或葡萄球菌感染者。临床起病较缓，病情较重，全身中毒症状明显，有发热、痉挛性咳嗽、呼吸困难、鼻翼扇动、三凹征、发绀等，体检肺部有湿啰音或肺实变体征。易并发脓胸、脑膜炎、败血症、心包炎、中耳炎等。胸部 X 线检查表现多种多样。血白细胞计数明显增高。

(5) 肺炎支原体肺炎(mycoplasmal pneumoniae pneumonia)　由肺炎支原体引起，全年均可发生，各年龄段的儿童均可发病。以刺激性咳嗽为突出表现，有的酷似百日咳样咳嗽，咳出黏稠痰，甚至带血丝；常有发热，热程 1～3 周。年长儿可伴有咽痛、胸闷、胸痛等症状，肺部体征不明显，常仅有粗糙呼吸音，少数闻及干、湿啰音。婴幼儿起病急，呼吸困难、喘憋和双肺哮鸣音较突出。部分患儿出现全身多系统的临床表现，如心肌炎、心包炎、溶血性贫血、脑膜炎等。胸部 X 线检查可分为 4 种改变：①肺门阴影增浓为突出表现；②支气管肺炎改变;③间质性肺炎改变;④均一的实变影。

(6) 衣原体肺炎(chlamydial pneumonia)

①沙眼衣原体肺炎　多见于6个月以下的婴儿,可于产时或产后感染,起病缓,先有鼻塞、流鼻涕,后出现气促、频繁咳嗽,有的酷似百日咳样阵咳,但无回声,偶有呼吸暂停或呼气喘鸣,一般无发热。可同时患有结膜炎或有结膜炎病史。胸部X线呈弥漫性间质性改变和过度充气。

②肺炎衣原体肺炎　多见于5岁以上儿童,多为轻症,无特异性临床表现。早期为上感症状,1～2周后上感症状逐渐消退,而咳嗽逐渐加重,可持续1～2个月。两肺可闻及干、湿啰音。X线显示单侧肺下叶浸润,少数呈广泛单侧或双侧浸润。

(三) 辅助检查

1. 病原学检查　取鼻咽拭子或气管分泌物标本做病毒分离和鉴别;取痰液、气管吸出物、胸水、脓液及血液等做细菌培养,可明确病原菌;肺炎支原体、沙眼衣原体、真菌等可通过特殊分离培养获得相应的病原诊断;病原特异性抗原检测和病原特异性抗体检测有助于早期诊断。

2. 外周血检查

①血细胞检查:病毒性肺炎白细胞总数大多正常或降低,有时可见异型淋巴细胞;细菌性肺炎白细胞总数及中性粒细胞常增高,并有核左移,胞浆中可见中毒颗粒。

②四氮唑蓝试验(NBT):细菌感染时中性粒细胞吞噬活力增加,用四氮唑蓝染色时NBT阳性细胞增多,正常为10%以下,若超过10%提示细菌感染,病毒感染时则不增加。

③C反应蛋白(CRP):细菌感染时,血清CRP浓度升高,而非细菌感染时则升高不明显。

3. 胸部X线检查　支气管肺炎早期肺纹理增粗,以后出现大小不等的斑片状阴影,可融合成片,以双肺下野、中内带多阴影,可伴有肺不张或肺气肿。

(四) 社会心理状况

家长因患儿住院时间长、家庭的正常生活秩序被打乱,同时因缺乏本病相关的预防保健和护理知识,而产生焦虑、自责、忧虑、抱怨等心理;患儿因发热、咳嗽、害怕打针等,常出现哭闹、烦躁不安、易怒及不合作等表现。应评估患儿及家长的心理状态,对疾病的病因和防护知识的了解程度,家庭环境及家庭经济情况。了解患儿既往有无住院的经历。

三、主要护理诊断/问题

(1) 气体交换受损　与肺部炎症有关。

(2) 清理呼吸道无效　与呼吸道分泌物过多、黏稠,患儿体弱、无力排痰有关。

(3) 体温过高　与肺部感染有关。

(4) 营养失调:低于机体需要量　与摄入不足、消耗增加有关。

(5) 潜在并发症　如心力衰竭、中毒性脑病、中毒性肠麻痹等。

四、护理措施

（一）一般护理

1. 环境与休息 保持室内空气新鲜，室温维持在18～20 ℃，湿度以60%为宜。不同病原体肺炎患儿应分室居住以免交叉感染。病室每天上午、下午各通气1次（避免对流风），紫外线消毒1次。嘱患儿卧床休息，减少活动。被褥要轻暖、内衣要宽松，以免影响呼吸；勤换尿布，保持皮肤清洁，让患儿感觉舒适，以利于休息。各种治疗及护理操作尽量集中进行，尽量使患儿安静，以减少机体的耗氧量。

2. 饮食护理 宜给予高热量、高蛋白、高维生素且易消化的流质或半流质饮食。少量多餐，避免过饱影响呼吸。喂哺时要耐心，每次喂哺时必须抱起或抬高头部，防止发生呛咳。鼓励患儿多饮水以湿化气道，有利于痰液排出。重症不能进食时，给予静脉输液，输液时应严格控制输液量及速度，最好使用输液泵，保持均匀滴入。对重症患儿应准确记录24 h出入量。

（二）心理护理

利用沟通技巧多与患儿家长进行交流，及时介绍患儿病情、各种检查治疗的重要意义，消除家长的紧张和焦虑情绪，以取得患儿家长的配合。要多关心、体贴患儿，建立良好的护患关系。

（三）密切观察病情

（1）注意观察患儿神志、面色、呼吸、心率等变化。当患儿出现烦躁不安、面色苍白、呼吸频率大于60次/分，心率大于160次/分，心音低钝、呈奔马律、肝脏在短时间内增大等心力衰竭的表现，应及时报告医生，立即给予吸氧，同时减慢输液速度，准备强心剂、利尿剂和镇静剂，做好抢救准备。若患儿出现呼吸困难，咳嗽加重，咳粉红色泡沫样痰则为肺水肿的表现，应给予吸入20%～30%酒精湿化的氧气，间歇吸入，每次吸入时间不宜超过20 min。

（2）若患儿病情突然加重，体温持续不降或降而复升，呼吸困难和咳嗽加重，面色发绀、烦躁不安，患侧呼吸运动受限，应考虑并发了脓胸或脓气胸，应及时报告医生，立即配合做好胸穿或胸腔闭式引流的准备，并做好术后护理。

（3）密切观察意识、瞳孔及肌张力变化，若患儿出现烦躁或嗜睡、惊厥、昏迷、呼吸不规则、肌张力增高等颅内高压表现时，应立即向医生报告，并做好抢救准备。

（4）观察有无腹胀、肠鸣音是否减弱或消失、是否有呕血便血等中毒性肠麻痹及消化道出血的表现。

（四）对症护理

（1）保持呼吸道通畅

① 保持合适的温、湿度，并鼓励患儿多饮水，避免呼吸道干燥。

② 协助患儿更换体位，一般每2 h更换1次；同时为患儿拍背，促使痰液排出，方法是五指并拢、稍向内合掌、由下向上、由外向内地轻拍背部，边拍边鼓励患儿咳嗽。

③ 及时清除口鼻分泌物。对痰液黏稠不易咳出者可遵医嘱给予超声雾化吸入。遵照医嘱给患儿口服祛痰剂。

④ 必要时给予吸痰,吸痰时患儿多因刺激而咳嗽、烦躁,吸痰后宜立即给氧。

(2) 维持体温正常,体温过高应给予降温措施。体温过低多见于重症肺炎和新生儿肺炎,应注意保暖。

(3) 遵医嘱给氧,凡有低氧血症、呼吸困难、喘憋、发绀等情况应立即给氧。一般用鼻前庭导管给氧,氧流量为0.5～1 L/min,氧浓度为40%;缺氧明显者宜用面罩给氧,氧流量为2～4 L/min,氧浓度为50%～60%。若出现呼吸衰竭,则使用人工呼吸器。

(4) 腹胀明显伴低钾者,及时补钾;中毒性肠麻痹者先用腹部热敷、肠管排气等方法处理,不见效时可遵照医嘱禁食、胃肠减压,皮下或足三里穴位注射新斯的明等。

(五) 治疗指导

1. 治疗原则 采取综合措施,积极控制感染,改善肺的通气功能,防治并发症。

(1) 控制感染 明确为细菌感染或病毒感染继发细菌感染者,根据不同病原体选用敏感抗生素积极控制感染。使用原则为:早期、联合、足量、足疗程,选用渗入下呼吸道浓度高的药物,重症宜静脉给药。如疑为肺炎链球菌肺炎,首选青霉素;疑为葡萄球菌肺炎选用苯唑西林或氯唑西林,备选第1代、第2代头孢菌素;支原体肺炎首选大环内酯类抗生素,如红霉素、罗红霉素等。用药时间应持续至体温正常后5～7 d,临床症状基本消失后3 d。支原体肺炎至少用药2周,以免复发。葡萄球菌肺炎比较顽固,疗程宜长,一般于体温正常后继续用药2周,总疗程6周。

病毒感染者,可选用病毒唑、干扰素、聚肌胞、乳清液等抗病毒药物,中药治疗有一定疗效。

(2) 对症治疗 止咳、平喘、纠正水、电解质与酸碱平衡紊乱、改善低氧血症。

(3) 肾上腺皮质激素的应用 若中毒症状明显或严重喘憋、脑水肿、中毒性脑病、感染性休克、呼吸衰竭等,可应用肾上腺皮质激素,常用地塞米松,疗程3～5 d。

(4) 并发症的治疗 对并发脓胸、脓气胸者应及时进行穿刺引流。发生感染性休克、心力衰竭、中毒性肠麻痹、脑水肿等,应及时处理。

2. 用药护理 密切观察药物疗效和不良反应。

五、健康教育

向患儿家长讲解疾病的有关知识和护理要点,指导家长合理喂养,加强体格锻炼,以改善儿童呼吸功能;对易患呼吸道感染的患儿,在寒冷季节外出时,应注意保暖,避免着凉;定期健康检查,按时预防接种。对年长儿说明住院和注射等对疾病痊愈的重要性,鼓励患儿克服暂时的痛苦,与医护人员合作;教育患儿咳嗽时用手帕或纸捂嘴,不随地吐痰,防止病原菌污染空气而传染给他人。

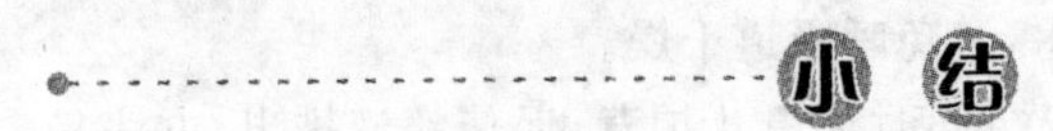

小结

肺炎是由不同病因所致的肺部炎症。以发热、咳嗽、气促、呼吸困难和肺部固定细湿啰音为主要临床表现。胸部X线检查可见点片状阴影。以应用抗生素控制感染和对症治疗为主。主要护理措施为:注意给予合适的环境温、湿度,合理喂养,保持呼吸道通畅、给氧、维持体温正常，密切观察病情，及时发现并处理心力衰竭、脓气胸等并发症。

第五节 支气管哮喘患儿的护理

案例引导

患儿，男，5岁。因"因咳嗽、咳痰1 d，喘息2 h"入院。患儿1 d前无明显诱因出现流泪、打喷嚏、咳嗽，未引起家长注意。2 h前在咳嗽后出现喘息，即来院就诊。门诊以"儿童支气管哮喘"收入院。患儿既往有湿疹史，有反复咳嗽、喘息史，以冬、春季节多发。查体：T37.1 ℃，呼吸35次/分，心率110次/分，精神尚可，胸廓饱满，叩诊呈鼓音，听诊双肺呼吸音减弱，可闻及广泛呼气相哮鸣音。请对该患儿进行护理评估，并列出主要的护理诊断和护理措施。

支气管哮喘(bronchial asthma)，简称哮喘，是由嗜酸性粒细胞、肥大细胞和T淋巴细胞等多种细胞参与的慢性气道炎症，具有气道高反应性特征。临床表现为反复发作的喘息、咳嗽、气促、胸闷等症状，常在夜间和/或清晨发作或加剧，多数患儿可自行缓解或治疗后缓解。

哮喘的病因目前尚未完全清楚，一般认为与遗传和环境因素有关。哮喘大多为多基因遗传病，患儿常有特异性体质，多数患儿有湿疹、过敏性鼻炎、食物或药物过敏史，不少患儿有家族史。但是，哮喘的形成和反复发作又与环境因素有密切的关系，常见的诱因有感染、食物、药物、吸入过敏原、气候变化等。

一、护理评估

（一）健康史

详细询问患儿有无湿疹、有无食物或药物过敏史，既往有无类似发作史，家庭中有无类似疾病。近期是否患上呼吸道感染，近期儿童的情绪、饮食、休息情况等。

知识链接

哮喘发作的常见诱因

接触或吸入过敏原，食入过敏原，强烈的情绪变化，运动和过度通气、药物以及空气寒冷、干燥，强烈气味的化学制剂，职业粉尘和气体等。

（二）身心状况

1. 临床表现 以咳嗽、胸闷、喘息和呼吸困难为典型症状，呈阵发性发作，以夜间和清晨明显。发作前常有刺激性干咳、打喷嚏、流鼻涕、胸闷等症状，随后出现咳嗽、喘息，接着咳大量白色黏痰,伴有呼气性呼吸困难和喘鸣声,体检可见胸廓饱满,叩诊呈鼓音,听诊双肺满布哮鸣音。重症患儿呈端坐呼吸,烦躁不安,大汗淋漓,面色青灰。发作间歇期可无任何症状和体征。

哮喘发作常可自行或用平喘药物后缓解。若哮喘严重发作,经合理用药后仍有严重或进行性呼吸困难者,称为哮喘持续状态(哮喘危重状态)。随着病情变化,患儿由呼吸严重困难的挣扎状态转为软弱无力,甚至死于急性呼吸衰竭。病程长者,常伴营养障碍和生长发育落后。

儿童慢性或反复咳嗽有时可能是支气管哮喘的唯一症状,即咳嗽变异性哮喘,常在夜间和清晨发作,运动可使咳嗽加重。

2. 诊断标准

1) 儿童哮喘诊断标准:中华医学会儿科学分会呼吸学组 2008 年修订的儿童哮喘诊断标准如下。

(1) 反复发作喘息、咳嗽、气促、胸闷,多与接触变应原、冷空气、物理、化学性刺激、呼吸道感染以及运动有关,常在夜间和(或)清晨发作或加剧。

(2) 发作时双肺可闻及散在或弥漫性,以呼气相为主的哮鸣音,呼气相延长。

(3) 上述症状和体征经抗哮喘药治疗有效或自行缓解。

(4) 除外其他引起喘息、咳嗽、气促和胸闷的疾病。

(5) 临床表现不典型者(如无明显喘息或哮鸣音),应具备以下条件中至少 1 项。

① 支气管激发试验或运动激发试验阳性。

② 证实存在可逆性气流受限:A. 支气管舒张试验阳性,吸入速效 β_2 受体激动剂(如沙丁胺醇)后 15 min 第一秒用力呼气量(FEV_1)增加≥12%或;B. 抗哮喘治疗有效,使用支气管舒张剂和口服(或吸入)糖皮质激素治疗 1~2 周后,FEV_1 增加≥12%;C. 最大呼气流量(PEF)每日变异率(连续监测 1~2 周)≥20%。

符合上述第(1)~(4)条或第(4)、(5)条者,可以诊断为哮喘。

2) 咳嗽变异性哮喘诊断标准:咳嗽变异性哮喘是儿童慢性咳嗽最常见的原因之一,以咳嗽为唯一或主要表现,不伴有明显喘息。诊断依据如下。

(1) 咳嗽持续 4 周以上,常在夜间和(或)清晨发作或加重,以干咳为主。

(2) 临床上无感染征象,或经较长时间抗生素治疗无效。

(3) 抗哮喘药物诊断性治疗有效。

(4) 排除其他原因引起的慢性咳嗽。

(5) 支气管激发试验阳性和(或)PEF 每日变异率(连续监测 1~2 周)≥20%。

(6) 个人或一、二级亲属特应性疾病史,或变应原检测阳性。

以上(1)~(4)项为诊断基本条件。(5)、(6)条可以作为一种辅助诊断手段。

3. 辅助检查

(1) 外周血检查　嗜酸性粒细胞增高($>300\times10^6/L$)。

(2) X 线检查　肺透亮度增加呈过度充气状态,肺纹理可增多;并发支气管肺炎或肺不张时,可见沿支气管分布的小片状阴影。

4. 社会心理状况　本病呈慢性反复发作,发作时有明显呼吸困难,常使患儿及家长产生焦虑、恐惧心理。注意评估患儿及家长对哮喘防治知识的了解程度,家长有无照顾患儿的能力及家庭环境、经济状况等。

二、主要护理诊断/问题

(1) 低效性呼吸型态　与支气管痉挛、气道阻力增加有关。

(2) 清理呼吸道无效　与呼吸道分泌物黏稠、体弱无力排痰有关。

(3) 焦虑　与哮喘反复发作有关。

(4) 知识缺乏　与患儿家长缺乏有关哮喘的防护知识有关。

三、护理措施

慢性持续期主要是教育患儿及家长掌握哮喘的基本防治知识,提高用药的依从性,避免各种诱因,巩固治疗效果。急性期的护理措施如下。

(一) 一般护理

保持病室空气清新,温、湿度适宜,避免有害气体及强光的刺激。给患儿提供一个安静、舒适的环境,以利于休息。护理操作应尽可能集中进行。协助患儿安排好日常生活,指导患儿活动,根据病情,逐渐增加活动量,尽量避免情绪激动。患儿活动前后,监测其呼吸和心率情况,若活动时出现气促、心率加快应休息并持续给氧。给予营养丰富、易于消化的饮食,不要食用刺激性食物、海鲜和冷饮等,以免诱发哮喘。

(二) 心理护理

(1) 哮喘发作时,守护并安抚患儿,鼓励患儿将不适及时告诉医护人员,尽量满足患儿合理的要求。

(2) 允许患儿及家长表达感情;向患儿家长解释哮喘的诱因、治疗过程及预后,指导他们以正确的态度对待患儿,并发挥患儿的主观能动性,使其学会自我护理、预防复发。采取措施缓解患儿的恐惧心理。

(三) 病情观察

(1) 监测生命体征,注意呼吸困难的表现及病情变化,若出现意识障碍、呼吸衰竭等及时给予机械呼吸。

(2) 若患儿出现大汗淋漓、心率增快、血压下降、发绀、呼吸音减弱等表现,及时报告医生并共同抢救。

(四) 对症护理

对症护理主要是维持气道通畅,缓解呼吸困难。

(1) 患儿取坐位或半卧位,以利于呼吸。

(2) 给予鼻导管或面罩吸氧,氧浓度以40%为宜,定时进行血气分析,及时调整氧流量,保持 PaO_2 在9.3～12.0 kPa(70～90 mmHg)。

(3) 遵医嘱给予支气管扩张剂和肾上腺皮质激素,并评价其效果和副作用。

(4) 保证患儿摄入足够的水分,以降低分泌物的黏稠度,防止痰栓形成。

(5) 给予雾化吸入、胸部叩击、震颤,以促进分泌物的排出,病情许可的情况下进行体位引流;对痰液多而无力咳出者,及时吸痰。

(6) 教会并鼓励患儿做深而慢的呼吸运动。

(7) 有感染者,遵医嘱给予抗生素。

(五) 治疗指导

1. 治疗原则 坚持长期、持续、规范、个体化的治疗原则。急性发作期:重点是抗炎、平喘,以便快速缓解症状;慢性持续期和临床缓解期:防止症状加重和预防复发。注重药物治疗与非药物治疗相结合,应重视哮喘防治教育,避免接触变应原、患儿心理问题的处理、生命质量的提高、药物经济学等方面在哮喘长期管理中的作用。

2. 治疗目标 ①达到并维持症状的控制;②维持正常活动,包括运动能力;③使肺功能水平尽量接近正常;④预防哮喘急性发作;⑤避免因哮喘药物治疗导致的不良反应;⑥预防哮喘导致的死亡。

3. 治疗措施

(1) 去除病因 避免接触过敏原,去除各种诱发因素,积极治疗和清除感染病灶。

(2) 急性发作期治疗 主要是解痉和抗感染治疗。用药物缓解支气管痉挛,减轻气道黏膜水肿和炎症,减少黏痰分泌。常选支气管扩张剂:沙丁胺醇(舒喘灵)和茶碱类药物。采用口服、吸入等方式给药。吸入治疗具有用量少、起效快、副作用小等优点,是首选的药物治疗方法。糖皮质激素是最有效的抗炎药物,病情较重的病例应全身用药。疑伴呼吸道细菌感染时,可同时选用适当的抗生素。

(3) 哮喘慢性持续期治疗 局部吸入型糖皮质激素是目前控制哮喘最有效的首选药物。

(4) 哮喘持续状态的处理 吸氧、补液、纠正酸中毒。早期、较大剂量全身应用糖皮质激素类静脉滴注。亦可静脉滴注氨茶碱、吸入 β_2 受体激动剂、肾上腺素皮下注射,以缓解支气管痉挛。严重的持续性呼吸困难或给予机械呼吸。

(5) 预防复发 避免接触过敏原,积极治疗和清除感染灶,去除各种诱因。吸入维持量糖皮质激素,控制气道反应性炎症,是预防复发的关键。此外可采取脱敏疗法、应用色甘酸钠等。

四、健康教育

1. 指导呼吸运动,以增强呼吸肌的功能

在执行呼吸运动前,应先清除呼吸道分泌物。

(1) 腹部呼吸运动方法 平躺,双手平放在身体两侧,膝弯曲,脚平放;用鼻连续吸气并放松上腹部,但胸部不扩张;缩紧双唇,慢慢吐气直到吐完;重复以上动作10次。

(2) 向前弯曲运动方法 坐在椅上,背伸直,头向前向下低至膝部,使腹肌收缩;慢慢上升躯干并由鼻吸气,扩张上腹部;胸部保持直立不动,由口将气慢慢吹出。

(3) 胸部扩张运动 坐在椅上,将手掌放在左、右两侧最下肋骨上;吸气,扩张下肋骨,然后由口吐气,收缩上胸部和下胸部;用手掌下压肋骨,可将肺底部的空气排出;重复以上动作10次。

2. 介绍防病知识及用药方法

(1) 协助患儿及家长确认诱发哮喘发作的原因,寻找过敏原,避免接触可能的过敏原,去除各种诱因,如避免呼吸道感染、避免寒冷刺激、避免食入鱼虾、避免情绪激动等。

(2) 指导合理营养,多参加户外活动,多晒太阳,增强体质,预防呼吸道感染。

(3) 教会患儿及家长识别哮喘发作的早期征象、发作表现及掌握适当的处理方法。

(4) 教会患儿及家长正确选用长期预防与快速缓解的药物,学会正确、安全用药。

(5) 提供出院后所用药物的相关资料,如药名、剂量、用法、疗效及副作用等。

(6) 必要时及时就医,以预防哮喘严重发作。

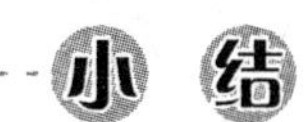

支气管哮喘是由多种炎性细胞参与的慢性气道炎症,具有气道高反应性特征。临床表现为反复发作的喘息、呼吸困难、胸闷或咳嗽等症状,常在夜间和/或清晨发作、加剧,可自行缓解或治疗后缓解。应重点评估患儿有无湿疹、有无食物或药物过敏史,既往有无类似发作史,家族中有无类似疾病。护理重点为注意休息、加强病情观察、给氧、遵医嘱使用糖皮质激素及支气管扩张剂以改善呼吸功能,减轻患儿和家长的焦虑、恐惧心理。

目标检测

一、名词解释

1. 哮喘持续状态　　2. 咽-结膜热

3. 支气管哮喘

二、单项选择题

1. 婴幼儿上呼吸道感染的临床特点是(　　)。

A. 以消化道症状为主　　B. 以呼吸道症状为主

C. 以鼻咽部症状为主　　D. 全身症状重

E. 全身症状轻

2. 婴幼儿肺炎给氧的主要条件为(　　)。

A. 发热,咳嗽　　B. 呼吸困难　　C. 合并脓胸

D. 烦躁不安,口周发绀　　E. 双肺密集中小水泡音

3. 腺病毒肺炎易发生(　　)。

A. 脓气胸　　B. 肺大疱　　C. 胸水　　D. 肺出血　　E. 肺实变

4. 儿童细菌性肺炎最主要的病原体是(　　)。

A. 链球菌　　B. 肺炎双球菌　　C. 葡萄球菌　　D. 流感杆菌　　E. 大肠杆菌

5. 护理一个1岁、患金黄色葡萄球菌肺炎患儿时,发现他突然出现呼吸困难加重,经吸痰和给予氧气吸入后无明显缓解,应考虑有哪种变化?(　　)

A. 呼吸性酸中毒　　B. 合并心力衰竭　　C. 高热所致

D. 并发脓气胸　　E. 肺部炎症加重

6. 患儿,11个月,发热、咳嗽2 d,以肺炎收入院。入院第2 d,突然烦躁不安、呼吸急促,发绀。查体:体温38 ℃,呼吸70次/分,心率186次/分,心音低钝,两肺细湿啰音增多。该患儿此时的护理措施最关键的是(　　)。

A. 大剂量使用镇静剂　B. 间断吸氧　C. 使用利尿剂
D. 遵医嘱使用快速洋地黄制剂　E. 吸痰,清理呼吸道

7. 改善呼吸功能的措施不包括(　　)。

A. 加强气道管理　B. 给氧　C. 应用呼吸兴奋药
D. 机械通气　E. 使用强心剂

8. 以下哪项不符合急性呼吸衰竭的表现?(　　)

A. 发绀　B. 烦躁不安　C. 心率加快
D. PaO_2 65 mmHg　E. 呼吸困难

9. 以下哪项原因可引起中枢性呼吸衰竭?(　　)

A. 氮质血症　B. 心力衰竭　C. 颅脑损伤　D. 支气管哮喘　E. 急性喉炎

10. 患儿,3岁,3 d前因感冒、流鼻涕、轻微咳嗽诊断为上感。近3 d咳嗽加重,发热,体温高达39.8 ℃,烦躁不安,常出现呕吐,诊断为儿童肺炎。护理肺炎儿童尤应注意(　　)。

A. 保温,多饮水　B. 适当休息　C. 保持呼吸道通畅
D. 给予易消化食物　E. 加强皮肤护理

11. 婴幼儿易患呼吸道感染的主要原因是(　　)。

A. 呼吸浅表　B. 呼吸频率快　C. 呈腹式呼吸
D. 呼吸道黏膜缺少SIgA　E. 鼻腔短小,狭窄,黏膜血管丰富

12. 儿童上呼吸道感染的主要病原是(　　)。

A. 呼吸道合胞病毒　B. 肺炎链球菌　C. 肺炎支原体
D. 衣原体　E. 轮状病毒

13. 患儿,5岁,咳嗽4个月,凌晨及活动后加剧,服用多种抗生素无效,服用特布他林(博利康尼)后有缓解。查体:无发热,面及颈部散在湿疹。两肺呼吸音粗,该患儿最可能的诊断是(　　)。

A. 毛细支气管炎　B. 支气管异物　C. 咳嗽变异性哮喘
D. 支气管淋巴结核　E. 儿童哮喘

14. 患儿,10个月,以发热、咳嗽、气促就诊。查体:体温39.5 ℃,脉搏150次/分,心率50次/分,口周发绀,两肺有细湿啰音,诊断为肺炎。应对该患儿立即采取的护理措施是(　　)。

A. 调节病室的温、湿度　B. 取舒适的平卧位　C. 进行雾化吸入
D. 进行物理降温　E. 翻身、拍背、吸痰

15. 肺炎患儿宜采取的体位是(　　)。

A. 平卧位　B. 去枕仰卧位　C. 半卧位
D. 头部抬高20～30 cm,下肢抬高10～20 cm　E. 左侧卧位

三、简答题

1. 肺炎的护理诊断有哪些?

2. 如何保持肺炎患儿的呼吸道通畅？

3. 婴儿肺炎合并心衰的评估依据有哪些？

四、病例分析题

患儿，男，3岁。因咳嗽、咳痰、气喘9 d、加重3 d入院。查体：体温39 ℃，脉搏165次/分，呼吸30次/分。患儿呼吸急促、面色苍白，口周青紫，精神委靡，鼻翼扇动。两肺背侧下部可闻及湿啰音。心率165次/分，心音钝，心律齐。血常规检查：白细胞24×10^9/L，中性粒细胞0.83，淋巴细胞0.17。X线胸片：左、右肺下叶可见灶状阴影。临床诊断：小叶性肺炎、心力衰竭。入院后曾用抗生素及对症治疗，但病情逐渐加重，立即转ICU病房抢救。问题：

1. 你是否同意临床诊断？依据是什么？

2. 根据本病例制订出合理的护理方案。

（郭宇红　于　雁）

第十章
循环系统疾病患儿的护理

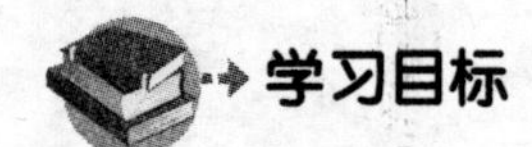

学习目标

1. **掌握** 儿童先天性心脏病的护理评估、护理措施。

2. **熟悉** 儿童先天性心脏病分类、X线检查、心电图和超声心动图特点，病毒性心肌炎的临床表现及护理措施。

3. **了解** 正常胎儿血液循环及生后血液循环的改变，儿童心率、血压特点。

4. **学会** 儿童先天性心脏病及病毒性心肌炎的护理方法，临床上能够对先天性心脏病及病毒性心肌炎患儿进行正确护理。

知识链接

心脏的胚胎发育

原始心脏于胚胎第2周开始形成，是一纵直的管道，由外表的收缩环把它分成心房、心室和心球三个部分。约于胚胎第4周开始有循环作用，至第8周房室中隔完全形成，即成为具有四腔的心脏。所以心脏胚胎发育的关键时期是在第2～8周。

第一节 儿童循环系统解剖生理特点

一、胎儿血液循环及出生后改变

（一）正常胎儿血液循环

胎儿期营养的代谢与气体的交换是通过脐血管和胎盘与母体之间以弥散的方式进行

的。来自胎盘的动脉血经脐静脉进入胎儿体内，在肝脏的下缘分成两支，一支入肝脏与门静脉吻合后经肝静脉进入下腔静脉；另一支经静脉导管进入下腔静脉，与来自下半身的静脉血混合后，共同流入右心房。来自下腔静脉的混合血液进入右心房后，1/3 血量经卵圆孔流入左心房，再经左心室流入升主动脉，主要供应心脏、脑及上肢；其余的流入右心室。从上腔静脉回流的、来自上半身的静脉血，进入右心房后，绝大部分流入右心室，与来自下腔静脉的血液一起进入肺动脉。由于胎儿的肺无呼吸功能，处于压缩状态，肺血管的阻力高，故肺动脉的血只有少量流入肺，大部分经动脉导管与来自升主动脉的血汇合后进入降主动脉，供应腹腔脏器及下肢，然后经脐动脉回流至胎盘，再次进行营养和气体交换(图10-1)。

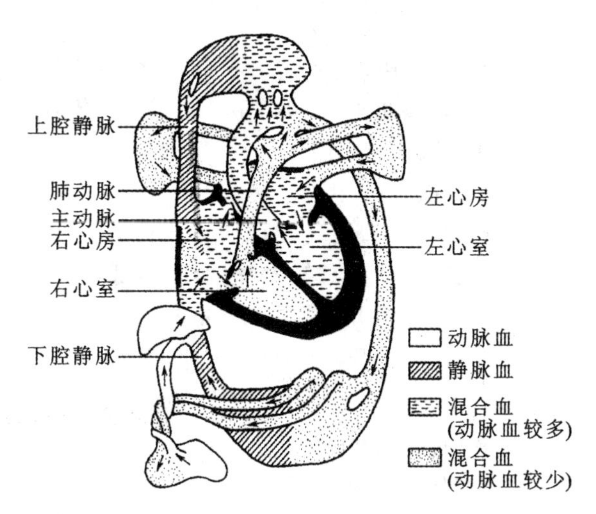

图 10-1　正常胎儿血液循环示意图

综上所述，胎儿期的血液循环特点如下。

(1) 胎儿期营养与气体的交换是通过胎盘和脐血管来完成的。

(2) 只有体循环，几乎没有肺循环。

(3) 胎儿体内大部分是混合血液。

(4) 静脉导管、卵圆孔和动脉导管是胎儿期血液循环的特殊通路。

(5) 胎儿期肝脏的血氧含量最高，心、脑和上肢次之，而下半身的血氧含量最低。

(二) 出生后血液循环的改变

出生后血液循环的主要改变是胎盘血液循环停止而肺循环建立，血液气体交换由胎盘转移至肺。

(1) 脐带结扎，胎盘血液循环停止，脐血管废用，6～8 周后脐静脉变成肝圆韧带，脐动脉变成膀胱脐韧带。

(2) 肺循环阻力下降，出生后脐血管结扎，呼吸建立，肺脏开始进行气体交换，由于肺的扩张，肺循环的压力降低，肺血流量明显增多。

(3) 卵圆孔关闭，呼吸建立，肺脏开始进行气体交换，由于肺的扩张，肺循环的压力降低，从右心室经肺动脉流入肺的血液增多，回流到左心房的血液也增多，左心房压力增高，当左心房压力高于右心房时，卵圆孔先在功能上闭合，大多生后 5～7 个月时形成解剖上的关闭。

(4) 动脉导管关闭,由于肺循环的压力降低,体循环的压力升高,流经动脉导管的血流逐渐减少,最后停止,形成功能上的关闭,大约80%的婴儿生后3~4个月,95%的婴儿生后1年内形成解剖上的关闭。

二、正常儿童心脏、心率、血压的特点

1. 心脏大小与位置 儿童的心脏相对比成人大,新生儿和2岁以下婴幼儿的心脏多呈横位,心尖搏动位于左侧第4肋间、锁骨中线外侧,随着年龄的增长,心脏逐渐由横位转为左前斜位,3~7岁心尖搏动位于左侧第5肋间、锁骨中线处,7岁以后心尖搏动的位置逐渐移到左侧第5肋间隙锁骨中线内0.5~1 cm。

2. 心率 儿童新陈代谢旺盛,同时交感神经兴奋性较高,故年龄愈小,心率愈快。新生儿平均心率为120~140次/分,婴儿110~130次/分,2~3岁100~120次/分,4~7岁80~100次/分,8~14岁70~90次/分。进食、活动、哭闹、发热均可影响儿童心率,一般体温每升高1℃,心率增加10~15次/分。因此,应在儿童安静时测量心率和脉搏。

3. 动脉血压(简称血压) 血压的高低主要取决于心搏出量和外周血管阻力。儿童心搏出量少,动脉壁的弹性好且血管口径相对较大,故血压偏低,一般年龄愈小,动脉压力愈低,随着年龄的增长而逐渐升高。新生儿血压较低,不易测定,1岁时为70~80 mmHg,2岁以后收缩压可按以下公式计算,收缩压(mmHg)=年龄×2+80 mmHg,舒张压=收缩压×2/3。高于此标准20 mmHg(2.67 kPa)为高血压,低于此标准20 mmHg(2.67 kPa)为低血压。正常下肢血压比上肢约高20 mmHg(2.67 kPa)。脉压为收缩压与舒张压之差,正常为30~40 mmHg。儿童血压易受外界因素的影响,如哭闹,活动,情绪紧张均可使血压暂时升高,因此血压宜在儿童安静时测量。测血压时血压计袖带的宽度应以儿童上臂长度的2/3为宜,袖带过窄测得的血压较实际数值偏高,过宽测得的血压偏低。

第二节　先天性心脏病患儿的护理

案例引导

患儿,男,1个月,足月顺产,生后3 d,其母发现患儿吃奶及哭闹后口周青紫,2 d前因受凉患儿咳嗽,1 d来咳嗽加重伴发热,故来诊。查体:体温38.8℃,呼吸60次/分,心率180次/分,体重3.2 kg,双肺底可闻及中细湿啰音,胸骨左缘3、4肋间可闻及Ⅲ~Ⅳ级收缩期杂音,未查到其他阳性体征。试问该患儿最可能的诊断是什么?评估患儿目前的情况,列出其主要的护理诊断。如何对该患儿进行护理?

一、概述

先天性心脏病(congenital heart disease,CHD)是指胎儿时期心脏及大血管发育异常,或者胎儿期所特有的循环通道出生时没有闭合而致的心血管畸形,是儿童最常见的心脏

病，也是围生儿和儿童死亡的主要原因。随着超声心动图、心导管检查和心血管造影、放射性核素造影、计算机断层扫描及磁共振成像等新技术的迅速发展，大多数先天性心脏病都能及早得到准确的诊断，较复杂的先天性心血管畸形也可在新生儿期做出诊断。治疗上，低温麻醉、体外循环下心脏直视手术进一步发展，导管介入术用于堵塞动脉导管、闭合房间隔及室间隔缺损等，使先天性心脏病的预后大为改观。但先天性心脏病仍为儿童因先天发育异常致死的重要原因。

（一）病因

先天性心脏病的病因目前尚未完全明了，目前认为先天性心血管畸形的发生主要是由遗传和环境因素及其相互作用所致。

1. 遗传因素 主要包括染色体的易位与畸变、单基因突变、多基因病变和先天性代谢紊乱。

2. 宫内感染 尤其是孕期前3个月内病毒感染，如风疹、流行性感冒、流行性腮腺炎和柯萨奇病毒感染等。

3. 其他 孕期接触大量放射线、孕妇患糖尿病、宫内慢性缺氧、妊娠早期酗酒或吸食毒品，服用某些药物，如抗癌药、甲糖宁等。

（二）分类

根据心脏左、右两侧及大血管间有无分流和分流方向，可将先天性心脏病分为三类。

1. 左向右分流型(潜伏青紫型) 左向右分流型是临床上常见的类型，左、右心之间有异常通路或主动脉与肺动脉之间在胚胎期的特殊通道（动脉导管）生后没有闭合。在正常情况下因体循环压力高于肺循环，血液自左向右分流，故不出现青紫。在屏气、剧烈哭闹、肺炎等特殊情况下，肺动脉及右心的压力增高，当其高于主动脉及左心时，氧含量低的静脉血液自右向左分流，使动脉血中还原血红蛋白增多而出现暂时青紫，故此型又称为潜伏青紫型。出现梗阻型肺动脉高压时，左向右分流变为双向分流或右向左分流而出现持续性青紫，称为艾森曼格综合征（Eisenmenger syndrome）。常见的有室间隔缺损、房间隔缺损和动脉导管未闭等。

2. 右向左分流型(青紫型) 右向左分流型是先天性心脏病中最严重、死亡率高的类型。心脏畸形的存在，导致右心压力增高并超过左心，使血液从右向左分流；或大动脉起源异常，使大量静脉血直接流入体循环，出现持续性青紫。常见的有法洛四联症和大动脉错位等。

3. 无分流型(无青紫型) 心脏左、右两侧或动、静脉之间无异常通路或分流，不出现青紫。常见的有肺动脉瓣狭窄和主动脉缩窄等。

（三）病理生理

1. 左向右分流型

（1）室间隔缺损 室间隔缺损是先天性心脏病中最常见的一种，占儿童先天性心脏病的30%～50%。根据缺损位置不同，室间隔缺损可分为低位缺损和高位缺损。低位缺损位于室间隔肌部，缺损小，有可能自行闭合。高位缺损多位于室间隔膜部，缺损多较大。根据缺损大小不同，还可分为三型：①小型缺损，缺损直径＜0.5 cm；②中型缺损，缺损直径在0.5～1 cm之间；③大型缺损，缺损直径>1 cm。室间隔缺损可单独存在，也可与其他心脏畸形如肺动脉狭窄、房间隔缺损等同时存在(图10-2)。

因左心室压力通常高于右心室，血液自左向右分流，故一般不出现青紫。分流的血液使右心室、肺循环，左心房和左心室的负荷加重，因而左、右心室均有肥大。随着病情的发展，肺循环的血流量持续增加，形成肺动脉高压，左向右分流量逐渐减少，最后出现双向分流或反向分流而表现出青紫。当肺动脉压力显著增高时，血液自右向左分流，临床呈现持久性青紫，即称艾森曼格综合征。

(2) 房间隔缺损　房间隔缺损发病率占先天性心脏病发病总数的7%～15%。根据病变部位的不同分为第一孔(原发孔)缺损，第二孔(继发孔)缺损，以后者较多见(图10-3)。

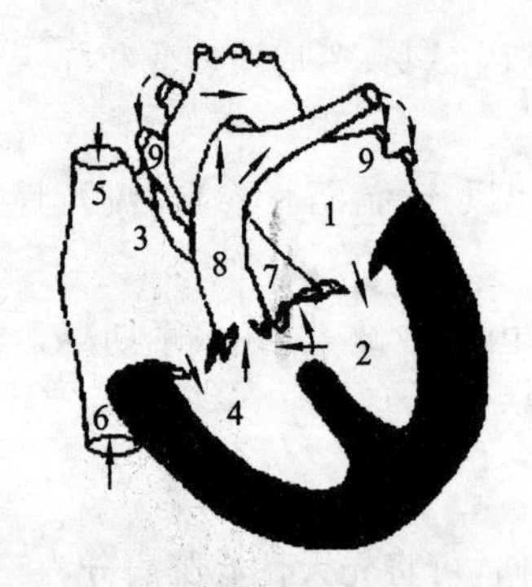

图10-2　室间隔缺损血液循环示意图

1—左心房；2—左心室；3—右心房；
4—右心室；5—上腔静脉；6—下腔静脉；
7—主动脉；8—肺动脉；9—肺静脉

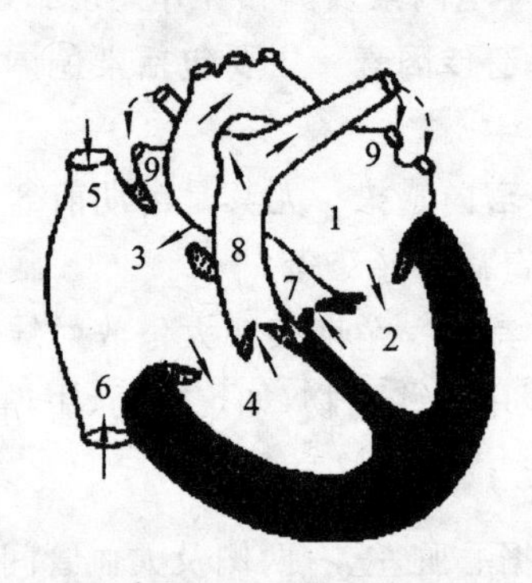

图10-3　房间隔缺损血液循环示意图

1—左心房；2—左心室；3—右心房；
4—右心室；5—上腔静脉；6—下腔静脉；
7—主动脉；8—肺动脉；9—肺静脉

出生后左心房压力高于右心房，血液自左向右分流，分流量的大小取决于缺损大小。分流造成体循环血量减少，而右心房、右心室、肺循环血量增多致右心房和右心室增大。分流量大时可产生肺动脉压力升高，当右心房压力高于左心房压力时，可产生右向左分流，出现持续性青紫。第一孔缺损伴有二尖瓣关闭不全时，左心室也增大。

(3) 动脉导管未闭　动脉导管未闭占先天性心脏病发病总数的9%～12%，女孩多见。多数婴儿动脉导管于出生后3个月左右解剖上关闭，95%在1年内关闭。若持续开放并出现血液分流者即为动脉导管未闭。根据未闭的动脉导管大小、长短、形态不同分管型、漏斗型及窗型三种类型(图10-4)。

由于体循环的压力高于肺循环，血液自主动脉向肺动脉分流，使肺循环血流量增加，回流到左心的血量增多，左心房和左心室扩大。分流量大者，肺动脉压力增高，可致右心室肥大，当肺动脉压力超过主动脉时，即产生右向左分流，患儿出现差异性发绀，下半身青紫明显，左上肢轻度青紫，而右上肢正常。由于主动脉血在舒张期流入肺动脉，故周围动脉舒张压下降而致脉压增大。

2. 右向左分流型　法洛四联症是存活婴儿中最常见的青紫型先天性心脏病。其发病率占各类先天性心脏病的10%～15%，无明显性别差异。

法洛四联症由以下4种畸形组成：①肺动脉狭窄，以漏斗部狭窄较多见；②室间隔缺损，多属于高位膜部大面积缺损；③主动脉骑跨，主动脉骑跨于缺损的室间隔上，同时接收来自左、右两心室的血液；④右心室肥厚，为肺动脉狭窄后右心室负荷增加的结果。4 种畸形中以肺动脉狭窄最重要(图 10-5)。

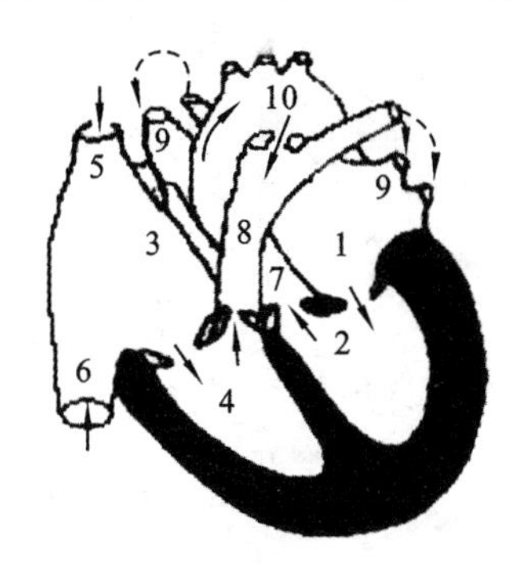

图 10-4 动脉导管未闭血液循环示意图

1—左心房；2—左心室；3—右心房；4—右心室；5—上腔静脉；6—下腔静脉；7—主动脉；8—肺动脉；9—肺静脉；10—动脉导管

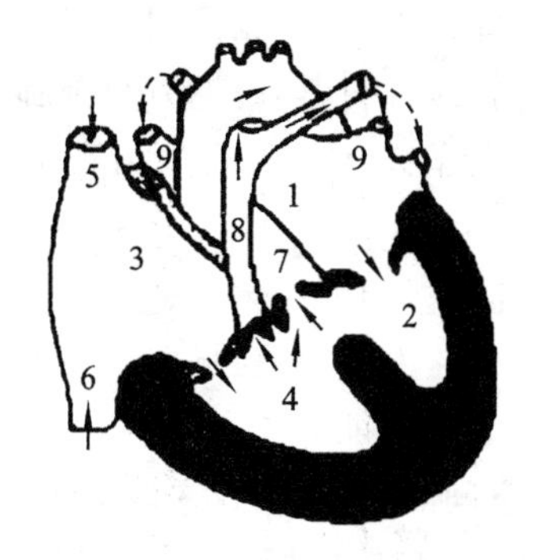

图 10-5 法洛四联症血液循环示意图

1—左心房；2—左心室；3—右心房；4—右心室；5—上腔静脉；6—下腔静脉；7—主动脉；8—肺动脉；9—肺静脉

病理生理改变主要取决于肺动脉狭窄的程度和室间隔缺损的大小。由于肺动脉狭窄，右心室血液流入肺动脉时受阻，右心室压力增高，代偿性肥厚扩大。由于主动脉骑跨于缺损的室间隔之上，主动脉除接收左心室的动脉血外，还直接接收一部分来自右心室的静脉血，故出现青紫。肺动脉狭窄，肺循环血流量明显减少，在肺内进行气体交换后进入左心室的动脉血减少，更加重了青紫的程度。

二、护理评估

（一）健康史

评估是否有影响儿童胚胎发育的因素：母亲是否高龄妊娠，有无孕早期病毒感染、接受放射线照射的病史，妊娠期间有无慢性缺氧病史，是否患有糖尿病等代谢性疾病，有无服用抗癌药、抗癫痫药等病史，妊娠早期有无酗酒、吸食毒品等不良习惯。家族中是否有先天性心脏病患者。

此外，还应评估发现患儿有心脏病的时间，详细询问儿童生长发育的情况，有无青紫，青紫的部位、青紫出现的时间，有无喂养困难、呼吸急促、声音嘶哑等现象，是否反复患呼吸道感染，有无蹲踞现象，有无阵发性呼吸困难或突然昏厥等状况。

（二）身体状况

应评估患儿是否有生长发育落后、喂养困难、哭声嘶哑、咳嗽、气促及皮肤黏膜有无发绀及其程度，有无周围血管征，是否反复患急性呼吸道感染或出现心力衰竭等；心脏听诊杂音的位置、性质及响度，第二心音增强或减弱，有无分裂等。

1. 左向右分流型

1）症状

(1) 乏力、气促：因体循环血量减少和低氧，患儿活动耐力差，易感疲乏、多汗、活动后气促、食欲不振、消瘦。

(2) 反复呼吸道感染:由于肺循环血量增加,易患呼吸道感染,且病情反复。

(3) 声音嘶哑:有时因扩大的肺动脉压迫喉返神经引起声音嘶哑。

(4) 暂时性青紫:剧烈哭闹、患肺炎或心力衰竭时。

(5) 持续性青紫:晚期有显著肺动脉高压形成时,可出现持续性青紫。

动脉导管未闭的患儿只出现下半身青紫,左上肢轻度青紫,右上肢正常,称为差异性发绀。

2) 体征

(1) 体格发育迟缓:见于缺损大、分流量大者。其营养状况落后于同龄儿。

(2) 心脏体征

① 室间隔缺损:胸骨左缘3～4肋间Ⅲ～Ⅳ级粗糙的全收缩期杂音,向心前区广泛传导,在杂音最响处可扪及收缩期震颤,肺动脉区第二音亢进。

② 房间隔缺损:胸骨左缘第2～3肋间有Ⅱ～Ⅲ级喷射性收缩期杂音,特征性的听诊为肺动脉区第二音增强和固定分裂。

③ 动脉导管未闭:胸骨左缘第2肋间或左锁骨中线处连续性机器样杂音,向颈部传导,有震颤,肺动脉区第二音亢进。

(3) 周围血管征:动脉导管未闭患儿因动脉脉压增大引起周围血管征,如枪击音、水冲脉、指甲床毛细血管搏动。

3) 并发症

支气管肺炎、充血性心力衰竭、感染性心内膜炎。

2. 右向左分流型

1) 症状

(1) 青紫:为主要表现,其程度和出现的早晚与肺动脉狭窄程度有关。出生时青紫一般不明显,3～6个月后渐明显,且随年龄增加而加重。青紫常见于唇、球结膜、口腔黏膜、耳垂、指(趾)等毛细血管丰富的部位。在吃奶、哭闹、行走、活动后即可出现气促和青紫加重。

(2) 蹲踞现象:患儿于行走、游戏等活动时,都要自行蹲下片刻使缺氧的症状得以缓解。蹲踞时下肢屈曲,静脉回心血量减少,右心负荷减轻,同时体循环阻力增加,右向左分流减少,缺氧的症状得以暂时缓解。

(3) 阵发性缺氧发作:患儿由于脑缺氧可出现头晕、头痛。吃奶、哭闹或情绪激动时出现阵发性呼吸困难,青紫加重,重症者可突然昏厥和抽搐,甚至死亡。这是由于在肺动脉漏斗部狭窄的基础上,突然发生该处肌肉痉挛,引起一过性肺动脉梗阻,使脑缺氧加重所致。

2) 体征

(1) 发绀:多见于毛细血管丰富的浅表部位,如指(趾)甲、耳垂、鼻尖、球结膜等。

(2) 生长迟缓:多数患儿生长发育落后,重者智力发育落后。

(3) 杵状指(趾):缺氧6个月以上,指趾端毛细血管扩张增生,软组织增生肥大引起。

(4) 心脏体征:胸骨左缘第2～4肋间可听到Ⅱ～Ⅲ级粗糙喷射性收缩期杂音,响度取决于肺动脉狭窄程度,狭窄严重时流经肺动脉的血液减少,杂音则轻而短。肺动脉瓣区第二心音减弱或消失。

3）并发症　脑血栓、脑脓肿及亚急性细菌性心内膜炎。

3. 常见先天性心脏病的症状体征

常见先天性心脏病的症状体征见表10-1。

表10-1　常见先天性心脏病的症状体征

	室间隔缺损	房间隔缺损	动脉导管未闭	法洛四联症
症状	心悸、乏力、咳嗽、气促、发育落后、晚期发绀	同左	同左	发绀、乏力、蹲踞、发育落后、昏厥
杂音部位	第3～4肋间	第2～3肋间	第2肋间	第2～4肋间
响度	Ⅲ～Ⅳ级	Ⅱ～Ⅲ级	Ⅱ～Ⅳ级	Ⅱ～Ⅲ级
性质	粗糙的 全收缩期 范围广	喷射性 收缩期 范围较小	机器样 连续性 向颈部传导	粗糙的 收缩期 向心尖传导
震颤	有	无	有	可有
P_2	亢进	亢进，固定分裂	亢进	减弱或消失
周围血管征	无	无	有	无

（三）社会心理状况

评估患儿家长是否因患儿发育迟缓、体弱多病、活动受限而产生忧虑不安等状况；是否因本病检查和治疗比较复杂，手术费用昂贵且手术风险大，预后难以预测而出现焦虑、恐惧等心理问题。评估患儿是否因发育落后，正常的活动、游戏、学习可能会受到不同程度的影响和限制而出现抑郁、自卑、焦虑、恐惧等心理。

（四）辅助检查

1. X线检查　常见先天性心脏病的X线检查表现见表10-2。

表10-2　常见先天性心脏病的X线检查表现

	室间隔缺损	房间隔缺损	动脉导管未闭	法洛四联症
房室增大	左心室、右心室增大 左心房可大	右心房、右心室增大	左心室大 左心房可大	右心室大 心影呈靴形
主动脉弓	缩小	缩小	增宽	—
肺动脉段	凸出	凸出	凸出	凹陷
肺野	充血	充血	充血	清晰
肺门舞蹈	有	有	有	无

2. 心电图　常见先天性心脏病的心电图见表10-3。

表10-3　常见先天性心脏病的心电图

	室间隔缺损	房间隔缺损	动脉导管未闭	法洛四联症
心电图	小型缺损正常 中、大型缺损左心室肥大或伴有右心室肥大	电轴右偏和不完全性右束支传导阻滞 右心房和右心室肥大	左心室肥大 偶有左心房肥大	电轴右偏 右心室肥大

3. 超声心动图 室间隔缺损可见左心室、右心室和左心房内径增大,主动脉内径缩小。室间隔回声中断,可提示缺损位置和大小。多普勒彩色血流显像可显示分流的位置、方向及分流量。

房间隔缺损显示右心房和右心室内径增大。房间隔回声中断,可显示缺损位置和大小。多普勒彩色血流显像可观察分流的位置、方向及分流的大小。

动脉导管未闭显示左心房、左心室和主动脉内径增宽。多普勒彩色血流显像可直接测出分流的方向和大小。

法洛四联症可显示主动脉内径增宽并向右移位。右心室内径增大,流出道狭窄。左心室内径缩小。多普勒彩色血流显像可见右心室的血液直接流入骑跨的主动脉。

4. 心导管检查 室间隔缺损右心室血氧含量高于右心房,心导管可通过缺损进入左心室,并可测定肺动脉压力。

房间隔缺损右心房血氧含量高于上、下腔静脉,导管可通过缺损由右心房插入左心房。

动脉导管未闭肺动脉血氧含量高于右心室,导管可通过未闭的动脉导管进入降主动脉,肺动脉压力大于右心室。

法洛四联症因右心室压力增高,导管较易从右心室进入主动脉,主动脉血氧饱和度明显下降。导管可从右心室进入左心室。导管不易从右心室进入肺动脉,提示肺动脉狭窄严重,若能进入肺动脉,可测得肺动脉和右心室之间的压力阶差,右心室的压力增高,而肺动脉的压力降低。

三、主要护理诊断/问题

(1) 活动无耐力　与体循环血量减少或动脉血氧饱和度下降有关。

(2) 营养失调:低于机体需要量　与组织缺氧、喂养困难有关。

(3) 生长发育改变　与体循环血量减少或动脉血氧饱和度下降影响生长发育有关。

(4) 有感染的危险　与肺循环充血、免疫力低下有关。

(5) 潜在并发症　如心力衰竭、感染性心内膜炎、脑血栓。

(6) 焦虑　与疾病的威胁和对手术担忧有关。

四、护理措施

1. 一般护理

(1) 建立合理的生活制度　根据先天性心脏病的不同类型,制订合理的生活制度。轻症或无症状者可与正常儿童一样,不必限制活动;有症状者应适当限制活动量,避免情绪激动和剧烈哭闹,以免加重心脏负担;重症患儿应卧床休息,必要时吸氧。法洛四联症患儿在行走或者游戏时,常有蹲踞现象,这是患儿为缓解缺氧所采取的一种保护性的动作,不要强行拉起,应让其自然蹲踞和起立。

(2) 供给充足的营养　注意营养搭配,供给充足的能量、蛋白质和维生素,保证营养需要,增强体质,以提高对手术的耐受力。对因缺氧而喂养困难的儿童要耐心喂养,少量多餐,必要时喂养前后吸氧以缓解症状。心功能不全有水肿者,适当限盐。多食蔬菜、水果等粗纤维食品,有利于大便通畅。

2. 心理护理 对患儿关心爱护、态度和蔼，消除患儿的紧张情绪，取得患儿及家长的信任。对家长和患儿解释病情，介绍检查治疗经过，宣传心脏外科手术的进展及同类疾病治愈的病例，使患儿及家长克服焦虑、悲观、恐惧的心理，增强战胜疾病的信心。

3. 病情观察 监测患儿体温、脉搏、呼吸、血压、心率、心律及心脏杂音的变化。发现患儿心率增快、呼吸困难、端坐呼吸、肺底部湿啰音、水肿、肝大等心力衰竭的表现时，立即置患儿于半坐卧位，给予吸氧，并及时报告医生。法洛四联症患儿一旦出现缺氧发作，应立即给予胸膝卧位，吸氧，按医嘱注射吗啡、普萘洛尔等。青紫型先天性心脏病患儿因代偿性红细胞增多，血液黏稠，易形成血栓，应注意增加液体摄入量，避免脱水，尤其对发热、多汗、吐泻的患儿更应注意多饮水。

4. 对症护理 对呼吸困难、发绀等缺氧的患儿，注意休息，必要时吸氧。对心衰者，按心衰护理常规进行护理。对食欲差者，注意食物的色、香、味等感官性状及食谱的调剂。对肺循环充血等易呼吸道感染的患儿，应避免到人多拥挤的公共场所，避免交叉感染。对已感染，体温高者，应给予降温护理。

5. 治疗指导

(1) 治疗原则 包括内科治疗和外科治疗，根治有赖于外科手术治疗。根据分流量大小及病情轻重选择合适的手术年龄。近年来对室间隔缺损、房间隔缺损、动脉导管未闭，多采用心导管介入疗法，以达到治疗目的。内科治疗的目的是维持患儿的正常生活，使之安全达到手术年龄，主要措施包括休息以减轻心脏负担、加强营养、防治感染、对症治疗及防止并发症等。早产儿动脉导管未闭可于生后1周内试用吲哚美辛(消炎痛)或阿司匹林，促使动脉导管关闭。

(2) 用药护理 洋地黄是治疗本病心力衰竭时的常用药物，应用时应注意药物的剂量、给药方法，密切观察药物的疗效及其副作用。

五、健康教育

(1) 向家长介绍本病病情观察的内容、护理要点及手术适宜年龄，宣传外科手术的进展，以增强患儿及家长治疗疾病的信心，积极配合检查、治疗。

(2) 指导家长合理安排患儿的饮食，耐心喂养。给予高营养、易消化的食物，保证生长发育需要，同时强调多食纤维素含量高的蔬菜、水果，保持大便通畅，避免便秘加重心脏负担。

(3) 合理安排生活，避免患儿劳累，一旦出现呼吸困难及发绀等缺氧症状，及时休息，必要时就诊。

(4) 强调预防患儿感染的重要性，根据季节变化及时加减衣服，注意保暖，预防感冒，尽量少去人多拥挤的公共场所，避免交叉感染。

小结

先天性心脏病是胎儿时期心脏及大血管发育异常所致的心血管畸形。应重点评估：母孕期情况，如孕母的年龄、孕早期是否受到不良因素侵袭等；患儿是否有体格瘦小、乏力、呼吸困难、发绀、心脏杂音、心脏增大等表现。护理重点：合理安排患儿生活，避免加重心脏负担，预防感染，使其安全达到手术年龄；密切观察病情变化；遵医嘱用药及观察不良反应，健康教育等。

第三节 病毒性心肌炎患儿的护理

案例引导

患儿，女，10岁，2周前感冒，因准备期末考试学习比较紧张，忍着病痛继续上学。2 d来感到胸闷、心慌，活动后症状加剧，休息后稍好转。查体：心率快，130次/分，心律不齐，心音稍低钝，心电图显示偶发室性期前收缩。心肌酶谱检查显示：CK-MB增高。该患儿可能的诊断是什么？列出其主要的护理诊断和护理措施。

病毒性心肌炎(viral myocarditis)是病毒侵犯心脏所致的，以心肌局灶性或者弥漫性炎性病变为主要表现的一种疾病，除心肌炎症外，可伴有心包炎或心内膜炎。本病表现轻重不一，多数病例病情较轻，预后良好，少数重症者可发生心力衰竭、心源性休克，甚至猝死。近年来的统计资料表明，儿童病毒性心肌炎的发病率有所增加，但重症患儿仍占少数。

很多病毒感染均可引起心肌炎，但主要是肠道病毒和呼吸道病毒，尤其是柯萨奇病毒$B_{1\sim6}$型最常见，占50%以上，其次为埃可病毒。其他病毒有脊髓灰质炎病毒、流感和副流感病毒、腺病毒、单纯疱疹病毒等，麻疹病毒、风疹病毒、腮腺炎病毒、水痘病毒及肝炎病毒等感染时也偶可并发心肌炎。本病的发病机制尚不完全清楚，一般认为在疾病的早期，病毒及其毒素经血液循环直接侵犯心肌细胞，产生心肌细胞的变性、坏死及纤维化等病理改变，少数可最终发展为扩张性心肌病。此外，病毒感染后的变态反应和自身免疫也与本病的发病有关，患儿血中可检测到抗心肌细胞抗体的增加，有力地支持了此种学说。

一、护理评估

(一) 健康史

详细评估发病的诱因，尤其是近期呼吸道、消化道病毒感染的病史，感染时有无发热等症状，感染的严重程度，感染后有无及时休息、是否继续劳累等情况。评估患病后是否有胸闷、心前区不适、心悸、乏力等病史，评估患儿病后的睡眠、饮食、活动耐力、精神状况等。

(二) 身体状况

1. 症状 各年龄组均可发病，但以学龄前及学龄儿童多见，多数病例在起病前数日或1～3周有上呼吸道感染或消化道感染的病史，常伴有发热、咽痛、肌痛、全身不适、腹泻等前驱症状。

临床症状轻重不一，轻者可无明显自觉症状，常不被重视；典型病例可表现为心前区不适、心悸、胸闷、乏力、头晕等，重者可出现烦躁不安、呼吸困难、面色苍白、血压下降等心力衰竭及心源性休克的表现，可伴昏厥、抽搐，甚至猝死。

2. 体征 体检可发现安静时心动过速，期前收缩等，也可出现心动过缓、心律不齐。

伴心力衰竭者常可见第一心音低钝、心脏扩大、奔马律，伴心包炎者可闻及心包摩擦音，重者还可出现脉搏细速、皮肤发花、四肢湿冷、末梢发绀等心源性休克的表现。

3. 并发症

（1）心律失常　以窦性心动过速及室性期前收缩最常见，其次可见房室传导阻滞等。

（2）心力衰竭　多为急性心力衰竭。

（3）心源性休克　个别重症患儿可出现心源性休克。

（三）心理、社会状况

本病病程长，多数患儿需卧床休息限制活动，加之疾病的痛苦，常可产生焦虑、恐惧的心理；学龄期儿童常担心疾病影响学习，因病住院与小朋友分离也可使患儿产生孤独感；家长常担心疾病影响患儿今后的健康，常表现出紧张、忧虑的情绪，有些家长会感觉自己没照顾好孩子而歉疚、自责，多数家长因缺乏本病自我护理的有关知识，而渴望得到健康指导。

（四）辅助检查

1. 实验室检查

（1）血象及血沉　急性期白细胞总数多增高，以中性粒细胞增多为主，部分病例血沉增快。

（2）心肌酶谱测定　早期血清肌酸激酶（CK）及其同工酶（CK-MB）、乳酸脱氢酶（LDH）及其同工酶（LDH_1）、血清谷草转氨酶（SGOT）均增高。心肌肌钙蛋白 T（cTnT）升高，特异性强。病程中多有抗心肌抗体增高。

（3）病原学检查　可从咽拭子、粪便、血液、心包液中分离出病毒，从恢复期血清中检测相应抗体。

2. X线检查　轻症患儿心影正常；合并心力衰竭或心包积液时，心影增大，心脏搏动减弱，部分患儿双肺可呈肺淤血的表现。

3. 心电图检查　可表现为窦性心动过速、QRS 波低电压、多导联 ST-T 改变、QT 间期延长等。心律失常以室性早搏为多见，其次为房室传导阻滞等。

二、主要护理诊断/问题

（1）活动无耐力　与心肌炎症致心肌收缩力下降，组织供氧不足有关。

（2）潜在并发症　心律失常、心力衰竭、心源性休克。

（3）知识缺乏　患儿及家长缺乏有关本病的护理知识。

三、护理措施

（一）一般护理

1. 休息　以减轻心脏负担：急性期应卧床休息，至热退后 3～4 周，逐渐增加活动量。恢复期仍应限制活动量，总休息时间不得少于 6 个月。有心力衰竭、心脏扩大者，更应绝对卧床休息，并适当延长卧床时间，待心衰控制以及情况好转后逐渐开始活动，以不感觉心悸为度。

2. 给予高营养、易消化的饮食　必要时低盐以减轻心脏负担，避免刺激性食物，如咖啡等,避免暴饮暴食。

（二）心理护理

关心、体贴患儿,多为患儿提供力所能及的帮助,尽量满足患儿的需要,使之心情愉快,有利于疾病的恢复。告知患儿及家长,大多数患儿预后良好,增强其战胜疾病的信心。

（三）病情观察

密切观察患儿的心率、心律、血压、呼吸、面色、精神状态等变化,以便正确估计病情,及时发现病情变化。对严重心律失常者应进行心电监护,若发现频发、多源室性期前收缩等较重情况时,及时报告医生以采取紧急措施。护士应做好抢救药物和器械的准备,以备抢救时使用。

（四）对症护理

胸闷、气促、心悸者应休息,必要时吸氧;烦躁不安者应根据医嘱给予镇静剂;心力衰竭时取半卧位,保持安静等。

（五）治疗指导

1. 治疗原则 应强调卧床休息,减轻心脏负担;药物治疗给予大剂量维生素C、极化液、能量合剂、辅酶Q_{10}等以改善心肌代谢和心脏功能,促进心肌细胞修复;积极控制心力衰竭,及时纠正心源性休克。

2. 用药护理 应了解所用药物的性能、特点和副作用,并注意观察药物的副作用,如使用洋地黄类药物时剂量应偏小,密切观察心率、心律、恶心、呕吐和黄视、绿视等现象,若出现心率过缓,及时报告医生并妥善处理,避免洋地黄中毒;静脉输液时应注意控制滴速,以免过快,加重心脏负担;使用血管活性药物时,要通过控制滴速调整血压,以免血压波动幅度过大。

四、健康教育

(1) 对患儿及家长解释有关本病情况,以减轻患儿和家长的焦虑感和恐惧感。

(2) 强调休息对本病患儿的重要性,尽量避免烦躁、哭闹,以保证休息的质量。

(3) 告知疾病流行期间尽量少带患儿到人多拥挤的公共场所,以预防呼吸道等感染。

(4) 告知所用药物的注意事项。

(5) 指导患儿定期复查,防止复发。

小结

病毒性心肌炎是病毒感染所致的心肌炎性病变,临床表现轻重差异较大。应重点评估:患儿病前1～3周有无上呼吸道或消化道感染的病史,有无心悸、胸闷、乏力、头昏、心音低钝、心律失常、心脏增大等表现。护理要点为:注意休息,加强营养,预防感染,遵医嘱营养心肌、控制心力衰竭,密切观察病情变化、药物疗效及不良反应,进行健康教育。

目标检测

一、选择题

1. 下列哪种情况下，测儿童心率最准确？(　　)

A. 安静时　　B. 哭闹时　　C. 运动后　　D. 入睡后

2. 预防先天性心脏病应特别重视(　　)。

A. 新生儿疾病筛选　　B. 遗传病咨询

C. 孕期保健　　D. 计划生育

3. 突然昏厥和抽搐常发生于(　　)。

A. 房间隔缺损　　B. 室间隔缺损

C. 动脉导管未闭　　D. 法洛四联症

4. 左向右分流型先天性心脏病最易并发(　　)。

A. 脑脓肿　　B. 肺炎　　C. 脑血栓形成　　D. 亚急性细菌性心内膜炎

5. 先天性心脏病患儿的适度活动应是(　　)。

A. 活动后无发绀　　B. 活动后心率不加快

C. 活动后无明显乏力、气促　　D. 活动后感到轻度心悸

6. 法洛四联症患儿脑缺氧发作时，应采取的体位是(　　)。

A. 俯卧位　　B. 平卧位　　C. 半坐卧位　　D. 膝胸卧位

7. 关于先天性心脏病的护理，下列哪项是错误的？(　　)

A. 注意避免环境温、湿度的过度变化　　B. 维持营养，宜少量多餐，慢慢喂给

C. 适当参加能胜任的体力活动　　D. 免于接受预防接种

8. 引起病毒性心肌炎的最常见病毒是(　　)。

A. 柯萨奇病毒　　B. 呼吸道合胞病毒

C. 埃可病毒　　D. 腺病毒

9. 8 岁男孩患有动脉导管未闭，近日拟做扁桃体切除术，为预防术后感染所采取的主要措施是(　　)。

A. 术前换衣服、洗澡　　B. 每次进食后漱口

C. 不进行户外活动　　D. 术前用青霉素

10. 对先天性心脏病患儿在护理评估时发现下半身发绀，杵状趾，应考虑(　　)。

A. 室间隔缺损合并肺动脉高压　　B. 房间隔缺损合并肺动脉高压

C. 动脉导管未闭合并肺动脉高压　　D. 法洛四联症

11. 下述哪项不是心衰的护理措施？(　　)

A. 40%～70%酒精湿化氧气吸入　　B. 酚妥拉明静脉注射

C. 西地兰静脉注射　　D. 尼可刹米静脉注射

12. 下述哪项不是心衰的表现？(　　)

A. 患儿突然极度烦躁或惊厥

B. 心率突然加速，婴幼儿大于 160 次/分

C. 呼吸突然加快，婴儿大于 60 次/分

D. 肝脏在短时间内增大

※ 13～15题共用题干

患儿,4岁,患室间隔缺损,平时需用地高辛维持心功能。现患儿因上感后诱发急性心力衰竭,遵医嘱用西地兰,患儿出现恶心、呕吐、视力模糊。

13. 上述临床表现的原因是(　　)。

A. 上感加重　　B. 胃肠感染

C. 急性心力衰竭加重　　D. 强心苷中毒反应

14. 要确定上述判断还需要的检查是(　　)。

A. 心电图检查　　B. 心脏B超检查

C. 粪便检查　　D. X线检查

15. 此时护士应采取的措施是(　　)。

A. 调慢输液速度　　B. 暂停使用强心苷

C. 给患儿吸入酒精湿化的氧气　　D. 密切观察患儿心率变化

二、名词解释

1. 艾森曼格综合征　　2. 差异性青紫

三、简答题

1. 简述先天性心脏病的分类。

2. 比较室间隔缺损、房间隔缺损、动脉导管未闭、法洛四联症的异同。

3. 简述先天性心脏病、病毒性心肌炎的主要护理诊断及主要护理措施。

四、病例分析题

患儿,女,3岁。经常患上呼吸道感染和肺炎,平时活动后气促,多汗,消瘦矮小,哭闹时有口周发绀。查体:心前区隆起,胸骨左缘第3、4肋间闻及响亮粗糙的Ⅲ～Ⅳ级收缩期杂音,杂音最响处可触及收缩期震颤。肺动脉瓣区第二心音增强。胸部X线检查显示:左心室和右心室增大,肺动脉段突出,肺野充血,肺门“舞蹈”征。问题:

1. 该患儿的主要护理诊断是什么?

2. 预防呼吸道感染方法有哪些?

3. 健康教育的要点有哪些?

(关雪茹)

第十一章
血液系统疾病患儿的护理

学习目标

1. 掌握 儿童营养性缺铁性贫血、营养性巨幼红细胞性贫血的护理评估、护理措施。

2. 熟悉 儿童贫血的概念、诊断标准、分度和分类；儿童营养性缺铁性贫血、营养性巨幼红细胞性贫血的病因。

3. 了解 儿童造血和血液特点。

4. 学会 儿童营养性缺铁性贫血、营养性巨幼红细胞性贫血的护理方法，临床上能够对贫血患儿进行正确护理。

第一节　儿童造血和血液特点

一、造血特点

儿童造血分为胚胎期造血和出生后造血两个阶段。

（一）胚胎期造血

胚胎期首先出现卵黄囊造血，然后在肝脏、脾脏、胸腺和淋巴结，最后在骨髓，形成三个不同的造血期。

1. 中胚叶造血期　中胚叶造血约从胚胎第 3 周起，在卵黄囊形成许多血岛，其间的细胞分化为原始的血细胞，主要是原始红细胞。从胚胎第 6 周后，中胚叶造血开始减退，至第 12～15 周停止。

2. 肝(脾)造血期　肝脏造血约从胚胎第 6 周开始，第 4～5 个月时达高峰，以后造血逐渐减退，至出生后 4～5 d 完全停止。肝脏造血主要产生有核红细胞，也产生少量幼稚粒细胞和巨核细胞。

脾脏约于胚胎第8周左右也参与造血，主要产生红细胞、粒细胞、淋巴细胞和单核细胞。但时间较短，造血功能不强，至胚胎第5个月时停止，而制造淋巴细胞的功能可维持终身。

胸腺、淋巴结于胚胎8～11周开始，参与淋巴细胞的形成。

3. 骨髓造血期　在胚胎第6周时已出现骨髓，但造血作用是从胚胎第4个月开始的，并迅速成为造血的主要器官，直至生后成为唯一的造血场所。

（二）生后造血

1. 骨髓造血　出生后主要是骨髓造血，各种血细胞均在此生成。婴幼儿期所有骨髓均为红骨髓，全部参与造血，以满足生长发育的需要，所以造血的代偿能力比较差。5～7岁时长骨中的红骨髓逐渐转变为黄骨髓，18岁以后红骨髓仅限于长骨骨骺端、短骨、扁骨及不规则骨等骨骼。黄骨髓具有潜在的造血功能，当造血需要增加时，可转变为红骨髓而恢复造血功能。婴幼儿缺乏黄骨髓，造血的代偿能力差，当造血需要增加时，可出现骨髓外造血。

2. 骨髓外造血　在正常情况下，骨髓外造血极少。婴幼儿时期，当某种原因（严重感染、溶血性贫血等）需要增加造血时，肝、脾和淋巴结可恢复到胎儿时期的造血状态，出现肝、脾、淋巴结肿大，同时外周血象中出现有核红细胞或（和）幼稚中性粒细胞，称为"骨髓外造血"，感染、贫血等病因去除后，即恢复正常的骨髓造血。

二、血液特点

儿童各年龄的血象不同，各有其特点。

（一）红细胞数和血红蛋白量

胎儿期处于相对缺氧状态，红细胞数和血红蛋白量较高，出生时红细胞数为$(5.0\sim7.0)\times10^{12}/L$，血红蛋白量为150～230 g/L。出生后随着自主呼吸的建立，血氧含量增加，而胎儿红细胞寿命较短，较多的红细胞于短期内破坏发生生理性溶血，至生后10 d左右红细胞数及血红蛋白约减少20%，加之婴儿生长发育迅速，血液循环量迅速增加，及红细胞生成素不足等因素，红细胞数和血红蛋白量逐渐降低。至生后2～3个月时红细胞数降至$3.0\times10^{12}/L$，血红蛋白量降至110 g/L左右，出现轻度贫血，称为"生理性贫血"。以后骨髓造血功能逐渐加强，红细胞数和血红蛋白量又逐渐上升，至12岁左右达成人水平。

（二）白细胞总数与分类

出生时白细胞总数为$(15\sim20)\times10^{9}/L$，生后6～12 h达$(21\sim28)\times10^{9}/L$，以后逐渐下降，婴儿期白细胞数维持在$10\times10^{9}/L$左右；8岁后接近成人水平。

白细胞分类主要是中性粒细胞与淋巴细胞比例的变化。出生时中性粒细胞约占0.65，淋巴细胞约占0.30。随着白细胞总数的下降，中性粒细胞比例也相应下降，生后4～6 d两者比例约相等，形成第一次交叉；之后淋巴细胞约占0.60，中性粒细胞约占0.35，至4～6岁两者又相等，形成第二次交叉；7岁后白细胞分类与成人相似。嗜酸、嗜碱性粒细胞及单核细胞各年龄期相似。

(三) 血小板数

血小板数与成人相似,为(150～250)$\times 10^9$/L。

(四) 血红蛋白的种类

正常血红蛋白分为三种,两种成人型血红蛋白(HbA、HbA_2)和一种胎儿型血红蛋白(HbF)。胎儿期胎儿型血红蛋白(HbF)占65%～90%,出生时约为70%,以后迅速下降,1岁时HbF<5%,2岁时达成人水平,HbF<2%,主要被成人型血红蛋白所代替(HbA占95%,HbA_2占2%～3%)。

(五) 血容量

儿童血容量相对较成人多,新生儿血容量约占体重的10%,平均300 mL;儿童占体重的8%～10%,成人占体重的6%～8%。

第二节 儿童贫血概述

贫血(anemia)是指单位容积末梢血中红细胞数或血红蛋白量低于正常。儿童年龄不同,红细胞数和血红蛋白量有差异。我国儿童血液学会议暂定:新生儿血红蛋白(Hb)<145 g/L,出生1～4个月Hb<90 g/L,出生4～6个月Hb<100 g/L者为贫血。世界卫生组织的标准:6个月～6岁Hb<110 g/L,6～14岁Hb<120 g/L为贫血,海拔每升高1000 m,Hb标准上升4%。

一、贫血的分类

贫血的病因和发病机制多种多样,尚没有一个既能阐明病因及发病机制,又能指导临床的统一分类方法。目前多采用病因学分类和形态学分类。

(一) 病因学分类

1. 红细胞及血红蛋白生成不足

(1) 造血物质缺乏:如缺铁性贫血,缺乏维生素B_{12}、叶酸等引起的营养性巨幼红细胞性贫血等。

(2) 骨髓造血功能障碍:如再生障碍性贫血等。

(3) 其他:如慢性肾脏疾病、慢性感染、恶性肿瘤等伴发的贫血。

2. 溶血性贫血 溶血性贫血是指由红细胞内在因素或外在因素导致红细胞破坏过多。

(1) 红细胞内在因素:遗传性球形细胞增多症、葡萄糖-6-磷酸脱氢酶缺乏症、地中海(性)贫血等。

(2) 红细胞外在因素:如免疫性溶血、感染、物理、化学因素、药物等。

3. 失血性贫血

(1) 急性失血性贫血:如外伤性失血、出血性疾病等。

(2) 慢性失血:如钩虫病、溃疡病、肠息肉等。

（二）形态学分类

根据红细胞平均容积(MCV)、红细胞平均血红蛋白量(MCH)和红细胞平均血红蛋白浓度(MCHC)进行分类(表11-1)。

表11-1　贫血的细胞形态学分类

	MCV/fL	MCH/pg	MCHC/(%)
正常值	80～94	28～32	32～38
大细胞性	>94	>32	32～38
正细胞性	80～94	28～32	32～38
单纯小细胞性	<80	<28	32～38
小细胞低色素性	<80	<28	<32

临床上大多采用病因学诊断,形态学诊断有助于病因推断。儿童贫血以营养性贫血为最常见,尤其是缺铁性贫血;其次是感染性贫血、溶血性贫血。

二、贫血的分度

根据外周血的血红蛋白含量可将贫血分为四度(表11-2)。

表11-2　贫血的分度

		轻度	中度	重度	极重度
血红蛋白量/(g/L)	儿童	120～90	90～60	60～30	<30
	新生儿	144～120	120～90	90～60	<60

第三节　营养性缺铁性贫血患儿的护理

案例引导

患儿,女,1岁半,因发现面色苍白1个月余入院。患儿入院前1个月,家长发现面色渐苍白,不爱活动,无发热、皮肤黏膜无黄染,无呕血、便血及皮肤出血。患儿系纯母乳喂养,未添加辅食,1岁时断奶,断奶后偏食,不吃鱼、肉、蛋,仅食蔬菜。查体:体温36.9℃,呼吸28次/分,心率110次/分,体重8.5 kg,身长74 cm。精神稍差,烦躁。面色、口唇苍白,皮肤黏膜无皮疹和黄染,肝脏于肋下触及3 cm,脾未及。血红蛋白64 g/L,红细胞2.90×10^{12}/L。血涂片:红细胞大小不等,以小细胞为主,中心淡染区扩大。问题:

1. 该患儿主要的护理问题有哪些?
2. 如何护理该患儿?
3. 如何对患儿及其父母进行健康教育?

营养性缺铁性贫血(nutritional iron deficiency anemia,NIDA)又称营养性小细胞性贫血,是由于体内铁缺乏引起血红蛋白合成减少所致的一种小细胞低色素性贫血。本病多发生于6个月至2岁的儿童,是儿童贫血中最常见的一种类型,严重威胁儿童的健康,是我国儿童重点防治的“四病”之一。引起铁缺乏的原因如下。

1. 铁的储存不足 胎儿期最后3个月,胎儿从母体获得的储铁量最多,以满足其出生后4~5个月造血的需要。如因早产、双胎、胎儿失血和孕母患严重缺铁性贫血等可使胎儿储铁减少。

2. 铁摄入量不足 铁摄入量不足是引起儿童缺铁性贫血的主要原因。母乳和牛乳中含铁量均较低,不够婴儿所需,如单纯用母乳、牛乳等喂养而未及时添加蛋黄、动物肝脏、瘦肉、鱼、木耳等含铁丰富的辅食,则易发生营养性缺铁性贫血。年长儿偏食、挑食等因素也可导致铁摄入量不足。

3. 生长发育因素 婴儿期、青春期生长发育迅速,血容量增加快,对铁的需要量增加先天储铁用尽后则引起铁的缺乏,尤其是早产儿、极低出生体重儿生长发育更快,对铁的需要量增多,如不及时补充含铁丰富的辅食,则容易发生缺铁。

4. 铁的吸收利用障碍 食物搭配不合理、儿童患有急性感染、慢性感染、长期腹泻、呕吐等疾病时,可影响铁的吸收与利用。

5. 铁的丢失过多 长期慢性失血,如溃疡病、肠息肉、钩虫病、膈疝等可造成肠道慢性失血;儿童对鲜牛乳蛋白过敏也可引起肠出血。

知识链接

营养性缺铁性贫血的发病机制

人体内约65%的铁存在于血红蛋白中,3%存在于肌红蛋白中,30%左右为储存铁,以铁蛋白和含铁血黄素的形式储存于肝、脾和骨髓中,0.2%~0.4%构成细胞色素酶、氧化还原酶等人体必需的酶类。

铁由血液循环运送至骨髓,进入幼红细胞与原卟啉结合生成血红素,血红素与珠蛋白结合形成血红蛋白。缺铁时血红素形成不足,血红蛋白合成减少,因而新生的红细胞内血红蛋白含量不足,细胞质减少,红细胞体积变小;而缺铁对细胞的分裂、增殖影响较小,故红细胞数量减少的程度不如血红蛋白减少明显,从而形成小细胞低色素性贫血。缺铁还可影响肌红蛋白的合成以及使体内许多含铁酶和铁依赖酶的活性降低,引起细胞功能紊乱,出现一些非血液系统症状。

从体内缺铁到出现贫血要经过3个阶段。①铁减少期(ID):体内储存铁不足,表现为血清铁蛋白减少,但仍能满足血红蛋白的合成。②缺铁期:即红细胞生成缺铁期(IDE)。储存铁进一步减少,不能满足血红蛋白的合成,引起血清铁降低,总铁结合力增加。血红蛋白在正常低限。③缺铁性贫血期(IDA):供给合成血红蛋白的铁更加不足,出现明显的小细胞低色素性贫血,红细胞游离原卟啉明显升高。

一、护理评估

(一) 健康史

对营养性缺铁性贫血的患儿，应注意评估母亲的妊娠史，母亲妊娠期间有无贫血，有无早产、多胎、脐带结扎过早等引起先天储铁不足的因素；全面了解患儿的喂养方式和饮食习惯，是否长期乳类喂养而未及时添加含铁丰富的辅食，有无挑食、偏食等不良饮食习惯，导致铁的摄入不足；了解儿童生长发育的情况，判断是否有铁的需要量增加；以及有无慢性腹泻、肠道寄生虫等疾病而造成铁的吸收利用障碍。

(二) 身心状况

1. 症状、体征 营养性缺铁性贫血起病缓慢，多不能确定发病时间，常因其他疾病就诊时发现本病。

(1) 一般表现 皮肤黏膜逐渐苍白，以唇、口腔黏膜及甲床最为明显。易疲乏无力，不爱活动，常有烦躁不安或精神不振。年长儿学习和劳作不能持久，可诉头晕、耳鸣、眼前发黑等。

(2) 髓外造血表现 由于骨髓外造血反应，肝、脾、淋巴结可肿大。年龄越小、病程越久、贫血越重，肝、脾、淋巴结肿大越明显。

(3) 非造血系统表现

①消化系统 食欲减退，少数有异食癖，如喜食泥土、墙皮、煤渣等。常有呕吐、腹泻。可出现口炎、舌炎或舌乳头萎缩。

②神经系统 常有烦躁不安或委靡不振，易激动，注意力不集中、理解力降低、记忆力减退，智力多数低于同龄儿。

③心血管系统 明显贫血时心率增快，心脏扩大，心前区可闻及收缩期吹风样杂音，重者可发生心力衰竭。

④其他 皮肤干燥、毛发枯黄，易脱落。机体免疫力降低，常合并感染。可因上皮组织异常而出现反甲。

2. 心理、社会状况 评估家长关于营养性缺铁性贫血对儿童健康的危害及对该病防治、护理知识的了解程度，是否因担心患儿的预后而产生焦虑心理。对年长儿注意评估是否因贫血导致注意力不集中、记忆力差进而导致学习成绩下降而引起自卑、焦虑、恐惧、厌学等心理。

3. 实验室检查

(1) 血常规 呈小细胞低色素性贫血。红细胞和血红蛋白均减少，以血红蛋白减少为主。血涂片可见红细胞大小不等，以小细胞为多，中央淡染区扩大。平均红细胞容积(MCV)$<$80 fL，平均红细胞血红蛋白量(MCH)$<$26 pg，平均红细胞血红蛋白浓度(MCHC)$<$0.32。网织红细胞数正常或轻度减少。白细胞、血小板一般无明显异常。

(2) 骨髓象 红细胞系增生活跃，以中、晚幼红细胞增生为主。各期红细胞均较小，胞质少，染色偏蓝，胞浆成熟程度落后于胞核。粒细胞系和巨核细胞系一般无明显异常。

(3) 铁代谢检查 ①血清铁蛋白(SF)：SF值可较敏感地反映体内储铁情况，$<$12 μg/L提示缺铁；②血清铁(SI)$<$10.7 μmol/L；③总铁结合力(TIBC)$>$62.7 μmol/L；

④红细胞游离原卟啉(FEP)>0.9 μmol/L;⑤运铁蛋白饱和度(TS)<15%。

二、主要护理诊断/问题

(1) 活动无耐力 与贫血致组织器官缺氧有关。

(2) 营养失调:低于机体需要量 与铁的供应不足,先天储铁不足,吸收不良,丢失过多或消耗增加有关。

(3) 有感染的危险 与机体免疫功能下降有关。

(4) 知识缺乏 家长及年长患儿的营养知识不足,缺乏本病的防护知识。

三、护理措施

(一) 一般护理

1. 休息 患儿居住的环境应阳光充足、空气清新、安静整洁。根据患儿活动耐受情况制订休息方式、活动强度及持续时间。

(1) 轻、中度贫血的患儿,一般不需要卧床休息,可适当参加一些活动,但要避免劳累和参加剧烈运动,生活要有规律,睡眠要充足。

(2) 重症患儿应限制其活动量,并协助患儿的日常生活,减少机体耗氧量,必要时吸氧、卧床休息,以减轻心脏负担,防止发生心力衰竭。对于易烦躁激动的患儿,护理时要耐心细致,使其保持安静,避免加重病情。

2. 饮食护理

(1) 贫血的患儿多有食欲不振,喂养时应有耐心,应创造良好的进食环境,食物应新鲜,注意食物的色、香、味,可采用少量多餐,根据医嘱给患儿服用消化酶类,促进消化,增加食欲。

(2) 补充含铁丰富且易吸收的食物,如动物肝、血、瘦肉、鱼类、蛋黄;豆类、黑木耳、紫菜、海带及绿叶蔬菜等。合理搭配饮食,如维生素C、稀盐酸、氨基酸、果糖等有利于铁的吸收,可与铁剂或含铁食品同时进食;牛乳、茶、咖啡、钙剂、麦麸、植物纤维、抗酸药物可抑制铁的吸收,应避免与含铁食品同服。鲜牛乳必须加热处理后喂养婴儿,以减少因过敏而致肠出血。

(3) 养成均衡饮食习惯,纠正偏食、挑食、零食过多的不良饮食习惯。

(二) 心理护理

关心患儿,向家长及年长的患儿介绍本病的病因、临床表现、预后等知识,让他们了解诊疗方法、护理措施,使他们能够减少焦虑、恐惧,树立信心,主动配合检查、治疗和护理。

(三) 预防感染

注意保暖、隔离,尽量不到人群集中的公共场所去,不要与感染患儿同居一室,避免交互感染。鼓励患儿多饮水,保持口腔清洁。保持皮肤清洁,勤洗澡及更换内衣。

(四) 应用铁剂的护理

1. 补充铁剂 铁剂是治疗缺铁性贫血的特效药。二价铁较三价铁容易吸收,临床上多采用二价铁。常用制剂有硫酸亚铁(含铁20%)、富马酸亚铁(含铁30%)、葡萄糖酸亚铁

(含铁12%)等。口服剂量以元素铁计算,每日4~6 mg/kg,分3次口服。疗程至血红蛋白达正常后2个月停药。口服铁剂不能耐受或吸收不良者可注射铁剂(如右旋糖酐铁)。

2. 口服铁剂的注意事项 ①应从小剂量开始,逐渐加至足量,并在两餐之间服用,以减少对胃肠道的刺激,同时亦有利于吸收;②铁剂可与维生素C、果汁、稀盐酸等同服,以利于吸收;③避免与牛乳、茶水、咖啡、钙剂等同时服用,以免影响铁的吸收;④液体铁剂容易使牙齿变黑,可用吸管或滴管送服;服用铁剂后,大便可呈黑色柏油样,停药后可恢复。

3. 注射铁剂 应深部肌内注射,每次更换注射部位,减少局部刺激,并观察有无不良反应。

4. 疗效观察 服用铁剂后12~24 h症状好转,烦躁减轻,食欲增加。36~48 h开始出现红细胞系统增生现象。2~3 d后网织红细胞开始升高,5~7 d达到高峰,以后逐渐下降,2~3周降至正常。2周后血红蛋白开始增加,一般3~4周后达正常水平。如用药3~4周仍无效,应查找原因。

(五) 输血的护理

一般病例不需输血。重度贫血并发心功能不全或明显感染者可少量多次输血,每次输血量不超过7 mL/kg。贫血越重,一次输血量越少,输血速度应慢。也可输给浓缩红细胞或压积红细胞。

输血前注意检验血型、交叉配血,输血过程严格按无菌操作,密切观察有无输血反应,疑有输血反应时,应立即减速或停止输血,及时报告医生紧急处理。

四、健康教育

通过卫生宣传教育工作,使家长及年长儿认识到缺铁的危害性,做好预防工作,降低本病的发病率。

(1) 做好母亲的保健工作 孕妇及乳母应多食含铁丰富的食物,及时发现和治疗贫血。

(2) 合理喂养 提倡母乳喂养,及时添加含铁丰富的辅食。年长儿要养成良好的饮食习惯,避免挑食、偏食和食用过多的零食。

(3) 早产儿、多胞胎儿及低出生体重儿,应从出生后2个月左右给予铁剂(元素铁不超过每日2 mg/kg,最大不能超过15 mg/d)预防。

(4) 宣传贫血的危害性,定期对儿童进行体检,以早发现、早治疗。

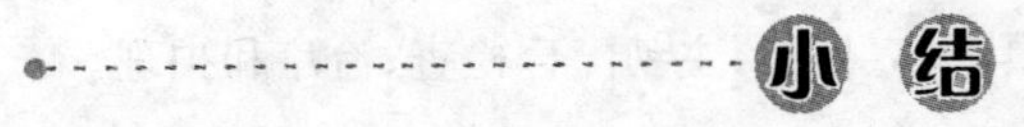

小结

营养性缺铁性贫血是由于体内铁缺乏所引起的一种小细胞低色素性贫血,是儿童时期最常见的贫血。应重点评估:母亲妊娠期的情况、儿童是否早产、多胎等,儿童的喂养史,生长发育情况及健康状况;是否有面色苍白、乏力、肝、脾、淋巴结肿大、心率加快等贫血表现;实验室检查是否有血红蛋白减少比红细胞数的减少明显、红细胞体积变小,血清铁和铁蛋白减少。护理重点:注意休息,多摄入含铁丰富的饮食,遵医嘱补充铁剂,执行口服铁剂的注意事项,注意观察药物疗效和病情变化;做好健康教育。

第四节　营养性巨幼红细胞性贫血患儿的护理

案例引导

患儿，男，9个月。母乳喂养，未添加辅食，其母明显偏食，鱼、肉类均不吃。患儿出生后4个月会笑，尚不能独坐。患儿近2个月面色苍黄，呆滞，不哭不笑。查体：嗜睡，伸手时手颤，心肺正常，肝肋下4 cm，脾未触及，膝反射亢进，踝阵挛阴性，血象：血红蛋白75 g/L，红细胞2.0×10^{12}/L，白细胞3.09×10^{9}/L，血小板96×10^{9}/L。拟诊为营养性巨幼红细胞性贫血。你认为应如何护理该患儿？如何对患儿及其父母进行健康教育？

营养性巨幼红细胞性贫血（nutritional megaloblastic anemia，NMA）又称为营养性大细胞性贫血，是由于缺乏维生素B_{12}和（或）叶酸而引起的，以6～18个月的婴幼儿多见，尤其是在维生素C缺乏及感染时容易发病。临床上除有贫血的表现外，还有神经精神症状，用维生素B_{12}和（或）叶酸治疗有效。

一、概述

（一）引起叶酸和维生素B_{12}缺乏的原因

1. 维生素B_{12}缺乏的原因

（1）储存不足　胎儿可从母体获得维生素B_{12}，并储存于肝脏供生后造血所需。如孕母缺乏维生素B_{12}，可至胎儿维生素B_{12}储存不足。

（2）供给不足　单纯母乳喂养而未及时添加转换食物，以及年长儿偏食、挑食者易引起维生素B_{12}缺乏。

（3）吸收代谢障碍　内因子的缺乏使维生素B_{12}的吸收出现障碍。

（4）需要量增加　婴幼儿因生长发育较快，对维生素B_{12}的需要量增加；严重感染可使维生素B_{12}的消耗增加。

2. 叶酸缺乏的原因

（1）供给不足　单纯牛乳或羊乳喂养而未及时添加转换食物。

（2）吸收不良　慢性腹泻、小肠疾病、小肠切除等使叶酸吸收减少。

（3）药物作用　长期或大量应用广谱抗生素使肠道细菌合成叶酸减少，抗叶酸制剂（甲氨蝶呤、嘌呤等）及某些抗癫痫药（苯妥英钠、苯巴比妥钠等）可致叶酸缺乏。

（4）代谢障碍　某些参与叶酸代谢的酶缺乏及遗传性叶酸代谢障碍可致叶酸缺乏。

知识链接

维生素B_{12}和叶酸的代谢

人体所需的维生素B_{12}主要来自于动物性食物，如肝、肾、肉类、蛋类等，乳类中含量少，羊乳几乎不含维生素 B_{12} 和叶酸，植物性食物中含量甚微。食物中维生素 B_{12} 进入胃内后，与内因子结合成复合物在回肠末端被吸收入血，然后与转铁蛋白结合运送至肝脏储存。体内储存量可供数年之需。

体内叶酸来自于食物，部分由肠道细胞合成，但吸收甚少。新鲜绿色蔬菜、水果、酵母、谷类、动物肝、肾等含叶酸丰富，但经加热易被破坏。食物中叶酸主要在十二指肠及空肠被吸收入血，随血流分布于全身各组织中，主要储存在肝脏中。儿童体内储存的叶酸可供1～3个月生理需要。

(二) 巨幼红细胞性贫血的发病机制

叶酸进入体内后被二氢叶酸还原酶的还原作用和维生素 B_{12} 的催化作用转变成四氢叶酸，后者是DNA合成所必需的辅酶。当维生素 B_{12} 和叶酸缺乏时，DNA合成减少，使红细胞的分裂延迟，胞核发育落后于胞质发育，红细胞的胞体变大，形成巨幼红细胞性贫血。DNA的合成不足也可致粒细胞和巨核细胞的成熟障碍，胞体增大，出现巨大幼稚粒细胞和中性粒细胞分叶过多的现象。

维生素 B_{12} 还参与神经髓鞘中脂蛋白的代谢，当维生素 B_{12} 缺乏时，会使神经髓鞘结构不完整，从而可导致周围神经变性，神经细胞出现退行性病变，因而出现神经精神症状。维生素C缺乏时引起机体对叶酸的需要量增加，造成叶酸缺乏，导致贫血。

二、护理评估

(一) 健康史

应全面了解儿童的喂养方式及饮食习惯，是否长期单纯用乳类喂养(尤其是羊乳喂养)而未及时添加含叶酸、维生素 B_{12} 的辅食，年长儿有无偏食、挑食等不良饮食习惯，导致叶酸和维生素 B_{12} 的摄入不足；有无胃肠道疾病、肝脏疾病等造成叶酸和维生素 B_{12} 的吸收障碍；是否有儿童生长发育的速度过快或者维生素C的缺乏，导致维生素 B_{12} 和叶酸的需要量增加等。

(二) 身心状况

1. 症状、体征 起病缓慢，临床上以轻度和中度贫血多见。

(1) 一般表现 多呈虚胖或伴轻度水肿，毛发稀疏，皮肤可见出血点或淤斑。

(2) 贫血表现 患儿面色苍黄，疲乏无力。常伴有肝、脾和淋巴结肿大。

(3) 神经精神症状 表情呆滞、嗜睡，对外界反应迟钝，少哭不笑，智力、动作发育落后，甚至出现倒退行为。严重者可出现头部、肢体、躯干和全身震颤，甚至抽搐，肌张力增强，腱反射亢进，踝阵挛阳性。单纯叶酸缺乏者不发生神经系统症状，但可导致神经精神异常。

(4) 其他 多有食欲不振、腹泻、呕吐和舌炎等。重症患儿可有心脏扩大、心前区听到收缩期杂音、心力衰竭等。易发生感染和出血。

2. 心理、社会状况 评估患儿及家长对本病的病因及防护知识的了解程度，对健康的需求及家庭背景等。年长儿是否因贫血导致肢体震颤，以及精力不集中、记忆力差导致学习成绩下降而产生自卑、焦虑、恐惧心理。家长由于缺乏本病的相关知识，担心患儿的病情会对儿童今后造成影响，而产生歉疚、担忧、焦虑心理。

3. 实验室检查

(1) 血常规　呈大细胞性贫血，红细胞数的减少比血红蛋白量的减少更为明显。涂片中红细胞胞体变大，染色深，中央淡染区不明显。网织红细胞正常或减少。白细胞数减少，可见巨大幼稚粒细胞和中性粒细胞分叶过多现象。血小板数减少。

(2) 骨髓象　骨髓增生明显活跃，以红细胞系统增生为主，原红细胞及早幼红细胞增加明显，各期幼红细胞均出现巨幼变，胞体增大，胞核发育落后于胞浆。粒细胞系和巨核细胞系均出现“巨幼变”，细胞核分叶过多。

(3) 血清维生素 B_{12} 和叶酸的测定　血清维生素 B_{12} 正常值是 200～800 ng/L，叶酸正常值是 5～6 μg/L，如血清维生素 B_{12} < 100 ng/L，叶酸 < 3 μg/L，提示体内缺乏维生素 B_{12}、叶酸，为确诊本病的主要依据。

三、主要护理诊断/问题

(1) 活动无耐力　与贫血导致组织缺氧有关。

(2) 营养失调：低于机体需要量　与维生素 B_{12} 和(或)叶酸摄入不足，吸收不良等有关。

(3) 生长发育障碍　与营养不足、贫血及维生素 B_{12} 缺乏影响生长发育有关。

(4) 知识缺乏　与家长营养知识不足及缺乏本病护理知识等有关。

四、护理措施

(一) 一般护理

1. 休息　一般不需严格卧床休息，根据患儿的活动耐受情况安排其活动，避免过度劳累。严重贫血者适当限制活动，协助满足其日常生活所需。有明显震颤者要加强护理，避免受到损伤，可遵医嘱用镇静剂。

2. 饮食护理　改善营养状况，合理喂养。婴幼儿应及时添加富含维生素 B_{12} 和叶酸的辅食，如动物肝脏、肾脏、肉类、蛋黄及海产品等含维生素 B_{12} 较多，新鲜蔬菜、水果、谷类、酵母等含叶酸较多；乳母也应摄入含维生素 B_{12} 和叶酸丰富的食物；年长儿要有良好的饮食习惯，纠正偏食；贫血患儿要注意食物的色、香、味的调配，增加患儿的食欲，喂养要耐心，鼓励患儿进食，保证机体对营养物质的摄入。

(二) 心理护理

见营养性缺铁性贫血的心理护理。

(三) 监测生长发育

定期体格检查，评估患儿的体格、智力、运动功能发育情况，对发育落后者加强训练和教育。

(四) 用药护理

1. 遵医嘱用维生素 B_{12} 和叶酸　有明显神经精神症状者，以给予维生素 B_{12} 为主，维生

素 B_{12} 肌内注射，每次 100 μg，每周 2～3 次，连用数周，至临床症状好转、血象恢复正常为止。

无明显神经精神症状者，以口服叶酸为主，每次 5 mg，每日 3 次，连用数周，至临床症状好转、血象恢复正常为止。同时加服维生素 C 以有助于叶酸的吸收。单纯维生素 B_{12} 缺乏者，不宜加用叶酸，以免加重神经精神症状。

2. 其他药物的应用 维生素 B_6 有助于神经系统症状的恢复；肌肉震颤可用镇静剂治疗；重症贫血者可给予输血；恢复期加服铁剂。

五、健康教育

(1) 让家长了解按时添加辅食的重要性，婴幼儿应及时添加含维生素 B_{12} 和叶酸丰富的辅食，年长儿注意纠正不良的饮食习惯，改善和纠正乳母的营养状况。

(2) 早期诊治急性感染、婴幼儿腹泻等影响儿童血清维生素 B_{12} 和(或)叶酸吸收的疾病。

(3) 指导家长学会护理本病的相关知识，指导合理用药。

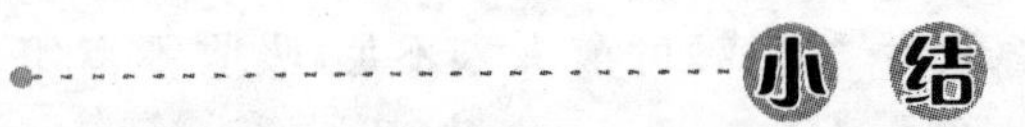

小结

营养性巨幼红细胞性贫血是由于缺乏维生素 B_{12} 和(或)叶酸所引起的一种大细胞性贫血。应重点评估儿童的喂养史、生长发育情况及健康状况，是否有面色苍白、乏力、肝、脾、淋巴结肿大、心率加快等贫血表现及神经精神症状，实验室检查：红细胞数的减少是否比血红蛋白减少明显；红细胞体积是否变大；白细胞和血小板数是否减少；骨髓中是否出现巨幼红细胞。护理重点是注意休息，合理安排饮食，遵医嘱补充维生素 B_{12}、叶酸，密切观察病情变化、药物疗效；做好健康教育。

【附】 其他常见儿童贫血性疾病

其他常见儿童贫血性疾病见表 11-3。

表 11-3 其他常见儿童贫血性疾病

疾病	病因	临床表现	实验室检查	治疗	护理
再生障碍性贫血	原发性或因物理、化学、生物等因素使骨髓造血功能受抑制	进行性贫血、出血、反复感染，肝、脾、淋巴结一般不肿大	全血细胞、Hb 减少，骨髓增生缓慢	激素、中药、抗生素、造血干细胞移植	加强营养，防治感染，贫血和出血的护理，去除病因，忌用抑制骨髓的药物
红细胞葡萄糖-6-磷酸脱氢酶缺陷症	G-6-PD 缺乏，与遗传有关	常见于吃蚕豆或服药后出现黄疸、血红蛋白尿、贫血	Hb、RBC 减少，网织红细胞计数增高，血清间接胆红素增高，G-6-PD 活性下降	去除诱因，碱化尿液，输 G-6-PD 正常的红细胞制剂	避免食用蚕豆及其制品，忌服强氧化性药物，观察溶血症状，防治感染，高发区进行普查

续表

疾 病	病 因	临床表现	实验室检查	治 疗	护 理
珠蛋白生成障碍性贫血	常染色体不完全显性遗传致珠蛋白生成障碍	发病早,慢性进行性贫血、肝脾肿大、生长发育不良、轻度黄疸、特殊面容	Hb、RBC 减少,网织红细胞计数增高,骨髓红细胞系增生明显活跃,HbF 或 HbH 增加	输血、脾切除、造血干细胞移植	注意休息与营养,防治感染,开展人群普查与遗传咨询

目标检测

一、选择题

1. 原始血细胞首先出现的部位是(　　)。

A. 肝　B. 脾　C. 卵黄囊　D. 淋巴结　E. 胸腺

2. 儿童白细胞分类,N 与 L 两次交叉的年龄是(　　)。

A. 生后 4～6 d 及 4～6 周　B. 生后 4～6 d 及 4～6 岁
C. 生后 4～6 个月及 4～6 岁　D. 生后 4～6 周及 4～6 个月
E. 生后 4～6 周及 4～6 岁

3. 根据世界卫生组织标准,6～14 岁儿童贫血的定义是血红蛋白低于(　　)。

A. 140 g/L　B. 130 g/L　C. 120 g/L　D. 110 g/L　E. 100 g/L

4. 儿童贫血中最常见的是(　　)。

A. 营养性缺铁性贫血　B. 巨幼细胞性贫血
C. 营养感染性贫血　D. 溶血性贫血
E. 再生障碍性贫血

5. 营养性缺铁性贫血儿童口服铁剂的最佳方案是(　　)。

A. 10%枸橼酸铁铵、维生素 C、添加牛乳　B. 10%枸橼酸铁铵、维生素 B_{12}、添加鸡蛋
C. 硫酸亚铁、添加维生素 B_{12}、添加鸡蛋　D. 硫酸亚铁、维生素 C
E. 叶酸、维生素 B_{12}

6. 营养性缺铁性贫血经铁剂治疗 1 周后血象中首先出现的反应是(　　)。

A. 红细胞数达正常水平　B. 血红蛋白量达正常水平
C. 网织红细胞数迅速增加　D. 白细胞明显增多
E. 白细胞、血小板明显增多

7. 营养性缺铁性贫血,铁剂治疗后停药指征为(　　)。

A. 面色转红,精神、食欲好转　B. 血红蛋白及红细胞恢复正常
C. 血红蛋白及红细胞恢复正常后 1～2 个月　D. 网织红细胞升高后 1～2 个月
E. 网织红细胞正常

8. 营养性巨幼细胞性贫血原因常见于(　　)。

A. 长期单纯母乳喂养未加辅食　　B. 3岁以上偏食儿童

C. 过早添加淀粉类食物　　D. 未及时添加鱼肝油、钙片

E. 未及时添加维生素D

9. 营养性巨幼红细胞性贫血有明显精神神经症状者治疗宜用(　　)。

A. 叶酸、输血　　B. 维生素 B_{12}、维生素 B_6　　C. 叶酸、维生素C

D. 叶酸、维生素 B_6　　E. 叶酸、铁剂

10. 营养性巨幼红细胞性贫血特有的临床表现是(　　)。

A. 心脏有收缩期杂音　　B. 肝脾轻度增大　　C. 口唇苍白

D. 手足及头不自主震颤　　E. 疲乏无力,食欲减退

二、名词解释

1. 贫血　　2. 骨髓外造血　　3. 生理性贫血

三、简答题

1. 服用铁剂的注意事项有哪些?

2. 营养性缺铁性贫血和营养性巨幼红细胞性贫血的实验室检查有何异同?

四、病例分析题

患儿,男,18个月,因"面色苍白、不活泼2个月"入院。母乳喂养至1岁,母乳喂养期间未添加任何辅食,现饮食偏素食,喜欢吃零食。查体:体重9 kg,精神委靡,反应迟钝,面色、口唇及甲床苍白,无皮疹及淤斑、淤点,肝肋下3 cm,脾脏未触及。实验室检查:RBC 3×10^{12}/L,Hb 65 g/L,血清铁9.2 μmol/L。要求:

1. 写出该患儿的疾病诊断、诊断依据及分度。

2. 列出该患儿的主要护理诊断及相应的护理措施。

(刘　靖)

第十二章
泌尿系统疾病患儿的护理

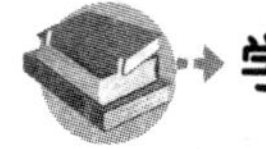

学习目标

1. **掌握** 泌尿系统疾病患儿的护理诊断、护理措施。
2. **熟悉** 泌尿系统疾病患儿的护理评估内容。
3. **了解** 儿童泌尿系统解剖生理特点。
4. **能够** 结合具体病例列出护理计划和健康教育要点。

第一节 儿童泌尿系统解剖生理特点

一、儿童泌尿系统解剖生理特点

儿童泌尿系统解剖生理特点与成人不同，2 岁以内健康儿童常可在腹部扪及肾脏(尤其是右肾)。4 岁以下儿童腹部触诊时可扪及充盈膀胱。婴幼儿输尿管长而弯曲，管壁肌肉及弹力纤维发育不良，故易扩张受压及扭曲而导致梗阻，易引起尿潴留而诱发泌尿道感染。女婴尿道较短且外口暴露邻近肛门，易受粪便污染而发生上行性感染；男婴虽尿道较长，但若常有污垢积聚于包茎，也可引起上行性感染。

新生儿及小婴儿肾功能较差，容易发生水、钠潴留及脱水；新生儿对药物排泄功能差，用药种类及剂量均应慎重；一般儿童 1～1.5 岁时肾功能开始达成人水平。

正常儿童尿液呈淡黄色，pH 值为 5～7。生后最初几天尿色深，稍浑浊，放置后可有红褐色沉淀，为尿酸盐结晶。寒冷季节尿液放置后可有乳白色沉淀，因为尿液中盐类结晶析出而引起，加酸或加热后可溶解，据此可与脓尿或乳糜尿相鉴别。新生儿尿比重为1.006～1.008，尿平均渗透压为 240 mmol/L；1 岁后接近成人水平，尿比重一般为 1.011～1.025，渗透压为常为 500～800 mmol/L。

二、不同年龄儿童正常尿量及少尿诊断标准

不同年龄儿童正常尿量及少尿诊断标准见表 12-1。

表 12-1 不同年龄儿童正常尿量及少尿诊断标准

年龄	正常尿量	少尿	无尿
新生儿	1～3 mL/(h·kg)	＜1 mL/(h·kg)	＜0.5 mL/(h·kg)
婴儿	400～500 mL/24 h	＜200 mL/24 h	＜30～50 mL/24 h
幼儿	500～600 mL/24 h	＜200 mL/24 h	＜30～50 mL/24 h
学龄前	600～800 mL/24 h	＜300 mL/24 h	＜30～50 mL/24 h
学龄期	800～1400 mL/24 h	＜400 mL/24 h	＜30～50 mL/24 h

三、正常儿童尿液检查特点

1. 尿蛋白 正常儿童尿蛋白定性试验为阴性，定量不超过 100 mg/d，超过 200 mg/d 为异常。

2. 尿沉渣和 Addis 计数 正常儿童新鲜尿液离心后沉渣红细胞＜3 个/HP，白细胞＜5 个/HP，一般无管型。12 h 尿沉渣计数(Addis 计数)：蛋白质＜50 mg，红细胞＜50 万个，白细胞＜100 万个，管型＜5000 个。

第二节 急性肾小球肾炎患儿的护理

案例引导

患儿，5 岁。因尿少、水肿 1 周入院，2 周前曾患扁桃体炎。查体：T 38.3 ℃，P128 次/分，R 26 次/分，BP 154/102 mmHg。眼睑、颜面水肿，双下肢呈非压凹性水肿，心、肺听诊无异常。尿常规：蛋白(＋＋)，红细胞 6～8 个/HP。血液检查：血沉增快，ASO 滴度增高，C_3降低。诊断为急性肾小球肾炎。根据以上情况应如何对其进行护理评估？根据评估的资料列出护理诊断和护理计划。

急性肾小球肾炎(acute glomerulonephritis，AGN)简称急性肾炎，是一组由不同病因引起的感染后免疫反应所致的急性弥漫性肾小球非化脓性炎性病变。本病多数为溶血性链球菌感染后所致，称为急性链球菌感染后肾炎。由其他病原体感染后引起的急性肾炎，称为急性非链球菌感染后肾炎。临床所谓急性肾炎通常指前者。主要临床表现为急性起病，常有前驱感染，水肿、少尿、血尿、蛋白尿和高血压。本病是儿科的一种常见病，多见于 5～14 岁儿童，小于 2 岁者少见，男女比例为 2∶1。本病常呈良性自限过程，预后良好，仅少数病例于急性期死亡。

一、护理评估

(一) 健康史

本病主要是由 A 组 β 型溶血性链球菌中的“致肾炎菌株”感染后引起的免疫复合物性肾炎，常继发于皮肤和呼吸道感染 1～3 周之后。亦有其他细菌或病毒感染引起者。应重点评估患儿在发病前 1～3 周有无呼吸道或皮肤感染史，如扁桃体炎、脓疱疮、猩红热等，以往有无类似疾病发生。

（二）身心状况

1. 临床表现 本病临床表现轻重悬殊较大，轻者可无临床症状，仅于尿检时发现异常；重者在病初两周内可出现急性肾衰竭、循环充血、高血压脑病而危及生命。

1）典型表现 病初可有低热，倦怠、乏力、头晕、食欲减退、腰部钝痛等非特异性症状。部分患儿体检时可发现呼吸道或皮肤感染病灶。主要症状如下。

（1）水肿：为最早出现和最常见的症状。2/3 的患儿有水肿，呈非凹陷性，一般为轻、中度水肿，晨起明显，首先见于眼睑及面部，逐渐波及躯干、四肢，重者遍及全身。

（2）少尿：水肿同时尿量减少，严重者可出现无尿。

（3）血尿：几乎所有病例起病时都有血尿，轻者仅有镜下血尿，30％～70％患儿有肉眼血尿，呈浓茶色或烟灰水样（酸性尿），也可呈洗肉水样（中性或弱碱性尿）。一般在 1～2 周后肉眼血尿转为镜下血尿，少数持续 3～4 周，而镜下血尿可持续数月，并发感染或运动后血尿可暂时加剧。

知识链接

高血压诊断标准

学龄前儿童 血压＞120/80 mmHg

学龄期儿童 血压＞130/90 mmHg

（4）高血压：1/3～2/3 的病例有血压增高，常为轻至中度增高，少数可伴有头晕、眼花、恶心等。一般在病初 1～2 周内随尿量增多而降至正常。

知识链接

急性肾小球肾炎发病机制

急性肾小球肾炎发病机制如图 12-1 所示。

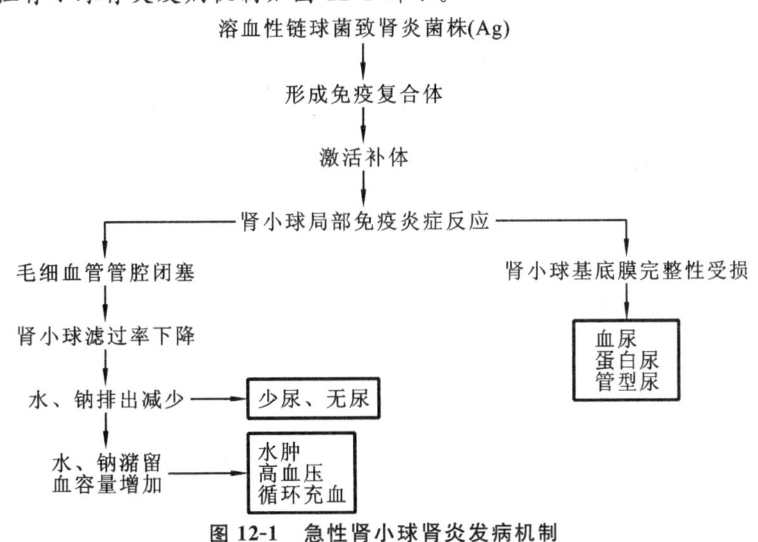

图 12-1 急性肾小球肾炎发病机制

2）严重病例　部分患儿在病初2周内可出现下列严重症状，若不早期发现并及时治疗，可危及生命。

(1) 严重循环充血：由于水、钠潴留，血容量增加而出现循环充血，轻者出现呼吸增快，肺部有湿啰音；重者出现明显气促、端坐呼吸、咳嗽、咳粉红色泡沫样痰，双肺满布湿啰音，心脏扩大，心率增快，有时可出现奔马律，颈静脉怒张等症状。危重病例可因急性肺水肿于数小时内死亡。

(2) 高血压脑病：血压急剧增高，可出现高血压脑病。表现为剧烈头痛、恶心呕吐、一过性失明，重者突然发生惊厥及昏迷。若能及时控制高血压，脑部症状可迅速缓解。

(3) 急性肾衰竭：严重少尿或无尿患儿可出现暂时性氮质血症、电解质紊乱（主要是高钾血症）和代谢性酸中毒。一般持续3～5 d，在尿量逐渐增多后，病情好转。若持续数周仍不恢复，则预后严重。

2. 社会心理状况　应了解患儿及家长的心态及对本病的认知程度。患儿多为年长儿，心理压力来源较多，除因病和治疗对活动及饮食严格控制的压力外，还担心因不能上学而影响学习成绩，会产生紧张、焦虑、抱怨等心理，表现为情绪低落、烦躁易怒、不配合治疗等。家长由于缺乏本病的有关知识，担心患儿的预后，可产生焦虑、失望等心理，渴望寻求治疗方法，希望接受健康指导并与医务人员合作。

3. 辅助检查

1）尿液检查　尿蛋白检查结果在＋～＋＋＋之间，镜下除见大量红细胞外，可见透明、颗粒或红细胞管型。

2）血液检查

(1) 血常规：常有轻度至中度贫血，白细胞可正常或增高。

(2) 血沉：多数轻度增快，往往提示疾病活动，与病情轻重无关，一般2～3个月内恢复正常。

(3) 血清抗链球菌抗体升高（最常见的是抗链球菌溶血素O"ASO"升高），提示新近有链球菌感染，是诊断链球菌感染后肾炎的依据。

(4) 血清总补体(CH_{50})及C_3多数在病初显著降低，常在病后6～8周恢复正常。

(5) 肾功能：少尿期有轻度氮质血症者，尿素氮、肌酐暂时增高。

二、主要护理诊断/问题

(1) 体液过多　与肾小球滤过率下降，水、钠潴留有关。

(2) 活动无耐力　与水肿、血压升高有关。

(3) 潜在并发症　严重循环充血、高血压脑病、急性肾功能衰竭。

(4) 知识缺乏　患儿及家长缺乏本病的相关知识。

三、护理措施

（一）一般护理

1. 休息　休息能减少潜在并发症的发生，并能使水肿减轻。要给患儿及家长说明休息的重要性，以取得合作。一般起病2周内应卧床休息，待水肿消退、血压降至正常、肉眼血尿消失，可下床在室内轻微活动或户外散步；1～2个月内应限制活动量，3个月内避免剧烈运动；当尿红细胞<10个/HP、血沉正常时可以上学，但应避免重体力活动；尿Addis计数正常后可恢复正常生活。

2. 饮食 少尿水肿期，应限制钠盐摄入，严重病例钠盐限制在每日60～120 mg/kg；有氮质血症时应供给优质蛋白质，每日0.5 g/kg；供给高糖饮食以满足儿童热量需要；除非严重少尿或循环充血，一般不必严格限水。急性肾衰竭时，禁忌含钾丰富的食物。在尿量增加、水肿消退、血压正常后，可逐渐恢复正常饮食，以保证儿童生长发育的需要。

由于限制钠盐的摄入，影响患儿的口味，在不违反饮食原则的情况下可利用其他调味品，如糖、醋、果酱等，烹饪出儿童喜爱的食品。

（二）用药护理

1. 遵医嘱早期使用抗生素 使用抗生素可清除病灶内残存细菌，用青霉素肌内注射7～10 d，或根据细菌培养结果选用敏感抗生素。

2. 遵医嘱用利尿剂 凡经休息、限制水盐入量后水肿、少尿仍很明显，或有高血压、全身循环充血者，应用利尿药。可用氢氯噻嗪1～2 mg/(kg·d)，分2～3次口服。无效时需用呋噻米，每次1～2 mg/kg，静脉注射。

利尿药应于清晨或上午给药，以免夜尿过多影响休息；注意利尿药的不良反应，氢氯噻嗪对胃肠道有刺激作用，应餐后服药；依他尼酸（利尿酸）应深部肌内注射，以减轻局部疼痛；使用利尿药前后应观察体重、尿量、水肿的变化并做好记录，特别是在静脉注射呋塞米后要注意观察有无大量利尿、脱水和电解质紊乱（低钾血症、低钠血症）等现象发生。

3. 遵医嘱用降压药 凡经休息、限制水盐入量及使用利尿剂后，高血压仍然明显者（舒张压>90 mmHg），应给予降压药，首选硝苯地平（心痛定），每次0.2～0.3 mg/kg，每日3次，口服。硝普钠为高血压脑病时常用降压药，静脉用药起效迅速，以25 mg加入5%葡萄糖溶液500 mL中，先以每分钟0.02 mL/kg(1 μg/kg)的速度静脉滴注，每30～60 min测一次血压，如果血压降低效果不理想，可增加滴速，但最大不得超过每分钟0.16 mL/kg(8 μg/kg)，直至血压正常时维持。

用药时应定时测量血压，观察降压效果。应注意药物的配制、保存方法及不良反应。硝普钠应新鲜配制，放置4 h后即不能再用，整个输液系统要用黑纸或铝箔包裹遮光，以免见光失效。用降压药期间的患儿避免突然起立，以防止直立性低血压的发生。

（三）密切观察病情变化

1. 观察尿量、尿色 准确记录24 h出入量，应用利尿药时每日测体重，每周留尿标本送尿常规检查2次。患儿尿量增加、肉眼血尿消失，提示病情好转。如尿量持续减少，出现恶心、呕吐、头痛等，应警惕急性肾衰竭的发生，应及时向医生报告，并准备好利尿药物以配合救治。

2. 观察血压变化 每日测血压2次，必要时进行血压监测。若出现血压突然升高、剧烈头痛、恶心、呕吐、眼花、一过性失明、惊厥等，提示可能发生高血压脑病，应保持患儿安静，并遵医嘱给降压药、脱水剂等，配合医生积极抢救。

3. 观察呼吸、心率、脉搏等变化 警惕严重循环充血发生。若发生循环充血，应将患儿安置于半卧位、吸氧，及时报告医生，并遵医嘱给予利尿剂、强心剂等药物。

(四) 心理护理

本病虽然病程较长,但经过正规治疗后患儿预后较好,护士应耐心讲解病情及预后,以减轻患儿及家长的焦虑心情。护士要多陪伴患儿,通过讲故事、谈心、做游戏等方式,使患儿愉快地休息、治疗。

四、健康教育

向患儿及家长宣传本病是自限性疾病,预后良好,极少发展为慢性肾炎。强调限制活动是减少并发症及控制病情进展的重要措施,尤其以病初两周最为关键。同时向家长介绍控制饮食的重要性,以便引起家长对患儿饮食调控的重视,通过多种方式来调节口味,增强患儿食欲,保证营养供应。说明预防本病的关键是预防链球菌感染,平时应注意锻炼身体、加强营养、增强体质;一旦发生链球菌感染应尽早使用抗生素治疗,并于感染后2～3周内随访尿常规,及时发现急性肾炎。

小结

急性肾小球肾炎是儿童泌尿系统的常见疾病,常为A组β型溶血性链球菌中的"致肾炎菌株"感染后引起的免疫炎症反应。应重点评估:患儿病前1～3周有无上呼吸道或皮肤感染史,发病时有无水肿、少尿、血尿、高血压、心悸气短、头痛、呕吐,有无尿液改变、血补体下降、尿素氮升高等。护理重点:强调休息,合理安排生活;急性期低盐饮食,水肿、高血压消退后尽快过渡到正常饮食;密切观察病情变化、药物疗效及副作用;做好健康教育。

第三节　原发性肾病综合征患儿的护理

案例引导

患儿,男,4岁。因面部水肿6 d,下肢水肿伴少尿2 d入院。6 d前患儿无明显诱因出现眼睑水肿,2 d前水肿加重并出现双下肢水肿伴尿量减少。患儿近来食欲欠佳,无尿频、尿急及尿液颜色改变,无头昏、头痛。门诊收入院。查体:T 36.8 ℃,P 96次/分,R 30次/分,血压12/7 kPa(90/60 mmHg),颜面、四肢水肿,心肺无异常。实验室检查:尿蛋白(++++),血浆蛋白45 g/L,白蛋白26 g/L。初步诊断为肾病综合征。请对该患儿进行护理评估,并列出护理诊断,制订护理计划。

肾病综合征(nephrotic syndrome,NS)简称肾病,是一组多种病因所致的以肾小球基底膜通透性增高为共同病理改变,导致大量血浆蛋白自尿中丢失而引起的一种临床综合征。以"三高一低"四大主征为其临床特点:大量蛋白尿,低蛋白血症,高胆固醇血症,不同程度的水肿。按病因可分为先天性肾病、原发性肾病和继发性肾病三大类。原发性肾病病因还不十分清楚,按其临床表现可分为单纯性肾病和肾炎性肾病,其中以单纯性肾病多见。继发性肾病是指在诊断明确的原发病基础上出现的肾病表现。先天性肾病多于新生儿期或生后6个月内起病，病情严重，常致死亡。儿童时期以原发性肾病多见，故重点介绍原发性肾病的护理。

一、护理评估

（一）健康史

患儿一般体质较好，多数起病隐匿，有过敏体质儿童多发。常见诱因：感染、疲劳、预防接种等。应评估患儿起病的缓急，有无明显诱因，如：询问患儿发病前有无上呼吸道感染史、劳累等；患儿是否为过敏体质；以前有无相同病史（是初次发病还是复发）；病前有无预防接种史；病后做过哪些检查，是否明确诊断。了解用药及饮食情况，是否用过糖皮质激素，治疗效果如何等。

（二）身心状况

1. 临床表现 水肿是肾病患儿最常见的临床症状，呈可凹性水肿。应检查水肿的部位、程度，是否为可凹性水肿，有无胸水、腹水，男性患儿应注意阴囊有无水肿。同时应注意体重、血压、腹围测量，并注意皮肤有无感染灶，咽部是否充血等。

1）单纯性肾病 发病年龄多为2～7岁，男性发病率明显高于女性（(2～4)∶1）。起病缓慢，常无明显诱因，水肿最常见，开始于眼睑、面部，渐及四肢和全身，男孩常有阴囊显著水肿，重者可出现腹水、胸水、心包积液。水肿呈可凹性。病初患儿一般状况尚好，继之出现面色苍白、疲倦、厌食，水肿严重者可有少尿，一般无血尿及高血压。

知识链接

肾病综合征发病机制

肾病综合征发病机制如图12-2所示。

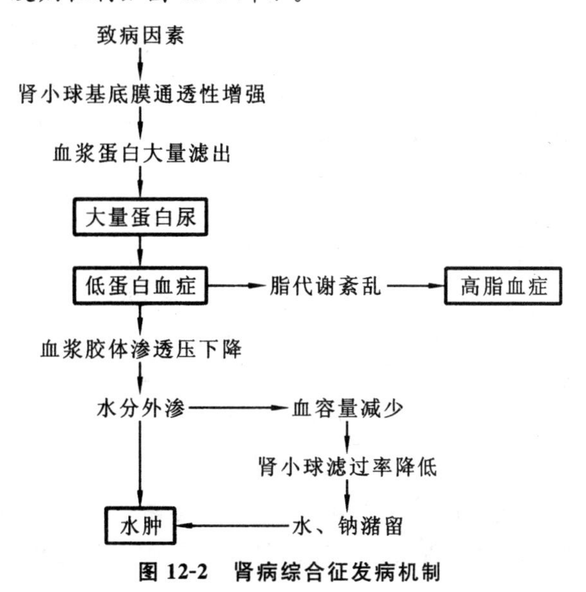

图12-2 肾病综合征发病机制

2) 肾炎性肾病　发病年龄多在学龄期。水肿一般不严重,除具备肾病四大特征外,尚有明显血尿、高血压、血清补体下降和不同程度氮质血症。单纯性肾病与肾炎性肾病的区别见表12-2。

表12-2　单纯性肾病与肾炎性肾病的区别

	单纯性肾病	肾炎性肾病
病理改变	微小病变型为主	非微小病变型为主
临床表现	全身高度水肿	同单纯性肾病,同时出现以下一项或多项
	大量蛋白尿	持续性血尿,两周内三次尿沉渣RBC＞10个/HP
	低蛋白血症	氮质血症,尿素氮＞10.7 mmol/L,排除循环血量不足
	高脂血症	高血压,排除激素影响
		持续性低补体血症

3) 并发症

(1) 感染:最常见的合并症和引起患儿死亡的原因之一。由于肾病患儿免疫功能低下,蛋白质营养不良以及患儿多用糖皮质激素和(或)免疫抑制剂治疗等,使患儿常合并多种感染,常见的有呼吸道感染、皮肤感染、泌尿道感染和原发性腹膜炎等,尤其以上呼吸道感染最常见,而感染又是病情加重和复发的诱因,影响激素的疗效。

(2) 电解质紊乱:常见的电解质紊乱有低钠、低钾、低钙血症。由于长期禁盐,过多应用利尿剂以及感染、腹泻、呕吐等均可导致低钠、低钾血症。由于钙在血液中与白蛋白结合,可随白蛋白从尿中丢失,维生素D结合蛋白从尿中丢失,维生素D水平降低,肠钙吸收不良及服用激素的影响导致低钙血症,可出现低钙惊厥和骨质疏松。

(3) 高凝状态和血栓形成:栓塞多数无临床症状,仅在大血管栓塞时才出现症状。临床以肾静脉栓塞最为常见,表现为突发腰痛或腹痛,肉眼血尿或急性肾衰竭。

(4) 急性肾功能衰竭:多数为起病或复发时低血容量所致的肾前性肾功能衰竭。

(5) 生长延迟:主要见于频繁复发和长期接受大剂量皮质激素治疗的患儿。

(6) 低血容量性休克:多见于起病或复发时,或使用利尿剂后大量利尿时,表现为烦躁不安、脉搏细速、心音低钝、血压下降、四肢湿冷等。

2. 社会心理资料　本病病程较长,易复发,应评估家长及患儿对本病的认知程度、对治疗的信心以及对药物副作用的了解程度等。年长儿因担心住院治疗影响学习、皮质激素治疗后出现向心性肥胖、满月脸等形象改变会产生抑郁、焦虑、烦躁、自卑等心理。年龄较小的患儿因害怕住院的各种检查、治疗及与家长的分离而产生分离性焦虑,表现为情绪不稳定、哭闹。家长因知识缺乏,不了解糖皮质激素正规治疗的重要性及担心药物治疗造成的不良反应,渴望获得有关知识,愿意与医护人员合作。

3. 辅助检查

(1) 尿液检查　蛋白质定性检查结果多为+++～++++,24 h尿蛋白定量≥0.05 g/kg,镜检可见透明管型和颗粒管型。单纯性肾病尿中偶见少量红细胞,肾炎性肾病患儿尿内红细胞较多。

(2) 血液检查　血浆总蛋白质常＜50 g/L,白蛋白＜25 g/L,白蛋白、球蛋白比例

(A/G)倒置;胆固醇明显增多(>5.7 mmol/L);血沉明显增快;肾炎性肾病患儿可出现血清总补体(CH_{50})、血清补体(C_3)降低。

(3) 肾功能检查 单纯性肾病肾功能一般正常,肾炎性肾病可出现不同程度的氮质血症。

二、主要护理诊断/问题

(1) 体液过多 与低蛋白血症导致的水、钠潴留有关。

(2) 营养失调:低于机体需要量 与大量蛋白质自尿中丢失有关。

(3) 有感染的危险 与免疫功能低下、糖皮质激素及免疫抑制剂的应用有关。

(4) 潜在并发症 电解质紊乱、药物副作用、低血容量性休克、血栓形成等。

(5) 焦虑 与病情反复、病程长、学习中断、形象改变及知识缺乏有关。

三、护理措施

(一) 一般护理

1. 适当休息 严重水肿和高血压时需卧床休息,一般不需要严格限制活动,并可根据病情适当安排文娱活动,以保持患儿愉快的心情。但不要过度劳累,以免病情复发。学龄儿童肾病活动期应休学。

2. 调整饮食、减轻水肿 一般患儿不需要特别限制饮食,但因消化道黏膜水肿使消化功能减退,应注意减轻胃肠道负担,给予易消化的食物,如优质蛋白质、少量脂肪、足量糖类及高维生素饮食。首先应保证热量的供给,其中糖类占40%~60%,一般为多糖和纤维,同时增加富含可溶性纤维的饮食如燕麦、米糠及豆类等。为减轻高脂血症应少食动物脂肪,以植物脂肪为宜,脂肪一般为每日2~4 g/kg,其中植物脂肪占50%。一般不限水,严重水肿、高血压、少尿时应限制钠的入量,给予无盐或低盐饮食(氯化钠1~2 g/d),严重水肿时则应小于1 g/d,病情缓解后不必长期限盐。蛋白质摄入量不宜过多,以控制在每日1.2~1.8 g/kg为宜,以优质蛋白质(乳类、蛋、鱼、家禽等)为宜,如出现肾功能衰竭应限制蛋白质摄入量。患儿用糖皮质激素过程中每日应给予维生素D,25-(OH)-D_3 1~2 μg/(kg·d)或1,25-$(OH)_2$-D_3 0.025~0.05 μg/(kg·d),同时补充钙10~30 mg/(kg·d),铁2~6 mg/(kg·d),锌5~20 mg/(kg·d)。

3. 预防感染

(1) 首先向患儿及家长解释预防感染的重要性,肾病患儿由于免疫功能低下,易继发感染,而感染常使病情加重或复发,严重感染甚至可危及患儿生命。

(2) 做好保护性隔离,肾病患儿与感染性疾病患儿分室收治,病房每日进行空气消毒,减少探视人数。避免患儿到人多的公共场所。

(3) 加强皮肤护理,应注意保持皮肤清洁、干燥,及时更换内衣;保持床铺清洁、整齐,被褥松软,经常翻身;水肿严重时,臀部和四肢受压部位垫软垫,或用气垫床;水肿的阴囊可用棉垫或丁字吊带托起,皮肤破损可涂碘伏预防感染。重度水肿时应尽量避免肌内注射,静脉穿刺时要求一次成功,注射后按压局部直至无渗液为止,以减少皮肤感染的机会。帮助患儿勤剪指甲,勿让患儿抓伤皮肤。

(4) 做好会阴部清洁,每日用3%硼酸坐浴1～2次,以预防尿路感染。

(5) 监测体温、血白细胞计数,及时发现感染灶,并及时向医生报告,给予抗生素治疗。

(二) 用药护理

1. 遵医嘱用肾上腺皮质激素 肾上腺皮质激素为治疗肾病综合征的首选药物。一般用泼尼松2 mg/(kg·d),尿蛋白转阴后2周改为原足量2 d量的2/3,隔日早餐后顿服,继续4周;如尿蛋白持续转阴,以后每2～4周减量2.5～5 mg,至0.5～1 mg/kg时维持3个月,以后每2周减量2.5～5 mg直至停药。总疗程:短程疗法为8周(易复发,国内少用),中程疗法为6个月,长程疗法为9个月。

(1) 激素疗效判断:泼尼松2 mg/(kg·d)治疗8周进行评价。

① 激素敏感:8周内尿蛋白转阴,水肿消退。

② 激素部分敏感:治疗8周内水肿消退,但尿蛋白检查结果仍为+～++。

③ 激素耐药:治疗满8周,尿蛋白检查结果仍在++以上。

④ 激素依赖:对激素敏感,但停药或减量2周内复发,再次用药或恢复用量后尿蛋白又转阴,并重复2次以上者(排除感染及其他因素)。

⑤ 复发或反复:尿蛋白已转阴,停用激素4周以上,尿蛋白检查结果又在++以上为复发;如在激素用药过程中出现上述变化为反复。

⑥ 频繁复发或反复:半年内复发或反复2次以上,1年内3次以上。

(2) 注意观察糖皮质激素的副作用,如库欣综合征、高血压、消化道溃疡、骨质疏松等。遵医嘱及时补充维生素D及钙质,以免发生手足搐搦症。

2. 遵医嘱用免疫抑制剂 免疫抑制剂治疗适用于激素部分敏感、耐药、依赖及复发的病例,常用药物为环磷酰胺(CTX),每日2～2.5 mg/kg,分三次口服,疗程8～12周,总量应小于200 mg/kg。或用环磷酰胺冲击治疗10～12 mg/(kg·d),加入5%葡萄糖盐水100～200 mL静脉滴注1～2 h,连续2 d,每2周重复1次,累积量不超过200 mg/kg。副作用主要是胃肠道反应、出血性膀胱炎、脱发、骨髓抑制及远期性腺损害等。

用药期间要多饮水和定期查血象。注意白细胞数下降、脱发、胃肠道反应及出血性膀胱炎等。

3. 遵医嘱用利尿剂 应用利尿剂时注意观察尿量,定期查血钾、血钠,尿量过多时应及时与医生联系,因利尿过度会加重血容量不足,有出现低血容量性休克或静脉血栓形成的危险。

4. 抗凝和溶栓疗法 抗凝和溶栓疗法能改善肾病的临床症状,改变患儿对激素的效应,从而达到理想的治疗效果。在使用肝素过程中注意监测凝血时间及凝血酶原时间。

四、心理支持

(1) 关心、爱护患儿,多与患儿及其家长交谈,鼓励其说出内心的感受,如害怕、忧虑等,同时,指导家长多给患儿心理支持,使患儿保持良好的情绪;在恢复期可组织一些轻松的娱乐活动,适当安排一定的学习,以增强患儿信心,积极配合治疗,争取早日康复。活动时注意安全,避免奔跑、患儿之间打闹,以防摔伤、骨折。

(2) 对由于形象改变而引起焦虑者,应多给予解释,说明药物反应是暂时的,尤应注意不要以患儿的形象改变来取笑患儿。

五、健康教育

(1) 说明激素治疗对本病的重要性,使患儿及家长主动配合,使患儿坚持按计划用药;指导家长做好出院后的家庭护理,强调要遵医嘱继续按时服用激素,不可随便停药,按要求缓慢减量,最后停药,每半个月随访一次,对药物减量方法进行指导,切忌骤然停药,以免造成复发。

(2) 向患儿及家长说明感染和劳累是造成复发的主要诱因,因此采取有效措施预防感染至关重要。预防感染的措施如避免到人多的公共场所。病情缓解后患儿可上学,但应避免剧烈运动。预防接种应推迟到肾病完全缓解且停用糖皮质激素 3 个月后进行。

(3) 教会家长或较大儿童用试纸监测尿蛋白的变化。

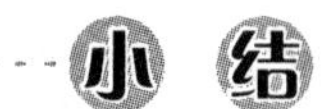

肾病综合征是由多种病因所致的以肾小球基底膜通透性增高为共同病理改变,导致大量血浆蛋白自尿中丢失而引起的一种临床综合征。以“三高一低”四大主征为其临床特点:大量蛋白尿,低蛋白血症,高胆固醇血症,不同程度的水肿。应重点评估:患儿起病的缓急、病程长短、首发或复发、体重增长情况,有无诱因(如感染、劳累等)、水肿(水肿部位、时间、性质及程度)、腹水、蛋白尿、低蛋白血症、高胆固醇血症、高血压、补体降低、焦虑和(或)悲观情绪等。首选糖皮质激素治疗,对激素不敏感、耐药、依赖及复发的病例可用免疫抑制剂治疗,严重病例可加抗凝剂、免疫调节剂等。护理重点为:合理安排生活和饮食;密切观察病情变化、药物疗效及不良反应;加强皮肤护理及预防感染;解释按医嘱用药和预防感染的重要性;做好健康教育。

第四节　泌尿道感染患儿的护理

泌尿道感染(urinary tract infection,UTI)是指病原体直接侵入尿路,在尿液中生长繁殖,并侵犯尿道黏膜或组织而引起损伤的一种病症。按病原体侵袭的部位不同,泌尿道感染分为肾盂肾炎、膀胱炎、尿道炎。肾盂肾炎又称上尿路感染,膀胱炎、尿道炎统称为下尿路感染。由于儿童时期感染局限于尿路某一部位者少见,临床上难以准确定位,常统称为泌尿道感染。引起尿路感染的病原体有多种,但以细菌感染最常见,其中绝大多数为革兰氏阴性菌,尤其以大肠杆菌多见,占首次感染的 60%～80%。多为上行感染,也可经血行、淋巴或直接蔓延感染,有泌尿道畸形者易反复感染。

本病可见于任何年龄,2 岁以下儿童多见。发病率女孩普遍多于男孩,但在新生儿期、婴幼儿早期,发病率男孩则高于女孩。此外,未做包皮环切术的男孩泌尿道感染是已做包皮环切术男孩的 5～20 倍。

知识链接

儿童为什么易患泌尿道感染?

(1) 婴幼儿输尿管长而弯曲,管壁肌肉及弹力组织发育不全,故易扩张受压及扭曲而致梗阻,容易导致尿潴留而引起泌尿道感染。女婴尿道较短,新生女婴尿道长仅1 cm(性成熟期为3~5 cm),外口暴露,且接近肛门,易致粪便污染而引起上行感染。男婴尿道虽较女婴长,有5~6 cm,但常有包茎,污垢积聚时也可发生上行感染。

(2) 儿童泌尿系统畸形相对多见,如后尿道瓣膜、肾盂-输尿管连接部狭窄等,多种原因所致的肾盂积水、肾囊肿等,常造成尿潴留,从而有利于细菌生长。

(3) 膀胱输尿管反流与泌尿道感染发生和发展关系密切,膀胱输尿管反流可为先天发育异常或后天因素所致。婴儿的发病数较高,随年龄增长而渐缓解。另外,排尿功能障碍,如神经性膀胱、不稳定膀胱和非神经性膀胱也易致泌尿道感染。

(4) 其他如泌尿道器械检查、留置导尿管、不及时更换尿布、蛲虫症、机体防御能力低下,以及营养不良、肾病综合征、分泌型IgA缺乏等均易致泌尿道感染。

一、护理评估

(一) 健康史

评估患儿有无抵抗力下降的诱因,如营养不良、受凉及长期应用糖皮质激素或免疫抑制剂等。观察患儿是否穿开裆裤,询问病前是否经常坐地玩耍、有无大便后未及时清洗会阴部、有无蛲虫感染等,是否留置导尿管,有无尿路损伤或异物等诱因。慢性感染者注意有无泌尿道畸形。

(二) 身体状况

1. 急性尿路感染 病程6个月以内,其临床表现因年龄各异。

(1) 新生儿:多由血行感染引起。临床表现极不典型,一般局部泌尿系症状不明显。以全身症状为主,症状轻重不一,可为无症状性细菌尿或呈严重的败血症表现,可有发热或体温不升、体重不增、拒乳、腹泻、黄疸、嗜睡和惊厥等表现。

(2) 婴幼儿:仍以全身症状为主,局部症状轻微或缺如。主要表现为发热、呕吐、腹痛、腹泻等。部分患儿可有尿路刺激症状,如排尿中断、排尿时哭闹、夜间遗尿等。由于尿频致尿布经常浸湿,可引发顽固性尿布皮炎。

(3) 年长儿:表现与成人相似,下尿路感染以膀胱刺激症状如尿频、尿急、尿痛为主,全身症状轻微。上尿路感染多有发热、寒战、腰痛、肾区叩击痛,有时也伴有尿路刺激症状。

2. 慢性尿路感染 病程多在6个月以上。轻者可无明显症状,也可间隙出现上述症状,反复发作者可有贫血、乏力、腰痛、生长发育迟缓,重症者肾实质损害,出现肾功能衰竭及高血压等。

3. 无症状性菌尿 在常规的尿过筛检查中,可以发现健康儿童存在着有意义的菌尿,但无任何尿路感染症状。

（三）辅助检查

1. 尿常规检查 取清洁中段尿离心沉渣镜检，白细胞＞5 个/HP，有时脓细胞成堆或有白细胞管型。

2. 细菌学检查 清洁中段尿细菌培养：菌落计数≥10^5/mL 可确诊，菌落在 10^4～10^5/mL 为可疑，菌落＜10^4/mL 为污染。尿涂片找细菌：取新鲜尿 1 滴直接涂片，革兰氏染色，油镜下观察细菌，每个视野≥1 个，表明尿中菌落计数≥10^5/mL，有诊断意义。

3. 影像学检查 反复感染或迁延不愈者应进行影像学检查，以观察有无泌尿道畸形和膀胱输尿管反流。

4. 肾功能检查 急性感染肾功能正常，慢性感染者可有不同程度的肾功能损伤。

二、主要护理诊断/问题

(1) 体温过高或过低 与感染有关。

(2) 排尿异常 与泌尿道炎症刺激有关。

三、护理措施

（一）一般护理

1. 休息 急性期要注意休息，鼓励患儿多饮水，通过增加尿量起到冲洗尿道的作用，减少细菌在尿道的停留时间，促进细菌和毒素排出；多饮水还可降低肾髓质及乳头部组织的渗透压，不利于细菌的生长繁殖。

2. 饮食 给予易于消化，含足够热量、蛋白质和维生素丰富的食物，以增加机体抵抗力。发热患儿宜给予流质或半流质饮食。

（二）用药护理

(1) 遵医嘱用抗生素 留送细菌培养尿标本后即可开始治疗。宜选用广谱、强效抗生素，选用血、尿及肾组织中浓度高、毒性小、不易产生耐药性的药物，如复方磺胺甲噁唑（复方新诺明）、氨苄西林等。一般病例可口服给药，重症患儿、新生儿、小婴儿多采用静脉给药，10～14 d 为 1 个疗程。

注意观察药物副作用。口服抗生素可出现恶心、呕吐、食欲减退等现象，饭后服药可减轻胃肠道症状；服用磺胺类药时应多饮水，并注意有无血尿、尿少、尿闭等。

(2) 尿路刺激症状明显者，可遵医嘱用 654-2 等抗胆碱药。

（三）遵医嘱取尿培养标本

留尿培养标本时，常规清洁消毒外阴，取中段尿及时送检。婴幼儿用无菌尿袋收集尿标本。如疑其结果不可靠者可行耻骨上膀胱穿刺抽取尿标本，方法是患儿取平卧位，在膀胱充盈状态下（可在下腹部叩及或触及），常规消毒皮肤，用 25 号或 22 号针在耻骨联合上一横指宽腹中线处穿刺，抽取 1～2 mL 尿做细菌培养。必要时行导尿术，严格执行无菌操作。

（四）密切观察病情变化

(1) 密切监测体温变化,体温过高时给予适当降温。新生儿出现体温不升时,应注意保暖并密切观察病情变化,做好记录。

(2) 观察患儿排尿次数、尿色、尿量、尿味及排尿时的表情,并做好记录。

四、健康教育

(1) 向患儿及家长介绍本病的相关知识:强调多饮水对疾病恢复的重要性;幼儿不宜穿开裆裤,婴儿要勤换尿布,尿布洗净后要用开水烫洗晒干,或煮沸、压力消毒;便后冲洗臀部,保持会阴部清洁,女孩清洗外阴时从前向后冲洗,单独使用洁具,防止肠道细菌污染尿道,引起上行性感染;及时发现和处理男孩包茎、女孩处女膜伞、蛲虫感染等。

(2) 做好出院指导:强调严格遵医嘱服用抗生素是预防复发的关键;告之停药后需定期复查,防止复发与再感染。一般急性感染于疗程结束后每月随访一次,除尿常规外,还应做中段尿培养,连续3个月,如无复发可以认为治愈,反复发作者每3～6个月复查一次,共2年或更长时间。

小结

尿路感染是指病原体直接侵入尿路,在尿液中生长繁殖,并侵袭尿路黏膜或组织而引起损伤的病症。应重点评估:患儿有无穿开裆裤、包皮过长(男孩)、蛲虫感染等,新生儿有无发热、体温不升、体重不增、拒乳、嗜睡、腹泻和惊厥等,婴幼儿有无发热、呕吐、腹痛、排尿时哭闹等,年长儿有无发热、腰痛、尿急、尿频、尿痛、肾区叩痛、遗尿等。护理重点:急性期卧床休息,鼓励患儿多饮水;遵医嘱早期应用抗生素;遵医嘱留取尿标本;勤换尿布,保持会阴部清洁;密切观察病情变化、药物疗效及副作用;加强健康教育。

目标检测

一、名词解释

1. 急性肾炎　2. 肾病综合征　3. 急性肾功能不全　4. 少尿　5. 高血压脑病

二、填空题

1. 急性肾炎的临床特点是________、________、________,严重病例可出现________、________、________。

2. 单纯性肾病综合征的临床特点是________、________、________、________。

3. 单纯性肾病与肾炎性肾病的主要区别是前者无________、________、________、________。

三、选择题

1. 肾病综合征患儿大量蛋白尿期间的饮食,错误的是(　　)。

A. 高蛋白　　B. 高热量　　C. 低盐

D. 低动物脂肪　　E. 高可溶性纤维

2. 肾病综合征患儿的护理，下列哪一项易被忽视？（　　）

A. 一般护理　B. 饮食护理　C. 心理护理　D. 控制感染　E. 对症护理

3. 学龄儿童少尿概念是指一昼夜尿量低于（　　）。

A. 400 mL　B. 300 mL　C. 200 mL　D. 250 mL　E. 50～100 mL

4. 急性肾炎患儿卧床休息必须持续至（　　）。

A. 全部症状消失　　B. 水肿消退，血压正常

C. 尿蛋白消失　　D. 血沉正常

E. 尿 Addis 计数正常

5. 治疗肾病综合征的首选药物是（　　）。

A. 肾上腺糖皮质激素　　B. 抗生素

C. 利尿剂　　D. 冻干人血浆

E. 免疫调节剂

6. 儿童发生泌尿系感染的主要途径是（　　）。

A. 泌尿道先天畸形　　B. 血行感染

C. 淋巴感染　　D. 上行感染

E. 下行感染

7. 患儿，男，6 岁。因面部水肿 2 周，拟诊"肾病综合征"收入院，现患儿阴囊皮肤薄而透明，水肿明显。对其处理应是（　　）。

A. 绝对卧床休息　　B. 高蛋白饮食

C. 严格限制水的入量　　D. 保持床铺清洁、柔软

E. 用丁字带托起阴囊，并保持干燥

8. 患儿，9 岁，2 周前曾患猩红热，近 2 d 眼睑水肿，测血压 20/12 kPa（150～90 mmHg），尿常规：蛋白＋＋，红细胞 5～8 个/HP，护理时应特别警惕发生（　　）。

A. 水、钠潴留　　B. 高血压脑病　　C. 中毒性脑病

D. 急性肾功能不全　　E. 原发性腹膜炎

9. 有关儿童泌尿道感染的特点，以下哪项是错误的？（　　）

A. 女婴发生率高于男婴　　B. 年长儿以膀胱刺激症状为主

C. 婴幼儿无明显膀胱刺激症状　　D. 新生儿无特异性表现

E. 主要病原菌是金黄色葡萄球菌

10. 一肾病综合征患儿，有胸水症状，全身水肿较重，护理该患儿时不应采用的方法是（　　）。

A. 保持皮肤清洁干燥　　B. 避免擦伤及受压

C. 让患儿卧于橡胶单上以利于清洗　　D. 阴囊部用吊带托起

E. 静脉穿刺时选好血管，争取一次穿刺成功

11. 儿童泌尿系统解剖特点中，错误的是（　　）。

A. 年龄愈小，肾相对愈重

B. 婴儿期肾脏位置相对较高

C. 婴儿膀胱位置较高

D. 婴幼儿输尿管长而弯曲,易受压扭曲至尿潴留

E. 女婴尿道较短,外口暴露,易受细菌感染

12. 在静脉滴注硝普钠的过程中,应随时监测(　　)。

A. 呼吸　B. 心率　C. 血压　D. 脉搏　E. 体温

※ 13～15题共用题干

患儿,男,5岁。因全身水肿,以肾病综合征收入院。查体:面部、腹壁及双下肢水肿明显,阴囊水肿明显,囊壁变薄透亮。化验检查:尿蛋白++++,胆固醇升高,血浆白蛋白降低。

13. 该患儿目前最主要的护理诊断是(　　)。

A. 焦虑　B. 排尿异常　C. 体液过多

D. 有继发感染的可能　E. 有皮肤完整性受损的可能

14. 目前给予最主要的护理措施是(　　)。

A. 卧床休息　B. 低盐或无盐饮食

C. 高蛋白饮食　D. 高脂肪饮食

E. 肌内注射给药

15. 若病情好转,出院时健康指导应强调(　　)。

A. 介绍本病病因　B. 说明本病的治疗反应

C. 遵医嘱服药,不能随便停药　D. 说明不能剧烈运动的重要性

E. 讲解预防复发的注意事项

四、简答题

1. 简述急性肾炎患儿休息的要求。

2. 肾病综合征时预防感染的护理措施有哪些?

五、病例分析题

患儿,男,8岁。因急性肾小球肾炎入院,2 d后尿少、水肿加重,伴呼吸困难。听诊:两肺布满湿啰音,心律呈奔马律,触诊肝脏增大。请根据以上资料,列出该患儿主要的护理诊断,并制订出相应的护理计划。

(刘　奉)

第十三章 神经系统疾病患儿的护理

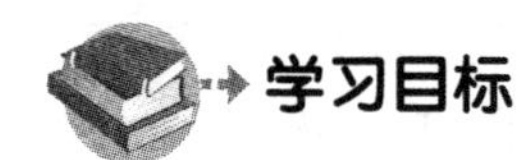

学习目标

1. 掌握 化脓性脑膜炎、脑性瘫痪、注意力缺陷多动症的护理诊断和护理措施。

2. 熟悉 化脓性脑膜炎、脑性瘫痪、注意力缺陷多动症患儿的症状和体征。

3. 了解 儿童神经系统解剖生理特点，化脓性脑膜炎、脑性瘫痪、注意力缺陷多动症的病因。

4. 学会 运用有关知识对神经系统疾病患儿实施整体护理。

第一节 儿童神经系统解剖生理特点

神经系统的发育是儿童神经精神心理发育的基础。

一、脑

出生时脑重量约 370 g，6 个月时脑重 600～700 g，1 岁时 900 g，2 岁时 1000 g，至 7 岁时已接近成人水平。成人脑重约 1500 g。出生时大脑皮质较薄，细胞分化不全，灰质和白质区分不明显。婴幼儿时期神经活动很不稳定，对外来刺激反应易于泛化。3 岁时皮质细胞分化基本完成，8 岁时与成人无大区别，以后细胞逐渐成熟。

二、脊髓

出生时脊髓功能相对成熟，2 岁时结构已接近成人。出生时脊髓末端位于第二腰椎下缘水平，到 4 岁才退到第一至第二腰椎之间。故婴幼儿时期做腰椎穿刺以第四至第五腰椎间隙为宜，4 岁以后以第三至第四腰椎间隙为宜。

三、脑脊液

正常脑脊液外观清亮透明，压力 0.69～1.96 kPa（新生儿 0.29～0.78 kPa），细胞数不

超过 10×10^6/L(新生儿细胞数不超过 20×10^6/L),糖 2.8～4.5 mmol/L(新生儿 3.9～5.0 mmol/L),氯化物 118～128 mmol/L,蛋白质 0.2～0.4 g/L(新生儿为 0.2～1.2 g/L)。

四、神经反射

(一) 生理反射

出生时存在终身不消失的反射:角膜反射、瞳孔对光反射、结膜反射及吞咽反射等。

出生时存在,以后逐渐消失的反射:觅食反射、吸吮反射、握持反射、拥抱反射及颈肢反射等。这些反射一般 3～4 个月开始逐渐消失。

出生时不存在,以后逐渐出现并永不消失的反射:腹壁反射、提睾反射及腱反射等。

(二) 病理反射

2 岁以内的儿童由于锥体束发育不成熟,巴宾斯基(Babinski)征可呈阳性。若该反射恒定不对称或 2 岁以后阳性是锥体束损害的重要体征。由于各种原因引起颅内高压可出现脑膜刺激征,即颈项强直、凯尔尼格征等阳性。

第二节　化脓性脑膜炎患儿的护理

案例引导

患儿,男,10 个月,因发热 3 d,抽搐 2 次入院。患儿 3 d 前开始发热,体温 38.5～39.6 ℃,伴有咳嗽、流鼻涕,烦躁。呕吐 3 次,量较多,呈喷射状,为胃内容物。入院当天突然出现抽搐,急诊入院。查体:T 39 ℃,P 120 次/分,R 36 次/分,W9.0 kg。烦躁不安,皮肤未见淤斑、淤点。前囟饱满、张力略高,颈项强直。心肺腹部未见异常。请问:该患儿可能的诊断是什么?为明确诊断需做哪些检查?如何对该患儿进行护理评估?该患儿护理诊断有哪些?应采取哪些护理措施?

化脓性脑膜炎(purulent meningitis,简称化脑),是由各种化脓性细菌引起的中枢神经系统急性感染性疾病。临床上以发热、呕吐、头痛、惊厥、意识障碍、脑膜刺激征阳性和脑脊液改变为特征。

多数化脓性细菌均可引起脑膜炎,但致病菌种类与患儿年龄及机体免疫状态有密切关系。2 个月以内的婴儿以及免疫缺陷者,以革兰氏阴性杆菌(最多见为大肠杆菌、其次为变形杆菌、铜绿假单胞菌)和金黄色葡萄球菌为主。2 个月到 12 岁的儿童,以流感嗜血杆菌、脑膜炎球菌感染为主。12 岁以上儿童以脑膜炎球菌、肺炎链球菌多见。

细菌可通过多种途径抵达脑膜,最常见的是血行播散,细菌大多从呼吸道侵入,也可经皮肤、黏膜或新生儿脐部侵入,经血液循环到达脑膜。少数可由邻近组织器官感染如副鼻窦炎、中耳炎、乳突炎、眼眶蜂窝组织炎等直接扩散而产生脑膜炎。颅骨外伤、骨折等可使细菌直接进入脑膜。

细菌进入脑脊液后迅速繁殖,形成以软脑膜、蛛网膜和表层脑组织为主的炎症反应,引起硬脑膜下积液或积脓、脑积水。并可引起颅压升高，甚至发生脑疝。炎症还可损害脑实质、脑神经、运动神经和感觉神经而产生相应的神经系统症状与体征。

一、护理评估

（一）健康史

详细询问患儿发病前有无呼吸道、消化道或皮肤感染史。新生儿要询问生产史、有无脐部感染；有无长期使用糖皮质激素等导致免疫功能低下的药物史；详细询问有无发热、头痛、呕吐、烦躁不安、惊厥、嗜睡甚至昏迷等临床表现。

（二）身心状况

1. 临床表现 各种化脓性脑膜炎的临床表现大致相同，可概括为感染中毒症状、颅内压增高表现及脑膜刺激征。

1）典型表现

(1) 感染中毒症状：高热、烦躁不安、面色苍白。

(2) 急性脑功能障碍症状：进行性意识障碍，出现精神委靡、嗜睡、昏睡和昏迷。患儿可有反复惊厥发作。

(3) 颅内压增高表现：剧烈头痛、喷射性呕吐、婴儿前囟饱满、张力增高、颅缝增宽、头围增大。合并脑疝时有呼吸不规则、突然意识障碍加重、双侧瞳孔不等大、对光反射减弱或消失等。

(4) 脑膜刺激征 颈项强直、Kernig 征和 Brudzinski 征阳性，以颈项强直最常见。

2）非典型表现

3 个月以下婴儿起病隐匿，常因无典型症状和体征而被忽略。表现为体温升高或降低，甚至体温不升，面色青灰，吸吮无力、拒食，吐奶、尖叫、双眼凝视，前囟饱满、张力增高，颅缝增宽或头围增大，不典型惊厥发作。由于囟门及颅缝的缓冲作用，脑膜刺激征不明显。

2. 并发症

(1) 硬脑膜下积液：30％的化脓性脑膜炎患儿发生硬脑膜下积液，多见于 1 岁以内、患肺炎链球菌和流感嗜血杆菌脑膜炎的患儿。其特点为，治疗过程中体温不退或退而复升，出现颅内压增高征象或出现惊厥、意识障碍等。做 CT 有助于确诊。也可进行硬膜下穿刺，如积液量＞2 mL，蛋白质＞0.4 g/L，即可确诊。

(2) 脑室管膜炎：多见于革兰氏阴性杆菌脑膜炎。患儿在治疗过程中出现高热不退，呼吸衰竭、惊厥频繁、前囟饱满，CT 检查可见脑室扩大，脑室穿刺检查脑室液，如白细胞数 $\geqslant 50\times10^6$/L、血糖＜1.6 mmol/L 或蛋白质＞400 mg/L 时即可诊断。

(3) 脑性低钠血症：由于炎症累及下丘脑和垂体后叶所致，30％～50％患儿出现低钠血症及血浆渗透压降低，进一步加重脑水肿，低钠性惊厥和意识障碍加重，甚至昏迷。

(4) 其他：如脑积水、癫痫、耳聋、失明、智力发育障碍等。

3. 心理、社会状况

婴幼儿化脓性脑膜炎死亡率较高，后遗症发生率较高。因此，应注意评估患儿家长对疾病的了解程度和对护理知识的掌握程度，是否有焦虑、恐惧或内疚等不良情绪。了解患儿家庭的经济承受能力。

4. 辅助检查

(1) 血象:白细胞总数明显增高,可达($20\times10^{9}\sim40\times10^{9}$)/L;以中性粒细胞为主,占80%以上,明显核左移。严重感染者也可见白细胞总数减少。

(2) 脑脊液检查:脑脊液检查是确诊本病的重要依据。外观浑浊或呈脓性,压力增高;白细胞总数显著增高,多达1000×10^{6}/L,以中性粒细胞为主;血糖降低,<1.1 mmol/L;蛋白质浓度增高,多在1 g/L以上。脑脊液涂片和培养可帮助明确病因。

(3) 血培养:病程早期未用抗生素者常可获得阳性结果。

(4) 头颅CT、MRI检查。

二、主要护理诊断/问题

(1) 体温过高 与细菌感染有关。

(2) 营养失调:低于机体需要量 与高热、呕吐、摄入不足有关。

(3) 有受伤的危险 与抽搐、昏迷有关。

(4) 焦虑 与预后不良有关。

三、护理措施

(一) 一般护理

(1) 保持病室安静,空气新鲜。每日开窗通风3~4次,维持病室温度18~20 ℃,湿度50%~60%。

(2) 让患儿卧床休息。

(3) 饮食护理 保证营养供给。根据患儿的热量需要制订饮食计划,给予高热量、高蛋白质、高维生素、易消化的流质或半流质饮食,如牛乳、水果、蔬菜、蛋黄、鱼类等。少食多餐,防止呕吐发生。频繁呕吐或昏迷不能进食者可鼻饲或静脉补充营养。

(二) 心理护理

向家长及患儿介绍病情及疗效进展,鼓励其说出内心的感受和疑虑,减轻焦虑;多安慰、关心和爱护患儿,增强战胜疾病的信心。及时解除患儿的不适,取得患儿及家长的信任。

(三) 病情观察

1. 监测生命体征和神志变化 若患儿烦躁不安、剧烈头痛、意识障碍、频繁呕吐、肌张力增高、前囟膨隆或紧张等,表示有颅内压升高;若呼吸不规则、瞳孔不等大或忽大忽小、对光反应迟钝或消失、血压升高,提示有脑疝及中枢性呼吸衰竭。应经常巡视,密切观察,发现病情变化及时向医生报告,并准备好各种急救药品和其他物品,配合医生抢救。

2. 并发症的观察 如患儿在治疗时发热不退或退而复升,前囟饱满、颅缝裂开、频繁惊厥、呕吐不止,应考虑硬脑膜下积液。可做CT检查,及早诊断,及时处理。

(四) 对症护理

1. 高热的护理 每4 h测体温1次,观察热型及伴随症状。体温高于38.5 ℃时给予物理或药物降温，并观察降温效果。体温不升者应注意保暖。鼓励患儿多饮水，必要时静脉补液。注意皮肤和口腔护理。

2. 惊厥的护理 保持安静，减少刺激等。注意患儿安全，应由专人守护及陪伴。修剪指甲或适当约束患儿，以防自伤和外伤。一旦发生惊厥，应立即置压舌板于两臼齿之间，将患儿头偏向一侧，以防舌咬伤、窒息和坠床发生。

3. 其他方面的护理 及时清除呕吐物，保持呼吸道通畅，防止反流或误吸窒息。昏迷卧床者应注意防止发生压疮。

（五）治疗指导

主要是抗生素治疗，还包括对症、支持治疗和并发症治疗。

1. 抗生素治疗原则 早期、联合、足量、足疗程、静脉给药。由于化脓性脑膜炎病情重、进展迅速，应及早选用易于透过血脑屏障的抗生素静脉治疗。病原菌尚未明确时可选用氨苄西林、大剂量青霉素，目前主张选用第三代头孢菌素：头孢曲松或头孢噻肟等。有条件的医院最好根据药敏试验结果选择抗生素。

2. 肾上腺皮质激素 在使用抗生素的同时，可每日静脉注射地塞米松 0.6 mg/kg，共 2～3 d，可抑制，降低血管通透性，减轻脑水肿和降低颅内压。

3. 对症和支持治疗 维持水、电解质平衡，处理高热，控制惊厥和休克，降低颅内压。

4. 并发症治疗 硬膜下积液多时可行穿刺放液，一般每次不超过 30 mL；若硬膜下积脓除穿刺放液外，需根据病原菌注入相应抗生素，必要时行外科手术处理。脑室管膜炎可做侧脑室控制性引流，并注入抗生素。脑性低钠血症应适当限制液体入量，酌情补充钠盐。

四、健康教育

向患儿及家长介绍病情、用药原则及护理方法，使其主动配合治疗。对恢复期或有神经系统后遗症的患儿制订相应的功能训练计划，教会家长具体的护理措施，以促使尽快恢复。

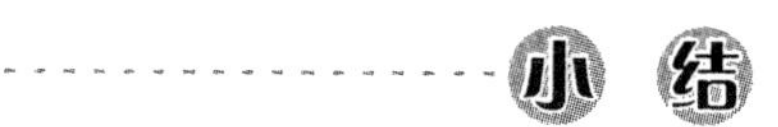

小结

化脓性脑膜炎是由多种化脓性细菌引起的中枢神经系统急性感染性疾病。应重点评估患儿发热、惊厥、意识障碍、颅内压增高、脑膜刺激征阳性和脑脊液改变情况。常见并发症有硬脑膜下积液、脑室管膜炎、脑性低钠血症等。脑脊液检查有助于早期诊断。临床治疗主要选择敏感、容易透过血脑屏障的抗生素。早期、联合、足量、足疗程、静脉给药。护理要点是密切观察病情变化，防止并发症发生，补充足够的热量，加强用药护理、高热护理和惊厥的护理等。

第三节 脑性瘫痪患儿的护理

案例引导

患儿,男,18个月。因自幼运动发育落后而来院就诊。该患儿为孕34周出生,出生体重1500 g,剖宫产娩出。母乳喂养,按时添加蛋黄、米粉、肉汤等辅食。4个月俯卧位抬头,8个月翻身,10个月独坐,目前仍不能独立行走。查体:营养一般。肌张力高,活动受限,上肢屈肌张力增加,肩关节内收,肘关节屈曲,手指屈曲,呈紧握拳状,拇指内收,紧握掌心。下肢大腿内收,肌张力增高,大腿外展困难,髋关节呈屈曲姿势,足尖着地,行走时剪刀步态。腱反射亢进。心肺(一)。腹软,肝脾不肿大。头颅MRI:双侧侧脑室后角旁脑白质软化。请对该患儿进行护理评估,并列出主要的护理诊断和护理措施。

脑性瘫痪(cerebral palsy)简称脑瘫,是指出生前到出生后1个月内各种原因所致的非进行性脑损伤,主要表现为中枢性运动障碍和姿势异常。可伴有癫痫、智力低下、视觉、听觉或语言功能障碍等。其发病率在我国为2‰,男孩多于女孩。

引起脑性瘫痪的原因很多,可发生在出生前、出生时和出生后。①出生前因素:胎儿脑发育畸形、先天性脑积水,母亲妊娠期各种异常情况如妊娠高血压综合征、感染、中毒、糖尿病及放射线照射等;②出生时因素:产伤、窒息、颅内出血、缺氧及羊水或胎粪吸入等;③出生后因素:如早产、低出生体重、胆红素脑病、严重感染和外伤等。

多年来一直认为异常分娩是导致脑瘫的主要原因。近年来对脑瘫病因做了更深入的探讨,目前认为胚胎早期的发育异常很可能是造成早产、低出生体重和围生期缺氧缺血等的重要原因,也是高危新生儿存活后发生脑瘫的重要基础。

一、护理评估

(一) 健康史

详细询问患儿出生史,如有无早产、宫内窘迫或缺氧缺血性脑病、脐带绕颈等。详细询问母亲孕期有无营养障碍、妊娠高血压综合征、糖尿病和接触放射线、药物等病史。详细询问新生儿有无严重感染(如化脓性脑膜炎)、外伤、颅内出血、胆红素脑病等。

(二) 身心状况

1. 临床表现

运动障碍是脑瘫患儿最基本的表现,其特征如下。

(1) 运动发育落后和主动运动减少　患儿抬头、翻身、坐和四肢运动发育落后。自主运动困难,运动僵硬、不协调、不对称。

(2) 肌张力异常　肌张力增高、低下或高低变化不定。肌张力增高者多呈足尖着地行走,或双下肢呈剪刀状交叉。

(3) 姿势异常　如头和四肢不能保持在中线位上，呈角弓反张或为四肢痉挛。

(4) 反射异常　多种原始反射消失延缓。膝腱反射亢进、可有踝阵挛和巴宾斯基征阳性。脑瘫患儿常伴有一系列发育异常，如智力低下(约 2/3)，约半数伴视力障碍、听力障碍、语言障碍、癫痫发作或情绪、行为障碍等。

2. 临床类型　按照运动障碍的性质，脑性瘫痪可分为以下几种类型。

(1) 痉挛型：最常见，约占全部病例的 70%，主要因锥体系受损致肌张力增高，肢体活动受限。上肢屈肌张力增高，肩关节内收，肘关节、手腕部及指尖关节屈曲，拇指内收，手紧握拳状。下肢大腿内收肌张力增高，大腿外展困难，踝关节跖屈。坐位时两下肢向前伸直困难，站立位行走时足尖着地，两腿交叉呈剪刀样步态。

(2) 手足徐动型：此型临床也经常见到，约占 20%，病变主要在脑的基底核部位。患儿活动时，常表现为四肢及头部不停晃动，面部怪异表情如皱眉、眨眼、伸舌等。由于颜面肌肉、舌肌与发音器官也多受累，故常伴语言障碍、吐字不清，而智力多无明显异常。

(3) 肌张力低下型：较少见，由于肌张力低下，自主运动减少，患儿抬头、坐位都很困难，常仰卧位、四肢外展、外旋、形成蛙姿位。

(4) 其他：可见强直型、共济失调型、震颤型和混合型。

3. 并发症　日常生活能力、运动功能、言语功能、认知能力等水平下降。

4. 心理、社会状况　由于病情轻重不一，约有 2/3 的患儿合并智力落后，半数伴有视、听、语言或情绪、行为障碍等。因此，应评估患儿及家属是否了解本病的病因、临床表现及治疗、护理知识。对本病的预后是否充满信心。评估患儿是否因智力发育低下导致学习困难而产生焦虑或自卑感。

5. 辅助检查

(1) 影像学检查、脑电图检查：可帮助明确病变的部位、范围或是否合并癫痫。

(2) 视听觉功能检测：可帮助确定有无视力、听力障碍。

(3) 智力测定：可明确智力受损程度，从而可作为诊断和疗效评定的参考指标。

二、主要护理诊断/问题

(1) 生长发育改变　与脑损伤有关。

(2) 有废用综合征的危险　与肢体痉挛性瘫痪有关。

(3) 有皮肤完整性受损的危险　与躯体不能活动有关。

(4) 躯体移动障碍　与中枢性脑瘫有关。

(5) 照顾者角色困难　与家长缺乏相关知识及负担过重有关。

三、护理措施

(一) 一般护理

1. 日常生活及活动　人们维持生活最基本的活动，如进食、更衣、洗漱、如厕等。脑瘫患儿存在多方面的能力缺陷，所以指导父母和家庭其他成员正确护理患儿非常重要。为患儿选择穿脱方便的衣服，更衣时注意患儿体位，一般病重侧肢体先穿后脱。注意培养患儿生活自理能力，根据患儿年龄进行日常生活动作训练。对伴有听力、语言障碍的患儿，应按儿童语言发育规律进行训练，给患儿丰富的语言刺激，鼓励患儿发声，纠正发声异常，并持之以恒。鼓励患儿与正常儿童一起参加集体活动，多表扬其进步，调动其积极性，防止产生孤独、自卑心理；促进健康成长。

2. 保证营养供给 提供高热量、高蛋白质、高维生素、易消化的食物。婴幼儿应注意添加转换食物。喂食时保持患儿头处于中线位，避免头后仰导致异物吸入。牙齿紧咬时勿强行用匙喂食，以免损伤牙齿。训练手持汤匙及手取食物，并鼓励独立进食。如热量不能保证，应行鼻饲或静脉补充。

3. 皮肤护理 协助长时间卧床的患儿翻身，白天尽量减少卧床时间。保持皮肤清洁、干燥，防止发生压疮或继发感染。

（二）心理护理

向家长及年长儿介绍本病的治疗进展，使其树立信心和耐心。鼓励患儿与正常儿童一起参加集体活动，多表扬其进步，调动其积极性，防止产生孤独、自卑心理；促进健康成长。但应避免过于偏爱。

（三）病情观察

观察患儿的睡眠、饮食、情绪、运动等方面是否有变化。

（四）功能训练

(1) 体能运动训练：针对运动障碍和异常姿势进行的物理学手段训练。

(2) 技能训练：主要训练上肢和手的功能，提高日常生活自理能力。

(3) 语言训练：主要是听力、发音、语言和咀嚼吞咽功能的协同矫正。

(4) 进食训练：训练患儿自己进食的能力。

功能训练要从简单到复杂、从被动到主动加强肢体锻炼，以促进肌肉、关节活动和改善肌张力。同时配合针刺、理疗、按摩、推拿和必要的矫形器等，纠正异常姿势。

（五）治疗指导

治疗的主要目的是促进各系统功能的恢复和正常发育，纠正异常姿势，减轻其伤残程度。应多学科协作、及时诊断、早期治疗。一旦确立诊断，应尽早进行功能训练，并用针灸、理疗、按摩、夹板等促进正常运动发育，抑制异常运动和姿势形成；家长与医务人员密切配合，共同制订训练计划，评估训练效果；此外，可考虑手术矫形减轻肢体畸形。发育异常者应进行训练。有癫痫发作者应按发作类型予以抗癫痫药物治疗。

四、健康教育

针对脑瘫患儿需要长期治疗和护理的特点，健康教育主要以家庭教育为主。教会家长照顾患儿的方法，并帮助家长制订切实可行的康复计划。指导促进患儿心理健康。家庭应多给患儿关心与鼓励，耐心指导，注意挖掘潜力，使患儿有成就感并不断进步，切不可歧视或溺爱孩子，以免造成性格缺陷。

小结

脑性瘫痪是指出生前到出生后1个月内各种原因所致的非进行性脑损伤。应重点评估患儿有无中枢性运动障碍和姿势异常，是否伴有癫痫、智力低下、视觉、听觉或语言功能障碍等。临床上以康复训练为主，如运动疗法、作业疗法、言语治疗、理疗、针灸、手术等。护理重点是加强日常生活护理和心理护理，促进患儿正常生长发育，提高生活自理能力，早日回归家庭和社会。

第四节　注意力缺陷多动症患儿的护理

案例引导

患儿，男，10岁。因自幼好动、上课不认真、成绩下降、管教困难来就诊。患儿自幼哭闹无常，吃奶、睡眠缺乏规律，并且好动。7岁入小学，上课和做作业不专心，上课纪律差，扰乱课堂秩序，家长常被叫到学校，遭老师和同学“投诉”。作业脏、乱、草。房间杂乱无章，平时丢三落四。做事有始无终。脾气急躁，有要求马上要满足。学习成绩下降明显。请对该患儿进行护理评估，并列出主要的护理诊断和护理措施。

注意力缺陷多动症(attention-deficit hyperactivity disorder，ADHD)是一种常见的儿童行为问题，以多动、注意力不集中、参与事件能力差、行为冲动为主要特征，其智力基本正常，但常伴学习困难及心理异常。4岁之前诊断十分困难。本病发病率男孩明显多于女孩，比例(6～9)∶1。国内报道患病率1.3%～15.9%。

注意力缺陷多动症的病因和发病机制迄今为止尚不清楚。有研究证实ADHD有遗传倾向。另外，孕妇酗酒、患儿铅中毒等与之有关。各种原因导致的脑损伤，有些患儿体内去甲肾上腺素、儿茶酚胺和多巴胺的有效浓度不足等。

一、护理评估

(一) 健康史

一旦怀疑患儿有注意力缺陷多动症，应向患儿关系密切的家庭成员和教师详细询问有关病史。询问有无家族史，观察孩子的身体活动水平、注意力范围、是否话多、方向感、自控能力等。重点评估注意缺陷、活动过多、冲动行为，以及对社会、学习和职业造成的影响程度。

(二) 身心状况

本症的两大主要症状是注意力缺陷和活动过度。两者常同时存在。

1. 注意力缺陷　本症的必备表现之一。在听课、做作业或其他活动时很难维持注意力；在课堂上坐立不安，喜欢激惹周围的小朋友，不听从教导，作业完成不好，成绩差。

2. 活动过多 表现为过分不安和小动作过多。上课时小动作不断、话多、离位走动、扰乱课堂秩序。翻箱倒柜,干扰他人活动,令人生厌。

3. 冲动行为 缺乏自制力,情绪不稳,任性冲动,对愉快和不愉快的事情做出过度兴奋或愤怒的反应。行为不顾后果且没有耐心,常与同学争吵。

4. 其他表现 伴学习困难,学业成绩落后,越到高年级越明显。部分有神经发育障碍或延迟(精细协调动作笨拙、语言发育延迟)等,智商基本正常。

按美国 DSM-Ⅳ(1991)标准,ADHD 的临床表现分为注意力项和多动项两项,ADHD 的诊断必须至少具备 2 项中的各 4 种表现,或某一项中的 8 项表现(表 13-1)。

表 13-1 注意力缺陷多动症

注意力项	多动项
易受外来影响而激动	在教室常离开座位
无监督时难以有始有终完成任务	常未加思考即开始行动
难以持久性集中注意力	集体活动中常不按次序
听不进别人在说什么	常在问题未说完即抢答
经常丢失学习和生活用品	难以安静地玩耍
在学校课堂注意力分散、成绩不佳	做出过分的行动,如爬高、乱跑
不能组织达到一定目的的活动	参与危险活动
一事未完又做另一事	坐立不安、动手动脚
—	常干扰别人
—	说话过多

多动具有发育特点,学龄前期和学龄期显著,随儿童年龄增长而趋于好转,少年期多无症状,但注意力不集中可持续存在。7 岁前发病,病程超过 6 个月,根据父母、老师对儿童行为的连续性观察评估可考虑本病,但应排除其他器质性疾病或功能性精神病等。

(三) 心理、社会状况

由于注意障碍、活动过度、冲动任性,他们常遭到同学们的讥讽、鄙视,在与同伴建立和维持良好的人际关系方面十分困难,他们的自尊心常受到伤害,且情感脆弱,易发脾气,学习成绩差,学习困难。家长常因缺乏对该病的正确认识,而对患儿的行为经常抱怨、责怪。应注意评估患儿及家长的心理变化情况、家庭的应对能力等。

(四) 辅助检查

部分患儿脑电图检查有异常改变,对诊断有参考意义,但无定性诊断价值。可通过智力测试和适应性行为测试等了解患儿的表现,为诊断、治疗和护理提供依据。

二、主要护理诊断/问题

(1) 社会交往障碍 与冲动行为有关。

(2) 语言沟通障碍 与注意力不集中有关。

(3) 焦虑(家长) 与患儿学习成绩不良有关。

三、护理措施

1. 一般护理 环境要安全，尽可能减少周围环境的刺激，将注意力分散程度降到最低。睡眠时，拉上深色的窗帘并减少噪声。

2. 心理护理 家长、教师和医务人员应密切配合，关心、爱护患儿，积极寻找并去除诱因，减少对患儿的不良刺激（打骂、歧视），发现优点及时予以表扬，从而提高其自尊心。对于一些破坏性或攻击性行为不可袒护，应严加制止，但要注意方式、方法。加强家庭与学校联系，共同教育，持之以恒。

3. 病情观察 观察患儿的注意力、活动情况、学习成绩、是否有冲动行为等。

4. 认知和行为训练

（1）协助家长帮助患儿掌握认知技巧，让患儿通过言语的自我指导、角色扮演、自我表扬、自我监督和自我强化等方法，矫正患儿的多动和冲动行为，以提高学习技能和改善社会交往能力。

（2）为患儿制订简单可行的生活制度，如吃饭时不看书，做作业时不玩玩具，做完一件事情再做另一件等，逐渐养成一心不二用的良好习惯。鼓励参与文体活动，使其过多的精力得以释放，并学会控制冲动和攻击性行为，提高自我控制意识，增强自律和自信心。

5. 治疗指导

（1）实施合理教育，注意教育方法，减少对患儿的不良刺激；制订合理的教学计划；强化按规律生活；训练组织能力；加强精神卫生咨询。

（2）药物治疗，以神经兴奋剂最有效，哌甲酯（利他林）为首选药，剂量 0.3 mg/(kg・d)。最大剂量为 60 mg/d，如服一个月无效者停药。6 岁以下儿童以非药物治疗为主。

（3）用药护理，向患儿及家长介绍用药的方法、疗效及副作用。药物应于每天早晨课前半小时顿服，节假日停药。神经兴奋剂仅能改善患儿的注意力，对多动、冲动无明显作用。该类药物有引起神志淡漠、社会退缩、动作刻板、食欲减退、影响发育等副作用，应严格遵医嘱用药。

四、健康教育

给家长介绍本病的相关知识，指出注意力缺陷多动症是病态，不应打骂、歧视患儿，以免加重患儿的精神创伤。加强与家长及学校教师的合作，对患儿的教育要有信心、耐心，通过家庭、学校、社会的共同关心，使患儿逐步养成良好的生活习惯。告诉家长及教师患儿所服药物的名称、剂量及用药时间等。

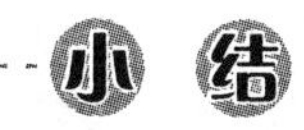

注意力缺陷多动症是一种常见的儿童行为问题，以活动过度、注意力不集中、任性、行为冲动为主要特征。应重点评估患儿有无注意力缺陷和活动过度，是否伴学习困难和心理异常。护理要点是护理人员、家长及教师密切配合，加强患儿的认知行为训练，改变不良习惯，遵医嘱正确合理地使用药物，提高患儿学习成绩和生活质量。

目标检测

一、选择题

1. 足月儿出生时存在,以后也不消失的反射是(　　)。

A. 觅食反射　B. 角膜反射　C. 握持反射
D. 颈肢反射　E. 吸吮反射

2. 化脓性脑膜炎细菌入侵的主要部位是(　　)。

A. 呼吸道　B. 皮肤　C. 新生儿脐部
D. 黏膜　E. 消化道

3. 确诊化脓性脑膜炎的主要依据是(　　)。

A. 高热、头痛、呕吐　B. 反复惊厥　C. 前囟饱满
D. 脑脊液检查　E. 血常规检查

4. 下列不符合化脓性脑膜炎脑脊液改变的是(　　)。

A. 压力增高　B. 外观浑浊
C. 细胞数增多,以淋巴细胞为主　D. 糖含量下降
E. 蛋白质含量增高

5. 化脓性脑膜炎的并发症有(　　)。

A. 硬脑膜下积液　B. 脑室管膜炎　C. 脑性低钠血症
D. 失明　E. 以上都对

6. 对于惊厥发作患儿,下列护理不妥的是(　　)。

A. 解开衣领,将患儿头偏向一侧　B. 轻轻将舌向外牵拉
C. 将牙垫置于上、下牙齿之间　D. 专人守护
E. 大声呼救,抱住孩子

7. 关于脑性瘫痪,下列不正确的是(　　)。

A. 非进行性中枢运动障碍　B. 进行性中枢运动障碍
C. 功能训练和理疗是重要的治疗方法　D. 常合并智力低下、癫痫等
E. 其发病与胚胎早期的发育异常有关

8. 脑性瘫痪分类中最常见的类型是(　　)。

A. 痉挛型　B. 手足徐动型　C. 肌张力低下型
D. 共济失调型　E. 混合型

9. 患儿,女,智力正常,上课不能静坐于座位上,无法按时完成动作,说话过多,常干扰他人,最可能的诊断是(　　)。

A. 癫痫小发作　B. 脑性瘫痪　C. 儿童多动症
D. 精神发育迟缓　E. 精神分裂症

10. 化脓性脑膜炎最常见的并发症是(　　)。

A. 脑脓肿　B. 脑积水　C. 脑硬膜下积液
D. 脑室管膜炎　E. 脑神经损伤

11. 化脓性脑膜炎的护理不包括(　　)。

A. 平卧头侧位　　B. 控制输液速度
C. 昏迷时注意保护角膜　　D. 按医嘱给予甘露醇降颅压
E. 及早发现脑水肿，预防脑疝

12. 评估婴儿化脓性脑膜炎颅内压增高最有意义的临床表现为(　　)。
A. 前囟饱满　　B. 呕吐　　C. 高热
D. 惊厥　　E. 血压增高

13. 患儿，8 个月，发热 3 d，呕吐 3 次，前囟紧张，脑脊液浑浊，白细胞数 1000×10^6/L，蛋白质检查阳性，糖降低，入院后频繁抽搐，病情观察的重点是(　　)。
A. 体温、脉搏　　B. 心率、血压　　C. 呼吸、瞳孔
D. 肌张力　　E. 前囟

二、名词解释

1. 脑性瘫痪　2. 化脓性脑膜炎　3. 注意力缺陷多动症

三、病例分析题

患儿，男，1 岁，因发热 4 d、抽搐 1 次入院。检查：T 39.5 ℃，P 120 次/分，R 38 次/分，烦躁不安，前囟隆起、张力增高，咽部充血，心、肺未见异常。对该患儿进行护理评估还需哪些资料？该患儿的护理诊断有哪些？应采取哪些护理措施？

（王小燕）

第十四章
免疫性疾病患儿的护理

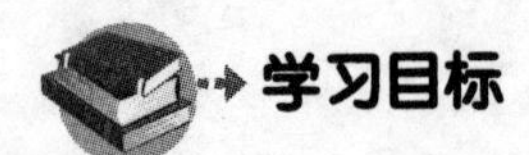

1. 掌握 风湿热、过敏性紫癜、皮肤黏膜淋巴结综合征的护理诊断、护理措施。

2. 熟悉 风湿热、过敏性紫癜、皮肤黏膜淋巴结综合征的护理评估内容。

3. 了解 风湿热、过敏性紫癜、皮肤黏膜淋巴结综合征的发病机制。

4. 能力 能结合具体病例列出护理计划和健康教育要点。

第一节 风湿热患儿的护理

案例引导

患儿，女，8岁，因发热2周入院。患儿曾出现反复关节痛病史，未引起重视。查体：T 38.8 ℃，P 128次/分，R 26次/分，心律不齐，患儿有不自主的挤眉弄眼动作，腹部可见环形红斑。拟诊为风湿热。你认为应如何护理患儿？如何对患儿及其父母进行健康教育？

风湿热（rheumatic fever）是一种与A组β型溶血性链球菌感染密切相关的全身结缔组织的非化脓性免疫炎性疾病，为常见的风湿性疾病。临床表现为发热，多伴有心肌炎、关节炎，较少出现舞蹈病、环形红斑及皮下小结，以心脏损害最为多见和严重，反复发作可导致慢性风湿性心脏瓣膜病变。好发年龄为6～15岁，3岁以下少见；一年四季均可发病，冬春季节、寒冷、潮湿地区发病率高；无性别差异。近年来风湿热的发病率有回升趋势，值得重视。

一、护理评估

(一) 健康史

本病与A组β型溶血性链球菌感染密切相关,常继发于呼吸道感染后1~4周。应评估患儿发病前有无上呼吸道感染的表现,如咽炎、扁桃体炎或猩红热等;有无发热、关节疼痛,是否伴有皮疹等,有无精神异常或不自主的动作表现。既往有无心脏病或关节炎病史。家族成员中有无类似的疾病。

(二) 身心状况

1. 临床表现 临床主要表现为心肌炎、关节炎、舞蹈病、环形红斑和皮下结节。

(1) 一般表现 发热,热型不规则,有面色苍白、食欲差、多汗、倦怠、鼻出血、腹痛等症状。

(2) 心肌炎 40%~50%的风湿热患儿累及心脏,是风湿热唯一的持续性器官损害,也是本病最严重的表现,以心肌炎及心内膜炎多见,亦可发生全心炎。

①心肌炎:轻者可无症状,重者可伴有不同程度的心力衰竭。常见心率增快且与体温升高不成比例;心界扩大,心尖搏动弥散;第一心音减弱,可闻及奔马律;心尖部可闻及收缩期杂音。心电图示P-R间期延长、ST段下移、T波改变等。X线检查可见心脏扩大,搏动减弱。

②心内膜炎:病变主要侵犯二尖瓣,其次为主动脉瓣。二尖瓣关闭不全表现为心尖部全收缩期杂音,向腋下传导,有时可闻及二尖瓣相对狭窄所致舒张期杂音;主动脉瓣关闭不全,在胸骨左缘第3肋间可闻及舒张期叹气样杂音,严重者脉压增大。急性期瓣膜损害多为充血水肿,恢复期可逐渐消失。反复发作后可引起永久性心瓣膜损害,导致风湿性心瓣膜病。

③心包炎:表现为心前区疼痛、呼吸困难及端坐呼吸,部分患儿心底部可闻及心包摩擦音。少数患儿积液量多时心尖搏动消失,心音遥远,严重者可出现颈静脉怒张、肝肿大等心包填塞表现。X线检查心影向两侧扩大呈烧瓶状;心电图显示低电压,早期ST段抬高,随后ST段回到等电位,并出现T波改变。超声心动图可确诊少量心包积液。一旦出现心包炎表现,提示有严重心脏损害,易发生心力衰竭。

(3) 关节炎 50%~60%的风湿热患儿出现关节炎,典型表现为多发性、游走性大关节炎,常累及肘、腕、膝、踝等大关节,表现为关节红、肿、热、痛,功能障碍,不典型者仅表现为关节痛。好转后不留关节畸形。

(4) 舞蹈病 3%~10%的风湿热患儿出现舞蹈病。以8~12岁女孩多见,表现为突发、不自主、无目的的快速运动,如皱眉、挤眼、歪嘴、伸舌、耸肩、缩颈、书写困难、语言障碍、细微动作不协调等,在兴奋和注意力集中时加剧,睡眠时消失,可累及全身肌肉,以面部和上肢肌肉为主。可单独存在或与其他症状并存,约40%伴心脏损害,伴关节炎者罕见。

(5) 皮肤症状

①皮下小结:见于5%~10%的风湿热患儿,常伴有严重心肌炎,好发于大关节伸面及枕、额、脊突处,为圆形、质硬、无痛、可活动的粟粒状或豌豆大小的结节,经2~4周自然消失。

②环形红斑:较少见,呈环形或半环形边界清楚的淡色红斑,时隐时现,常见于躯干及四肢屈侧,可反复出现,消退后不留痕迹。

评估时应测量患儿生命体征,注意心率加快与体温升高是否成比例,听诊有无心音减弱、奔马律及心脏杂音;检查四肢的大、小关节有无红、肿、热、痛表现,有无活动受限;有无皮疹,尤其躯干和关节的屈侧。

2. 辅助检查

(1) 寻找链球菌感染证据　咽拭子培养可发现A组β型溶血性链球菌,约80%的风湿热患儿血清抗链球菌溶血素"O"(ASO)升高,若同时测定抗链激酶(ASK)、抗脱氧核糖核酸酶B(Anti-DNase B)、抗透明质酸酶(AH),则阳性率可提高到95%。

(2) 风湿热活动指标　白细胞计数增高、C反应蛋白(CRP)阳性、血沉增快、黏蛋白增高等为风湿活动的重要标志,但对诊断本病无特异性。

(3) 心电图检查　P-R间期持续延长提示风湿活动。

知识链接

风湿热的诊断标准

风湿热的诊断标准如表14-1所示。

表14-1　风湿热的诊断标准

主要表现	次要表现	链球菌感染证据
心肌炎	发热	
多发性关节炎	关节痛*	咽拭子培养阳性
舞蹈病	血沉增快	快速链球菌抗原试验阳性
皮下结节	CRP阳性	抗链球菌的抗体滴度增高
环形红斑	P-R间期延长**	

(1) 两项主要表现,或一项主要表现伴两项次要表现者,可诊断为风湿热。

(2) 主要表现为关节炎者,关节痛不再作为次要表现。

(3) 主要表现为心肌炎者,P-R间期延长不再作为次要表现。

(4) 在有链球菌感染证据的前提下,存在以下三项之一者也应考虑风湿热:①排除其他原因的舞蹈病;②无其他原因可解释的隐匿性心肌炎;③以往已确诊为风湿热,存在一项主要表现,或有发热和关节痛,或急性期反应物质增高,提示风湿热复发。

3. 社会心理状况　因风湿热常反复发作,产生心脏损害,易导致慢性风湿性心脏病,严重影响患儿的生命质量。所以应注意评估家长有无焦虑,对该病的预后、疾病的护理方法、药物的副作用、复发的预防等知识的认知程度。对年长儿还需注意评估有无因长期休学带来的担忧、由于舞蹈病带来的自卑等。了解患儿家庭环境及家庭经济情况,既往有无住院的经历。

二、主要护理诊断/问题

（1）心输出量减少　与心脏受损有关。

（2）疼痛　与关节受累有关。

（3）体温过高　与感染的病原体毒素有关。

（4）焦虑　与发生心脏损害有关。

三、护理措施

1. 一般护理

（1）休息　急性期卧床休息2周，有心肌炎时轻者绝对卧床4周，重者6～12周，至急性症状完全消失，血沉接近正常时方可下床活动，伴心力衰竭者待心功能恢复后再卧床3～4周，活动量根据心率、心音、呼吸、有无疲劳进行调节。一般恢复至正常活动量所需时间是，无心脏受累者1个月，轻度心脏受累者2～3个月，严重心肌炎伴心力衰竭者6个月。

（2）饮食　给予易消化、营养丰富的食物，少吃多餐，心力衰竭患儿适当地限制盐和水，并详细记录出入量，保持大便通畅。

2. 用药护理

（1）遵医嘱抗风湿治疗

①糖皮质激素　心肌炎时首选糖皮质激素治疗，泼尼松2 mg/(kg·d)，最大量不超过60 mg/d，分次口服，2～4周后减量，总疗程8～12周。

②水杨酸制剂　无心肌炎的患儿可用阿司匹林，80～100 mg/(kg·d)，最大量不超过3 g/d，分次服用，至体温正常、关节症状消失、实验室活动指标正常，可逐渐减量，总疗程4～8周。

③其他治疗　有充血性心力衰竭时加用地高辛，但剂量宜小，并加用卡托普利、呋塞米和螺内酯。舞蹈病时可用苯巴比妥、氯丙嗪等镇静剂，关节肿痛时应给予制动。

（2）遵医嘱用抗生素，清除链球菌感染　大剂量青霉素静脉滴注，持续2～3周。青霉素过敏者可改用其他有效抗生素，如红霉素等。

3. 对症护理

（1）缓解关节疼痛　关节疼痛时，可让患儿保持舒适的体位，避免患肢受压，移动肢体时动作要轻柔，也可用热水袋热敷以止痛。注意患肢保暖，避免寒冷潮湿，加强皮肤护理。

（2）发热护理　密切监测体温变化，注意热型。高热时遵医嘱给予退热剂或物理降温。

4. 密切观察病情变化

（1）注意患儿面色、呼吸、心率、心律及心音的变化，如有烦躁不安、面色苍白、多汗、气急等心力衰竭的表现，应及时报告医生并做好抢救准备。

（2）用药期间应注意观察药物副作用，如阿司匹林可引起胃肠道反应、肝功能损害和出血，应饭后服药以减少对胃的刺激，并按医嘱加用维生素K防止出血；应密切观察应用泼尼松引起的副作用，如满月脸、肥胖、消化道溃疡、肾上腺皮质功能不全、精神症状、血压增高、电解质紊乱、免疫抑制等；发生心肌炎时对洋地黄敏感且易出现中毒，用药期间应注意观察有无恶心、呕吐、心律不齐、心动过缓等副作用。

5. 心理护理 关心爱护患儿，以儿童能接受的方式耐心解释各项检查、治疗、护理措施的意义，争取合作。及时解除患儿的各种不适感，如发热、出汗、疼痛等，增强其战胜疾病的信心。长期应用糖皮质激素的患儿可引起向心性肥胖、满月脸等，应耐心地给患儿及家长解释，告之停药后这些改变可逐渐恢复至正常。

四、健康教育

给家长介绍风湿热的有关知识和护理要点，教会家长观察病情、预防感染和防止疾病复发的各种措施；指导家长合理安排患儿的日常生活，避免剧烈的活动，以及防止受凉，定期到医院门诊复查；居住环境通风，避免潮湿。强调预防复发的重要性，说明预防风湿热初发及复发的关键是预防链球菌感染，预防复发首选长效青霉素120万单位深部肌内注射，每月1次，至少持续5年，最好持续到25岁，有风湿性心脏病者，宜终身药物预防。

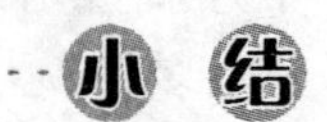

风湿热是与A组β型溶血性链球菌感染密切相关的，具有反复发作倾向的一种自身免疫性疾病。应重点评估：患儿发病前1～4周有无链球菌感染史、居住环境是否潮湿、有无心肌炎、关节炎、舞蹈病、环形红斑、皮下结节等表现，是否出现焦虑和悲观情绪等。护理重点：休息，合理安排饮食，遵医嘱用肾上腺皮质激素或水杨酸制剂、抗生素等，密切观察病情变化、药物疗效及不良反应；预防复发；做好健康教育。

第二节 过敏性紫癜患儿的护理

案例引导

患儿，男，10岁，因皮疹6 d，腹痛1 d入院。查体：T 37.5 ℃，P85次/分，R 20次/分，神清，双下肢可见散在暗红色斑丘疹，高出皮面，压之不褪色，双侧对称分布，其余皮肤未见皮疹及出血点。口唇红，咽充血。颈软无抵抗，心肺未见异常。腹平软，脐周有轻度压痛，无肌紧张及反跳痛，肝脾肋下未触及，肠鸣音4～6次/分。四肢肌张力正常，手、足无水肿。问题：

1. 该患儿的临床诊断是什么？
2. 对该患儿的护理重点是什么？
3. 如何观察病情？

过敏性紫癜(anaphylactoid purpura)，又称亨-舒综合征，是一种免疫介导的以全身小血管炎为主要病变的血管炎综合征。临床主要表现为非血小板减少性皮肤紫癜，伴便血，血尿，腹痛和关节肿痛等。多发生于学龄期儿童，男孩多于女孩，四季均可发病，但春、秋季多见。

一、护理评估

(一)健康史

本病的病因尚不清楚,目前认为与某种致敏因素引起的自身免疫反应有关,50%的患儿有链球菌感染的病史。应评估患儿发病前1～3周有无上呼吸道感染史,是否进食蛋类、乳类、鱼虾等,是否用药及药物种类,是否接种疫苗。既往有无类似发作。

(二)身心状况

1. 临床表现 多为急性起病,各种症状可以不同组合,出现先后不一,首发症状以皮肤紫癜为主,少数病例以腹痛、关节炎或肾脏症状首先出现。约半数患儿伴有低热、乏力、精神委靡、纳差等全身症状。

(1) 皮肤紫癜 反复出现皮肤紫癜为本病特征,常为首发症状。多见于下肢和臀部,对称分布,分批出现,伸侧较多,严重者累及上肢,躯干和面部少见。初起呈紫红色斑丘疹,高出皮面,压之不褪色,数天后变为暗紫色,最终呈棕褐色而消退。部分病例可伴有荨麻疹和血管神经性水肿。少数重症患儿紫癜可融合成大疱伴出血性坏死。一般在4～6周后消退,部分患儿可以数周、数月后复发。

(2) 消化道症状 约1/2患儿可出现消化道症状,常出现脐周或下腹部疼痛,伴恶心、呕吐或便血。偶可并发肠套叠、肠梗阻、肠穿孔及出血坏死性小肠炎。

(3) 关节症状 约1/3患儿出现膝、踝、肘、腕等大关节肿痛,活动受限。多在数日内消失,不遗留关节畸形。

(4) 肾脏症状 1/3～2/3患儿出现肾脏受损的临床表现。多在病程2～4周内出现,也可为首发症状。多数患儿出现血尿、蛋白尿及管型,伴血压增高和水肿,称为紫癜性肾炎。少数呈肾病综合征表现。轻重不一,大多能完全恢复,少数发展为慢性肾炎,死于慢性肾功能衰竭。本病是否引起肾脏损害及其程度是决定远期预后的关键因素。

(5) 其他症状 偶可出现颅内出血,导致头痛、惊厥、昏迷、失语、瘫痪。部分患儿有鼻出血、牙龈出血、咯血、心肌炎、心包炎等。

2. 辅助检查 常无特异性诊断检查,以下检查有助于了解病程和并发症。

(1) 血象 白细胞数正常或轻度增高,中性和嗜酸性粒细胞可增高。血小板计数正常甚至升高,出血和凝血时间正常,血块退缩试验正常,部分患儿毛细血管脆性试验阳性。

(2) 尿常规检查 部分患儿可有血尿、蛋白尿、管型尿。

(3) 大便隐血 伴消化道出血时常呈阳性。

(4) 血清学检查 血清IgA常升高,IgG、IgM升高或正常。

3. 社会心理状况

评估患儿及家长对本病的认知程度。对因疾病而影响学业的患儿,应了解其心理状况。

二、主要护理诊断/问题

(1) 皮肤完整性受损 与血管炎有关。

(2) 疼痛 与关节肿痛、肠道变态反应性炎症有关。

(3) 潜在并发症　如消化道出血、紫癜性肾炎。

三、护理措施

(一) 一般护理

1. 休息　急性期卧床休息。

2. 饮食　忌食辛、辣刺激性食物，忌食海鲜；过敏原不明者不吃过去未吃过的食物。腹痛较重者或大便隐血阳性者宜少渣半流质饮食；消化道有明显出血时应禁食。

(二) 用药护理

本病尚无特效疗法，主要采取支持和对症治疗。有荨麻疹或血管神经性水肿时，用抗组胺药和钙剂；腹痛时用解痉剂；消化道出血静脉滴注西咪替丁，必要时输血。给予大剂量维生素C改善血管通透性；应用阿司匹林、双嘧达莫(潘生丁)、肝素等抗凝；应用肾上腺皮质激素缓解腹痛和关节疼痛，重症可加用免疫抑制剂。

(三) 对症护理

1. 恢复皮肤的正常形态和功能　①观察皮疹的形态、颜色、数量、分布，以及皮疹有无反复出现等情况，每日详细记录皮疹变化；②保持皮肤清洁，以防擦伤和儿童抓伤，如有破溃及时处理，防止出血和感染；③患儿衣着应宽松、柔软，保持清洁、干燥；④避免接触可能的各种致敏原。

2. 减轻或消除关节肿痛与腹痛　观察患儿关节肿胀及疼痛情况，保持关节的功能位置。据病情选择合适的理疗方法，教会患儿利用放松、娱乐等方法减轻疼痛，遵医嘱用肾上腺皮质激素，以缓解关节疼痛。患儿腹痛时应卧床休息，尽量在床边守护，并做好日常生活护理。

(三) 病情观察

1. 观察有无腹痛、便血等情况　同时注意腹部体征并及时报告和处理。有消化道出血时应卧床休息，限制饮食，给予无渣流食，有大量出血时应禁食并考虑输血。

2. 观察尿色、尿量　定时做尿常规检查，若有血尿和蛋白尿，提示紫癜性肾炎，按肾炎护理。

四、健康教育

向患儿及家长宣传在春、秋季节预防感染的重要性，避免到人多的公共场所，防止受凉等。过敏性紫癜可反复发作或并发肾损害，给患儿和家长带来不安和痛苦，故应根据具体情况予以解释，帮助其树立战胜疾病的信心。并做好出院指导，教会家长和患儿观察病情，合理调配饮食；指导患儿和家长尽可能避免接触可能的过敏原，并定期来院复查。

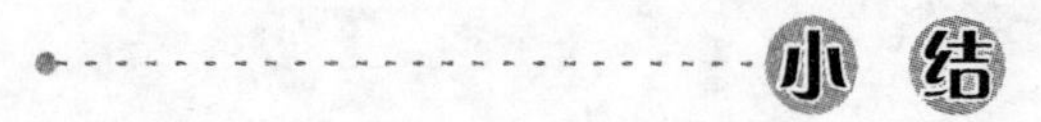

小结

过敏性紫癜是以小血管炎为主要病变的血管炎综合征。应重点评估：患儿发病前有无接触过敏原、皮肤紫癜(注意分布、形态、大小、出现的时间)、消化道症状(恶心、呕吐、腹痛、便血、腹部压痛等)、关节肿胀及疼痛(注意部位、活动度)、肾脏损害(血尿、高血压、水肿等)等。护理重点:皮肤护理;关节肿痛和腹痛的护理;动态观察病情变化和预防并发症的护理;健康教育等。

第三节 皮肤黏膜淋巴结综合征患儿的护理

案例引导

患儿,男,1岁半。发热8 d,体温38.5～40 ℃,无寒战,使用抗生素无效。3 d前出现猩红热样皮疹。查体:T 39.6 ℃,P 130次/分,R 40次/分。神志清楚,烦躁不安。面色潮红,皮肤可见红色斑丘疹,躯干部多见。右颈旁可触及数个肿大淋巴结,质硬,如花生米大小,有轻压痛。双眼球结膜充血。口唇干裂,口腔黏膜潮红,舌乳头突起呈杨梅舌。四肢活动尚好,手足弥漫性红肿,手指、脚趾肿胀,拒触,触之有发硬的感觉。辅助检查:白细胞总数15.5×10^9/L,中性粒细胞68%,淋巴细胞32%。门诊以"皮肤黏膜淋巴结综合征"收入院。问题:

1. 该患儿的护理诊断和相应的护理措施有哪些?
2. 应对患儿家长进行哪些健康教育?

皮肤黏膜淋巴结综合征(mucocutaneous lymphnode syndrome,MCLS)又称川崎病(kawasaki disease,KD),是一种以全身中、小动脉炎性病变为主要病理改变的急性发热性出疹性疾病。主要表现为急性发热、皮肤黏膜病损和淋巴结肿大。本病以婴幼儿多见,男孩多于女孩。一年四季均可发病,以春、秋两季居多。15%～20%未经治疗的患儿发生冠状动脉损害,已成为儿童后天性心脏病的主要病因之一。

一、护理评估

(一) 健康史

本病的病因及发病机制尚不清楚。目前认为川崎病是一定易患病宿主对多种感染病原触发的一种免疫介导的全身性血管炎。应详细询问患儿病前有无上呼吸道及消化道感染史。起病情况,体温高低及热型,皮肤及口腔黏膜有无异常表现等。

(二) 身心状况

1. 临床表现

1) 主要表现

(1) 发热:为最早出现的症状,体温38～40 ℃,呈稽留热或弛张热,持续7～14 d,甚至更长,抗生素治疗无效。

(2) 皮肤表现:发热时或发热后出现皮疹,呈向心性、多形性,常见的为斑丘疹、多形红斑样或猩红热样皮疹,无水疱及结痂,躯干部多见,持续4～5 d后消退。肛周皮肤发红、脱皮。

(3) 手足症状:为本病的典型临床特点,急性期手足硬性水肿和掌跖潮红,恢复期指(趾)端膜状脱皮,重者指(趾)甲亦可脱落。

(4) 球结膜充血:起病3～4 d出现,无脓性分泌物或流泪。

(5) 唇及口腔表现:口唇潮红、皲裂或出血,口腔黏膜弥漫性充血,舌乳头突起、充血呈草莓舌。咽部弥漫性充血,扁桃体可有肿大或渗出。

(6) 颈淋巴结非化脓性肿大:单侧或双侧,质硬有触痛,表面不红,热退后消散。

2) 心脏表现　心脏表现是本病最严重的表现。于病程1～6周出现心肌炎、心包炎和心内膜炎;冠状动脉损害常发生在疾病的第2～4周,但也可发生于疾病恢复期。心肌梗死和冠状动脉瘤破裂可导致心源性休克甚至猝死。

3) 其他　可有消化系统症状(呕吐、腹泻、腹痛、肝肿大、黄疸等)、间质性肺炎、无菌性脑膜炎、关节疼痛和肿胀等。

2. 辅助检查

1) 实验室检查

(1) 血液检查:轻度贫血,白细胞计数升高,以中性粒细胞增高为主,伴核左移。血沉增快、C反应蛋白和免疫球蛋白增高,为炎症活动指标。

(2) 免疫学检查:血清IgG、IgM、IgA、IgE和血液循环免疫复合物升高,总补体和C_3正常或增高。

2) 影像学检查

(1) X线检查:肺纹理增多,少数患儿有片状阴影或胸膜反应;心影常轻度扩大,少数患儿可见冠状动脉钙化。

(2) 冠状动脉造影:冠状动脉造影是诊断冠状动脉病变最精确的方法,根据冠状动脉造影时冠状动脉瘤的特征,可确定冠状动脉瘤的类型、分级和部位,以指导治疗。

3) 心血管系统检查:有心脏受损者可见心电图和超声心动图改变。心电图主要为ST段和T波改变、P-R间期和Q-T间期延长、低电压、心律失常等。

3. 社会心理因素　家长因患儿心血管受损及可能发生猝死而产生焦虑、紧张心理。评估患儿及家长对本病的认知程度。

二、主要护理诊断/问题

(1) 体温过高　与感染、免疫反应等因素有关。

(2) 皮肤完整性受损　与小血管炎有关。

(3) 口腔黏膜受损　与小血管炎有关。

(4) 潜在并发症　心脏受损。

三、护理措施

1. 一般护理

(1) 注意休息　急性期患儿应绝对卧床休息。维持病室适当的温、湿度。监测体温变化,观察热型及伴随症状,及时采取必要的治疗护理措施。

(2) 饮食护理　给予清淡的高热量、高维生素、高蛋白质的流质或半流质饮食。鼓励患儿多饮水，必要时静脉补液。

(3) 皮肤护理　评估皮肤病损情况，保持皮肤清洁，每天清洗患儿皮肤，剪短指甲，以免抓伤和擦伤；衣被质地柔软而清洁，每次便后清洗臀部；对半脱的痂皮用干净剪刀剪除，切忌强行撕脱，防止出血和继发感染。

(4) 黏膜护理　评估患儿口腔卫生习惯及进食能力，观察口腔黏膜病损情况，每日晨起、睡前、餐前、餐后漱口，以保持口腔清洁，防止继发感染与增进食欲。口唇干裂者可涂护唇油；禁食生、辛、硬等刺激性食物，必要时遵医嘱给予药物涂擦口腔创面；每日用生理盐水洗眼 1～2 次，也可涂眼膏，以保持眼的清洁，预防感染。

2. 指导治疗

1) 治疗原则

(1) 控制炎症

①阿司匹林：为首选药物，剂量为 30～100 mg/(kg·d)，分 3～4 次口服，热退后 3 d 逐渐减量，2 周左右减至 3～5 mg/(kg·d)，维持 6～8 周。如有冠状动脉病变时，应延长用药时间，直至冠状动脉恢复正常。

②静脉注射丙种球蛋白(IVIG)：剂量为 1～2 g/kg，于 8～12 h 静脉缓慢输入，宜于发病早期(10 d 内)应用，可迅速退热，明显降低急性期冠状动脉病变的发生率，对已形成冠状动脉瘤者可使其早期退缩。应用 IVIG 的患儿在 9 个月内不宜进行麻疹、风疹、腮腺炎等疫苗的预防接种。

③糖皮质激素：静脉注射丙种球蛋白无效者可考虑使用糖皮质激素，也可与阿司匹林和双嘧达莫合并使用。剂量为 2 mg/(kg·d)，使用 2～4 周。

(2) 抗血小板凝聚：除阿司匹林外，还可加用双嘧达莫。

(3) 其他治疗：根据病情对症支持治疗，如补液、护肝、控制心力衰竭、纠正心律失常等；有心肌梗死时及时溶栓治疗。

2) 用药护理　按医嘱用药并注意观察应用阿司匹林有无出血倾向和静脉注射丙种球蛋白有无过敏反应，一旦发生及时处理。

3. 心理支持　家长因患儿心血管受损及可能发生猝死而产生不安心理，应及时向家长交代病情，给予心理支持；根据病情患儿需定期做心电图、超声心动图等，应结合患儿年龄进行解释，以取得配合；给患儿安排一些床上娱乐，制订合理的活动与休息，多给其精神安慰，减少各种不良刺激。

4. 监测病情　密切监测患儿有无心血管损害的表现，如面色、精神状态、心率、心律、心音、心电图改变等，一旦发现异常立即进行心电监护，并配合医生采取相应的护理措施。

四、健康教育

及时向家长交代病情，并给予心理支持。指导家长观察病情，定期带患儿复查，无冠状动脉病变患儿，于出院后 1 个月、3 个月、6 个月及 1～2 年全面检查 1 次(包括体格检查、心电图及超声心动图等)。有冠状动脉损害者应长期密切随访，每 6～12 个月 1 次。多发或较大冠状动脉瘤破裂尚未闭塞者不能参加体育活动和体力劳动。

小结

皮肤黏膜淋巴结综合征(mucocutaneous lymphnode syndrome,MCLS)又称川崎病 kawasaki disease,KD),是一种以全身中、小动脉炎性病变为主要病理改变的急性发热性出疹性疾病。主要表现为急性发热、皮肤黏膜病损和淋巴结肿大。应重点评估和询问患儿病前有无上呼吸道及消化道感染史,起病情况,体温高低及热型,皮肤及口腔黏膜有无异常表现等。护理重点:皮肤及黏膜护理,按医嘱用药并注意观察药物副作用,密切观察病情变化,预防冠状动脉损害的发生,并做好健康教育。

目标检测

一、选择题

1. 儿童风湿热最易受累的心瓣膜是(　　)。

A. 三尖瓣　B. 肺动脉瓣　C. 二尖瓣　D. 主动脉瓣　E. 各瓣膜同时受累

2. 下列哪项不是儿童风湿热的主要表现?(　　)。

A. 关节炎　B. 心肌炎　C. 发热　D. 皮下结节　E. 环形红斑

3. 护理风湿性心肌炎伴心力衰竭的患儿应卧床休息至(　　)。

A. 心电图正常　B. 急性症状消失,抗"O"正常
C. 急性症状消失,血沉正常　D. 心电图和抗"O"正常
E. 心电图和血沉正常

4. 以下哪项是过敏性紫癜的特征性表现?(　　)

A. 腹痛、便血　B. 病前1～3周有链球菌感染病史
C. 反复出现皮肤紫癜　D. 血尿、蛋白尿
E. 可累及大关节

5. 过敏性紫癜的护理措施中以下哪项不正确?(　　)

A. 注意皮疹情况　B. 应注意有无血尿和蛋白尿
C. 给予精神护理和精神安慰　D. 消化道出血量多时可不必禁食
E. 急性期应注意休息

6. 风湿热患儿长期用青霉素的目的是(　　)。

A. 防止心脏继续受损　B. 防止关节畸形
C. 预防复发　D. 控制感染病灶
E. 减轻症状

7. 风湿热患儿服用水杨酸制剂时,以下护理措施哪项不恰当?(　　)

A. 饭前服用　B. 出汗多时注意皮肤护理
C. 必要时加服维生素K　D. 可同时服用氢氧化铝
E. 防止受凉

8. 治疗风湿性心肌炎,首选的药物是(　　)。

A. 青霉素　B. 水杨酸制剂　C. 肾上腺皮质激素

D. 镇静剂　　E. 强心剂

9. 关于风湿热的关节炎特点错误的是(　　)。

A. 主要累及大关节　　B. 呈游走性和多发性

C. 局部可呈红、肿、热、痛和功能障碍　　D. 常留有畸形

E. 合理治疗后可痊愈

10. 护理风湿性关节炎,以下哪项措施不妥?(　　)

A. 移动患儿肢体要轻柔　　B. 避免受损关节受压

C. 长期服用止痛药以减轻症状　　D. 保持关节的功能位置

E. 适当减少肢体活动

11. 川崎病的主要病变特点是(　　)。

A. 心肌炎　　B. 关节炎　　C. 全身血管炎

D. 皮肤病变　　E. 肾炎

12. 诊断川崎病,不包括以下哪项?(　　)

A. 持续 5 d 或以上的发热

B. 眼结膜充血,颈部淋巴结肿大

C. 上呼吸道及口腔黏膜改变,如嘴唇干裂、草莓舌、咽喉发炎、红肿

D. 躯干出现皮疹,四肢末梢红肿、手掌及脚掌脱皮

E. 多发性和游走性关节炎

二、简答题

1. 如何观察和预防抗风湿药物的副作用?

2. 简述过敏性紫癜的皮疹特点。

3. 风湿热患儿的护理评估内容有哪些?

三、病例分析题

患儿,女,7 岁,低热月余,双膝关节酸痛,出汗,乏力。查体:面色苍白,躯干可见散在红色斑疹,咽红,心率 130 次/分,律齐,心尖部可闻及三级收缩期吹风样杂音,血白细胞 15.0×10^9/L,中性粒细胞 0.78。问题:

1. 该患儿最可能的诊断是什么?

2. 列出主要的护理诊断和护理措施。

3. 如何对该患儿及家长进行健康教育?

(林　峻)

第十五章
内分泌系统与遗传性疾病患儿的护理

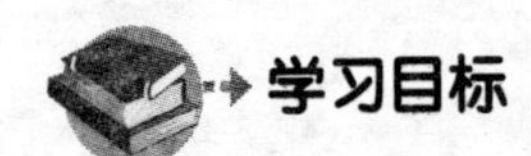

学习目标

1. 掌握 先天性甲状腺功能减低症、苯丙酮尿症、21-三体综合征、儿童糖尿病的护理评估及护理措施。

2. 熟悉 苯丙酮尿症的病因和预防，21-三体综合征的实验室检查特点。

3. 了解 甲状腺素的生理功能，先天性甲状腺功能减低的原因；苯丙酮尿症的发病机制及遗传方式；21-三体综合征的病因及预防。

4. 学会 运用有关知识对个体、家庭、社区提供健康教育，在临床上能结合病例制订先天性甲状腺功能减低症、苯丙酮尿症、儿童糖尿病等疾病的护理计划。

第一节 先天性甲状腺功能减低症患儿的护理

知识链接

甲状腺素的合成及生理功能

甲状腺的主要功能是合成甲状腺素(T_4)和三碘甲状腺原氨酸(T_3)。甲状腺素的主要原料为碘和酪氨酸，碘离子被摄取进入甲状腺滤泡上皮细胞后，经过一系列酶的作用与酪氨酸结合，合成具有生物活性的 T_3 与 T_4。甲状腺素的合成与释放受下丘脑分泌的促甲状腺素释放激素(TRH)和垂体分泌的促甲状腺素(TSH)控制，而血清 T_4 则可通过负反馈作用降低垂体对 TRH 的反应性，减少 TSH 的分泌。甲状腺素几乎参与机体所有组织的代谢，其主要功能如下：①加速细胞内氧化过程，促进新陈代谢，提高基础代谢率；②促进蛋白质合成，增加酶活性；③提高糖的吸收和利用；④加速脂肪分解、氧化；⑤促进细胞、组织的分化、成熟；⑥促进钙、磷在骨骼中的合成代谢和骨、软骨生长；⑦促进中枢神经系统的生长发育，特别是胎儿期甲状腺素的缺乏将造成脑组织严重损害。因此，当甲状腺功能不足时，可引起代谢障碍、生理功能低下、生长发育迟缓和智力障碍等。

先天性甲状腺功能减低症（congenital hypothyroidism，CH）简称甲低，是由于甲状腺素合成或分泌不足所引起的疾病，又称为克汀病或呆小病，是儿童最常见的内分泌疾病，表现为体格和智力发育障碍，根据病因不同可分为散发性和地方性两种。前者是由于先天性甲状腺发育不良、异位或甲状腺素合成途径中酶缺乏所致；后者多见于甲状腺肿大流行的山区，是因母孕期饮食中缺碘引起的。

散发性甲状腺功能低下的主要原因是甲状腺不发育、发育不全或异位，约占 90%；甲状腺素合成途径中酶的缺陷（多为常染色体隐性遗传病）是引起散发性甲状腺功能低下的第 2 位原因。促甲状腺素（TSH）、促甲状腺素释放激素（TRH）缺乏与甲状腺或靶器官反应迟钝所致者少见。母亲在妊娠期服用抗甲状腺药物或母体内存在抗甲状腺抗体，均可通过胎盘影响胎儿，造成暂时性的甲低，通常可在 3 个月内好转。

案例引导

患儿，男，10 个月，因吃奶差、腹胀、出生后不久有便秘就诊。该患儿出生后不久即表现喂养困难、吃奶差、少哭、少动、腹胀、便秘、哭声嘶哑，近 2～3 个月出现眼睑水肿。至今不会爬和站。查体：体温 35.7 ℃，心率 66 次/分，呼吸 22 次/分，皮肤粗糙、毛发干枯，表情呆滞、声音嘶哑、眼距宽，鼻梁低平、舌伸出口外、面部眼睑水肿，双肺听诊无啰音，心音低钝、腹膨隆，有脐疝，四肢肌张力低。诊断为“先天性甲状腺功能减低症”收入院。请对该患儿进行护理评估，列出主要的护理诊断和护理措施。

一、护理评估

（一）健康史

了解家族中是否有类似疾病；询问母孕期饮食习惯及是否服用过抗甲状腺药物；患儿是否有智力低下及体格发育落后于同龄儿；评估患儿精神、食欲、活动情况如何，是否有喂养困难。

（二）身心状况

1. 症状、体征 观察患儿是否有特殊面容，测量身高、体重、头围、上部量与下部量，检查智力水平。症状出现的早晚和轻重与患儿体内甲状腺组织的多少及功能低下程度有关。无甲状腺组织的患儿在婴儿早期即可出现症状。腺体发育不良者多于生后 6 个月时出现症状。主要特征是生长发育落后、智力低下、基础代谢率降低。

（1）新生儿甲低 生理性黄疸持续时间大于 2 周，并伴有反应迟钝、喂养困难、哭声低、腹胀、便秘、声音嘶哑、脐疝、前囟较大、后囟未闭、体温低、末梢循环差、四肢凉、皮肤出现斑纹或硬肿等症状。

(2) 婴幼儿甲低　多数患儿在出生半年后出现典型症状。

①特殊面容和体态：头大、颈短，皮肤苍黄、干燥、毛发稀少，面部黏液性水肿，眼睑水肿，眼距宽，眼裂小，鼻梁宽平，舌大而唇厚，舌常伸出口外。腹部膨隆，常伴有脐疝。

②生长发育落后：身材矮小，躯干长而四肢短，手足指(趾)粗短，上部量/下部量>1.5，囟门闭合延迟，出牙延迟。运动发育迟缓，说话、坐、立、行走均延迟。

③生理功能低下：精神、食欲差，吸吮和吞咽缓慢，安静少哭、少动，嗜睡。体温低而怕冷，脉搏与呼吸均缓慢，心音低钝，肌张力低，肠蠕动慢，腹胀或便秘，第二性征出现晚等。

④智力低下：神经反射迟钝，智力发育低下，表情呆板、淡漠等。

(3) 地方性甲低　因胎儿期缺碘不能合成足量的甲状腺素，以致影响神经系统发育，患儿出生时就有明显的症状。临床表现有两种不同的症候群，也可相互交叉重叠。

①“神经性”综合征：以共济失调、痉挛性瘫痪、聋哑和智力低下为主，但身材正常且甲状腺功能正常或仅轻度低下。

②“黏液水肿性”综合征：临床上有显著的生长发育和性发育落后、黏液性水肿、智力低下等。血清 T_4 降低、TSH 增高。约 25%患儿有甲状腺肿大。

2. 社会心理状况

评估家长是否掌握与本病相关的知识，特别是服药方法和副作用的观察方法，以及对患儿进行智力、体力训练的方法等；家庭经济及环境状况；父母角色是否称职；了解父母心理状况，是否有焦虑存在。

3. 辅助检查

(1) 新生儿筛查　采用出生后 2～3 d 的新生儿干血滴纸片检查 TSH 浓度作为初筛，当 TSH>20 mU/L 时，为可疑病例，应立即采集静脉血测定血清 T_4 和 TSH 以确诊。

(2) 血清 T_3、T_4、TSH 测定　若 T_4、TSH 明显增高即可确诊，T_3 可降低或正常。

(3) 基础代谢率测定　基础代谢率低下。

(4) 骨龄测定　手和腕部 X 线拍片可见骨龄落后。

(5) TRH 刺激试验　用于鉴别下丘脑性和垂体性甲低。

(6) 甲状腺扫描　发现甲状腺先天性缺如或异位。

二、主要护理诊断/问题

(1) 体温过低　与代谢率低下有关。

(2) 生长发育迟缓　与甲状腺素合成不足有关。

(3) 营养失调：低于机体需要量　与喂养困难、食欲差有关。

(4) 便秘　与肌张力降低、肠蠕动减慢、活动量减少有关。

(5) 知识缺乏　患儿父母缺乏有关本病的知识。

三、护理措施

1. 一般护理

(1) 保暖、预防感染　患儿因基础代谢降低，活动量少致使体温低而怕冷，应注意室内温、湿度，适时增减衣服，避免受凉。勤洗澡，勤更衣，保持皮肤清洁，防止感染；因生理功能低下，机体抵抗力降低，应避免与感染性疾病患儿接触。

（2）保证充足营养　指导喂养方法，对吸吮困难、吞咽缓慢者要耐心喂养，必要时可用滴管或鼻饲疗法。经治疗后，患儿代谢增强，生长速度加快，应供给高蛋白、高维生素、富含钙、铁的易消化食物，以满足机体生长发育的需要。

（3）保持大便通畅　便秘是患儿常见的症状，有时是首发症状。给家长指导预防和处理便秘的措施，提供充足的液体入量，多吃含粗纤维的水果和蔬菜；适当引导患儿增加活动量，促进肠蠕动；每日顺肠蠕动方向按摩数次；养成定时排便的习惯；必要时遵医嘱使用缓泻剂或灌肠。

（4）加强行为训练，促进智力发育　因患儿智力发育差、反应迟钝，缺乏生活自理能力，故需加强日常生活护理，防止意外事故发生；可通过玩具、音乐、语言、体操等多种方法，加强智力、行为训练，适时地给予表扬和鼓励，以促进生长发育，帮助其掌握基本生活技能。

2. 心理护理　与患儿家长沟通，帮助他们掌握本病的相关知识，树立战胜疾病的信心，减轻焦虑。

3. 治疗指导

（1）治疗原则　因先天性甲低在生命早期对神经系统的损害严重，所以早诊断、早治疗至关重要。不论何种原因者，一旦确诊立即治疗，采用替代疗法，终身服用甲状腺素，以维持正常生理功能。目前临床上最有效的药物是左甲状腺素钠。开始剂量按病情轻重及年龄大小而异，并根据甲状腺功能及临床表现随时调整剂量，应使 TSH 浓度正常；食欲好转，腹胀消失，每日 1 次正常大便，心率维持在婴儿 140 次/分、儿童 110 次/分，智力进步。一般出生 3 个月内开始治疗者，不致遗留神经系统损害，因此，治疗开始时间越早越好。

（2）用药护理　使患儿家长了解终身用药的必要性，以坚持长期服药治疗，并掌握服药方法及疗效观察方法。甲状腺制剂作用缓慢，用药 1 周左右方达最佳效力。服药后要密切观察患儿食欲、活动量及排便情况，血 T_3、T_4 和 TSH 的变化，定期测体温、脉搏、体重及身高，随时调整用药剂量。药量过小，影响智力及体格发育；药量过大，则可能引起烦躁、多汗、消瘦、腹痛和腹泻等症状。在治疗过程中要加强随访，治疗开始时，每 2 周随访 1 次；血清 T_4、TSH 正常后每 3 个月 1 次；服药 1～2 年后，每 6 个月 1 次。

四、健康教育

（1）加强围生期保健，重视新生儿筛查工作。做到早诊断、早治疗，避免严重神经系统损害。

（2）向家长及患儿宣传终身服药的必要性，并且充分了解药物疗效和副作用，定时到医院随访。

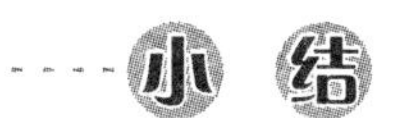

先天性甲状腺功能减低症是由于甲状腺素合成或分泌不足所引起的一种内分泌疾病。临床主要表现为生活能力低下、体格和智力发育障碍。应重点评估母孕期健康状况及用药史，家族中是否有类似疾病，患儿的体格和智力发育情况，有条件者应争取新生儿筛查以早期发现本病。治疗和护理的关键是指导患儿终身服用甲状腺素，并注意保暖、预防感染、补充营养物质等。

第二节 21-三体综合征患儿的护理

知识链接

21-三体综合征的发病机制

21-三体综合征为常染色体畸变引起，第21号染色体呈三体型。其发生主要是由于生殖细胞在减数分裂时或受精卵在有丝分裂时，21号染色体发生不分离，致使体细胞内存在一条额外的21号染色体。根据染色体的异常，可分为三种类型。

1. 标准型　占本病的95%，染色体总数为47条，核型为47，XY(或XX)，+21。双亲外周血淋巴细胞核型正常。再发风险率为1%。

2. 异位型　占2.5%～5%，染色体总数为46条，其中一条是易位染色体。

(1) D/G易位：最常见，即G组21号染色体与D组14号染色体发生着丝粒融合，核型为46，XY(或XX)，－14，＋t(14q21q)。半数以上为散发，其双亲应进行核型分析，以便发现平衡易位携带者。如母亲为D/G易位，再发风险率为10%；如父亲为D/G易位，再发风险率为4%。

(2) G/G易位：G组中的两条21号染色体发生着丝粒融合，形成等臂染色体，核型为46，XY(或XX)，－21，＋t(21q21q)。绝大多数为散发性，父、母亲核型大多正常。若父母为平衡易位携带者，再发风险率为100%。

3. 嵌合体型　占2%～4%患儿体内有两种以上细胞株(以两种为多见)，一株正常，另一株为21-三体细胞，形成嵌合体，核型为46，XY(或XX)/47，XY(或XX)，+21。其发生是因受精卵在早期分裂过程中21号染色体不分离所致。临床表现受正常细胞所占百分比影响。

21-三体综合征(21 trisomy syndrome)又称先天愚型或Down综合征，是人类最早发现且最常见的常染色体畸变疾病。一般在活产婴儿中的发生率为0.5‰～0.6‰，本病主要特征为特殊面容、体格和智力发育落后，可伴多发畸形。发病原因如下。

1. 孕母高龄　发病率与母亲的生育年龄有明显关系。女性年龄在35岁以上时妊娠，发生本病的频率明显增高，可能与母体卵细胞衰老有关。孕母的年龄为20岁时，本病的发生率为0.05%，35岁时约为0.3%，40岁以上可高达2%～5%。

2. 致畸变物质及疾病的影响　如孕期接受放射线、接触有毒物质(农药)，应用化学制剂以及病毒感染(EB病毒、流行性腮腺炎病毒、风疹病毒及肝炎病毒等)均可使染色体发生畸变。

案例引导

男孩，1岁。因生长落后、智力发育迟缓就诊。刚会独坐，不会站立，四肢肌张力低下，身长60 cm，表情呆滞，眼距宽，鼻梁低平，眼外侧上斜，耳廓小，舌外伸，通贯手。

问题：

1. 该患儿可能的诊断是什么？
2. 为明确诊断需进一步做哪些检查？
3. 该患儿的主要护理诊断及护理措施有哪些？

一、护理评估

（一）健康史

了解家族中是否有类似的疾病；询问父母是否为近亲结婚，母亲妊娠年龄，母亲孕期是否接触放射线、化学药物，是否患病毒感染性疾病；患儿是否有智力低下及体格发育落后的表现。

（二）身心状况

观察患儿是否有特殊面容，是否有通贯手；测量身高、体重、头围大小；分析染色体核型检查结果。

1. 临床表现 主要临床特征为特殊面容、智力低下和生长发育迟缓，并可伴有多种畸形。

（1）特殊面容 出生时即有明显的特殊面容（图15-1）：表情呆滞、眼距宽，眼裂小，眼外眦上斜，内眦赘皮，鼻梁低平，耳小异形，唇厚舌大，张口伸舌，流涎不止，头小面圆，前囟大且闭合延迟，颈短而宽，常呈嗜睡状，可伴有喂养困难。

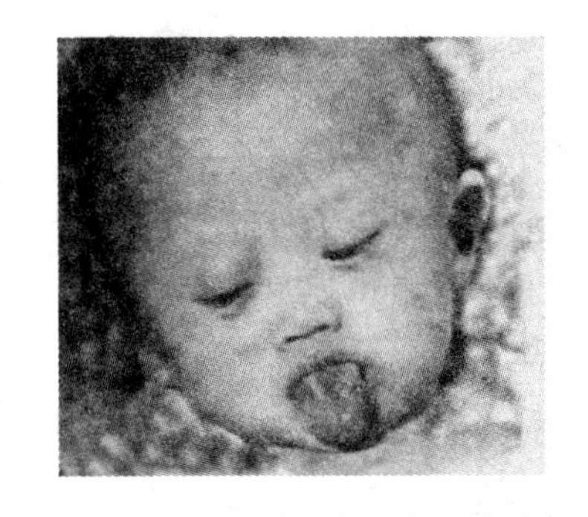

图15-1 21-三体综合征患儿的面容

（2）智力低下 智力低下是本病最严重、最突出的临床表现。多数患儿有不同程度的智力发育障碍，随年龄增长而逐渐明显。智商低，通常在25～50之间，抽象思维能力受损最大。常在30岁以后即出现老年性痴呆症状。

（3）皮纹特征 一侧或双侧通贯手，atd角增大，第4、5指桡侧箕形纹多，大脚趾球胫弓形纹和第5趾只有一条指褶纹等（图15-2）。

（4）生长发育迟缓 生后体格、动作及性发育均迟缓。身材矮小，四肢短，骨龄落后；出牙迟缓，常错位；四肢肌张力低下，韧带松弛，关节过度弯曲；手指粗短，小指向内弯曲。

（5）伴发畸形 约50%的患儿伴有先天性心脏病，其次是消化道的畸形，脐疝、泌尿道畸形等。

（6）免疫功能低下 易患各种感染性疾病，尤其以呼吸道感染多见。白血病的发病率明显高于正常人群。

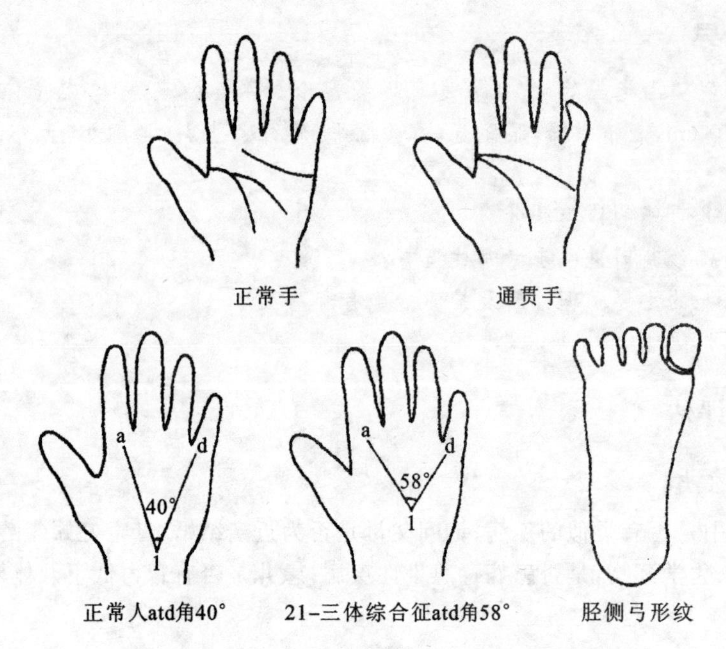

图 15-2 正常人和 21-三体综合征患儿的掌纹比较

2. 社会心理状况 家长面对此类疾病的患儿，常产生焦虑不安、沮丧、忧伤、自责等心理，既担心患儿的预后，又担心下一胎是否正常。注意评估家长对有关遗传性疾病知识了解的程度，父母角色是否称职，家庭经济及环境状况等。

3. 辅助检查

(1) 染色体核型分析 外周血淋巴细胞或羊水细胞染色体核型检查可发现异常，绝大多数为21-三体畸变，少数为D/G易位或G/G易位型、嵌合型。

(2) 分子细胞遗传学检查 通过荧光原位杂交(FISH技术)，检测21号染色体数目和结构，可发现异常(采用荧光标记21号染色体探针，与外周血或绒毛、羊水细胞进行原位杂交，患儿细胞出现三个荧光信号)。

二、主要护理诊断/问题

(1) 自理缺陷 与智力低下有关。

(2) 有感染的危险 与免疫功能低下有关。

(3) 焦虑(家长) 与儿童患严重疾病有关。

(4) 知识缺乏 患儿家长缺乏本病的相关知识。

三、护理措施

(一) 一般护理

细心照顾患儿，协助吃饭、穿衣，并防止意外事故。保持空气清新，注意室内通风。注意个人卫生，保持口腔、鼻腔清洁，勤洗手。保持皮肤清洁干燥，定期洗澡。患儿流涎应及时擦干。注意保暖，避免接触感染者；呼吸道感染者接触患儿需戴口罩。帮助家长制订教育、训练方案，并进行示范，使患儿通过训练能逐步生活自理。

（二）心理护理

理解家长心情并予以耐心开导，帮助他们面对事实，增强心理承受力，树立信心。提供有关孩子养育、家庭照顾的知识，使他们尽快适应疾病带来的影响。

（三）治疗指导

目前尚无有效治疗方法。应注意加强护理，预防感染及传染病，对轻型患儿可进行长期耐心的教育和训练，提高生活自理能力。可试用维生素 B_6、叶酸、谷氨酸等，以促进儿童的精神活动，改善智商。如伴有畸形，可行手术矫正。

四、健康教育

(1) 进行婚前检查、遗传咨询，做好生育指导　凡 30 岁以下的母亲，子代有先天愚型者，或姨母、姨表姐妹中有先天愚型者，应及早检查亲代的染色体核型。

(2) 孕期指导　母亲妊娠期间，尤其是妊娠早期应避免接受 X 线照射，避免滥用药物，预防病毒感染。

(3) 产前诊断　35 岁以上妇女，妊娠后做羊水穿刺细胞学检查。

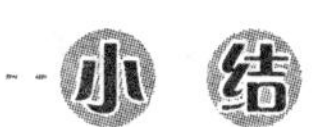

21-三体综合征是最常见的常染色体畸变疾病。其主要发病原因为孕妇年龄过大、接触放射线、病毒感染、应用影响细胞代谢的药物等。应重点评估患儿有无智力低下、体格发育落后和特殊面容，家族中有无类似患者。目前尚无特殊有效的治疗方法，护理重点为指导家长制订适宜的教育、训练计划，促进患儿智力发育，逐步具备生活自理能力，提高生活质量。

第三节　苯丙酮尿症患儿的护理

案例引导

患儿，男，14 个月。母乳喂养，生后 4 个月开始出现反复抽搐，喂养困难，头发由黑变黄，并有间歇性呕吐，尿液出现难闻臭味，智力发育落后于同龄儿。查体：智力发育落后，表情呆滞，皮肤白，面部湿疹，毛发浅褐色，尿有鼠尿味。临床诊断为苯丙酮尿症。问题：

1. 应从哪些方面对患儿及其家庭进行护理评估？
2. 对该患儿的护理诊断是什么？
3. 护士应该给患儿及其家庭提供哪些帮助？

知识链接

苯丙酮尿症发病机制

苯丙酮尿症分为典型和非典型两种，绝大多数患儿为典型病例(约占99%)。①典型的PKU是由于患儿肝细胞缺乏苯丙氨酸羟化酶(PAH)，不能将苯丙氨酸转化为酪氨酸，从而导致苯丙氨酸在血、脑脊液、各种组织和尿液中浓度增高，同时产生大量的苯丙酮酸、苯乙酸等旁路代谢产物并自尿中排出。高浓度的苯丙氨酸及其旁路代谢产物导致脑损伤。苯乙酸从尿中排出时，尿中出现"鼠尿味"。同时，由于酪氨酸生成减少，致使黑色素合成不足，患儿皮肤、毛发色素减少。②非典型PKU(1%)是由于四氢生物蝶呤(BH_4)缺乏，使苯丙氨酸不能氧化为酪氨酸，造成多巴胺、5-羟色胺等重要神经递质缺乏，加重了神经系统的功能损害。

苯丙酮尿症(phenylketonuria，PKU)是最常见的先天性氨基酸代谢障碍病，是由于苯丙氨酸代谢过程中酶缺陷所致的苯丙氨酸及其酮酸蓄积，并从尿液中大量排出而得名，属常染色体隐性遗传病。未能及早治疗的患儿可出现不可逆的脑损伤而致智力低下、惊厥发作及皮肤毛发颜色变浅。该病发病率随种族而异，我国发病率约为1/11000。该病是目前少数可治疗的遗传代谢病之一。

一、护理评估

(一) 健康史

应详细评估患儿家族史，了解家庭中是否有类似疾病；了解父母是否近亲结婚，患儿是否有智力及体格发育落后的表现，了解喂养、饮食情况及小便气味。

(二) 身心状况

1. 临床表现 患儿出生时都正常，3～6个月开始出现症状，以后逐渐加重，1岁左右症状明显。

(1) 神经系统表现 以智力发育障碍为主，可有行为异常(如兴奋不安，多动、嗜睡、委靡等)、肌痉挛或癫痫发作，少数呈肌张力增高和腱反射亢进，80%脑电图异常。BH_4缺乏型PKU患儿的神经系统症状出现较早且较重，常见肌张力明显减低、嗜睡、惊厥发作，如不及时治疗，常在幼儿期死亡。

(2) 外观 生后数月因黑色素合成不足毛发变枯黄，皮肤和虹膜色泽变浅。皮肤干燥，常有湿疹。

(3) 其他症状 可有呕吐、喂养困难。尿及汗液有特殊的鼠尿样臭味。

应观察皮肤、毛发颜色；闻尿及汗液的气味；测量身高、体重及头围的大小；检查有无肌张力改变及智力发育落后等。

2. 社会心理状况 应注意评估家长对本病的病因、预后及饮食治疗的方法等的认知程度，父母角色是否称职，家庭经济状况及文化背景，家长是否有焦虑情绪和负罪感等。

3. 辅助检查

(1) 新生儿筛查 采用Guthrie细菌生长抑制实验可以半定量测定新生儿血液中苯丙氨酸浓度:开始喂奶3 d后,采集婴儿足跟末梢血液一滴,吸附在厚滤纸上,晾干后即可寄送至筛查实验室,当苯丙氨酸含量>0.24 mmol/L(4 mg/dL),即两倍于正常参考值时,应复查或采静脉血进行苯丙氨酸和酪氨酸的定量测定。

(2) 尿三氯化铁试验和2,4-二硝基苯肼试验 两者都是检测尿中苯丙氨酸的化学呈色法,一般用于对较大婴儿和儿童的筛查。本实验特异性较差,有假阳性和假阴性的可能。

(3) 尿蝶呤图谱分析 用于所有的血苯丙氨酸增高患儿的诊断。

(4) DNA分析 目前已有cDNA探针供做产前基因诊断。

(5) 脑电图 可有异常。

二、主要护理诊断/问题

(1) 生长发育迟缓 与高浓度的苯丙氨酸致脑细胞受损有关。

(2) 有皮肤完整性受损的危险 与皮肤异常的分泌物刺激有关。

(3) 知识缺乏(家长) 缺乏该病饮食治疗的有关知识。

(4) 焦虑 与患儿疾病有关。

三、护理措施

(一) 一般护理

加强皮肤护理,及时更换衣服、尿布,保持皮肤清洁、干燥,减少对皮肤的刺激,发生湿疹时应及时处理。

(二) 心理护理

本病是少数可治疗的遗传代谢病之一,若能早发现早治疗,一般不会影响孩子的智力和体格的发育,所以要让家长充分认识本病,了解饮食治疗的必要性,树立信心,减轻焦虑。

(三) 病情观察

及早发现婴幼儿的智力发育落后及行为异常,有无皮肤、毛发色泽的改变,尿液及汗液有无鼠尿样臭味。做到早诊断早治疗。治疗过程中注意观察神经系统损害是否减轻;患儿皮肤是否保持完好无破损。

(四) 治疗指导

1. 饮食控制 低苯丙氨酸饮食,原则是使摄入苯丙氨酸的量既能保证生长发育和体内代谢的最低需要,又能使血中苯丙氨酸浓度维持在0.12~0.6 mmol/L(2~10 mg/dL)。①饮食治疗是否成功直接关系到患儿的智力与体格发育,必须制订周密的计划。尽早在3个月以前开始治疗,超过1岁以后开始治疗,虽可改善抽搐症状,但智力低下已不可逆转。②婴儿可喂特制的低苯丙氨酸奶粉;幼儿添加转换食物时,应以淀粉类、蔬菜和水果等低蛋白质食物为主,忌用肉、蛋、豆类等含蛋白质高的食物。常用食物的苯丙氨酸含量见表15-1。③饮食控制期间应定期随访血中苯丙氨酸浓度,同时注意生长发育情况。④低苯丙氨酸饮食至少持续到青春期以后。终身治疗对患儿更有益。

2. BH_4、5-羟色胺酸和 L-DOPA 治疗 对于非典型病例，除了饮食控制外，需给予此类药物治疗。

四、健康教育

向患儿家长讲述本病的有关知识，强调饮食控制与患儿智力和体格发育的关系，协助制订饮食治疗方案；提供遗传咨询；对有本病家族史的夫妇采用 DNA 分析或羊水检测，对胎儿进行产前诊断；积极推行新生儿筛查，及早发现本病；定期复查，评价儿童生长发育及智力发育情况。

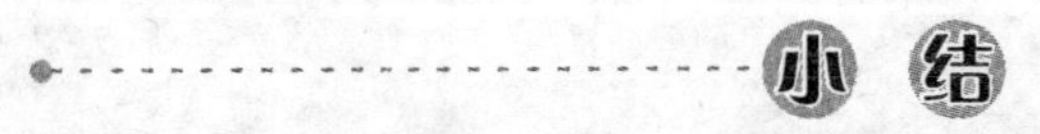

苯丙酮尿症是由于苯丙氨酸代谢过程中酶缺陷所致的遗传性代谢缺陷病，属常染色体隐性遗传病。临床主要特征为智力低下、惊厥发作及皮肤毛发颜色变浅。本病是少数可治性遗传病之一，主要采取低苯丙氨酸饮食疗法，BH_4 缺乏型除给予低苯丙氨酸(表 15-1)饮食外，应给予 BH_4、5-羟色胺酸等。治疗开始的年龄愈小，效果愈好。故护理工作的重点是给患儿家长介绍本病的相关知识，强调饮食治疗的重要性，指导家长制订适宜的饮食治疗方案。

表 15-1 常用食物的苯丙氨酸含量

食　物	蛋白质含量/(g/100 g)	苯丙氨酸含量/(mg/100 g)
人乳	1.3	36
牛乳	2.9	113
籼米	7.0	352
小麦粉	10.9	514
小米	9.3	510
白薯	1.0	51
土豆	2.1	70
胡萝卜	0.9	17
藕粉	0.8	4
北豆腐	10.2	507
南豆腐	5.5	266
豆腐干	15.8	691
瘦猪肉	17.3	805
瘦牛肉	19.0	700
鸡蛋	14.7	715
水果	1.0	—

注：摘自中国预防医学科学院营养食品卫生研究所编著的《食物成分表》，1991。

第四节 儿童糖尿病的护理

糖尿病(diabetes mellitus,DM)是由于胰岛素绝对或相对缺乏引起的糖、脂肪、蛋白质代谢紊乱,致使血糖增高、尿糖增加的一种病症。分为原发性和继发性两类,以原发性占绝大多数。原发性又分为两型:①1 型糖尿病,98%儿童期糖尿病属此类型,必须使用胰岛素治疗,又称胰岛素依赖型(IDDM);②2 型糖尿病又称非胰岛素依赖型(NIDDM),儿童发病甚少,但由于近年来儿童肥胖症明显增多,于 15 岁前发病者有增加趋势;③其他类型包括青年成熟期发病型糖尿病(maturity-onset diabetes of youth,MODY),继发性糖尿病(如胰腺疾病、药物及化学物质引起的糖尿病),某些遗传综合征伴随糖尿病等。儿童糖尿病病情多较成人重,易引起酮症酸中毒。我国儿童糖尿病发病率为 5.6/(10 万),低于欧美国家,但随着我国社会经济发展和生活方式的改变,儿童糖尿病亦有逐年增高趋势。本节重点介绍 IDDM。

知识链接

儿童糖尿病的病因及发病机制

1 型糖尿病的发病机制迄今尚未完全阐明,目前认为是在遗传易感基因的基础上由外界环境因素的作用引起的自身免疫反应导致了胰岛 β 细胞的损伤和破坏,当胰岛素分泌减少至正常的 10%时即出现临床症状。

1. 遗传易感性　1 型糖尿病属多基因遗传病,但遗传易感基因在不同种族间存在多态性。

2. 自身免疫　约 90%的 1 型糖尿病患儿在初次诊断时血中出现多种自身抗体,并已证实这些抗体在补体和 T 淋巴细胞的协同下具有对胰岛细胞的毒性作用。

3. 环境因素　1 型糖尿病的发病与病毒感染(风疹病毒、腮腺炎病毒、柯萨奇病毒等)、化学毒素(如亚硝胺、链脲菌素等)、饮食中某些成分(如牛乳蛋白)有关,以上因素可能会激发易感基因者体内免疫功能的变化,产生 β 细胞毒性作用,导致 1 型糖尿病。

胰岛素具有促进糖利用,促进蛋白质、脂肪的合成作用。当胰岛素分泌不足时,葡萄糖的利用减少,能量不足使机体乏力、软弱,组织不能利用葡萄糖,能量不足而产生饥饿感,引起多食。血糖不能利用,肝糖原合成减少,糖原异生增加使血糖增高,超过肾阈值,引起渗透性利尿(多尿)、电解质失衡和慢性脱水,进而产生口渴多饮。因蛋白质合成减少,使生长发育延迟和抵抗力降低易继发感染。由于脂肪的分解使机体消瘦。因脂肪代谢障碍,中间产物不能进入三羧酸循环,使乙酰乙酸、β-羟丁酸和丙酮酸等酮体在血中堆积,形成酮症酸中毒。

一、护理评估

(一) 健康史

询问起病之前有无急性感染史,重点了解患儿有无多尿、多饮、多食、消瘦病史,是否经常发生皮肤疮疖及遗尿现象,有无糖尿病家族史。

(二) 身心状况

1. 临床表现 注意检查患儿有无脱水体征、有无休克及昏迷。

(1) 儿童糖尿病的一般表现 儿童1型糖尿病起病较急骤,多有感染、饮食不当或情绪激惹等诱因。典型症状为多尿、多饮、多食和体重下降,即"三多一少"。但婴儿多饮、多尿不易被察觉,很快即可发生脱水和酮症酸中毒。学龄儿可因遗尿或夜尿增多就诊。年长儿可表现为消瘦、精神委靡、乏力、体重逐渐减轻等。约40%患儿首次就诊时即表现为糖尿病酮症酸中毒,常因急性感染、过食、诊断延误或突然中断胰岛素治疗等诱发,且年龄越小发生率越高。起病常较急,除有多饮、多尿、体重减少外,还有恶心、呕吐、腹痛、食欲缺乏,并迅速出现脱水和酸中毒征象:皮肤黏膜干燥、呼吸深长、呼气中有酮味,脉搏细速、血压下降,随即可出现嗜睡、昏迷甚至死亡。

体格检查除发现体重减轻、消瘦外,一般无阳性体征。酮症酸中毒时可出现呼吸深长、脱水征和神志改变。病程长,血糖控制不佳,则可出现生长落后、智力发育迟缓、肝大,称为Mauriac综合征。晚期可出现蛋白尿、高血压等糖尿病肾病表现,最终致肾衰竭,还可出现白内障和视网膜病变,甚至失明。

(2) 儿童糖尿病特殊的自然病程

①急性代谢紊乱期 从出现症状到临床确诊,时间多在1个月以内。约20%患儿表现为糖尿病酮症酸中毒;20%~40%为糖尿病酮症,无酸中毒;其余仅为高血糖、糖尿和酮尿。

②暂时缓解期 约75%的患儿经胰岛素治疗后临床症状消失、血糖下降、尿糖减少或转阴,即进入缓解期。此时胰岛β细胞恢复分泌少量胰岛素,对外源性胰岛素的需要量减少,少数患儿甚至可以完全不用胰岛素。这种暂时缓解期一般持续数周,最长可达半年以上。此期应定期监测血糖、尿糖水平。

③强化期 经过缓解期后,患儿出现血糖增高和尿糖不易控制的现象,胰岛素用量逐渐或突然增多,称为强化期。在青春发育期,由于性激素增多等变化,增强了对胰岛素的拮抗,因此该期病情不甚稳定,胰岛素用量较大。

④永久糖尿病期 青春期后,病情逐渐稳定,胰岛素用量比较恒定,称为永久糖尿病。

2. 社会心理状况 评估患儿及家长对糖尿病的认识程度和所持态度。

3. 辅助检查 及时了解血糖、尿糖、尿酮等检查结果。

(1) 尿液检查 尿糖定性一般为阳性,尿糖可间接反映糖尿病患儿血糖控制的状况。尿酮体阳性提示有酮症酸中毒,尿蛋白阳性提示可能有肾脏的继发损害。

(2) 血液检查

① 血糖:符合下列任意一项标准即可诊断为糖尿病。有典型糖尿病症状并且餐后任意时刻(非空腹)血糖≥11.1 mmol/L或空腹血糖≥7.0或2 h口服葡萄糖耐量试验血糖水平≥11.1 mmol/L。

② 糖化血红蛋白(HbA1c)检测：正常人 HbA1c<7%，治疗良好的糖尿病患儿 HbA1c 应小于 9%，如大于 12%表明血糖控制不理想。

③ 血脂：胆固醇、甘油三酯及游离脂肪酸均增高，适当的治疗可使之降低，定期检测血脂水平，有助于判断病情，控制情况。

④ 血气分析：酮症酸中毒时，若 pH<7.30，HCO_3^-<15 mmol/L，提示代谢性酸中毒。

二、主要护理诊断/问题

(1) 营养失调：低于机体需要量　与胰岛素缺乏所致代谢紊乱有关。

(2) 潜在并发症　酮症酸中毒、低血糖。

(3) 有感染的危险　与蛋白质代谢紊乱所致的抵抗力低下有关。

(4) 知识缺乏　患儿及家长缺乏糖尿病控制的有关知识和技能。

三、护理措施

糖尿病是终身性的疾病，患儿必须学会将饮食控制、胰岛素治疗及运动疗法融入自己的生活，护士应帮助患儿及其家长熟悉各项治疗及护理措施，并提供有效的心理支持。

(一) 饮食管理

糖尿病的饮食管理是进行计划饮食而不是限制饮食，目的是维持正常的血糖和保持理想体重。

1. 每天所需总热量　食物的热量适合患儿的年龄、生长发育和日常活动的需要，每日所需能量(cal)为 1000+[年龄×(80～100)]，对年幼儿宜稍偏高，而年龄大的患儿宜偏低。此外，还需考虑体重、食欲及运动量。全日热量分配为早、中、晚餐分别占 1/5、2/5、2/5，每餐留出少量(5%)作为餐间点心。

2. 食物的成分和比例　饮食中能量的分配为：糖类 50%～55%、蛋白质 15%～20%、脂肪 30%。蛋白质中 50%为动物蛋白，糖类则以含纤维素高的为主，如糙米或玉米等，脂肪应以植物油为主，蔬菜选用含糖较少的。避免蔗糖等精制糖及含饱和脂肪酸高的动物脂肪的摄入。每日进食应定时、定量，勿吃额外食品。饮食控制以能保持正常体重，减少血糖波动，维持血脂正常为原则。每日进食应定时，饮食量在一段时间内应固定不变。

(二) 指导胰岛素的应用

1. 胰岛素剂量　胰岛素是治疗 IDDM 最主要的药物。新诊断的患儿，开始治疗一般选用短效胰岛素(RI)，用量为每日 0.5～1.0 U/kg。分 4 次于早、中、晚餐前 30 min 皮下注射，临睡前再注射 1 次(早餐前用量占 30%～40%，中餐前用量占 20%～30%，晚餐前用量占 30%，临睡前用量占 10%)，以后可过渡到短、中效胰岛素配合使用，根据血糖调整胰岛素用量。

2. 胰岛素的注射　注射方式有注射针、注射笔、无针喷射装置、胰岛素泵等，目前有较多 1 型糖尿病患儿采用胰岛素泵治疗，可以平稳、有效地控制血糖。如采用胰岛素注射，应尽量用同一型号的注射器以保证剂量的绝对准确。皮下注射部位应选择大腿、腹壁、上臂等处，按顺序轮番注射，同一部位一个月内不能注射 2 次，两针间距 2 cm 左右，以免局部皮下脂肪萎缩硬化,影响疗效。注射部位参与运动时会加快胰岛素的作用,拍球或跑步前不应在手臂和大腿注射,以免过快吸收引起低血糖。

胰岛素泵能模拟正常胰腺的胰岛素分泌模式,有波峰、波谷,使血糖平稳、正常,故称"人工胰腺"。长期佩戴胰岛素泵的患儿,应注意局部的消毒,并定期更换部位,防止感染。

3. 监测 根据血糖、尿糖监测结果,每2～3 d调整胰岛素剂量1次,直至尿糖不超过"++"。鼓励和指导患儿及家长独立进行血糖和尿糖的监测,教会其用血糖测量仪检测末梢血糖值。

4. 注意事项

(1) 防止胰岛素过量或不足:胰岛素过量会发生Somogyi现象,即在午夜至凌晨时发生低血糖,随即反调节激素分泌增加使血糖陡升,以致清晨出现血糖、尿糖异常增高,即出现低血糖-高血糖反应,只需减少胰岛素用量即可消除。当胰岛素用量不足时可致清晨现象,患儿不发生低血糖,却在清晨5:00—9:00时呈现血糖和尿糖增高,这是因为晚间胰岛素用量不足所致,可加大晚间胰岛素注射剂量或将注射时间稍往后移。

(2) 胰岛素耐药:患儿在无酮症酸中毒的情况下,每日胰岛素用量>2 U/kg仍不能使高血糖得到控制时,在排除Somogyi现象后称为胰岛素耐药。可换用更纯的基因重组胰岛素。

(三) 运动锻炼

糖尿病患儿应每天做适当运动,利于血糖控制,但注意运动时间以进餐1 h后、2～3 h以内为宜,不宜在空腹时运动。运动时必须做好胰岛素用量和饮食调节,运动前减少胰岛素用量或加餐,固定每天的运动时间,避免运动后低血糖的发生。

(四) 预防感染

患儿因免疫功能低下易发生感染,特别是皮肤感染。应经常洗头、洗澡。保持皮肤清洁。勤剪指甲,避免皮肤抓伤、刺伤和其他损伤。如有毛囊炎或皮肤受伤时应及时治疗。做好会阴部护理,防止泌尿道感染。如发生感染,需用抗生素治疗,以免感染促发或加重酮症酸中毒发生。

(五) 酮症酸中毒患儿的护理

酮症酸中毒为急症病例的主要死因,一旦发生应立即救护。

1. 密切观察并详细记录 详细记录体温、脉搏、呼吸、血压、神志、瞳孔、脱水体征、尿量等。及时遵医嘱取血化验血糖、二氧化碳结合力、尿素氮、血钠、血钾等。每次排尿均应查尿糖及尿酮。

2. 纠正水、电解质、酸碱平衡紊乱 酮症酸中毒时脱水量约为100 mL/kg,一般均属等渗性脱水,应按下列原则输液。补液开始先用生理盐水20 mL/kg,在半小时至1 h快速静脉滴入,以扩充血容量,改善微循环,以后根据血钠决定给予1/2张或1/3张不含糖的液体。要求在开始8 h输入总液量的一半,余量在此后的16 h输入,同时见尿补钾。不宜常规使用碳酸氢钠溶液,对严重酸中毒患儿(pH<7.1)可给予等渗碳酸氢钠溶液静脉滴注,当血pH≥7.2时即停用,避免酸中毒纠正过快加重脑水肿。静脉输液速度及用量必须根

据儿童年龄及需要调节，并详细记录出入水量，以防补液不当导致脑水肿、低血糖、低血钾、心力衰竭而突发死亡。

3. 协助胰岛素治疗 严密监测血糖波动。多采用小剂量胰岛素持续静脉输入，儿童胰岛素用量为每小时 0.1 U/kg。每小时检测血糖一次，防止血糖下降过快，血清渗透压下降过快引起脑水肿。

4. 控制感染 感染为本病常见诱因。应常规做血、尿培养，寻找感染源，并遵医嘱使用有效抗生素控制感染。

（六）预防并发症

按时做血糖、尿糖测定，根据测定结果调整胰岛素的注射剂量、饮食量及运动量，定期进行全面身体检查。

（七）心理支持

针对患儿不同年龄发展阶段的特征，提供长期的心理支持，帮助患儿保持良好的营养状态、适度的运动、并建立良好的人际关系以减轻心理压力。指导家长避免过于溺爱或干涉患儿的行为，应帮助患儿逐渐学会自我护理，以增强其战胜疾病的自信心。

四、健康教育

糖尿病需终身用药、行为干预与饮食管理，给患儿及家长带来很大的精神负担。能否坚持并正确执行治疗方案，是治疗护理成败的关键。因此，医护人员、家长和患儿应密切配合。护士应向患儿及家长耐心介绍疾病有关知识，帮助患儿树立信心，使其能坚持有规律的生活和治疗。

（1）解释严格遵守饮食控制的重要性。

（2）解释每日活动锻炼对降低血糖水平、增加胰岛素分泌、降低血脂的重要性。

（3）鼓励和指导患儿及家属独立进行血糖和尿糖的监测。

（4）教会正确抽吸和注射胰岛素的方法。

（5）阐明使用胰岛素的注意事项。因儿童糖尿病有其特殊的临床过程，即急性代谢紊乱期、暂时缓解期、强化期和永久糖尿病期，在治疗时应按不同病期调整胰岛素用量。

（6）指导定期随访以便调整胰岛素用量。

（7）教育患儿随身携带糖块及卡片，写上姓名、住址、病名、膳食治疗量、胰岛素注射量、医院名称及责任医生，以便任何时候发生并发症可立即救治。

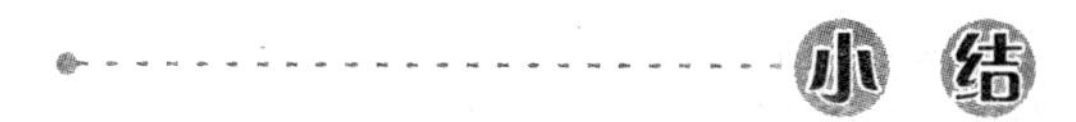

小结

糖尿病是由于胰岛素绝对或相对缺乏引起的糖、脂肪、蛋白质代谢紊乱，致使血糖增高、尿糖增加的一种病症。儿童时期以 1 型糖尿病多见。应重点评估：患儿有无多尿、多饮、多食、消瘦病史，是否经常发生皮肤疮疖及遗尿现象，有无糖尿病家族史。治疗要点包括饮食控制、胰岛素治疗及运动疗法。护理重点：帮助患儿及其家长熟悉各项治疗及护理措施，并提供有效的心理支持；密切观察病情变化，警惕糖尿病酮症酸中毒的发生并做好抢救准备；做好健康教育。

目标检测

一、选择题

1. 对21-三体综合征最有确诊价值的依据是(　　)。

A. 智力低下　　B. 特殊面容　　C. 染色体核型分析

D. 通贯手　　E. 手皮纹特点

2. 21-三体综合征最常见的染色体核型是(　　)。

A. 47,XX(或XY),+21

B. 47,XX(或XY),+21/46,XX(或XY)

C. 46,XX(或XY),−14,+t(14q21q)

D. 46,XX(或XY),−22,+t(21q22q)

E. 46,XX(或XY),−21,+t(21q21q)

3. 苯丙酮尿症最重要的治疗原则是(　　)。

A. 限制蛋白质摄入　　B. 大量维生素　　C. 补充5-羟色胺

D. 低苯丙氨酸饮食　　E. 对症处理

4. 苯丙酮尿症患儿未经治疗,通常在生后何时出现症状?(　　)

A. 1～2个月　　B. 3～6个月　　C. 7～12个月

D. 12～18个月　　E. 18～24个月

5. 苯丙酮尿症患儿最突出的临床表现是(　　)。

A. 惊厥　　B. 肌张力增高　　C. 智力发育落后

D. 毛发、皮肤色泽变浅　　E. 尿和汗液有鼠尿味

6. 典型苯丙酮尿症是由哪种酶缺乏所引起的疾病?(　　)

A. 酪氨酸羟化酶　　B. 苯丙氨酸羟化酶

C. 鸟苷三磷酸环化水合酶　　D. 丙酮酰四氢生物蝶呤合成酶

E. 二氢生物蝶呤还原酶

7. 苯丙酮尿症患儿的饮食疗法中,每日苯丙氨酸最合适的用量为(　　)。

A. 10～30 mg/kg　　B. 30～50 mg/kg　　C. 50～70 mg/kg

D. 70～100 mg/kg　　E. 100～120 mg/kg

8. 苯丙酮尿症在新生儿期筛查采用哪种检查方法?(　　)

A. 尿三氯化铁试验　　B. 尿2,4-二硝基苯肼试验　　C. 血浆氨基酸分析

D. 尿液有机酸分析　　E. Guthrie细菌生长抑制试验

9. 为早期诊断,可在新生儿期进行筛查的遗传代谢内分泌疾病包括(　　)。

A. 21-三体综合征,先天性甲状腺功能减低症

B. 21-三体综合征,苯丙酮尿症

C. 先天性甲状腺功能减低症,苯丙酮尿症

D. 先天性甲状腺功能减低症

E. 苯丙酮尿症

10. 先天性甲状腺功能减低症在新生儿期最早引起注意的症状是(　　)。

A. 特殊面容　　B. 智力发育低下　　C. 生长发育低下
D. 生理性黄疸时间延长　　E. 皮肤粗糙

11. 1 型糖尿病患儿死亡的主要原因是(　　)。
A. 冠心病　　B. 脑血管意外
C. 低血糖　　D. 酮症酸中毒
E. 感染性休克

12. 先天性甲状腺功能减低症患儿最主要的治疗措施是(　　)。
A. 低苯丙氨酸饮食　　B. 胰岛素治疗
C. 甲状腺素终身替代治疗　　D. 运动治疗
E. 左旋多巴治疗

13. 1 型糖尿病患儿的主要治疗措施是(　　)。
A. 胰岛素治疗　　B. 饮食治疗
C. 运动治疗　　D. 血糖监测
E. 控制感染

二、病例分析题

1. 男婴，9 个月，反复抽搐伴表情呆滞 4 个月，抽搐每日 2～3 次。查体：体格发育正常，反应差，毛发浅褐色，皮肤白，面部有湿疹，尿有鼠尿味。

问题：

(1) 最可能的医疗诊断是什么？

(2) 如何做好该患儿的饮食管理？

2. 患儿，男，10 岁，尿糖阳性，空腹血糖 7.7 mmol/L，随机血糖 11.86 mmol/L，诊断为糖尿病。

问题：

(1) 如何做好患儿的饮食护理？

(2) 如何指导患儿进行运动治疗？

(3) 如何指导患儿及其家长观察低血糖的表现？

(任　美　朱青芝)

第十六章
感染性疾病患儿的护理

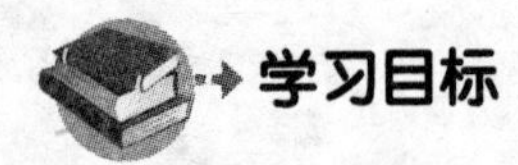

学习目标

1. 掌握 常见传染病患儿的护理评估内容、护理诊断和护理措施。

2. 熟悉 儿童常见出疹性疾病的鉴别诊断，常见传染病的健康教育内容，儿童结核病的预防和治疗原则。

3. 了解 传染病患儿的一般护理。

4. 学会 运用护理程序为常见传染病患儿提供整体护理。

5. 能力 能运用所学知识为个体、家庭、社区提供健康教育。

感染性疾病是儿科常见疾病，是指病原体（病毒、衣原体、支原体、立克次体、细菌、螺旋体、真菌和寄生虫）感染人体后所引起的疾病。感染性疾病包括传染性疾病和非传染性疾病两大类，两者的主要区别在于前者具有传染性、流行性与免疫性。也就是说，传染病是可传染的感染性疾病。由于儿童免疫功能低下，传染病发病率明显高于成人，且起病急，症状重，病情复杂多变，容易发生并发症。因此，在儿童护理中应特别重视传染病患儿的护理。

第一节　传染病患儿的一般护理

一、传染病的特点

1. 传染病的基本特征 传染病的基本特征有以下四点。

（1）由特异性病原体所致。

（2）具有一定的传染性。

（3）其流行病学特征包括流行性、季节性、地方性、周期性。按传染病流行的强度和广度可分为散发、暴发、流行、大流行四种类型。

（4）免疫性：患儿在传染病痊愈后，大多数可获得对该病病原体的特异性体液免疫或细胞免疫。

2. 传染病病程发展的阶段性 传染病的发展过程有其自身的规律，一般都要经过以下四个阶段。

(1) 潜伏期 潜伏期是指病原体侵入机体之后至出现临床症状之前的时期。了解此期最重要的意义是可以确定检疫期限，并有助于传染病的诊断和流行病学调查。

(2) 前驱期 前驱期是指起病至开始出现该病典型症状之前的时期，通常 1～3 d，多表现为非特异症状，如发热、乏力、头痛、食欲减退等。也有些传染病此期有特异性表现，如麻疹黏膜斑。

(3) 症状明显期 该期出现该传染病特有的症状、体征。

(4) 恢复期 此期患儿症状、体征逐渐消失，如较长时间机体功能仍不能恢复正常，则为后遗症。

3. 传染病的流行环节 传染病的流行就是传染病在人群中发生、发展和转归的过程。传染病在人群中的传播必须具备三个基本环节，即传染源、传播途径和易感人群。

二、传染病的预防

传染病的预防原则是针对传染病流行过程的三个基本环节采取综合性措施，同时根据不同传染病的流行特点，针对其主要环节采取适当措施。

(1) 管理传染源 发现传染病患或疑似患儿，应立即予以隔离治疗，隔离期限依据该传染病的传染期或化验结果而定，尽可能做到五早，即早发现、早诊断、早报告、早隔离、早治疗。

(2) 切断传播途径 根据传染病的不同传播途径采取相应措施，如消化道传染主要应采取管理饮食、管理粪便、保护水源、消灭苍蝇、饭前便后洗手、加强个人卫生等措施；呼吸道传染病则要保持室内空气新鲜、加强通风、空气消毒、外出戴口罩及流行期间避免大型集会等；虫媒传染病则以防虫、杀虫和驱虫措施为主。

(3) 保护易感人群 一是提高人群的非特异性免疫力，如合理营养，增强体质，参加体育活动，养成个人良好的卫生习惯，改善居住条件等；二是提高人群特异性免疫力，如预防接种；三是药物预防。

三、传染病患儿的一般护理

(1) 建立预诊制度 在儿童门诊设立预诊处，及早发现传染病患儿，防止和减少交叉感染的机会。传染病门诊应与普通门诊分开，从预诊处直接通道通向传染病门诊。不同病种传染病应有独立诊疗室。

预诊处护士应掌握各种传染病的流行病学特点，及时分流传染病患儿。传染病门诊设立单独的治疗室、观察室、药房、化验室、厕所等。患儿就诊完毕后从专门出口离院。

(2) 严格执行消毒隔离制度 选用适宜的消毒方法，对医疗用具、患儿接触物品、排泄物、衣被和环境进行消毒，控制传染病的传播，切断传播途径。

(3) 及时报告疫情 护士是传染病的法定报告人之一。一旦发现传染病，应及时填写“传染病疫情报告卡”，并按国家规定的时间向卫生防疫机构报告，以便采取措施进行疫源地消毒，防止传染病的播散。对传染病接触者特别是托幼机构儿童，应立即报告有关机构进行筛查,及时控制传染源。

(4) 密切观察病情　传染病患儿病情急、变化快、并发症多,护士应深入病房,密切观察病情变化、用药反应、治疗效果、特殊检查后的情况等,特别要注意观察体温的高低及热型、出疹与发热的关系、皮疹的形态及分布、生命体征的变化、有无并发症等。必要时专人守护,详细记录,并做好抢救准备。

(5) 日常生活护理　传染病患儿急性期应卧床休息,保持病室安静、清洁、舒适。传染病患儿常有高热、食欲减退,故应给予营养丰富、易消化、水分充足的流质、半流质饮食或软食,鼓励患儿多饮水,以维持水、电解质平衡和促进体内毒素排泄。昏迷患儿可鼻饲喂食或静脉补液。

(6) 心理护理　传染病患儿因单独隔离,容易造成紧张、孤独的情绪,家长也会产生焦虑、内疚等情绪。护士应重视与患儿及家长的沟通,耐心解释患儿的病情及各种治疗护理措施的必要性,以取得他们的信任和配合。恢复期患儿可根据患儿情况安排不同形式的活动,如做游戏、看电视、做保健操、复习功课等。鼓励患儿适当活动,保持良好情绪,促进疾病早日康复。

(7) 健康教育　健康教育是传染病护理的重要环节。应根据传染病的特点,选择个别交流、示教、座谈、宣传册、宣传画等方式向患儿及家长介绍传染病的有关防治知识,使家长重视并定期配合防疫部门或社区医疗机构完成各种计划免疫,增强体质,提高免疫力,预防儿童传染病,并对患儿进行出院后的指导。

第二节　麻疹患儿的护理

案例引导

患儿,5岁。因发热5 d,出疹2 d入院。患儿5 d前开始发热、咳嗽、流鼻涕、双眼怕光、眼睛红肿、流泪、分泌物多。2 d前耳后、颈部开始出皮疹,伴嗜睡、食欲减退。查体:T 39.5 ℃,P 128次/分,R 28次/分。精神较差,耳后、颜面、躯干可见红色斑丘疹,疹间见正常皮肤。咽、眼结膜充血明显。双肺呼吸音粗,肝脾未触及。如何对该患儿进行护理评估?列出主要的护理诊断和护理措施。

麻疹(measles)是麻疹病毒所致的一种急性出疹性呼吸道传染病。以发热、上呼吸道炎(咳嗽、流鼻涕)、结膜炎、口腔麻疹黏膜斑(又称柯氏斑)、全身皮肤斑丘疹及疹退后遗留色素沉着伴糠麸样脱屑为主要临床表现。好发于6个月至5岁的儿童。一年四季均可发病,以冬、春季多见。本病传染性强,易并发肺炎。病后免疫力持久,大多终身免疫。随着麻疹减毒活疫苗的广泛使用,麻疹的流行已得到控制,目前我国的总发病率低于0.01%。

麻疹患儿是唯一的传染源,出疹前后5 d均有传染性,如合并肺炎,传染期可延长至出疹后10 d。患儿口、鼻、咽、气管及眼部的分泌物中均含有麻疹病毒,主要通过打喷嚏、咳嗽和说话时飞沫传播。本病传染性极强,流行期间易感儿接触患儿后90%以上均可发病,病后大多可获得终身免疫。

一、护理评估

（一）健康史

询问麻疹疫苗接种史、有无麻疹患儿接触史及接触方式，既往有无麻疹或其他急、慢性疾病（如结核、营养不良等），以及用药情况，如近期是否用过易致皮疹的药物、是否使用过丙种球蛋白等被动免疫制剂、是否使用过肾上腺皮质激素及免疫抑制剂等。此外，还需详细询问本次起病的经过，体温变化情况、皮疹出现的时间及顺序、发热与皮疹的关系等。

（二）身心状况

1. 典型麻疹 临床上典型麻疹可分为四期，即潜伏期、前驱期、出疹期、恢复期。

（1）潜伏期 大多数为6～18 d（平均10 d左右），潜伏期末可有低热、全身不适。

（2）前驱期 从开始发热到出疹，一般为3～4 d，其主要表现如下。

①发热：多为中度以上发热，热型不一。

②上呼吸道感染症状：在发热的同时出现咳嗽、流鼻涕、打喷嚏、咽部充血等症状，与上呼吸道感染不易区别，但结膜充血、流泪、畏光及眼睑水肿是本病的特点。

知识链接

麻疹的发病机制及病理改变

麻疹病毒侵入易感儿体内后出现两次病毒血症。第一次病毒血症是麻疹病毒侵入呼吸道上皮细胞及局部淋巴结，在这些部位繁殖，同时有少量病毒侵入血液而形成第一次病毒血症，此时已有传染性；此后病毒在全身单核-巨噬细胞系统复制活跃，大量病毒再次进入血液，造成第二次病毒血症，引起全身广泛性损害而出现一系列临床表现，如皮疹、高热等，此时传染性最强。

麻疹系全身性疾病，其病理变化特征是病变部位广泛的单核细胞湿润、增生及形成多核巨细胞。基本病变主要见于皮肤、淋巴组织、呼吸道和肠道黏膜及结膜。毛细血管周围有严重的渗出，单核细胞增生，形成多核巨细胞。真皮和黏膜下层毛细血管内皮细胞充血、水肿、增生、单核细胞浸润并有浆液渗出而形成皮疹和麻疹黏膜斑。疹退后，表皮细胞坏死、角化形成脱屑。由于皮疹处红细胞裂解，疹退后形成棕色色素沉着。

③麻疹黏膜斑（柯氏斑）：在发疹前24～48 h出现，开始仅在第二磨牙相对应的颊黏膜处，可见直径0.5～1.0 mm灰白色小点，外有红晕，常在1～2 d内迅速增多并融合，可累及整个颊黏膜并蔓延至唇部黏膜，于出疹后1～2 d迅速消失，可留有暗红色小点。此项表现见于90%以上的患儿，具有早期诊断价值。

④其他表现：部分病例可有一些非特异性症状，如全身不适、食欲减退、精神不振等。婴儿尚有呕吐、腹泻、腹痛等消化系统症状。偶见皮肤荨麻疹、隐约斑疹或猩红热样皮疹，在出现典型皮疹时消失。

(3) 出疹期　一般持续3～5 d。皮疹多在发热3～4 d后按顺序出现,先见于耳后、发际、颈部到颜面部,逐渐由上向下蔓延至躯干及四肢,最后到达手掌、足底。皮疹为斑丘疹,颜色初为淡红色,继之色加深呈鲜红色,最后呈暗红色,皮疹数量由稀少逐渐增多密集,可融合呈片,压之褪色,疹间可见正常皮肤,同一部位皮疹持续2～3 d,不伴痒感。出疹期全身毒血症状加重,体温增高至40～40.5 ℃,多有厌食、呕吐、腹泻、咳嗽、嗜睡或烦躁不安,甚至谵妄、抽搐。此期肺部有少量湿啰音,X线检查可见肺纹理增多或轻重不等的弥漫性肺部浸润。此期易出现肺炎、喉炎等并发症。

(4) 恢复期　一般持续3～5 d。皮疹出齐后按出疹先后顺序开始消退。若无并发症发生,体温、食欲、精神等其他症状也随之好转。疹退后,皮肤有糠麸状脱屑及棕色色素沉着,7～10 d痊愈。

2. 非典型麻疹

(1) 轻型麻疹　见于有一定免疫力的患儿,如6个月以内的婴儿、曾接种过麻疹疫苗或近期(潜伏期内)接受过丙种球蛋白等被动免疫制剂者。症状轻,常无柯氏斑,皮疹稀而色淡,疹退后无脱屑和色素沉着,无并发症。

(2) 重型麻疹　见于体弱儿、先天或后天免疫功能低下者(如重度营养不良的患儿、使用了肾上腺皮质激素及免疫抑制剂的患儿)、继发严重感染者。中毒症状重,持续高热,皮疹密集融合,常有并发症及循环衰竭表现,病死率高。

(3) 异型麻疹(非典型麻疹综合征)及无皮疹型麻疹　主要见于接种过麻疹减毒活疫苗的患儿。

应注意评估患儿有无发热、流鼻涕、流泪等上呼吸道感染症状,口腔有无麻疹黏膜斑,出疹的时间、顺序,注意观察皮疹的形态、分布、颜色及疹间皮肤是否正常,有无肺炎、喉炎、脑炎等并发症表现。同时应注意与其他出疹性疾病相鉴别(表16-1)。

表16-1　儿童出疹性疾病的鉴别诊断

病　名	病　因	全身症状及其他特征	皮疹特点	发热与皮疹关系
麻疹	麻疹病毒	呼吸道卡他性炎症,结膜炎,发热第2～3 d口腔麻疹黏膜斑	红色斑丘疹,自头面部→颈→躯干→四肢,退疹后有色素沉着及细小脱屑	发热3～4 d,出疹期热更高,热退疹渐退
猩红热	A组β型溶血性链球菌	高热,中毒症状重,咽峡炎,杨梅舌,环口苍白圈,扁桃体炎	皮肤弥漫充血,上有密集针尖大小丘疹,持续2～3 d退疹,1周后全身大片脱皮	发热1～2 d出疹,出疹时高热
风疹	风疹病毒	全身症状轻,耳后、枕部淋巴结肿大并触痛	斑丘疹,面部→躯干→四肢,退疹后无色素沉着及脱屑	发热半天至1 d后出疹
幼儿急疹	人疱疹病毒6型	一般情况好,高热时可有惊厥,耳后枕部淋巴结亦可肿大	红色斑丘疹,颈及躯干部多见,一天出齐,次日消退	高热3～5 d,热退疹出

续表

病名	病因	全身症状及其他特征	皮疹特点	发热与皮疹关系
水痘	水痘-带状疱疹病毒	一般情况好，发热、不适，流鼻涕、咳嗽等呼吸道症状	皮肤和黏膜相继出现并同时存在斑疹、丘疹、疱疹及结痂。向心性分布，头面部、躯干多，四肢少，瘙痒感重	发热当天或1 d后出疹
手足口病	柯萨奇病毒A组CoxA16	一般情况好，病情轻，发热、不适，流鼻涕、咳嗽等呼吸道症状	离心性分布，口腔、肛周、四肢远端、手足掌心多，面部、躯干少。皮肤为斑丘疹→疱疹→结痂，分批出现，痒感；口腔斑丘疹→疱疹→溃疡，痛感明显	发热当天或1 d后出疹
皮疹	肠道病毒EV71	病情危重，很快进入不同程度的病毒性脑炎、中枢性呼吸衰竭、心肌炎、周围循环衰竭，重者可致死亡	皮疹同上	部分患儿可在未出现皮疹前先出现危重情况
药物疹	与用药有关	原发病症状	皮疹痒感，摩擦及受压部位多，斑丘疹、疱疹、猩红热样皮疹、荨麻疹	有或无发热，多无固定关系

3. 并发症 麻疹患儿可并发肺炎、中耳炎、喉炎、气管及支气管炎、心肌炎、脑炎、结核病恶化、营养不良和维生素A缺乏症。其中最常见的是肺炎，也是麻疹患儿死亡的主要原因。

4. 心理、社会状况 对于有并发症而需要住院治疗的较重的麻疹患儿，评估患儿及家长的心理状况：患儿因隔离而离开家长到陌生环境会产生严重的孤独感、陌生感，疾病本身也给患儿带来痛苦、恐惧、紧张心理，年龄越小表现越强烈。对于院外居家治疗的麻疹患儿，评估患儿及家长的心理状况、对疾病的应对方式；了解家长及社区居民对麻疹的认知程度、防治态度等。

5. 辅助检查

（1）血常规 白细胞总数减少，淋巴细胞相对增多。淋巴细胞严重减少提示预后不良。若白细胞数增加，尤其是中性粒细胞增加，提示继发细菌感染。

（2）病原学检查 从呼吸道分泌物中分离出麻疹病毒，或检测到麻疹病毒均可做出特异性诊断。

（3）血清学检查 皮疹出现1～2 d内即可用酶免检测法从血中检测出特异性IgM抗体，有早期诊断价值。

二、主要护理诊断/问题

（1）体温过高 与病毒血症、继发感染有关。

(2) 营养失调:低于机体需要量　与感染后食欲下降、机体消耗增加有关。

(3) 有感染的危险　与机体免疫力低下有关。

(4) 潜在并发症　如肺炎、喉炎、心肌炎、脑炎。

(5) 皮肤完整性受损　与病毒感染所致皮疹及脱屑有关。

三、护理措施

1. 一般护理

(1) 注意休息　卧床休息至体温正常、皮疹消退为止。保持室内空气新鲜,每日通风两次(避免患儿直接吹风以防受凉)。室温维持在18～22 ℃,湿度50%～60%。衣被适宜,不可捂汗,出汗后要及时更换衣被,保持干燥。

(2) 饮食护理　发热期间饮食以清淡、营养丰富、易消化的流食和半流食为宜,少量多餐。鼓励患儿多饮水,以利退热、排毒、透疹,必要时遵医嘱静脉补液。恢复期应添加高热量、高蛋白、高维生素的食物,不需忌口。

2. 心理护理

典型麻疹、重型麻疹患儿出疹期病情危重,患儿痛苦,家长心理焦虑。应加强与患儿及家长的沟通,讲述麻疹一般知识,及时了解他们的心理状态,耐心倾听他们的感受,使之消除顾虑,增加对医务人员的信任感,树立战胜疾病的信心。对患儿应和蔼可亲,关怀体贴,了解心理需求,及时为其提供生活方面的周到服务和全身心的护理。

3. 病情观察　出疹期警惕并发症的出现,早发现,及时向医生报告,及早采取应对措施。

出疹期如出现高热不退、咳嗽加剧、呼吸困难及肺部湿啰音等,提示并发肺炎的可能,重症者可致心力衰竭;若患儿出现声音嘶哑、犬吠样咳嗽、吸气性呼吸困难等,提示可能并发了喉炎;若患儿出现心悸、气短、胸闷、面色苍白,提示可能并发了心肌炎;如患儿出现头痛、呕吐、抽搐、嗜睡等症状,则可能发生了脑炎。出现上述任一情况,应及时向医生报告,并协助进行处理。

4. 对症护理

1) 发热的护理　维持合理的高热体温,以利于麻疹皮疹出透出齐。

在前驱期及出疹期不宜强行为患儿过度降温,体温不超过40 ℃一般不退热。若体温高于40 ℃伴有惊厥或过去有热性惊厥史者,可遵医嘱采取温水擦浴或小剂量(常规量的1/2至2/3)退热剂以适当降温,禁用冰袋、冷敷及酒精擦浴等,以免影响出疹,导致严重并发症发生。

2) 皮肤黏膜的护理

(1) 皮肤护理　保持皮肤清洁,勤换内衣。勤剪指甲以免抓伤皮肤继发感染。及时评估出疹情况,若出疹不畅,可煎服中药鲜芫荽,或擦拭皮肤(需防烫伤),以促进血液循环,帮助出疹。

(2) 眼部护理　病室内光线要柔和,避免强光刺激眼部。及时清理眼部炎性分泌物,并用生理盐水清洗双眼,遵医嘱用抗生素眼药水或眼膏滴眼,并口服维生素A预防干眼病。

(3) 口腔、鼻腔、耳部护理　保持口腔、鼻腔、耳部的清洁。鼓励患儿多喝白开水，常用生理盐水或2%硼酸溶液漱口，保持口腔清洁、舒适。及时清除鼻痂，保持呼吸道通畅。防止呕吐物及眼泪流入外耳道，导致中耳炎。

四、健康教育

由于麻疹传染性较强，为控制疾病的流行，应向家长介绍麻疹的相关知识，使其有充分的心理准备，积极配合治疗。无并发症的患儿可在家中进行治疗护理，指导家长做好消毒隔离、皮肤护理以及病情观察等，防止继发感染。

给患儿家长介绍预防感染传播的相关知识，具体如下。

(1) 管理传染源　隔离患儿至出疹后5 d，并发肺炎者延长至出疹后10 d。密切接触的易感儿应隔离观察3周，若接触麻疹患儿后曾接受过被动免疫者应延长到4周。

(2) 切断传播途径　患儿居室要定时通风换气，定期用紫外线照射消毒；患儿衣被及玩具应在阳光下曝晒。医护人员接触患儿前后应洗手、更换隔离衣或在空气流动处停留30 min。

(3) 保护易感儿童

①被动免疫：对年幼、体弱的易感儿在接触麻疹患儿后5 d内注射免疫球蛋白0.25 mL/kg可预防发病，若用量不足或接触麻疹患儿5 d后注射，仅能减轻症状。被动免疫只能维持3～8周，以后还需采取主动免疫措施。

②主动免疫：采用麻疹减毒活疫苗预防接种，初种年龄国内规定为生后8个月，7岁时复种一次。易感者在接触患者2 d内若接种疫苗，仍有可能预防发病或减轻病情。

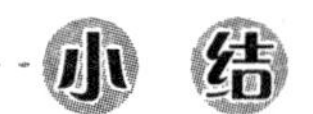

麻疹是由麻疹病毒感染引起的急性呼吸道传染病。应重点评估患儿有无发热、结膜炎、上呼吸道炎、麻疹黏膜斑及全身斑丘疹，发热与皮疹的关系，以及有无肺炎、喉炎、脑炎等并发症发生。护理重点为注意休息，适当降低体温，供给充足的营养及液体，保持皮肤、黏膜的完整性，密切观察病情变化、防止并发症发生，做好健康教育，防止麻疹流行。

第三节　水痘患儿的护理

案例引导

患儿，5岁，发热、出疹1 d来就诊，初为发热、轻度不适、流鼻涕，发热不久开始出现皮疹，伴有明显痒感。查体：T 38.5 ℃，P 95次/分，R 26次/分。一般情况尚可，在颜面、颈部、胸部可见红色斑丘疹或斑疹及0.1～0.5 cm的圆形、椭圆形水滴样小水疱，周围有红晕，多数疱疹液清亮，部分疱疹液浑浊呈脓性，疹间皮肤正常，心、肺、腹部检查无异常，临床诊断为“水痘”。为防止并发症的发生应如何护理该患儿？

水痘(chickenpox,varicella)是一种传染性极强的儿童期出疹性疾病,病原体为水痘-带状疱疹病毒。临床特征为皮肤黏膜相继出现并同时存在斑疹、丘疹、疱疹及结痂,全身症状较轻。患儿感染后可获得持久的免疫力,但以后仍可能发生带状疱疹。

水痘的传染源是水痘患者,出疹前1～2 d至疱疹全部结痂为止均有极强的传染性,通过接触或飞沫传染。易感儿接触水痘患儿后几乎均可发病,以2～6岁多见。一年四季均可发病,但以冬、春季多发。

一、护理评估

(一) 健康史

详细询问患儿近期有无与水痘患儿接触史,是否患营养不良等导致机体免疫功能下降的疾病,是否有用糖皮质激素、免疫抑制剂等药物史。同时注意询问是否接种过水痘疫苗。

(二) 身心状况

1. 临床表现 对患儿皮疹分布、出疹顺序、形态、皮疹演变过程、患儿的主观感觉进行评估。

(1) 典型水痘 潜伏期多为2周。前驱期1 d左右。表现为发热、轻度不适、流鼻涕、食欲不振等。发热当天或次日开始出现皮疹,皮疹特点如下。

①呈向心性分布:首发于头、面和躯干,继而扩展到四肢。皮疹躯干多,四肢少。

②多形性皮疹:皮疹分批出现,开始为红色斑丘疹或斑疹,数小时后变成椭圆形水滴样小水疱,周围有红晕。疱液先清亮后浑浊,且疱疹出现脐凹现象,易破溃,瘙痒感较重,2～3 d迅速结痂。由于皮疹演变过程快慢不一,故在同一时间内同一部位可见上述多种皮疹形态同时存在,这是水痘皮疹的重要特征。皮疹脱痂后一般不留瘢痕。

知识链接

水痘的发病机制及病理改变

病原体为水痘-带状疱疹病毒(varicella-zoster virus,VZV),即人类疱疹病毒3型。该病毒在外界环境中生活力弱,不耐高温、不耐酸,不能在痂皮中存活。水痘-带状疱疹病毒在儿童期原发感染为水痘,恢复后病毒可长期潜伏在脊髓后根神经节或颅神经的感觉神经节内,少数人在青春期或成年后,当机体抵抗力下降时病毒可被激活而再次发病,表现为带状疱疹。

水痘-带状疱疹病毒经口、鼻侵入人体,首先在呼吸道黏膜细胞内增殖,2～3 d后进入血液,产生首次病毒血症,然后在单核-吞噬细胞系统内再次增殖后入血引起第二次病毒血症而出现水痘。由于病毒侵入血液往往是间歇性的,故临床表现为皮疹分批出现。病变主要损害皮肤,偶尔累及其他脏器。

皮肤病变只限于表皮的棘状细胞层,呈退行性变和水肿,由于细胞裂解、液化和组织液的渗入,形成水疱,疱液内含大量病毒。由于病变表浅,在无继发细菌感染的情况下预后不留瘢痕。黏膜病变与皮疹类似。有免疫缺陷或免疫功能受抑制者可发生全身播散性水痘,症状较重,病变可波及多处脏器,呼吸道、食管、胃、肺、肝、脾、胰、肾上腺和肠道等,受累器官可有局灶性坏死、炎性细胞浸润。并发脑炎者,可有脑水肿、充血和点状出血等。

③部分患儿疱疹可出现在口腔、结膜、生殖器等处,易破溃形成浅溃疡。

水痘多为自限性疾病,10 d左右自愈,一般患儿全身症状和皮疹均较轻。

(2) 重型水痘　少数免疫功能低下或应用糖皮质激素及免疫抑制剂的患儿,如果感染水痘-带状疱疹病毒,可发生出血性和播散性水痘,全身中毒症状重,高热,皮疹广泛分布,可融合形成大疱型疱疹或出血性皮疹,可继发感染甚至引起败血症,病死率高。

(3) 先天性水痘　母亲在妊娠期患水痘可累及胎儿。若在妊娠早期感染,婴儿则可能发生先天性水痘综合征,导致多发性先天畸形和自主神经系统受累,表现为出生体重低、瘢痕性皮肤病变、肢体萎缩、视神经萎缩、白内障及智力低下等,多在1岁以内死亡,存活者会留有严重神经系统伤残。如母亲在接近产期患水痘,新生儿病情多严重,病死率高。新生儿水痘的皮疹有时酷似带状疱疹的皮疹。

2. 并发症

最常见的并发症为皮肤继发细菌感染。少数病例可发生心肌炎、肝炎、脑炎等。

(三) 心理、社会状况

评估患儿是否因皮肤瘙痒导致不安和急躁;是否因隔离治疗、活动受到限制、不能进行正常的学习与活动而产生心理压力。了解患儿家长对水痘的传播、转归知识的了解程度。评估患儿所在托幼机构或学校的保育人员、保健医生在水痘的预防、护理、隔离消毒方面的认知水平。

(四) 辅助检查

外周血白细胞计数正常或稍低,继发细菌感染时可增高。刮取新鲜疱疹基底组织涂片检查可见多核巨细胞和核内包涵体,可供快速诊断。血清免疫学检查抗体有助于诊断。

二、主要护理诊断/问题

(1) 皮肤完整性受损　与水痘-带状疱疹病毒感染及继发感染有关。

(2) 潜在并发症　如心肌炎、脑炎、肝炎等。

(3) 有传播感染的危险　与呼吸道及疱疹液排出病毒有关。

(4) 体温过高　与病毒血症有关。

三、护理措施

1. 一般护理　卧床休息至热退、症状减轻。供给足够水分和易消化的食物。

2. 心理护理　皮疹瘙痒给患儿带来不安和烦躁,除遵医嘱给予止痒药物外,还可做一些趣味性活动以分散注意力,告知皮肤继发细菌感染的后果及危害。对因长时间隔离耽误学习产生焦虑的学生和家长给予耐心解释。

3. 病情观察　注意观察患儿的体温、精神、食欲等。水痘临床过程一般顺利,少数可并发心肌炎、脑炎、肝炎等,应注意观察,早期发现,并给予相应的治疗及护理。

4. 对症护理

1) 皮肤黏膜的护理

(1) 维持适宜的环境温、湿度,衣被清洁、合适,以免增加痒感。保持皮肤清洁干燥,勤换内衣。勤剪指甲,小婴儿可戴连指手套,避免搔抓皮疹,导致继发感染或留下瘢痕。

(2) 减少皮肤瘙痒,用温水洗浴,无破溃疱疹可用炉甘石洗剂或5%碳酸氢钠溶液外洗止痒,或遵医嘱口服抗组胺药物;破溃疱疹可涂1%甲紫,继发细菌感染者局部可用抗生素软膏,或遵医嘱口服抗生素控制感染。有口腔黏膜疱疹者用盐水漱口。

2) 发热护理　中低度发热,不必用药物降温。高热时使用物理降温或用对乙酰氨基酚等药物降温,禁用阿司匹林退热,以免增加 Reye 综合征的危险。

5. 治疗指导

1) 治疗原则　主要是加强护理,对症治疗,抗病毒治疗。避免使用肾上腺糖皮质激素及阿司匹林。

2) 用药护理

(1) 抗病毒治疗:阿昔洛韦即无环鸟苷是首选的抗水痘-带状疱疹病毒药物,治疗越早越好,一般应在皮疹出现的24 h内开始使用。口服20 mg/(kg · 次),每日4次;重症需静脉给药,10～20 mg/(kg · 次),每8 h 1次。此外,早期使用α-干扰素能较快抑制皮疹发展,加速病情恢复。

(2) 继发细菌感染时给予抗生素治疗。

(3) 禁用阿司匹林、肾上腺皮质激素。阿司匹林可诱发 Reye 综合征(又称急性脑病和肝脏脂肪浸润综合征);肾上腺皮质激素可使病毒播散,加重病情,故应禁用。

四、健康教育

(1) 对社区群众进行水痘病因、临床表现特点、治疗护理要点及预防知识宣教,重点加强预防知识教育,如强调在流行期间应避免易感儿去公共场所等。

(2) 给患儿家长介绍水痘患儿隔离时间,让家长有充分的思想准备,以免引起焦虑。为家长示范皮肤护理方法,防止继发感染。指导家长给患儿补充足够的水分和营养。

(3) 向社区群众及患儿家长介绍预防水痘传播的相关知识,主要内容如下。

①隔离传染源:应隔离患儿至疱疹全部结痂为止。易感儿接触后应隔离观察3周。

②保护易感儿童:国外已开始使用水痘减毒活疫苗,接触水痘患儿后立即使用可预防发病,即使患病,症状也轻微。对正在使用大剂量糖皮质激素、免疫功能受损或恶性病患者以及孕妇,在接触水痘后72 h内肌内注射水痘-带状疱疹免疫球蛋白,可起到预防或减轻症状的作用。

小结

水痘是一种由水痘-带状疱疹病毒感染引起的有较强传染性的急性呼吸道传染病。应重点评估患儿有无低热、头痛、乏力、纳差及分批出现的皮肤黏膜斑疹、丘疹、水疱和结痂等。护理的关键是加强皮肤护理,减轻不适,防止继发细菌感染;遵医嘱早期使用抗病毒药物,避免使用阿司匹林及肾上腺皮质激素,预防并发症发生,做好健康教育，防止水痘的传播。

第四节　流行性腮腺炎患儿的护理

案例引导

患儿，6岁，因右侧腮部肿痛2 d就诊。患儿3 d前发热、精神委靡、全身不适。次日体温增高，右侧腮部肿大伴疼痛，咀嚼进餐时疼痛加重。查体：T 39.2 ℃，P 118次/分，精神状态尚可，以右耳垂为中心局部肿大，表面不红，触局部皮肤发热，肿大腮腺边缘不清、弹性感明显，有压痛，右腮腺管口可见红肿，压迫肿胀腮部无脓性分泌物流出。颈软，无压痛，心、肺、腹部检查无异常。临床诊断为流行性腮腺炎。应如何护理该患儿？

流行性腮腺炎（mumps，epidemic parotitis）是由腮腺炎病毒引起的儿童常见的急性呼吸道传染病。以腮腺非化脓性肿大、疼痛为主要特征，也可累及其他腺体组织或其他器官。

本病的传染源是患者和隐性感染者，患儿自腮腺肿大前6 d至发病后9 d均有传染性，主要通过直接接触、飞沫、唾液污染食具或玩具等途径传播。5～15岁患儿较多见，四季均有发病，以冬、春季为高峰。人群对本病普遍易感，感染后可获终身免疫。

一、护理评估

（一）健康史

评估患儿近期有无流行性腮腺炎接触史，是否有腮腺炎减毒活疫苗接种史，既往有无腮腺局部反复肿大或腮腺炎史。

（二）身心状况

1. 临床表现　典型病例以腮腺肿大为主要临床表现。潜伏期为14～25 d，平均约18 d。

此病前驱期很短，常有发热、头痛、乏力、肌痛、食欲减退等。腮腺肿大常是本病的首发体征。通常是一侧腮腺先肿大，2～3 d内波及对侧，也可双侧同时肿大或始终限于一侧肿大。腮腺肿大的特点是以耳垂为中心，向前、后、下发展，边缘不清，表面发热、不红，触之有弹性感，有疼痛及触痛，在张口、咀嚼，尤其是进食酸性食物时疼痛加重。腮腺肿大3～5 d最明显，1周左右逐渐消退。颌下腺和舌下腺也可同时受累。

知识链接

腮腺炎发病机制及病理改变

病毒经口、鼻侵入机体后，在局部黏膜上皮细胞中增殖，引起局部炎症和免疫反应，然后进入血液，引起病毒血症。病毒经血液至全身器官，首先使多种腺体（腮腺、舌下腺、颌下腺、胰腺、生殖腺等）发生炎变，也可侵犯神经系统。在这些器官中病毒再度繁殖，并再次侵入血液循环，散布至第一次未曾侵入的其他器官，引起炎症，临床上呈现不同器官相继出现病变的症状。

病理变化特征是受侵犯的腺体出现非化脓性炎症，包括间质水肿、点状出血、淋巴细胞浸润和腺泡坏死等。腺管水肿，管腔被脱落的坏死上皮细胞堵塞，使腺体分泌排出受阻，唾液淀粉酶经淋巴系统进入血液而使血、尿淀粉酶增高。其他器官如胰腺、睾丸等可见类似的病理改变。

2. 并发症 流行性腮腺炎是全身性疾病，其病毒有嗜腺体性和嗜神经性，故常侵入中枢神经系统、其他腺体或器官而产生下列并发症。

(1) 睾丸炎或卵巢炎 睾丸炎是男孩最常见的并发症，多为单侧，肿大且有触痛，约半数病例可发生萎缩，双侧萎缩者可导致不育症。7%青春期后女性患者可并发卵巢炎，出现下腹疼痛及压痛，无影响生殖的报道。

(2) 脑膜脑炎 较常见，可出现在腮腺肿大前、后或同时发生。28%的有中枢神经系统症状，表现为发热、头痛、呕吐、神经系统体征可呈阳性，但很少惊厥。约半数病例脑脊液可有细胞数升高，细胞数大多少于 500×10^6/L，偶尔有多于 2000×10^6/L 的，以淋巴细胞为主，蛋白质稍高，糖和氯化物正常。在疾病早期，脑脊液中可分离出腮腺炎病毒。大部分预后良好，但也偶见死亡病例及留有神经系统后遗症的病例。

(3) 急性胰腺炎 严重的急性胰腺炎较少见，轻型或亚临床型感染多见。常发生于腮腺肿大数日后。出现上、中腹部疼痛，压痛明显，伴呕吐、发热、腹胀、腹泻或便秘等。

(4) 其他并发症 可有心肌炎、肾炎、肝炎等。

3. 心理、社会状况 评估患儿因腮腺肿痛影响休息、进食、学习而出现的焦虑不安的心理变化程度，家长对流行性腮腺炎的传播、转归知识的了解程度，以及常见并发症的早期表现认知程度。

4. 辅助检查

(1) 血常规 白细胞总数正常或稍低，淋巴细胞相对增多。有并发症时白细胞总数及中性粒细胞可增高。

(2) 血清和尿淀粉酶测定 血清及尿中淀粉酶活力与腮腺肿胀程度平行，90%患儿发病早期有血清和尿淀粉酶增高，在2周左右恢复正常，故测定淀粉酶可与其他原因的腮腺肿大或其他病毒性脑膜炎相区别。血脂肪酶增高，有助于胰腺炎的诊断。

(3) 血清学检查 血清特异性 IgM 抗体阳性，提示近期感染。

(4) 病毒分离 患儿唾液、尿、脑脊液或血中可分离出病毒。

二、主要护理诊断/问题

(1) 疼痛 与腮腺非化脓性炎症有关。

(2) 体温过高 与病毒感染有关。

(3) 潜在并发症　如睾丸炎、胰腺炎、卵巢炎、脑膜脑炎等。

(4) 有传播腮腺炎的危险　与传染期病毒的排出有关。

三、护理措施

1. 一般护理　注意休息,居室保持新鲜空气。给予营养丰富、易消化、清淡的半流质食物或软食,忌食酸、辣、干、硬等刺激性食物,以免因唾液分泌及咀嚼使疼痛加剧。

2. 心理护理　耐心为患儿讲解本病的过程,通过做一些患儿感兴趣的游戏或活动以转移其注意力,从而缓解疼痛、急躁情绪。

3. 病情观察　男孩睾丸肿大、触痛为并发睾丸炎;女孩下腹疼痛警惕并发卵巢炎;头痛、呕吐者警惕并发脑膜炎;中、上腹部疼痛警惕并发胰腺炎。出现上述情况应及时报告医生,并采取相应措施。

4. 对症护理

(1) 做好口腔护理,保持口腔清洁,常用生理盐水漱口,多饮水,以防止继发感染。

(2) 减轻腮腺肿痛:局部冷敷,使血管收缩,以减轻充血程度及疼痛,也可用如意金黄散加水调涂敷腮肿处,或用中药青黛散调醋局部涂敷腮肿处,保持局部药物湿润,以发挥药效。

(3) 男孩发生睾丸疼痛红肿时用丁字带托起阴囊,局部间歇冷敷以减轻疼痛。

(4) 高热者遵医嘱给予退热剂或物理降温。

5. 治疗指导　本病无特殊疗法,主要采用中草药治疗及对症和支持治疗。

四、健康教育

(1) 对于无并发症患儿,一般在家隔离治疗,应指导家长做好隔离、饮食、用药等护理,学会病情观察。若发生并发症,应及时送医院就诊。

(2) 给患儿家长及社区群众介绍预防腮腺炎传播的知识。腮腺炎患儿应采取呼吸道隔离,直至腮腺肿大完全消退为止。有接触史的易感儿应隔离观察3周。腮腺炎流行期间应加强托幼机构的晨检。保持居室空气流通,对患儿的口、鼻分泌物及污染物进行消毒处理。易感儿可接种腮腺炎减毒活疫苗。

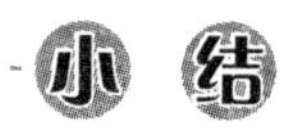

流行性腮腺炎是由腮腺炎病毒所致的急性呼吸道传染病。应重点评估患儿有无发热、咀嚼受限、腮腺肿痛,有无颌下腺、舌下腺等其他腺体组织或脏器受累的表现。护理的关键措施是维持正常体温,加强饮食护理,减轻患儿腮腺疼痛,保证热量、液体的供给,密切观察病情变化、防止并发症发生,做好健康教育,防止流行性腮腺炎的传播。

第五节 手足口病患儿的护理

案例引导

患儿,女,2岁,因发热、皮疹3 d入院。患儿3 d前出现发热,随后双下肢、双上肢和口腔出现斑丘疹和散在小疱疹。查体:T 39 ℃,P 130次/分,R 36次/分,BP 120/80 mmHg。精神差,双侧瞳孔等大等圆,双肺呼吸音清,未闻及啰音,心律齐,病理反射(一)。入院诊断为手足口病。问题:

1. 如何对患儿进行评估?
2. 怎样为患儿进行护理?

手足口病(hand-foot-mouth disease,HFMD)是由肠道病毒引起的急性传染病,大多数患儿症状轻微,以发热和手、足、口腔等部位的斑丘疹、疱疹为主要特征。少数患儿可并发无菌性脑膜炎、脑炎、脑脊髓炎、肺水肿、循环障碍等,个别重症患儿病情进展快,易发生死亡,致死原因主要为脑干脑炎及神经源性肺水肿。

引起手足口病的肠道病毒以肠道病毒71型(EV71)、柯萨奇A组16型(CoxA16)多见,重症病例多由EV71感染引起。患者和隐性感染者均为传染源,主要通过粪-口传播、飞沫传播或密切接触传播。本病多发生于学龄前儿童,尤其以3岁以下发病率最高,夏、秋季多见。人类对肠道病毒普遍易感,感染后均可获得免疫力,持续时间尚不明确,病毒的各型间无交叉免疫。

一、护理评估

(一) 健康史

评估患儿有无手足口病患儿接触史,详细询问本次起病的经过。

(二) 身心状况

1. 临床表现 潜伏期一般为2～10 d,平均3～5 d。根据临床表现,将EV71感染分为如下五期。

(1) 第1期(手足口出疹期) 急性起病,主要表现为发热,手、足、口、臀等部位出疹(斑丘疹、丘疹、小疱疹),疱疹周围可有红晕,疱内液体较少。可伴有咳嗽、流鼻涕、食欲减退等症状。部分患儿仅表现为皮疹或疱疹性咽峡炎,个别患儿可无皮疹。此期病例属于手足口病普通病例,绝大多数患儿在一周内痊愈,预后良好。

(2) 第2期(神经系统受累期) 少数患儿可出现中枢神经系统受损,多发生在病程1～5 d内,表现为精神差、嗜睡、易惊、头痛、呕吐、烦躁、肢体抖动、急性肢体无力、颈项强直等。此期病例属于手足口病重症病例重型,大多数患儿可痊愈。

(3) 第3期(心肺功能衰竭前期) 多发生在病程5 d内。表现为心率、呼吸增快,出冷汗,面色苍灰,皮肤花纹,四肢发凉,指(趾)发绀,血压升高,血糖升高。此期病例属于手足口病重症病例危重型。及时发现上述表现并正确治疗，是降低病死率的关键。

(4) 第4期(心肺功能衰竭期) 病情继续发展，患儿出现心肺功能衰竭，多发生在病程5 d内，年龄以0～3岁为主。表现为心动过速或过缓，呼吸急促，口唇发绀，咳粉红色泡沫样痰或血性液体，持续血压降低或休克。此期病例属于手足口病重症病例危重型，病死率较高。

(5) 第5期(恢复期) 体温逐渐恢复正常，神经系统受累症状和心肺功能逐渐恢复，少数可遗留系统后遗症状。

2. 心理、社会状况 对于病情较重需要住院治疗的患儿，评估患儿及家长的心理状况和对手足口病的认知程度，患儿隔离期间可能会产生陌生感、孤独感，家长因对手足口病认知不够或担心疾病的预后而产生焦虑、恐惧等心理反应。

3. 辅助检查

(1) 血常规 白细胞计数正常或降低，病情危重者白细胞计数可明显升高。

(2) 脑脊液检查 外观清亮，压力增高，白细胞计数增多，多以单核细胞为主，蛋白质正常或轻度增多，糖和氯化物正常。

(3) 血生化 部分病例可有轻度ALT、AST、CK-MB升高，重症病例血糖可升高。

(4) 血清检查 急性期与恢复期血清EV71等肠道病毒中和抗体有4倍以上的升高。

二、主要护理诊断/问题

(1) 体温过高 与病毒感染有关。

(2) 皮肤完整性受损 与病毒引起的皮损有关。

(3) 潜在并发症 如脑水肿、呼吸衰竭、心力衰竭。

(4) 知识缺乏 与家长缺乏本病的相关知识有关。

(5) 焦虑(家长) 与重症病例病情危重有关。

三、护理措施

1. 一般护理 注意休息，保持室内适宜温、湿度，每天开窗通风2次，定时消毒病房内空气及患儿用物。医护人员接触患儿前后均要消毒双手。尽量减少陪护及探视人员，并做好陪护宣教，要求勤洗手、戴口罩等。患儿的呼吸道分泌物和粪便及其污染的物品要进行消毒处理。

2. 心理护理 本病发生突然、进展快、病情凶险，应多给家长提供必要的心理支持，耐心解释患儿的病情及转归，减轻焦虑情绪。

3. 病情观察 监测生命体征变化，密切观察病情，尤其是重症患儿。若患儿出现烦躁不安、嗜睡、肢体抖动、呼吸及心率增快等表现时，提示有神经系统受累或心肺功能衰竭的表现，应立即通知医生，并积极配合治疗，给予相应护理。

4. 对症护理

(1) 维持正常体温 密切监测患儿体温并记录，及时采取物理降温或药物降温措施。鼓励患儿多饮水，以补充高热消耗的大量水分。患儿衣被不宜太厚，及时更换汗湿的衣被。

(2) 口腔护理 给予营养丰富、易消化的流质或半流质饮食，以减少对口腔黏膜的刺激。保持口腔清洁，进食前后用生理盐水漱口。有口腔溃疡的患儿可将维生素B_2粉剂直接涂于口腔糜烂部位，或涂以碘甘油，以消炎止痛，促进溃疡面愈合。

(3) 皮肤护理　保持患儿衣被清洁，剪短患儿指甲以免抓破皮疹。手足部疱疹未破溃处涂炉甘石洗剂或5%碳酸氢钠溶液；疱疹已破溃者、有继发感染者，局部用抗生素软膏。臀部有皮疹的患儿，保持臀部清洁干燥，及时清理患儿的大小便。

5. 治疗指导　普通病例一般不需要住院治疗，注意隔离，避免交叉感染，适当休息，做好口腔和皮肤的护理。重症病例以对症支持治疗为主，做好抢救准备，及时发现肺水肿、呼吸衰竭、心力衰竭等并发症，积极配合抢救，遵医嘱使用甘露醇等脱水利尿剂降低颅内高压，及时应用血管活性药物，酌情应用丙种球蛋白、糖皮质激素；根据病情应用呼吸机，进行正压通气或高频通气。应观察药物疗效及不良反应。

四、健康教育

(1) 应向家长介绍手足口病的流行特点、临床表现、治疗和预防措施。

(2) 不需住院治疗的患儿可在家隔离，教会家长做好口腔护理、皮肤护理及病情观察，患儿粪便及时进行消毒处理，如有病情变化应及时到医院就诊。

(3) 流行期间不要带儿童到人群聚集的公共场所，教会孩子养成良好的卫生习惯，如饭前便后和外出后要用肥皂或洗手液等给儿童洗手，不要让儿童喝生水、吃生冷食物，加强锻炼，增强机体抵抗力。

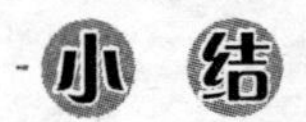

手足口病是由肠道病毒引起的急性传染病，以发热和手、足、口腔等部位的皮疹或疱疹为主要特征。大多数患儿症状轻微，个别重症患儿病情进展快，易发生死亡。应重点评估患儿有无烦躁不安、嗜睡、肢体抖动、呼吸及心率增快等重症病例表现。护理重点为皮肤和口腔护理，加强消毒隔离，严密观察病情变化，及早发现脑水肿、呼吸衰竭、心力衰竭等表现，并积极配合医生进行抢救。

第六节　猩红热患儿的护理

案例引导

患儿，女，5岁。因发热3 d，咽痛、出疹2 d入院。患儿3 d前出现发热，体温38.7 ℃，2 d前出现咽痛，耳后、颈部出现针尖样大小的丘疹，随后上胸部，躯干均出现皮疹，有痒感。查体：T 39 ℃，R 30次/分，P 110次/分，精神稍差，急性病容，咽部有充血，耳后、颈部、上胸部、躯干皮肤弥漫性发红，并有针尖样大小的丘疹，压之褪色，疹间无正常皮肤。临床诊断为猩红热。问题：

1. 如何对患儿进行评估？
2. 应该为患儿提供哪些护理措施？

猩红热(scarlet fever)是一种由A组β型溶血性链球菌感染引起的急性呼吸道传染病。其临床特征为发热、咽峡炎、全身弥漫性红色皮疹和疹退后皮肤脱屑。少数患儿患病后可出现变态反应性心、肾、关节的损害。

猩红热主要通过空气飞沫传播,也可通过伤口和产道等传染,患儿和带菌者是主要传染源,人群普遍易感,以3～7岁的儿童多见,全年均可发病,以冬、春季多见。

知识链接

A组β型溶血性链球菌

A组β型溶血性链球菌是唯一对人类致病的链球菌,具有较强的侵袭力,A组β型溶血性链球菌在外界生命力较强,在痰和渗出物中可存活数周,加热至56℃30 min及一般消毒剂均可将其杀灭。A组β型溶血性链球菌主要产生3种病变。

1. 化脓性病变　A组β型溶血性链球菌的M蛋白具有抵抗机体白细胞的吞噬作用,因而可在局部产生化脓性病变,引起咽峡炎、化脓性扁桃体炎。

2. 中毒性病变　A组β型溶血性链球菌能产生致热性外毒素,又称红疹毒素,其吸收入血后可引起发热、头痛、食欲不振等全身中毒症状。红疹毒素使皮肤和黏膜血管充血、水肿、上皮细胞增殖与白细胞浸润,出现典型猩红热皮疹。人体可对红疹毒素产生较持久的抗体,一般人一生只得一次猩红热,再次感染A组β型溶血性链球菌时仅表现为化脓性扁桃体炎。

3. 变态反应性病变　少数患儿发生变态反应性病理损害,主要为心、肾、肝、脾和关节滑膜等处非化脓性炎症。可能系因A组链球菌某些型与被感染者的心肌、心瓣膜、肾小球基底膜的抗原相似,当产生特异免疫后引起的交叉免疫反应;或可能因抗原抗体复合物沉积而致。

一、护理评估

(一) 健康史

详细询问患儿近期有无猩红热患儿接触史,既往有无急性咽炎、扁桃体炎等链球菌感染病史,近期用药情况,是否有用过易致皮疹的药物,是否用过肾上腺糖皮质激素、免疫抑制剂等药物史。

(二) 身心状况

1. 临床表现　潜伏期通常为2～3 d,短者1 d,长者可达5～7 d。典型病例为发热、咽峡炎和第2 d出现典型的皮疹。

(1) 发热　多为持续性,体温可达39 ℃左右,可伴有头痛、食欲不振、全身不适等全身中毒症状。

(2) 咽峡炎　表现为咽痛、吞咽痛,局部充血并可有脓性渗出物。

(3) 皮疹　典型表现为发热后1～2 d出现皮疹,始于耳后、颈及上胸部,24 h内迅速蔓延至全身。典型皮疹是在弥漫充血的皮肤上出现均匀分布的针尖样大小的丘疹,高出皮面,扪之粗糙,压之褪色,疹间无正常皮肤,伴有痒感,以后按压则可暂时消退数秒,出现苍白的手印,称为贫血性皮肤划痕,为猩红热的特征之一。在腋窝、腹股沟等皮肤皱褶处,皮疹密集或因摩擦出血而呈紫红色线状,称为帕氏线,为猩红热的特征之二。在颜面部仅有充血而无皮疹,口鼻周围充血不明显,与面部充血皮肤相比之下显得发白,称为"口周苍白圈"。病程初期舌覆白苔,红肿的乳头突出于白苔之外,称为"草莓舌",2～3 d后白苔开始脱落,舌面光滑呈绛红色,乳头仍凸起,称为"杨梅舌",为猩红热的特征之三。

皮疹一般于48 h达高峰,然后按出疹先后开始消退,2～3 d内退尽,重者可持续1周。疹退后开始皮肤脱屑,多呈片状脱皮,面部及躯干为糠屑状,手、足、指(趾)处由于角化层较厚呈"手套"、"袜套"状,无色素沉着。

2. 并发症 为变态反应性疾病,多发生于病程的2～3周,主要有急性肾小球肾炎、风湿热等。

3. 心理、社会状况 应注意评估患儿及家长是否因皮疹及出疹后大片脱皮而产生焦虑、恐惧等心理反应。评估家长对猩红热的传播、转归知识的了解程度,以及常见并发症的早期表现认知程度。

4. 辅助检查

(1) 血常规 白细胞总数增加,以中性粒细胞为主。

(2) 细菌培养 咽拭子或其他分泌物培养可有A组β型溶血性链球菌生长。

二、主要护理诊断/问题

(1) 体温过高 与毒血症有关。

(2) 皮肤完整性受损 与猩红热皮疹有关。

(3) 舒适度减弱:皮肤瘙痒、咽痛 与皮疹及炎症反应有关。

(4) 潜在并发症 如急性肾小球肾炎、风湿热等。

三、护理措施

(一) 一般护理

保持室内空气流通,温、湿度适应,急性期卧床休息,以减少并发症的发生。给予营养丰富易消化半流质、流质饮食。鼓励患儿多喝水,以利散热和毒素排泄。

(二) 心理护理

向患儿及家长讲解猩红热的临床表现、治疗和转归,消除患儿因皮疹和出疹后脱皮产生的紧张、恐惧心理。皮肤瘙痒时除遵医嘱给予止痒药物外,可鼓励患儿做游戏、看电视、复习功课等,以分散患儿注意力。

(三) 病情观察

密切监测生命体征变化情况,观察皮疹及脱皮情况。少数患儿可出现急性肾小球肾炎、风湿热等并发症,应注意有无眼睑水肿、尿量减少及血尿和关节疼痛等表现,早期发现并发症,并及时报告医生。

（四）对症护理

（1）皮肤护理　评估患儿出疹及脱皮情况，保持皮肤清洁，勤换衣服。剪短患儿指甲，避免抓破皮肤而引起继发感染。沐浴时水温不宜过高，避免使用刺激性强的肥皂或沐浴液，以免加重皮肤瘙痒感。脱皮时勿用手扯，以免损伤皮肤，可用消毒剪刀修剪。

（2）发热的护理　密切监测体温变化，高热时可用物理降温，但忌用冷水和酒精擦浴，必要时遵医嘱使用退热药物。出汗时及时更换汗湿衣物。

（五）治疗指导

青霉素是治疗猩红热的首选药，早期治疗可缩短病程，同时能预防急性肾小球肾炎、风湿热等并发症，治疗愈早，预防效果愈好。青霉素剂量为每日 5 万 U/kg，分 2 次肌内注射，严重感染时，剂量可为 10 万～20 万 U/kg，静脉滴注。青霉素过敏者可选用红霉素。

四、健康教育

（1）向患儿及家长讲解猩红热的传播方式、临床表现、治疗和转归等。患儿采用呼吸道隔离至症状消失后 1 周，连续咽拭子培养 3 次阴性后解除隔离，有化脓性并发症者隔离至治愈为止，有密切接触史者需要医学观察 7 d。

（2）加强卫生宣教，平时注意个人卫生，保持室内空气流通，流行季节儿童避免去公共场所。

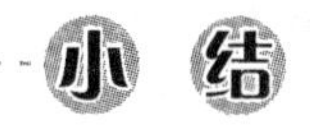

猩红热是一种由 A 组 β 型溶血性链球菌感染引起的急性呼吸道传染病。应重点评估有无发热、咽峡炎、全身弥漫性红色皮疹和疹退后皮肤脱屑，以及变态反应性心、肾、关节等部位的并发症发生。护理重点为控制体温，加强皮肤护理，尽早遵医嘱使用青霉素进行治疗，密切观察病情变化，防止并发症的发生，积极做好健康教育，防止疾病传播。

第七节　中毒型细菌性痢疾患儿的护理

案例引导

患儿，女，8 岁，夏季发病，突然出现呕吐 3 次，呈喷射样，抽搐 2 次，神志不清，面色苍白。有不洁饮食史。查体：T 40.2 ℃，BP 8/5.3 kPa(60/40 mmHg)，昏迷，皮肤苍白发花，肢端湿冷，脉搏细速，心音低钝，四肢肌张力增高，脑膜刺激征(一)。临床诊断为“中毒型细菌性痢疾”。对该患儿进行护理评估还需哪些资料？如何护理该患儿？

细菌性痢疾(bacillary dysentery)是由志贺氏菌属引起的肠道传染病，中毒型细菌性痢疾(bacillary dysentery，toxic type)是急性细菌性痢疾的暴发型。多发生于夏、秋季，起病急骤,病情危重,以突发高热、嗜睡、反复惊厥、昏迷,迅速发生休克和呼吸衰竭为特征,早期可无胃肠道症状或很轻,多见于2～7岁平素体格健壮、营养状况好的儿童。

本病的主要传染源为患者及带菌者。多经粪-口途径传播,受污染的食物、玩具等也可传播本病。苍蝇是传播媒介之一。患病后产生一定免疫力,但维持时间不长,且不同菌群无交叉免疫,故易重复感染或再发。

一、护理评估

(一) 健康史

详细询问患儿本次发病的情况,如发病时间、病前有无可疑的不洁饮食史、有无肠道症状、高热、惊厥等,既往有无惊厥史,有无特殊物质接触史,家庭居住环境及平素健康、营养状况等。

知识链接

细菌性痢疾

细菌性痢疾的病原菌为痢疾杆菌,属志贺氏菌属,为革兰氏染色阴性杆菌。痢疾杆菌对外界抵抗力较强,耐寒、耐湿,但不耐热和阳光,一般消毒剂均可将其灭活。

本病的发病机制尚不十分清楚,可能与机体对细菌毒素产生异常强烈的过敏反应有关。痢疾杆菌经口进入人体后,侵入结肠上皮细胞并生长繁殖,细菌裂解后可释放大量内毒素和少量外毒素。内毒素进入血液循环,机体对其产生强烈的炎性反应,导致全身微血管痉挛,引起缺氧、缺血、肾上腺皮质出血或萎缩,从而导致脑水肿、颅内压增高、休克和弥散性血管内凝血症状。

(二) 身心状况

1. 临床表现 潜伏期很短,数小时至2 d。患儿突然高热,体温可达40 ℃以上,迅速发生休克、惊厥、昏迷、呼吸衰竭等表现,而胃肠道症状常常在数小时或数十小时后出现,故易被误诊为其他发热性疾病。根据临床特点,可将本病分为三种类型。

(1) 休克型(皮肤和内脏微循环障碍型) 主要表现为感染性休克。早期为微循环障碍,患儿面色苍白,肢端厥冷,脉搏细速,呼吸增快,血压正常或偏低,脉压小;随着病情进展,微循环淤血、缺氧,口唇甲床发绀、面色青灰、肢端湿冷、皮肤花纹、血压明显降低或测不出、心音低钝、少尿或无尿;后期可伴心、肺、肾等多系统功能障碍。休克型症状主要评估与记录患儿的精神状态、神志、尿量、血压、脉搏、微循环障碍情况。

(2) 脑型(脑微循环障碍型) 以颅内压增高、脑水肿、脑疝和呼吸衰竭为主要表现。患儿早期有剧烈头痛、呕吐、血压增高,心率相对缓慢,肌张力增高,反复惊厥及昏迷。严重者可呈现呼吸节律不齐,两侧瞳孔大小不等或散大,对光反应迟钝。脑型症状主要评估与记录神志、呼吸、血压、肌张力、瞳孔的情况,以及有无头痛、呕吐、反复惊厥及昏迷等情况。

(3) 肺型(肺微循环障碍型) 此型又称呼吸窘迫综合征,以肺微循环障碍为主,常在脑型或休克型基础上发展而来,病情危重,病死率高。

(4) 混合型 同时或先后出现以上三型的征象,是最为凶险的一种,预后差,病死率高。

2. 并发症 呼吸衰竭、心力衰竭、弥散性血管内凝血等症状。

3. 心理、社会状况 本病起病急、病情危重,患儿就诊时多处于昏迷或休克状态,故应多了解家长的心理承受力,是否因病情危重、担心患儿的预后而产生恐惧、焦虑等心理,评估家长对病情、治疗、预后、转归等知识的了解程度。

4. 辅助检查

(1) 血常规 白细胞总数与中性粒细胞增高。当有弥散性血管内凝血症状时,血小板减少。

(2) 大便常规 有黏液脓血便的患儿,镜检可见大量脓细胞、红细胞,如有巨噬细胞,则更有助于诊断。怀疑为中毒性痢疾而未排便者,可用冷盐水灌肠取大便,必要时多次镜检大便。

(3) 大便培养 可分离出志贺氏菌属痢疾杆菌。

(4) 免疫学检查 可采用免疫荧光抗体等方法检测粪便的细菌抗原,这有助于早期诊断,但应注意假阳性。

二、主要护理诊断/问题

(1) 体温过高 与毒血症有关。

(2) 组织灌注量不足 与机体的高敏状态和毒血症导致微循环障碍有关。

(3) 潜在并发症 脑水肿、呼吸衰竭等。

(4) 焦虑(家长) 与病情危重有关。

三、护理措施

1. 一般护理

(1) 注意休息 维持合适的环境温、湿度,保持空气新鲜流通,病房安静。

(2) 饮食护理 对已经能进食者保证营养的供给,给予营养丰富、易消化的流质或半流质饮食,多饮水,促进毒素的排出。禁食易引起胀气、多渣等刺激性食物。

2. 心理护理 本病发生突然、进展快、病情凶险,应多给家长提供必要的心理支持,耐心解释患儿的病情、中毒性痢疾的相关知识及转归,减轻焦虑情绪。

3. 病情观察

(1) 专人监护,注意神志、面色、体温、脉搏、呼吸、血压、瞳孔、尿量变化和抽搐情况,准确记录 24 h 出入量。

(2) 观察患儿大便性状,了解排便次数,准确采集大便标本送检,应采集黏液脓血部分大便以提高阳性率。

4. 对症护理

(1) 体温过高的护理 密切监测患儿体温变化,每日测体温 4～6 次。高热时给予物理降温或药物降温,控制体温在37 ℃左右。对持续高热不退甚至惊厥不止者可用人工冬眠疗法。

(2) 惊厥的护理　详见相关章节。

(3) 排便异常的护理　详见相关章节。

(4) 维持有效血液循环　建立有效静脉通路,必要时建立两条静脉通路,保证输液通畅,注意输液速度。适当保暖以改善周围循环。遵医嘱给予有效抗生素和抗休克治疗。

(5) 防治脑水肿、呼吸衰竭　遵医嘱使用镇静剂、脱水剂、利尿药等,控制惊厥,降低颅内压。保持呼吸道通畅,做好人工呼吸、气管插管、气管切开的准备工作,必要时使用呼吸机治疗。

5. 治疗指导

1) 治疗原则

在进行积极抗感染治疗的同时,根据中毒性痢疾的类型采取对症治疗措施,抢救休克及脑水肿患儿。

2) 用药护理

(1) 按医嘱给予有效抗生素,大剂量联合静脉给药。

(2) 防治循环衰竭　遵医嘱扩充血容量,纠正酸中毒,维持水、电解质平衡;在充分扩容的基础上使用血管活性药物,改善微循环;及时使用肾上腺皮质激素。

(3) 防治脑水肿和呼吸衰竭　保持呼吸道通畅,给氧。首选20%的甘露醇降颅压,剂量0.5～1.0 g/kg,分次静脉注射,每6～8 h注射1次,疗程3～5 d,必要时可与利尿剂交替使用。

四、健康教育

(1) 指导家长与患儿注意饮食卫生,不吃生冷、不洁食物。养成饭前便后洗手的良好卫生习惯。指导家长对患儿食具要煮沸消毒15 min,粪便要用1%含氯石灰澄清液浸泡消毒后才能倒入下水道或粪池,患儿尿布和内裤要煮过或用沸水浸泡后再洗。

(2) 向患儿及家长讲解细菌性痢疾的传播方式和预防知识。对餐饮行业及托幼机构的工作人员应定期做大便培养,及早发现带菌者并给予治疗。加强饮食、饮水、粪便的管理,消灭苍蝇。在菌痢流行期间口服痢疾减毒活菌苗。有密切接触史的易感儿应医学观察7 d。

小结

中毒型细菌性痢疾是急性细菌性痢疾的暴发型。应重点评估患儿的年龄、发病季节、病前有无不洁饮食史,是否有突发高热、嗜睡、反复惊厥、昏迷、休克和呼吸衰竭等表现,是否伴有胃肠道症状。护理重点为建立有效静脉通路,遵医嘱合理使用抗生素,维持体温正常,防治脑水肿和循环衰竭,做好健康教育,防止痢疾的传播。

第八节 儿童结核病的护理

一、概述

结核病(tuberculosis)是由结核杆菌引起的一种慢性传染性疾病,目前也是我国重要的慢性传染病之一。结核病可累及全身各脏器,但以肺结核最常见,严重病例可引起血行播散而发生粟粒型结核或结核性脑膜炎,后者是儿童结核病致死的主要原因。自推广卡介苗接种以来,其发病率已明显下降。但近十多年来,由于人类免疫缺陷病毒(HIV)的流行和耐药结核菌株的产生,以及对结核防治工作的放松,许多国家结核病发病率有所回升,因此1993年WHO宣布全球结核处于紧急状态。1997年开始将每年的3月24日定为"世界结核病日"。2000年全国第三次流行病调查结果:出生至14岁儿童肺结核患病率为91.8/10万,痰液涂片阳性(涂阳)肺结核患病率为122/10万,痰液培养阳性(菌阳)肺结核患病率为160/10万。2000年WHO公布的全世界22个结核病高发国家中,我国列于其中,结核病的防治任务仍很艰巨。

(一)病因及发病机制

结核杆菌属分枝杆菌,革兰染色阳性,抗酸性染色呈红色。对人类致病的主要是人型和牛型,我国儿童结核病大多由人型结核杆菌引起。

结核杆菌引起人体的发病不仅取决于细菌数量、毒力,更主要的是与机体免疫功能有关,尤其是细胞免疫的强弱。结核杆菌初次侵入人体后,在肺泡内和无活性的巨噬细胞中进行短暂的生长繁殖,4~8周后产生细胞免疫,同时出现组织超敏反应,通过细胞免疫应答使T淋巴细胞致敏。若再次接触结核杆菌或其代谢产物,致敏的淋巴细胞就释放一系列细胞因子,然后激活并汇集巨噬细胞于病灶处,产生足够的水解酶和杀菌素,吞噬和杀灭大部分结核杆菌。当细菌数量少而组织敏感性高时,形成由淋巴细胞、巨噬细胞和成纤维细胞组成的肉芽肿;当细菌数量多、组织敏感性高时,则形成干酪样物质;当细菌数量多、而组织敏感性低时,可引起感染播散和局部组织破坏。

机体感染结核后,在产生免疫反应的同时也产生了变态反应,免疫反应和变态反应是同一细胞免疫过程中的两种不同表现。结核变态反应对免疫的影响为双重作用:一般认为适度变态反应时免疫反应最佳、机体抵抗力最强;变态反应过强时,可加剧免疫炎症反应,至干酪样坏死;变态反应过弱时,说明机体反应性差,免疫功能低下,易导致病变播散。

(二)流行病学

开放性肺结核患者是主要传染源。30%~50%的患儿有与成人开放性肺结核患者的密切接触史。传播途径主要是通过呼吸道,少数还可以通过消化道,经皮肤或胎盘传染者较少见。生活贫困、居住拥挤、营养不良、经济落后等是结核高发因素。此外,儿童结核病的感染率随着年龄增长而升高,患病率则年龄越小越高。新生儿对结核菌非常敏感,而儿童发病与否则主要取决于结核菌的毒力、数量及机体抵抗力的强弱。遗传因素与结核病的发生亦有一定的关系:亚洲人种发病率最高,白人最低;身材瘦长者较矮胖者易感。由于卡介苗的广泛接种,大大降低了儿童结核的发病率和死亡率。

(三) 辅助检查

1. 结核菌素试验 结核菌素试验可测定受试者是否感染过结核杆菌或是否接种过卡介苗,属于迟发型变态反应,应在感染结核或接种卡介苗4～8周后进行。结核菌素试验的机制是将试剂(抗原:旧结核菌素或结核菌纯蛋白衍生物)注入皮内,若机体感染过结核杆菌,则致敏的淋巴细胞和巨噬细胞积聚在真皮的血管周围,诱发炎症反应,导致血管通透性增高,在注射局部形成硬结。

1) 试验方法 常用的结核菌素试验为皮内注射0.1 mL结核菌纯蛋白衍生物(含结核菌素5单位)。一般在左前臂掌侧中下1/3交界处做皮内注射,使之形成6～10 mm的皮丘。对有明显结核接触史或结核过敏现象(结节性红斑、疱疹性结膜炎)者,宜用1个结核菌素单位的PPD开始试验,以防止局部过强反应及可能的病灶反应。

2) 结果判断 48～72 h后,一般以72 h为准观察反应结果,以硬结直径大小(取横、纵两径的平均值)作为判断反应强度的依据(表16-2)。

表16-2 结核菌素试验结果判断

局部反应	表示符号	判断结果
硬结直径＜5 mm	－	阴性
5 mm≤硬结直径＜10 mm	＋	阳性
10 mm≤硬结直径＜20 mm	＋＋	中度阳性
硬结直径≥20 mm	＋＋＋	强阳性
硬结＋水疱、破溃、淋巴管炎	＋＋＋＋	极强阳性

3) 临床意义

(1) 阳性反应 ①接种卡介疫苗后。②3岁以下尤其是1岁以内未接种过卡介疫苗者,中度阳性反应多表示体内有新的结核病灶。年龄越小,活动性结核的可能性越大。③年长儿无临床症状仅呈一般阳性反应者,表示曾感染过结核杆菌。④由阴性反应转为阳性者,或反应强度由原来小于10 mm增至大于10 mm,且增幅超过6 mm者,表示新近有感染。⑤强阳性和极强阳性反应者,表示体内有活动性结核病灶。

(2) 阴性反应 ①未感染过结核或未接种过卡介苗;②结核变态反应前期(初次感染或接种卡介苗4～8周内);③结核菌素失效或技术误差;④假阴性反应,由于机体免疫功能低下或受抑制所致,如重度营养不良、重症结核病,急性传染病如麻疹、风疹等;原发或继发免疫缺陷病患儿;使用肾上腺皮质激素或免疫抑制剂治疗者。

4) 接种卡介苗与自然感染阳性反应的主要区别

见表16-3。

表16-3 接种卡介苗与自然感染阳性反应的主要区别

	接种卡介苗后	自然感染
硬结直径	5～9 mm	10～15 mm
硬结颜色	浅红色	深红色

续表

	接种卡介苗后	自然感染
硬结质地	较软、边缘不清	较硬、边缘清楚
阳性反应持续时间	较短，2～3 d即消失	较长，可达10 d以上
阳性反应的变化	有较明显的逐年减弱倾向，一般于3～5年内逐渐消失	短时间内反应无减弱倾向，可持续若干年，甚至终身

2. 实验室检查

(1) 结核杆菌检查　从痰液、胃液、支气管灌洗液、脑脊液、病变局部穿刺液中找到结核菌即可确诊。

(2) 免疫学诊断及分子生物学诊断　用DNA探针、聚合酶链反应(PCR)可快速检测结核杆菌。用免疫荧光试验、酶联免疫电泳(ELIEP)、酶联免疫吸附试验(ELISA)可检测结核杆菌特异性抗体。

(3) 血沉检查　血沉增快为活动性指标之一，但无特异性。

(4) 其他检查　纤维支气管镜检查，有助于支气管内膜结核及支气管淋巴结核的诊断；周围淋巴结穿刺液涂片检查，可发现特异性结核改变；肺穿刺活检或胸腔镜取肺活检对特殊疑难病例确诊有帮助。

3. 影像学检查　胸部X线检查是筛查儿童结核病重要手段之一，能确定病变部位、范围、性质及发展情况，定期复查可观察治疗效果，必要时可做高分辨率CT扫描、磁共振成像(MRI)。

(四) 预防

1. 控制传染源　儿童结核病的主要传染源是结核杆菌涂片阳性患者，早期发现及合理治疗结核杆菌涂片阳性(涂阳)患者，是预防儿童结核病的根本措施。

2. 普及卡介苗接种　卡介苗接种是预防儿童结核病的有效措施，可降低发病率和死亡率。目前我国计划免疫要求在全国城乡普及新生儿卡介苗接种。但下列情况禁止接种卡介苗：①先天性胸腺发育不全或严重联合免疫缺陷病患儿；②急性传染病恢复期；③注射局部有湿疹或患全身性皮肤病者；④结核菌素试验阳性者。

3. 预防性化疗

(1) 目的　预防儿童活动性肺结核、预防发生肺外结核病及防止青春期结核病复发。

(2) 方法　服用异烟肼每日10 mg/kg，每日1次，最大剂量每日不超过300 mg，疗程6～9个月。

(3) 适应证　①密切接触家庭内开放性肺结核者；②新近结核菌素试验由阴性转为阳性者；③3岁以内未接种过卡介苗而结核菌素试验为中度阳性以上者；④结核菌素试验为阳性并有早期结核中毒症状者；⑤结核菌素试验阳性儿童，新近患麻疹、百日咳等急性传染病时；⑥结核菌素试验阳性儿童，因其他疾病需较长时间使用肾上腺皮质激素或其他免疫抑制剂治疗者。

(五) 治疗

1. 一般治疗　注意营养，选用高蛋白和高维生素的食物。有明显结核中毒症状及极度衰弱者应卧床休息。居室环境应阳光充足,空气流通。避免接触麻疹、百日咳等患儿。

2. 抗结核治疗 抗结核药物治疗(即化疗)是关键。化疗的目的是杀灭病灶中的结核菌,防止血行播散。化疗的原则是早期、适量、联合、规律、全程、分段治疗。

1) 常用的抗结核药物

(1) 杀菌药物 ①全杀菌药物,如异烟肼(INH)、利福平(RFP)。②半杀菌药物,如链霉素(SM)、吡嗪酰胺(PZA)。

(2) 抑菌药物 常用的有乙胺丁醇(EMB)、乙硫异烟胺(ETH)。

(3) 针对耐药菌株的几种新型抗结核药 ①老药的复合剂型,如利福平和异烟肼合剂(rifamate,内含 INH 150 mg 和 RFP 300 mg),卫菲特(rifater,内含 INH、RFP 和 PZA)。②老药的衍生物,如利福喷汀(rifapentine)。③新的化学制剂,如力排肺疾(Dipasic)。几种常见抗结核药物见表 16-4。

表 16-4 儿童抗结核药物

药 物	剂量/[mg/(kg·d)]	给药途径	主要副作用
异烟肼(INH/H)	10(≤300 mg/d)	口服(可肌内注射、静脉滴注)	肝毒性,末梢神经炎,过敏、皮疹和发热
利福平(RFP/R)	10(≤450 mg/d)	口服	肝毒性,恶心、呕吐和流感样症状
链霉素(SM/S)	20~30(≤0.75 g/d)	肌内注射	Ⅷ颅神经损害、肾毒性、过敏,皮疹和发热
吡嗪酰胺(PZA/Z)	20~30(≤0.75 g/d)	口服	肝毒性,高尿酸血症,关节痛,过敏和发热
乙胺丁醇(EMB/E)	15~25	口服	皮疹,视神经炎
乙硫异烟胺(ETH)	10~15	口服	胃肠道反应,肝毒性,末梢神经炎
丙硫异烟胺			过敏,皮疹,发热
卡那霉素	15~20	肌内注射	肾毒性、Ⅷ颅神经损害
对氨柳酸	150~200	口服	胃肠道反应,肝毒性,过敏,皮疹和发热

2) 化疗方案

(1) 标准疗法 标准疗法一般用于无明显自觉症状的原发性肺结核。每日服用 INH、RFP 和(或)EMB,疗程 9~12 个月。

(2) 两阶段疗法 两阶段疗法即强化治疗阶段和巩固治疗阶段。两阶段疗法用于活动性原发型肺结核、急性粟粒型结核病及结核性脑膜炎。

①强化治疗阶段:联合使用三四种杀菌药物,目的在于迅速杀灭敏感菌、生长繁殖活跃的细菌和代谢低下的细菌,防止或减少耐药菌株的产生。长程化疗时,此阶段一般需要3~4 个月;短程化疗时,一般为 2 个月。

②巩固治疗阶段:联合使用两种抗结核药物,目的是杀灭持续存在的细菌以巩固疗效,

防止复发。长程化疗时，此阶段可长达 12～18 个月；短程化疗时，一般为 4 个月。

3）短程疗法

为结核病现代疗法的重大进展，可选用以下几种化疗方案：①2HRZ/4HR（数字为月数，下同）；②2SHRZ/4HR；③2EHRZ/4HR。若无 PZA，则将疗程延长至 9 个月。各型结核病抗结核治疗方案见表 16-5。

表 16-5 各型结核病抗结核治疗方案

治疗方案	适用病例	用药方案	疗程/月	适用方法
标准疗法	轻症原发性肺结核	①INH+RFP ②INH+EMB	9～12	INH 10～20 mg/(kg・d) 严重结核开始治疗 1～2 周内全日半量静脉用药，余量口服。病情好转后改全量口服
两阶段疗法	活动性原发性肺结核	1. 强化治疗 ①INH+RFP+SM ②INH+RFD+PZA 2. 巩固疗法 ①INH+RFP ②INH+EMB	2～3 6～12	RFP 10～15 mg/(kg・d) EMP 15～20 mg/(kg・d) SM 15～20 mg/(kg・d) (<0.75 g/d 分 2 次肌内注射) PZA20～30 mg/(kg・d) (<0.75 g/d)
	严重结核病（粟粒型结核、结核性脑膜炎）	1. 强化治疗 INH+RFP+PZA+SM 2. 巩固疗法 ① INH+RFP ② INH+EMB	3～4 9～12	—

二、原发型肺结核患儿的护理

案例引导

患儿，女，2 岁，午后低热、百日咳样痉挛性咳嗽、喘鸣、盗汗、食欲不佳半月。其母 1 年前有过肺结核史，接受抗结核药物治疗。患儿 PPD 试验硬结 18 mm，伴有水疱、破溃。胸片显示右肺门增大，有结节状阴影。末梢血象以淋巴细胞增高为主。临床诊断为原发型肺结核。应如何护理该患儿？

原发型肺结核（primary pulmonary tuberculosis）是结核杆菌初次侵入肺部后发生的原发感染，是儿童肺结核的主要类型，包括原发复合征（primary complex）和支气管淋巴结结核（tuberculosis of bronchial lymph nodes）。前者由肺原发病灶、局部淋巴结病变和两者相连的淋巴管炎组成；后者以胸腔内肿大淋巴结为主。两者除 X 线检查表现不同外，在临床上难以区别，故两者常并为一型，即原发型肺结核。多呈良性过程，但也进展甚至恶化，出现干酪性肺炎、血行播散或结核性脑膜炎。

知识链接

原发型肺结核

肺部原发病灶多位于胸膜下、肺上叶底部和下叶的上部，右侧较多见。基本病变为渗出、增殖、坏死。渗出性病变以炎性细胞、单核细胞和纤维蛋白为主要成分；增殖性改变以结核结节和结核性肉芽肿为主；坏死的特征性改变为干酪样病变，常出现于渗出性病变中。结核性炎症的主要特征是上皮样细胞结节和朗格汉斯细胞浸润。

典型的原发复合征呈“双极”病变，即一端为原发病灶，一端为肿大的肺门淋巴结。由于儿童机体处于高度过敏状态，使病灶周围炎症甚广泛，原发病灶范围可扩大到一个肺段甚至一个肺叶。年龄越小，此种大片性病变越明显。引流淋巴结肿大多为单侧，但也有对侧淋巴结受累者。

原发型肺结核的病理转归如下。

(1) 吸收好转　病变完全吸收，钙化或硬结(隐状或痊愈)。此种转归最常见，出现钙化表示病变已有6～12个月。

(2) 进展　①原发病灶扩大，产生空洞；②支气管淋巴结周围炎，形成淋巴结支气管瘘，导致支气管内膜结核或干酪性肺炎；③支气管淋巴结肿大，造成肺不张或阻塞性肺气肿；④结核性胸膜炎。

(3) 恶化　血行播散，导致急性粟粒型肺结核或全身性粟粒型结核病。

(一) 护理评估

1. 健康史　评估患儿的结核接触史，注意询问患儿有无与开放性肺结核患者的密切接触史，是否接种过卡介苗，有无疱疹性结膜炎、结节性红斑等结核过敏表现。生活环境、家庭经济状况如何，患儿既往健康状况，近期有无急性传染病史如麻疹、百日咳等，是否患佝偻病、营养不良等，有无原发、继发免疫缺陷症，是否因其他疾病需较长时间使用肾上腺皮质激素或其他免疫抑制剂。

2. 身心状况

1) 临床表现

原发型肺结核症状轻重不一，一般起病缓慢。轻者可无症状，仅在X线检查时被发现。可有低热、盗汗、食欲不佳、疲劳等结核中毒症状。婴幼儿及症状较重者，突起高热39～40 ℃，但一般情况尚好，与发热不相称，持续2～3周后转为低热，并有结核中毒症状。当胸内淋巴结明显肿大时，可产生压迫症状，出现百日咳样的痉挛性咳嗽、声嘶、喘鸣、肺不张等；部分患儿可出现疱疹性结膜炎、结节性红斑等结核过敏表现。体检可发现周围淋巴结有不同程度肿大，婴儿可伴肝脾肿大。常无明显肺部体征，与肺内病变不一致。

2) 心理、社会状况

了解患儿及家长的心理状态，评估家长对病情、隔离方法、服药等知识的了解程度，家庭的经济承受能力、家庭内外部资源及其社会支持系统。

3）辅助检查

（1）胸部X线检查　诊断儿童肺结核的重要方法之一，可同时做正、侧位胸片检查。X线呈典型的哑铃状双极影的原发复合征者已少见，多表现为局部炎性淋巴结相对较大、而肺内的原发灶（即初染灶）相对较小；因肺内原发灶小易被纵隔掩盖，或原发灶已吸收，仅遗留局部淋巴结肿大，故临床上支气管淋巴结结核多见，X线检查表现边缘模糊者为炎症型（又称浸润型），边缘清晰者为肿瘤型（又称结节型）。

（2）结核菌素试验　呈强阳性或由阴性转为阳性。

（二）主要护理诊断/问题

（1）营养失调：低于机体需要量　与食欲差、疾病消耗过多有关。

（2）活动无耐力　与结核杆菌感染、机体消耗增加有关。

（3）舒适度减弱：发热、咳嗽　与结核感染所致结核性炎症有关。

（4）有执行治疗方案无效的危险　与疗程长、家长及患儿缺乏有效的信息来源，难以坚持治疗有关。

（5）知识缺乏　家长及患儿缺乏结核防治的相关知识。

（6）潜在并发症　抗结核药物的副作用。

（三）护理措施

1. 一般护理

（1）保证营养供给　肺结核是一种消耗性疾病，加强饮食护理相当重要。食物营养成分组成要尽可能高能量、高蛋白、高维生素、富含钙质为宜，如牛乳、鸡蛋、瘦肉、鱼、豆腐、新鲜水果、蔬菜等以增强抵抗力，促进机体修复能力和病灶愈合。指导家长为患儿选择每天的食物种类和量，尽可能提供患儿喜爱的食品，口味应尽量让患儿喜欢，以增进食欲。

（2）建立合理的生活制度　保持居室空气流通，阳光充足。保证患儿有充足的睡眠时间，减少体力消耗，促进体力恢复。除严重的结核病应绝对卧床休息外，一般不过分强调绝对卧床。可做适当的室内、室外活动，呼吸新鲜空气，增强抵抗力。积极防治各种急性传染病，避免受凉引起上呼吸道感染。肺结核患儿出汗多，尤其是夜间，应及时更换衣服，加强皮肤护理。

2. 心理护理　患儿常因用药时间长，惧怕服药、打针，担心学业受到影响和受到小朋友的冷遇而产生焦虑。家长因担心疾病威胁儿童生命及药物副作用等，会感到焦虑。护士应多与患儿及家长进行交流，介绍疾病的有关知识、患儿病情及药物副作用等，以消除患儿及家长的顾虑，树立战胜疾病的信心。

3. 病情观察　注意观察体温、体重、面色、食欲、睡眠等情况，检查肝、脾、淋巴结有无肿大。发现病情变化应及时向医生报告，并给予相应处理。

4. 治疗指导

1）治疗原则

（1）无明显症状的原发性肺结核　选用标准疗法，每日服用INH、RFP和（或）EMB，疗程9～12个月。

（2）活动性原发型肺结核　宜采用直接督导下短程化疗（DOTS）。强化治疗阶段联用三四种杀菌药：INH、RFP、PZA或SM，2～3个月后以INH、RFP或EMB巩固维持治疗。

常用方案为2HRZ/4HR。

2）用药护理

由于抗结核药物大多有胃肠道反应，故要注意患儿食欲的变化。有些药物对肝、肾有损伤，应定期检查尿常规、肝功能。使用链霉素的患儿，尤其要注意有无发呆、抓耳挠腮等听神经损害的现象，发现异常应及时与医生联系，以决定是否停药。

（四）健康教育

(1) 向家长和患儿介绍肺结核的病因、传播途径和消毒隔离措施。指导家长对活动性原发型肺结核患儿采取呼吸道隔离措施，并对居室、痰液、痰杯、食具、便盆等进行消毒。

(2) 告诫家长，使用抗结核药物是治愈肺结核的关键，治疗期间应坚持全程正规服药，避免擅自中止治疗等；告知所用抗结核药物有可能出现的副作用，并指导家长密切观察，特别是治疗时间较长的患儿，如发现变化应及时就诊；定期复查，以便了解治疗效果和药物使用情况，根据病情调整治疗方案。

(3) 积极防治可导致病情加重的各种急性传染病、营养不良、佝偻病等。

(4) 指导家长做好日常生活、饮食护理。休息、空气、阳光、营养是结核病患儿康复的重要条件。

三、结核性脑膜炎患儿的护理

案例引导

患儿，男，3岁，发热3周，伴消瘦、盗汗、纳差、腹泻、呕吐等，有不规则抗生素治疗史，未见效。查体：T 38.5 ℃，P 108次/分，R 30次/分，嗜睡状，营养差，颈抵抗(+)，右眼闭合不全，右侧鼻唇沟变浅，心肺未见异常。脑脊液：蛋白质(2.3 g/L)升高，糖(2.2 mmol/L)和氯化物(96.2 mmol/L)均降低，白细胞总数230×10^6/L，以淋巴细胞为主。临床诊断为“结核性脑膜炎”。应如何对该患儿进行护理评估？列出主要的护理诊断和护理措施。

结核性脑膜炎(tuberculous meningitis)简称结脑，是结核菌侵犯脑膜所引起的炎症，常为血行播散所致的全身性粟粒型结核病的一部分，是儿童结核病中最严重的类型。常在结核原发感染后1年内发病，尤其是初次感染结核3～6个月最易发生结脑，多见于3岁以内的婴幼儿。结核性脑膜炎是儿童结核病致死的主要原因。

（一）护理评估

1. 健康史 询问患儿的预防接种史、结核病接触史；近1年内有无原发型结核病或粟粒型结核病的病史；有无使结核病恶化的诱因，如麻疹、百日咳等急性传染病史。评估有无结核中毒症状，有无早期性格的改变，头痛、呕吐、惊厥、脑膜刺激征、意识障碍及颅神经受压的表现。

2. 身心状况

1）临床表现

一般起病较缓慢，婴儿可以突发高热、惊厥起病。典型临床表现可分为如下三期。

(1) 早期(前驱期) 1～2周。主要症状为性格的改变,如少言、懒动、精神呆滞,对周围事物不感兴趣,易疲倦或烦躁不安,可伴低热、厌食、盗汗、消瘦、便秘或不明原因的呕吐。婴儿可有皱眉、凝视,年长儿诉轻微头痛。

知识链接

结核性脑膜炎

由于儿童神经系统发育不成熟,血脑屏障功能不完善,免疫功能低下,入侵的结核杆菌易通过血行播散而引起结核性脑膜炎。少数由靠近脑表面的结核球或微小结核结节直接蔓延而来,极少数亦可经脊柱、中耳或乳突结核病灶侵犯脑膜所致。

结核杆菌使软脑膜弥漫性充血、水肿、炎性渗出,并形成许多结核结节。大量炎性渗出物积聚于脑底部,包围挤压脑神经引起损害,临床上常见第Ⅶ、Ⅲ、Ⅳ、Ⅵ、Ⅱ对脑神经障碍的症状。脑底部渗出物若发生机化、粘连、堵塞使脑脊液循环受阻可导致脑积水。脑部血管亦呈炎性病变,严重者可引起脑组织梗死、缺血、软化而致偏瘫;炎症亦可累及脑实质、脊髓及神经根等而出现相应症状。

(2) 中期(脑膜刺激期) 1～2周。因颅内压逐步增高,患儿出现持续性头痛、喷射性呕吐,感觉过敏,体温升高,两眼凝视,意识逐渐模糊,以后进入昏睡状态,并可有惊厥发作。患儿有明显脑膜刺激征(颈项强直、Kernig征、Brudzinski征)。婴儿则表现为前囟隆起、骨缝裂开。此期可出现颅神经障碍,最常见为面神经瘫痪,其次为动眼神经和外展神经瘫痪。部分患儿出现脑炎体征,如定向障碍、运动障碍或语言障碍。

(3) 晚期(昏迷期) 1～3周。上述症状逐渐加重,由意识蒙眬、半昏迷继而昏迷。惊厥频繁发作甚至呈强直状态。患儿极度消瘦,呈舟状腹。常出现水、电解质代谢紊乱。最终因颅内压急剧增高导致脑疝死亡。

2) 并发症及后遗症 常见的并发症为脑积水、脑实质损害、脑出血及颅神经障碍。前三者也是结核性脑膜炎患儿死亡的常见原因。严重后遗症为脑积水、肢体瘫痪、智力低下、失明、失语、癫痫及尿崩症等。

3) 心理、社会状况 结脑病情危重、预后不良。治疗复杂,需长期治疗且费用昂贵。注意评估家长对本病病情、预后及服药等知识的了解程度。同时评估家庭的经济承受能力、家庭内外部资源及其社会支持系统。评估患儿因各种穿刺、注射治疗、长期住院远离家长造成的恐惧、焦虑程度;评估家庭成员、社区群众对此病有关知识的了解及心理状态。

4) 辅助检查

(1) 脑脊液检查 脑脊液压力增高,外观透明或微浑浊,呈毛玻璃状,白细胞增高,一般在 50×10^6～500×10^6/L,分类以淋巴细胞为主;蛋白定量增高,糖和氯化物含量减少,两者同时降低是结核性脑膜炎的典型改变。脑脊液静置12～24 h后,取其表面薄膜涂片可查到抗酸杆菌。脑脊液结核菌培养阳性则可确诊。

(2) 抗结核抗体测定 患儿脑脊液中抗结核抗体水平高于血清中的水平。

(3) 胸部X线检查 80%～90%显示有活动性肺结核病变,胸片证实有血行播散,对结核性脑膜炎的确诊有意义。

(4) 结核菌素试验　阳性对诊断有帮助,但晚期可呈假阴性。

(5) 眼底检查　可见脉络膜上有粟粒状结节病变。

(二) 主要护理诊断/问题

(1) 潜在并发症　如颅内压增高,水、电解质紊乱等。

(2) 营养失调:低于机体需要量　与摄入不足及消耗增多有关。

(3) 有皮肤完整性受损的危险　与长期卧床压迫、排泄物刺激有关。

(4) 焦虑　与病情重、病程长、预后差有关。

(三) 护理措施

1. 一般护理

(1) 注意休息、保证安全　①患儿应绝对卧床休息,将患儿头肩部抬高15°～30°,取侧卧位,以促进头部血液回流,减轻脑水肿、降低颅内压,同时应避免呕吐造成窒息。②保持室内安静,避免一切不必要的刺激,各种治疗护理操作尽量集中进行,动作轻柔、迅速,以减少对患儿的刺激。③惊厥发作时应在上、下齿之间安置牙垫,以防舌咬伤。④有呼吸功能障碍的患儿,应保持呼吸道通畅,给氧,必要时进行人工辅助呼吸。

(2) 改善患儿营养状况　给予患儿营养丰富、易消化的饮食,保证足够能量以增强机体的抵抗力。清醒的患儿采取舒适体位协助进食,进餐前后1 h应抬高床头,喂养需耐心仔细;对昏迷、不能吞咽者,可鼻饲和静脉补液,维持水、电解质平衡,鼻饲时压力不宜过大,以免呕吐,吞咽功能恢复后,应尽快停用鼻饲。

(3) 维持皮肤、黏膜的完整性　保持床铺清洁、平整。呕吐后及时清除颈部、耳部残留物;大小便后及时更换尿布、清洗臀部,保持皮肤清洁、干燥。对昏迷及瘫痪患儿,每2 h翻身、拍背一次,防止压疮和坠积性肺炎。每日清洁口腔2～3次,以免因呕吐物导致口腔不洁,细菌繁殖。对昏迷不能闭眼者,可涂眼膏并用纱布覆盖,保护角膜。

2. 心理护理　结核性脑膜炎病情重、病程长,疾病和治疗给患儿带来很多痛苦。对患儿应和蔼可亲,关怀体贴,了解其心理需求,及时为其提供全身心的照顾。应加强与患儿家长的沟通,及时了解他们的心理状态,体会他们的感受,并给予耐心解释和心理上的支持,使其克服焦虑心理,配合治疗护理。

3. 病情观察　密切观察患儿体温、呼吸、脉搏、血压、神志、惊厥、瞳孔大小和尿量等的变化,及早发现颅内高压或脑疝,以便及时采取急救措施。定期复查脑脊液。

4. 对症护理　控制颅内压,及时止惊、改善呼吸功能,维持正常生命体征是抢救成功的关键之一。

(1) 降低颅内压　遵医嘱给予脱水剂、利尿剂、肾上腺皮质激素、抗结核药物等,注意液体的速度和药物的副作用。配合医生做好腰穿术、侧脑室引流术,以减低颅内压。做好术后护理,腰穿术后取去枕平卧位4～6 h,防止脑疝发生。保持安静,避免哭闹和用力。

(2) 止惊　详见相关章节。

(3) 改善呼吸　及时清除呼吸道分泌物,必要时用吸痰器,保持呼吸道通畅,防止窒息和吸入性肺炎;有呼吸功能障碍时,给予吸氧或人工辅助呼吸,取平卧位,头偏向一侧,以免舌根后坠堵塞喉头。

(4) 控制传染源、消毒隔离、减少交叉感染　大部分结核性脑膜炎患儿伴有肺部结核病灶，应采取呼吸道隔离措施，并对患儿呼吸道分泌物、餐具、痰杯等进行消毒处理。

5. 治疗指导

(1) 治疗原则　主要是抗结核治疗和对症降颅压治疗。

(2) 用药护理　遵医嘱给予抗结核药物、脱水剂、利尿剂、肾上腺皮质激素，注意观察药物的疗效、副作用，配合做好穿刺、手术等操作。

四、健康教育

(1) 给家长解释治疗方法，强调全程、规律、合理用药的重要性。教会家长做好病情及药物毒副作用的观察，定期门诊随访，停药后随访观察 3～5 年，防止复发。

(2) 为患儿制订合理的生活作息制度，加强营养供给、保证休息及适当的户外活动。

(3) 注意结核病复发的危险因素，积极预防、治疗各种急性传染病、营养不良等。

(4) 对留有后遗症的患儿，指导家长对瘫痪肢体进行被动活动等功能训练，或按摩、理疗、针灸，防止肌挛缩。对失语和智力低下者，进行语言训练和适当教育。

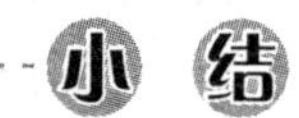

结核病是由结核杆菌引起的一种慢性全身性传染病，儿童时期以原发型肺结核最常见，严重病例可引起血行播散而发生粟粒型结核或结核性脑膜炎，后者是儿童结核病致死的主要原因。结核病的主要传染源是开放性肺结核患者，呼吸道为主要传播途径，人群普遍易感，接种卡介苗对结核病的预防起到了非常重要的作用。应重点评估患儿的卡介苗接种史、结核接触史、近期的急性传染病史，有无长期低热、消瘦、盗汗、纳差等结核中毒症状，有无结节性红斑、疱疹性结膜炎等结核过敏现象，有无肝、脾、淋巴结肿大等，有无性格改变、头痛、呕吐等。治疗的关键是早期、联合、全程、规律，适量给予抗结核药物。护理重点是加强结核病患儿管理，注意休息，给予丰富的营养物质，加强心理护理和健康教育，帮助患儿保持良好的精神状态，树立战胜疾病的信心，配合医护人员完成规律、全程的抗结核治疗。

目标检测

一、选择题

1. 熟悉各种传染病的潜伏期，最重要的意义是(　　)。

A. 有助于诊断　　B. 预测疫情　　C. 确定检疫期

D. 估计病情严重程度　　E. 推测预后

2. 典型麻疹皮疹的特点为(　　)。

A. 红色粟粒疹，疹间皮肤充血

B. 红色斑丘疹，疹间皮肤正常

C. 红色出血性斑丘疹，疹退后无色素沉着

D. 红色斑疹或斑丘疹，皮疹周围可见晕圈

E. 大小不等的斑丘疹,间有水疱

3. 麻疹传染期为(　　)。

A. 出疹前7 d至出疹后5 d　　B. 出疹前5 d至出疹后5 d
C. 出疹前2～3 d至出疹后5 d　　D. 出疹前14 d至出疹后10 d
E. 出疹前5 d至出疹后10 d

4. 下列不符合水痘皮疹特点的是(　　)。

A. 皮疹呈向心性分布　　B. 皮疹最初形态为斑丘疹
C. 皮疹不伴瘙痒　　D. 黏膜处亦出皮疹
E. 丘疹、疱疹、结痂可同时存在

5. 麻疹前驱期的主要诊断依据是(　　)。

A. 发热3～4 d　　B. 有呼吸道卡他症状
C. 口腔内颊部黏膜有柯氏斑　　D. 有麻疹接触史
E. 前驱疹

6. 猩红热的致病菌是(　　)。

A. A组α型溶血性链球菌　　B. A组β型溶血性链球菌
C. 柯萨奇病毒　　D. 大肠杆菌
E. 肺炎链球菌

7. 不属于猩红热的表现的是(　　)。

A. 杨梅舌　　B. 帕氏线　　C. 草莓舌
D. 口周苍白圈　　E. 柯氏斑

8. 治疗猩红热首选的药物是(　　)。

A. 红霉素　　B. 氧氟沙星　　C. 青霉素　　D. 地西泮　　E. 甘露醇

9. 流行性腮腺炎最常见的并发症是(　　)。

A. 脑膜脑炎　　B. 心肌炎　　C. 睾丸炎　　D. 卵巢炎　　E. 胰腺炎

10. 不是流行性腮腺炎的特点的是(　　)。

A. 腮腺肿大以耳垂为中心　　B. 腮肿边缘不清,触之有弹性
C. 局部有红肿热痛　　D. 张口、咀嚼时胀痛加剧
E. 腮腺管口多出现红肿、突起

11. 麻疹患儿的护理措施中不妥的是(　　)。

A. 高热时用酒精擦浴　　B. 给予易消化、清淡的饮食
C. 做好口腔、眼部的护理　　D. 用中药透疹治疗
E. 观察有无合并症出现

12. 引起手足口病严重病例的病原菌一般是(　　)。

A. 埃克病毒　　B. 柯萨奇病毒A组　　C. 肠道病毒71型
D. 带状疱疹病毒　　E. 轮状病毒

13. 关于手足口病的叙述不正确的是(　　)。

A. 由肠道病毒引起　　B. 3岁以上儿童多见
C. 多数病变轻微　　D. 可经粪-口途径传播

E. 严重病例可导致患儿死亡

14. 儿童肺结核最常见的类型是(   )。

A. 原发型肺结核　B. 粟粒型肺结核　C. 浸润型肺结核

D. 慢性纤维空洞型肺结核　E. 结核性胸膜炎

15. 关于结核菌素试验,下列不正确的是(   )。

A. 皮内注射 0.1 mL PPD

B. 测定局部硬结直径,判断强度

C. 48～72 h 观察反应结果

D. 一般注射部位为左上臂三角肌下缘处

E. 一般注射部位为左前臂掌侧中、下 1/3 交界处

16. 原发性肺结核时,表现少见的一项是(   )。

A. 乏力,盗汗,消瘦　B. 发热

C. 肺部啰音明显　D. 病变好发部位为右肺上下叶交界处

E. 有时仅表现为肺门淋巴结肿大

17. 患儿,男,5 岁,8 月 10 日入院,病起寒战,高热 1 d,测体温 40 ℃,反复惊厥、昏迷,迅速出现面色苍白,四肢冰冷,唇、趾发绀,瞳孔大小不等。呈双吸气样呼吸,心、肺正常。外周血象:白细胞 18×10^9/L,中性粒细胞占 80%。脑脊液正常。肛拭粪液镜检:白细胞(++),红细胞(+),黏液(+)。应首先考虑的诊断是(   )。

A. 流行性乙型脑炎　B. 流行性脑脊髓膜炎

C. 中毒型细菌性痢疾　D. 脑型疟疾

E. 败血症

※ 18～20 题共用题干

患儿,男,1 岁,其母近期患开放性肺结核,今前来就诊。

18. 进行护理评估时,下列检查最有意义的是(   )。

A. 血常规　B. 血沉　C. 痰培养

D. 结核菌素试验　E. C 反应蛋白

19. 患儿曾接种过卡介苗,做结核菌素试验,红肿硬结直径为 22 mm,最应考虑的是(   )。

A. 介苗接种后反应　B. 活动性结核病灶

C. 感染过结核　D. 典型分枝杆菌感染

E. 假阳性反应

20. 患儿经抗结核药物治疗 1 周,近 4 d 来烦躁、哭闹,易激惹,食欲减退,进食时呕吐,非喷射性,颈抵抗(±)。脑脊液:白细胞 60×10^6/L,中性粒细胞 0.65,淋巴细胞 0.35,糖及氯化物降低,蛋白质增高,应考虑合并(   )。

A. 化脓性脑膜炎　B. 结核性脑膜炎　C. 病毒性脑炎

D. 中毒性脑病　E. 隐球菌性脑膜炎

二、名词解释

1. 柯氏斑　2. 结核菌素试验　3. 原发型肺结核　4. 结核性脑膜炎

三、病例分析题

患儿,男,3岁半,不规则发热咳嗽2周,伴一过性关节痛,出生时接种过卡介苗。查体:右肺上方呼吸音降低,肝未及,双下肢有结节性红斑数个,周围血WBC 8×10^9/L,胸片显示右肺门淋巴结肿大,右下肺呈片状渗出影。临床诊断为原发型肺结核。问题:

1. 对该患儿进行护理评估还需哪些资料?
2. 列出该患儿的主要护理诊断及相应的护理措施。

(米　棋)

第十七章
常见危重症患儿的护理

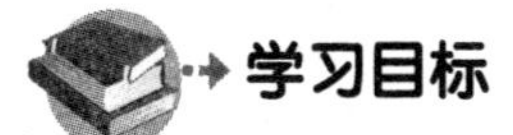

学习目标

1. 掌握 常见危重症患儿的护理诊断、护理措施。

2. 熟悉 常见危重症患儿的护理评估。

3. 了解 常见危重症的病因。

4. 能力 能根据临床病例对危重症患儿制订护理计划和护理措施,能进行有效的心肺复苏操作。

第一节 惊厥患儿的护理

案例引导

患儿,男,1岁。因"发热半天伴抽搐1次"由急诊120收入院。入院前半天患儿发热伴突然出现抽搐1次,表现为面色发绀、双目凝视,颈项强直,四肢强直,阵挛性抽搐,呼之不应,持续约2 min,家属按压人中穴等急救,患儿抽搐停止,测体温39.8 ℃。入院查体:T 38.6 ℃,P 140次/分,R 40次/分,神清,反应尚可,面色红润,双侧瞳孔等大等圆,直径3 mm,对光反射灵敏,咽红,扁桃体1°大,颈软,双肺呼吸音清,未闻及啰音,心音有力,律齐,未闻及杂音,四肢肌张力正常,病理征阴性。辅助检查脑电图正常。初步诊断为热性惊厥。请对该患儿进行护理评估,列出护理诊断和护理措施。

惊厥(convulsions)是指全身或局部骨骼肌群突然发生不自主收缩,以强直性或阵挛性收缩为主要表现,多伴有意识障碍。惊厥是儿科常见急症,以婴幼儿多见,反复发作可引起脑组织缺氧性损害。

知识链接

儿童惊厥的病因及发病机制

引起儿童惊厥的病因有感染性疾病和非感染性疾病两大类。感染性疾病主要有颅内感染性疾病(见于细菌、病毒、原虫、真菌等引起的脑膜炎、脑炎、脑脓肿等)和颅外感染性疾病(热性惊厥、中毒性疾病、破伤风等),其中高热是儿童惊厥最常见的原因。非感染性疾病有颅内疾病(原发癫痫、颅脑损伤、颅脑缺氧、颅内出血、颅内占位性病变、先天发育异常等)和颅外疾病(代谢性疾病,各类中毒,水、电解质紊乱等)。

儿童惊厥的发病机制尚未完全明了,目前认为可能是脑内兴奋与抑制过程失衡,大脑运动神经元的异常放电所致,这与儿童大脑皮层发育尚未完善,神经髓鞘未完全形成,遗传等多种因素有关。

一、护理评估

(一) 健康史

惊厥发作时应紧急处理,待病情稳定后再收集相关资料。了解患儿惊厥发作前有无先兆及诱因,评估发作的方式、持续时间、伴随症状。询问患儿既往有无抽搐史,发作频率、发作间隔时间、两次发作之间的意识状态等。询问有无围生期窒息、产伤史,询问喂养史、感染史、中毒史及传染病、心肾疾病、颅脑损伤或肿瘤等病史。已经诊断为癫痫的患儿,应了解其抗癫痫药物的使用情况。

(二) 身心状况

1. 症状

(1) 惊厥　惊厥发作时的典型表现为突然意识丧失,头向后仰,面部及四肢肌肉呈强直性或阵挛性抽搐,双眼凝视、斜视或上翻,口吐白沫、牙关紧闭,面色青紫,部分患儿有大小便失禁。持续数秒或数分钟,发作停止后多入睡。

新生儿及婴儿惊厥常不典型,如表现为突发双眼凝视、反复眨眼、咀嚼、流涎、呼吸暂停、一侧面肌或口角抽动或单侧肢体抽动等不显性发作。

(2) 热性惊厥　热性惊厥是儿童最常见的惊厥性疾病,多见于6个月至3岁儿童,5岁以后罕见。患儿多有热性惊厥的家族史。常见于急性上呼吸道感染初期,当体温骤升至38.5～40 ℃或更高时,突然发生惊厥。根据惊厥发作特点及预后分为两型。

① 单纯型热性惊厥(又称典型热性惊厥):惊厥呈全身性发作、次数少、时间短,恢复快,无神经系统异常体征;一般预后良好,可有反复发作倾向。

② 复杂型热性惊厥:惊厥呈局限性或不对称性发作、发作后昏睡,在24 h内惊厥发作≥2次,一次惊厥发作持续15 min以上,惊厥反复发作5次以上。

3. 惊厥持续状态　一次惊厥发作持续30 min以上,或两次发作而间歇期意识不能完全恢复者,为惊厥的危重型。由于惊厥持续时间过长,可导致缺氧性脑损伤、脑水肿、呼吸衰竭而危及生命。

（三）体征

注意检查有无脑膜刺激征，前囟门是否紧张饱满，瞳孔是否等大等圆，对光反射是否灵敏，四肢肌张力是否改变。心率和呼吸节律是否改变等。

（四）心理、社会状况

患儿家长由于缺乏本病的相关知识，担心疾病的严重程度、预后及对大脑发育的影响，会产生恐惧、焦虑等心理，常表现为惊慌、不知所措，在惊厥发作时采取摇晃患儿、大喊大叫等错误方式。由于部分惊厥有反复发作倾向，患儿会有自卑与焦虑心理，担心再次发作而长时间处于紧张状态。

（五）辅助检查

根据病情需要选择血、尿、大便常规，血生化检查等。必要时做腰椎穿刺取脑脊液检查、眼底检查、脑电图、颅部X线、脑CT、磁共振等。辅助检查对明确病因、判断病情轻重、治疗效果等有重要意义。

二、主要护理诊断/问题

（1）急性意识障碍　与惊厥发作有关

（2）有窒息的危险　与惊厥发作、意识障碍、喉痉挛或误吸有关。

（3）有受伤的危险　与抽搐、意识丧失有关。

（4）体温过高　与感染或惊厥持续状态有关。

（5）潜在并发症　如脑水肿、颅内压增高。

（6）知识缺乏　家长缺乏有关急救、护理、预防知识。

三、护理措施

1. 急救护理

1）保持呼吸道通畅　惊厥发作时就地抢救，立即让患儿平卧，头偏向一侧，松解衣领，及时清除口、鼻、咽部分泌物，有舌后坠者可用舌钳将舌轻轻向外拉出或置口咽通气管，保持呼吸道通畅。

2）防止受伤　在上下齿间垫牙垫防止舌咬伤；牙关紧闭者，不要强行撬开，以免损伤牙齿；惊厥发作时，勿强行牵拉或按压肢体，防止骨折或脱臼；床应加床挡，移开床上一切硬物；将纱布放在患儿手足和腋下，防止皮肤摩擦受伤，对有可能发生惊厥的患儿要有专人守护，以防发作时受伤。

3）有效给氧　惊厥时有效地给氧，可改善脑组织缺氧，提高血氧浓度，避免脑损伤。

4）控制惊厥发作

（1）立即遵医嘱使用镇静止惊药，观察并记录患儿用药后的效果及副作用。常用药物如下。

①地西泮：儿童惊厥发作的首选药，每次0.1～0.3 mg/kg，最大剂量不超过10 mg，静脉缓推，5 min内生效，作用时间短，30 min可重复使用。副作用有抑制呼吸和血压下降。

②苯巴比妥钠:新生儿惊厥的首选药物(但新生儿破伤风首选地西泮)。首次给予负荷量10 mg/kg,静脉注射,每日维持量为5 mg/kg。本药抗惊厥作用维持时间较长,副作用也有抑制呼吸和血压下降。

③10%水合氯醛:每次0.5 mL/kg,一次最大量不超过10 mL,由胃管给药或加等量生理盐水保留灌肠。

④苯妥英钠:适用于癫痫持续状态(地西泮无效时),可按每次15～20 mg/kg静脉注射,速度为每分钟0.5～1.0 mg/kg,应在心电监护下应用。维持量为每日5 mg/kg静脉注射,共3 d。副作用有心律失常、低血压等。

(2) 保持安静,避免声、光刺激和一切不必要的检查,治疗、护理集中进行,动作轻柔。

5) 降温　监测体温变化,高热时给予物理或药物降温,并观察降温效果。

2. 密切观察病情变化

(1) 观察患儿的生命体征、意识状态、瞳孔大小和对光反应等。

(2) 观察并记录惊厥发作的次数、频率、持续和间歇时间及伴随症状,及时发现并发症先兆,并通知医生处理。

3. 心理护理　耐心细致与家长沟通,介绍惊厥发生的原因,患儿目前病情,采取的治疗方案和护理措施,预计达到的治疗、护理目标及预后情况。鼓励其说出内心的感受和疑虑,予以心理干预,减轻焦虑;关爱患儿,鼓励其树立战胜疾病的信心。加强基础护理,保持患儿舒适,保证足够的休息和睡眠,避免情绪紧张。

四、健康教育

(1) 向患儿及家长讲解惊厥的有关知识,指导其掌握预防惊厥的措施。如预防热性惊厥的关键是控制体温,教给家长在患儿发热时物理降温和药物降温的方法。

(2) 给患儿家长演示惊厥发作时急救的方法,如按压人中穴、合谷穴,保持镇静,切忌大喊大叫和用力摇晃患儿,发作缓解时迅速将患儿送往医院。

(3) 癫痫患儿生活应有规律,保证足够的休息与睡眠,避免情绪紧张,应按时服药,不要随便停药。

(4) 强调定期门诊随访的重要性,根据病情及时调整药物。对惊厥发作持续时间较长的患儿应指导家长用游戏的方式观察患儿有无神经系统后遗症,如耳聋、肢体活动障碍、智力低下等,及时给予治疗和康复训练。

(5) 护士应建立惊厥患儿的档案,动态监测患儿情况,及时予以健康指导。

小结

儿童惊厥是指全身或局部骨骼肌群突然发生不自主收缩,多伴有意识障碍,是儿童常见的急症。引起儿童惊厥的原因很多,其中热性惊厥是儿童惊厥最常见的病因。应重点评估患儿发生惊厥前有无不适,惊厥发作时的表现及发作后的状态,既往有无类似发作史等。护理重点是遵医嘱正确使用止惊剂迅速控制惊厥发作,预防窒息、受伤和脑水肿,密切观察病情变化,做好心理护理和健康教育。

第二节　充血性心力衰竭患儿的护理

案例引导

患儿，女，5岁6个月，因“呕吐、心前区不适、面色差2 d”由急诊120收入院。2 d前患儿出现呕吐，呈非喷射状，同时诉心前区不适，院外治疗无好转，期间反复面唇发绀，心率不稳定，波动于170～300次/分，做心电图检查提示“室上性心动过速”，心脏彩超显示左心房、左心室增大。入院查体：T 37.0 ℃，P 240次/分，R 35次/分，BP 94/70 mmHg，$TcSO_2$ 90%～95%。急性重危病容，精神委靡，阵阵烦躁。呼吸稍促，面色及口唇发绀。颈软，双侧胸廓对称，双肺呼吸音粗，未闻及干、湿啰音。心界向左扩大，心率快，心音低钝，强弱不等，节律不齐，心前区未闻及确切杂音。腹软不胀，肝肋下3.5 cm，双下肢水肿。1个月前曾以“病毒性心肌炎”住院。初步诊断为充血性心力衰竭。请对该患儿进行护理评估，列出护理诊断和护理措施。

充血性心力衰竭(congestive heart failure，CHF)简称心衰，是指心脏的收缩或舒张功能下降，即心排血量绝对或相对不足，不能满足全身组织代谢需要的病理状态。充血性心力衰竭是儿童时期常见的危重急症之一。

引起儿童急性心力衰竭的原因很多，主要有心肌病变(如心肌炎)和心脏负荷过重(如先天性心脏病)等。婴儿期最常见的原因是先天性心脏病，儿童时期则以风湿性心脏病和急性肾炎所致的心衰较为多见，此外儿童心衰也可因重度贫血、输液或输血过多过快等引起，支气管肺炎常为其诱发因素。

一、护理评估

(一) 健康史

评估患儿是否有先天性心脏病、风湿性心脏病、病毒性心肌炎、中毒性心肌炎等病史；评估患儿是否有急性肾小球肾炎、严重贫血、心内膜弹力纤维增生症、维生素B_1缺乏、克山病、电解质紊乱等病史；评估患儿是否有急性心力衰竭的诱发因素：如支气管肺炎、输液或输血过多过快、严重缺氧、体力活动过度、情绪变化等。

(二) 身体状况

1. 循环系统　心率增快，安静时婴儿心率>180次/分，幼儿心率>160次/分，不能用发热或缺氧解释；心脏增大，心音明显低钝或出现奔马律。

2. 呼吸系统　呼吸增快、表浅，安静时呼吸>60次/分，呼吸困难，鼻翼扇动，年长儿端坐呼吸，婴幼儿表现为喜竖抱，肺部可闻及湿啰音。

3. 其他表现　肝脏肿大，超过右肋缘下3 cm以上，或在短时间内较前迅速增大1.5 cm以上，颈静脉怒张、肝颈静脉反流征阳性；突然烦躁不安，面色苍白或发灰，青紫突然加重，而不能用原发疾病解释；尿少和下肢水肿等。

（三）心理、社会状况

年长儿因心力衰竭，身体出现明显不适会产生焦虑、恐惧。家长因患儿呼吸困难、发绀等严重表现而不安、歉疚、恐惧，常表现出不愿与患儿分离、对医护人员的言行非常敏感等。

（四）辅助检查

1. X线检查 心影增大，心脏搏动减弱，肺纹理增粗、增多。

2. 心电图检查 可显示心动过速、心室肥大等，但不能表明有无心力衰竭。

3. 超声心动图检查 可见心房或心室腔扩大。

二、主要护理诊断/问题

(1) 心排血量减少 与心肌收缩力减弱有关。

(2) 气体交换受损 与左心衰致肺淤血有关。

(3) 体液过多 与心功能下降、循环淤血有关。

(4) 活动无耐力 与组织灌注不足有关。

(5) 潜在并发症 肺水肿。

(6) 药物副作用 如洋地黄中毒、低钾血症等。

(7) 知识缺乏 患儿及家长缺乏有关本病的护理知识。

三、护理措施

（一）一般护理

1. 休息 卧床休息以减少耗氧量，减轻心脏负担，患儿宜取半卧位或侧卧位。病房宜安静舒适，避免各种不良刺激，尽量避免患儿烦躁、哭闹，各种治疗及护理操作尽量集中进行。

2. 合理营养 轻者给予低盐饮食，钠的摄入量限制在<1 g/d；重者给予无盐饮食。给予易消化、营养丰富的食物，少量多餐，以防过饱增加心脏负担。鼓励患儿多食含纤维素多的蔬菜、水果，保持大便通畅。

3. 吸氧 患儿呼吸困难和有发绀者应及时给氧。急性肺水肿患儿可给予湿化的氧气吸入。

4. 严格控制输入液量及速度 尽量减少静脉输液或输血，输液速度宜慢，以每小时不超过5 mL/kg为宜，必要时行中心静脉压监测，根据中心静脉压与血压调整输入液量及速度。

（二）病情观察

严密观察患儿神志及生命体征变化。重点监测心率、心律、心音强弱，心律不齐者应描记心电图并通知医生，同时注意观察血压、呼吸、面色、精神状态、肝脏、水肿情况，监测动脉血氧饱和度以了解缺氧程度及末梢循环等。

（三）心理护理

多关心、体贴患儿，尽量满足其提出的合理要求，允许将喜爱的玩具放在身边，允许父母陪伴，避免在患儿面前紧张不安，以免加重患儿的恐惧心理。告知患儿及家长，病情虽然很重，但多数患儿经积极抢救均能治愈，增强其战胜疾病的信心，放松心情，减轻心脏负担。

（四）用药护理

遵医嘱正确给药，观察并记录用药后反应。

(1) 使用洋地黄制剂时，要注意给药方法、时间、剂量，密切观察有无洋地黄中毒的症状。每次用药前必须先测量患儿的脉搏、心率，婴儿脉搏<90 次/分，年长儿<70 次/分，应暂停给药并报告医生；给药时必须保证剂量准确，静脉注射用药时速度宜缓慢（不少于 5 min），并密切观察患儿的脉搏变化。口服给药应定时，并与其他药物分开服用；用药后注意观察患儿的心力衰竭表现是否改善。如出现心脏反应（心率过慢、心律失常），消化道反应（恶心、呕吐、腹痛、腹泻），神经系统反应（头痛、头晕、视力模糊、色视）等洋地黄毒性反应时，应立即停药并通知医生采取相应措施。

(2) 使用利尿剂时，宜在清晨或上午给药，以免夜间多次排尿影响睡眠。同时注意观察患儿水肿变化，每周测体重 2 次，准确记录出入量。注意有无脱水及电解质紊乱，如低钾血症、低钠血症等。一旦出现四肢无力、腹胀、心音低钝等低钾表现，应及时通知医生处理。

(3) 使用血管扩张剂时，用心电监护仪持续监测心率和血压的变化，警惕低血压的发生。静脉使用血管扩张剂时必须使用微量推注泵，严格控制输注的速度，依据血压进行调整。用硝普钠时必须现配现用，使用避光输液器，以保证整个输液系统的遮光，以免药物遇光失效。同时避免药液外渗，以防局部组织坏死。

四、健康教育

向家长及患儿介绍引起心衰的病因、诱因、治疗和护理措施，指导家长根据患儿病情合理安排休息，避免过度兴奋和过度活动，以免加重心脏负担。指导家长给予患儿易消化、营养丰富的食物，用药期间多食含钾高的食物如香蕉、橘子，暂停含钙高的食物。少量多餐，不宜过饱。为婴儿喂奶时应慢慢哺喂，防呛咳，奶孔稍大，避免吮吸费力。同时多食蔬菜、水果，保持大便通畅，避免用力排便。对患儿和家长进行药物指导，教会家长及年长儿测脉搏的方法，正确使用药物的方法及注意事项。心力衰竭缓解后，指导家长做好预防，除积极治疗原发病外，避免受凉感染，劳累及情绪激动等。出院后定期门诊随访。

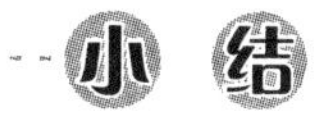

心力衰竭是指心脏的收缩或舒张功能下降，即心排血量绝对或相对不足，不能满足全身组织代谢需要的病理状态。心力衰竭是儿童时期常见的急重症。应重点评估：患儿是否有先天性心脏病、风湿性心脏病、急性肾小球肾炎等病史，是否有呼吸困难、心率增快、肝脏短期内迅速增大、突然烦躁不安、面色苍白、发绀加重等表现。护理重点：休息，合理安排饮食，保持大便通畅，遵医嘱使用强心剂、利尿剂、血管扩张剂等，密切观察病情变化、药物疗效及不良反应，做好心理护理和健康教育。

第三节 急性颅内压增高患儿的护理

案例引导

患儿,女,2岁,因"反复发热、咳嗽半月,精神委靡、头痛3 d,抽搐1次"入院。以反复发热、咳嗽起病,3 d前出现精神委靡、头痛,1 d前出现抽搐,初为双目凝视及右侧肢体抖动,约5 h后转为全身大发作,持续半小时,抽后昏迷。入院查体:T 36.6 ℃,R 38次/分,P 85次/分,BP 132/80 mmHg。浅昏迷状,呼吸急促不规则,面色微绀,无明显三凹征。双侧瞳孔不等大,左侧直径4 mm,右侧直径3 mm,对光反射迟钝。颈阻,两肺呼吸音粗,散在粗中湿啰音,心律齐。四肢肌张力高,两侧巴氏征阳性。辅查:重度异常脑电图。脑脊液常规:浑浊,蛋白质+,白细胞 200×10^6/L,未分叶80%,分叶20%。脑脊液生化:蛋白质1.5 g/L,糖0.6 mmol/L,氯98 mmol/L。入院诊断:结核性脑膜炎,颅内高压危象。请对该患儿进行护理评估,列出护理诊断和护理措施。

急性颅内压增高(acute intracranial hypertension)简称颅内高压,是由多种原因引起的脑实质和(或)颅内液体量增加所致的一种临床综合征。重者迅速发展成脑疝而危及生命,是儿科常见危重症之一。

引起颅内高压的病因很多,最常见的是感染(如脑膜炎、脑炎、脑脓肿、重症肺炎、中毒性痢疾、严重脓毒症等);脑缺氧缺血(如心搏骤停、休克、溺水、CO中毒、癫痫持续状态等);颅内占位性病变(如颅内出血、神经胶质瘤、硬膜下或硬膜外血肿等);脑脊液循环异常等。

一、护理评估

(一) 健康史

评估患儿目前健康状况,此次疾病的发生、发展过程,详细询问患儿有无引起颅内高压的原发病史,如颅内感染史,全身感染史,脑缺氧缺血病史,中毒、休克、水和电解质紊乱、高血压、颅内占位性病变等。

(二) 身体状况

1. 临床表现

(1) 剧烈头痛　常表现为广泛性、持续性疼痛,清晨较重,当咳嗽,用力大便或头部位置改变时加剧。婴儿则表现为烦躁不安、尖叫、有时拍打头部,新生儿表现为睁眼不睡及尖叫。

(2) 喷射性呕吐　呕吐为喷射性,在剧烈头痛时发生,不伴恶心,与进食无关。

(3) 意识障碍迅速出现并加深　早期出现不能维持觉醒状态,并迅速加深,出现昏迷,常伴有躁动或狂躁。

(4) 肌张力增高和惊厥　脑干网状结构受压出现肌张力增高,大脑皮层受到缺氧和炎症刺激可引起惊厥,甚至癫痫样发作。

(5) 头部体征　婴儿前囟膨隆紧张，骨缝裂开，头围增大，头部浅表静脉怒张等。

(6) 生命体征改变　早期血压升高，继而脉率减慢，呼吸开始时增快，严重时呼吸慢而不规则，下丘脑体温调节中枢受累可出现高热或过高热。

(7) 眼部改变　可有复视、落日眼、视觉模糊、偏盲甚至失明等。

(8) 脑疝　颅内高压危象时会出现小脑幕切迹疝或枕骨大孔疝。脑疝早期表现为意识障碍加深，肌张力增高，呼吸节律不规则，两侧瞳孔不等大，惊厥等。若未及时处理，可出现昏迷加重，强直性抽搐，呼吸、循环衰竭而死亡。

2. 心理、社会状况　家长由于对疾病知识的缺乏，看到患儿出现的临床症状，对患儿的预后充满担忧，一般表现为焦虑、沮丧、烦躁等；神志清楚的患儿则表现为烦躁、恐惧、焦虑。

3. 辅助检查

(1) 血、尿、粪常规，血液生化及脑脊液检查可帮助判断病因。

(2) B型超声波检查可发现脑室扩大，脑血管畸形及占位性病变。

(3) CT、MRI 成像，脑血管造影有助于颅内占位性病变的诊断。

二、主要护理诊断/问题

(1) 头痛　与颅内压增高有关。

(2) 有窒息的危险　与意识障碍有关。

(3) 潜在并发症　脑疝、心搏骤停。

三、护理措施

1. 急救护理

(1) 控制颅内高压　病室保持安静，光线柔和，各种治疗和护理集中进行，减少对患儿的刺激，保持患儿绝对安静，避免躁动、咳嗽及痰堵。抬高床头 30°左右，使头部处于正中位以利于颅内血液回流，有脑疝前驱症状时，则以平卧为宜，避免猛力转动患儿头部和翻身。

(2) 保持呼吸道通畅　及时清除呼吸道分泌物，避免痰堵。应用呼吸机辅助呼吸者，严格执行人工气道管理。如患儿发生惊厥，则将患儿头偏向一侧，有舌后坠者可用舌钳将舌拉出或置口咽通气管，以防窒息发生。

(3) 充分给氧或高压氧　充分给氧可改善脑代谢，当 $PaO_2 > 150$ mmHg 时，脑血管收缩，脑血流量减少，颅内压降低。高压氧能改善患儿预后，但频繁惊厥者不宜使用。

(4) 用药护理　遵医嘱使用脱水剂。首选甘露醇 0.5～1 g/kg 快速静脉注入，根据病情需要 4～8 h 重复一次。重症患儿可使用利尿剂如呋塞米 0.5～1 mg/kg 静脉注射，可在两次应用脱水剂之间或与脱水剂同时应用。

输注甘露醇注意严格控制给药速度，一般 15～30 min 内静脉快速滴入或推入，同时避免药物外渗，以免引起局部皮肤坏死。静脉使用地西泮、苯巴比妥等镇静剂时速度宜慢，以免发生呼吸抑制。

2. 病情观察　严密观察患儿神志、瞳孔、面色、生命体征、前囟张力、四肢肌张力变化，若出现脑疝早期表现，及时通知医生配合抢救。准确记录 24 h 出入量，观察脱水效果和尿量。

3. 心理护理 神志清楚的颅内高压患儿由于头痛剧烈、呕吐等的困扰，一般比较烦躁，恐惧。医护人员应耐心安抚患儿，可采用意向引导来减轻疼痛，如使用正面鼓励性语言或分散注意(计数、看卡通片、听故事、与双亲交流)等，来改变患儿的情感经验，从而改善心理状态，增强战胜疾病的信心。对待家长，医务人员应耐心细致与之交流，让家长感受到医务人员正尽全力抢救患儿，能理解和配合治疗。

四、健康教育

(1) 向家长详细介绍引起颅内高压综合征的病因、治疗和护理措施、预后。

(2) 解释保持患儿安静及抬高头肩卧位的重要性，以取得家长的配合。

(3) 指导家长如何观察患儿病情变化，以便及时发现并处理脑疝。

(4) 病情缓解后，针对原发病进行健康指导，告知家长继续观察患儿有无后遗症发生，如脑积水、肢体瘫痪、智力障碍等，以便及时康复治疗。

小结

颅内压增高是由有多种原因引起脑实质和(或)颅内液体量增加所致的一种临床综合征。引起颅内高压的原因很多，最常见的是感染、脑缺氧缺血、颅内占位性病变、脑脊液循环异常等。应重点评估患儿原发病史和典型临床表现(头痛、呕吐、意识障碍、眼部改变、脑疝等)。护理重点是保持患儿安静，遵医嘱正确使用脱水剂控制颅内压，预防窒息、脑疝发生，密切观察病情变化，做好心理护理和健康教育。

第四节 急性呼吸衰竭患儿的护理

案例引导

患儿，男，2个月17 d，因“鼻塞5 d，发热、咳喘3 d，加重伴精神委靡、气促2 d”入院。5 d前患儿受凉后出现鼻塞，3 d前出现发热、咳喘，1 d前出现气促，呼吸困难，精神委靡，反应差。入院查体：T 36 ℃，P 186次/分，R 66次/分，BP 74/47 mmHg。急性重危病容，嗜睡状，反应差，阵阵呻吟，面色灰白，唇周发绀，呼吸急促，可见吸气性三凹征，前囟平，张力不高，咽充血，颈软，双肺呼吸音粗，可闻及中细湿啰音及呼气相哮鸣音，心音欠有力，律齐无杂音，腹软不胀，肝肋下2 cm，质软边锐。辅助检查：胸片双肺可见散在斑点状、片状阴影。血气：pH 7.25，PaO_2 45 mmHg，$PaCO_2$ 62 mmHg。诊断：重症肺炎、呼吸衰竭。请对该患儿进行护理评估，列出护理诊断和护理措施。

急性呼吸衰竭(acute respiratory failure，ARF)，简称呼衰，是指呼吸器官和(或)呼吸中枢的各种疾病所致的肺通气和换气功能障碍的临床综合征。其主要表现为单纯低氧血症或低氧血症伴高碳酸血症，并由此引起一系列生理功能改变和代谢紊乱。

急性呼吸衰竭有中枢性呼吸衰竭和周围性呼吸衰竭两大类。中枢性呼吸衰竭由呼吸中枢病变引起,如颅内感染、出血、损伤、肿瘤、药物中毒及颅内压增高等。周围性呼吸衰竭常由以下原因引起。一是呼吸道疾病,如急性喉炎、气管异物、急性毛细支气管炎、哮喘持续状态、肺炎、新生儿呼吸窘迫综合征等。二是胸廓及胸腔疾病,如气胸、脓胸、血胸等。三是心血管疾病,如先天性心脏病、心肌炎、充血性心力衰竭等。四是神经系统疾病,如多发性神经根炎、脊髓灰质炎等所致的呼吸肌麻痹。

呼吸衰竭的基本病理生理改变为低氧血症和高碳酸血症,并由此引起机体代谢紊乱和重要脏器功能障碍。

一、护理评估

(一) 健康史

评估患儿目前健康状况、呼吸困难发病诱因及时间,详细询问患儿有无颅内感染,心血管系统、呼吸系统及肾脏疾病史,既往健康状况等。

(二) 身心状况

1. 临床表现 除原发病的表现外,主要是呼吸系统症状及低氧血症和高碳酸血症引起的脏器功能紊乱。中枢性呼吸衰竭主要表现为呼吸节律的改变,周围性呼吸衰竭主要为呼吸困难和缺氧的表现。

(1) 原发病的表现 如肺炎、脑炎等症状和体征。

(2) 呼吸系统症状

①中枢性呼吸衰竭:主要表现为呼吸节律和频率的改变。呼吸快慢深浅不均,出现潮式呼吸、毕奥呼吸、双吸气、呼吸暂停及下颌呼吸等各种异常呼吸。

②周围性呼吸衰竭:主要表现为呼吸频率加快、鼻翼扇动及三凹征。上呼吸道梗阻以吸气性呼吸困难为主。下呼吸道梗阻以呼气性呼吸困难为主。呼吸肌麻痹者,呼吸浅而无力。

(3) 发绀 发绀是缺氧的典型表现,患儿常表现唇、口周和甲床发绀,但伴严重贫血,血红蛋白低于 50 g/L 时,发绀可不明显。

(4) 重要脏器功能异常 由于缺氧、高碳酸血症、酸中毒等导致重要脏器功能异常,患儿可出现心率增快,心音低钝,恶心、呕吐、消化道出血,少尿或无尿,烦躁不安、嗜睡、意识模糊,甚至惊厥、昏迷等。

2. 辅助检查 做血气分析测定 PaO_2、$PaCO_2$、SaO_2、动脉血 pH 值、SB、BE、BB 等,以判断呼吸衰竭的类型、程度及酸碱平衡紊乱的程度。若在安静情况下,$SaO_2 \leqslant 0.85$,$PaO_2 \leqslant 6.7$ kPa(50 mmHg),$PaCO_2 \geqslant 6.7$ kPa(50 mmHg),pH 值下降,可诊断为呼吸衰竭。

3. 心理、社会状况 评估家长对本病预后的了解程度,对治疗和护理操作的理解程度,有无恐惧、焦虑等心理,能否配合医院抢救患儿,家庭经济状况和文化水平如何。

二、主要护理诊断/问题

(1) 气体交换受损 与肺通气、换气功能障碍有关。

(2) 清理呼吸道无效　与呼吸功能受损,呼吸道分泌物黏稠、无力咳嗽有关。

(3) 潜在并发症　肺性脑病、心力衰竭、肾功能衰竭、胃肠道出血。

(4) 恐惧　与病情危重有关。

三、护理措施

(一) 急救护理

1. 保持呼吸道通畅

(1) 协助排痰:指导并鼓励清醒患儿用力咳嗽;对咳嗽无力或不会咳嗽的患儿,可根据病情定时帮助其翻身,并轻轻拍击其背部,以利于排痰。

(2) 气道湿化和雾化吸入:呼吸衰竭患儿因呼吸频率加快,呼吸道比较干燥,可用加温湿化器或超声雾化器湿化气道,一般每日3～4次,每次15 min左右。雾化吸入时,可遵医嘱在雾化液中加入解痉、化痰和抗炎药物,以利于排痰和通气。

(3) 必要时(如患儿无力咳嗽、昏迷,已行气管插管或气管切开的患儿)用吸痰器吸痰。一般每2 h吸痰1次,且吸痰前要充分给氧。吸痰时取仰卧位,按顺序吸出口、鼻、咽部、气管的痰液。吸痰时注意无菌操作,防止继发感染。操作宜轻柔、敏捷,负压不宜过大,吸引时间不宜过长,以免损伤呼吸道黏膜。

(4) 遵医嘱使用支气管扩张剂以缓解支气管痉挛。

2. 合理用氧　用氧的目的是提高血氧分压和氧饱和度,解除严重缺氧对机体的损伤。一般采用低流量持续给氧,以维持PaO_2在65～85 mmHg(8.67～11.33 kPa)为宜。一般中度缺氧吸氧浓度为30%～40%,重度缺氧为50%～60%,在严重缺氧时,可用100%氧,但持续时间不超过6 h,以免氧中毒。可采用鼻导管、面罩、头罩等方法给氧,吸入氧应加温和湿化,有利于呼吸道分泌物的稀释和排出。用氧期间注意监测血气分析。

3. 机械通气

(1) 明确使用机械通气的指征,对患儿及家长作好解释工作。

①经综合治疗后病情加重。

②急性呼吸衰竭,$PaCO_2$>8 kPa(60 mmHg),pH<7.3,经治疗无效。

③吸入100%氧气,PaO_2<6.7 kPa(50 mmHg)。

④呼吸骤停或即将停止。

(2) 专人监护:使用过程中,经常检查呼吸机各项参数是否符合要求;注意胸部起伏,患儿面色和周围循环状况,防止脱管、堵管及可能发生气胸等情况。若患儿有自主呼吸,应观察是否与呼吸机同步,否则应进行调整。

(3) 防止继发感染:作好病室空气和地面消毒,有条件的可设置空气净化装置。限制探视人数,护理患儿前后应洗手。定期清洁、更换气管内套管、呼吸管道、湿化器等物品,每日更换加温湿化器滤纸,雾化液要新鲜配制以防污染。同时做好口腔、鼻腔护理。

(4) 出现以下指征时,可考虑撤离呼吸机。

①患儿病情改善,呼吸循环系统功能稳定;②能持续自主呼吸3 h以上无异常;③吸入

50%氧时，PaO_2>6.7 kPa(50 mmHg)，$PaCO_2$<6.7 kPa(50 mmHg)。④在间歇指令通气等辅助通气条件下，能以较低的通气条件维持血气正常。

长期使用呼吸机者，易产生对呼吸机的依赖，应做好解释工作，树立自主呼吸的信心。帮助患儿进行呼吸肌的锻炼，根据病情逐步撤离呼吸机，如先在白天间歇撤离，若自主呼吸良好，逐渐全部撤离。

(5) 呼吸机的消毒和保管，呼吸机管道、活瓣、雾化罐及各种零件用新洁尔灭溶液浸泡，然后用清水冲洗，晾干后用环氧乙烷消毒。长期使用呼吸机者，管道每周消毒1次。治疗停止及时消毒以备用。使用呼吸机应注意防高温、防寒、防尘和防震，并建立登记本。

4. 用药护理 遵医嘱用呼吸兴奋剂、洋地黄类药物、血管活性药物、脱水剂、利尿药等，密切观察药物疗效及副作用。

(二) 病情观察

监测患儿神志、瞳孔、生命体征、面色、末梢循环、四肢肌张力变化。准确记录呼吸频率、节律、类型，心率、心律、血压、动脉血氧饱和度和血气分析、出入量。发生异常及时通知医生。

(三) 饮食护理

选择高热量、高蛋白、易消化和富含维生素的饮食，可通过鼻饲法供给营养。

(四) 心理护理

关心体贴患儿，耐心向患儿及家长介绍病情及可能发生的并发症，帮助患儿树立信心，使患儿及家长减轻恐惧心理。给家长耐心解释各项检查、治疗和护理的必要性，以取得患儿及家长的合作。

四、健康教育

给家长及患儿耐心介绍本病的相关知识，如诱因、护理方法及可能发生的并发症等。指导家长学会为患儿翻身、叩背、监测呼吸频率、节律、类型；指导家长协助患儿的日常生活护理；出院时，嘱家长避免患儿受凉，加强锻炼，定期门诊随访。

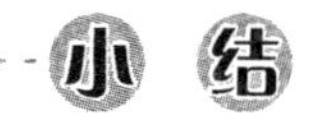

急性呼吸衰竭是儿童时期常见急症之一，是指累及呼吸中枢和(或)呼吸器官的各种疾病导致呼吸功能障碍，出现低氧血症，或低氧血症与高碳酸血症并存，并由此引起一系列生理功能和代谢紊乱的临床综合征。可分为中枢性呼吸衰竭和周围性呼吸衰竭两种。应重点评估患儿有无心、脑、肺、肾等原发疾病，有无呼吸困难及类型，有无发绀、心率增快，心音低钝、烦躁不安、嗜睡、意识模糊等。护理重点为保持呼吸道通畅、合理用氧，必要时用人工辅助呼吸机以维持有效通气，同时做好心理护理和健康教育。

第五节　心搏骤停患儿的护理

案例引导

患儿，女，2岁6个月，因"溺水心肺复苏术后气促、呼吸困难6 h"入院。6 h前患儿不慎落入池塘中，几分钟后被人救起。当时无自主呼吸，无自主心跳，面色发绀，神志不清。经家属心肺复苏术后约半小时患儿神志好转，面色转红润。入院查体：T 37.8 ℃，P 136次/分，R 40次/分，BP 104/62 mmHg。精神委靡，呼吸急促，不规则，可见三凹征，面色略苍白。双肺呼吸音粗，双肺底可闻及少许粗湿啰音，心音欠有力，律齐无杂音，腹软不胀，肝脾肋下未扪及，四肢肌张力正常，双侧巴氏征阴性。请问：心搏骤停的临床表现是什么？心肺复苏的步骤有哪些？心肺复苏成功的标志是什么？

心搏骤停是指患儿突然出现呼吸及循环功能停止。表现为突然昏迷，可伴有抽搐，面色苍白或青紫，瞳孔散大，大动脉搏动消失，血压测不到，心音消失或心动过缓，呼吸停止或严重呼吸困难，是临床最危急、最严重的疾病状态，必须分秒必争地进行抢救。心肺复苏(cardiopulmonary arrest，CPA)是指在心搏骤停的情况下所采取的一系列急救措施，目的是使心脏、肺脏恢复正常功能，使生命得以维持。

引起儿童心搏骤停的院内直接原因是呼吸衰竭和休克，常见有呼吸系统疾病、严重感染、神经系统疾病、捂热综合征和气道阻塞(包括气道异物)等。院外主要原因为外伤、溺水、车祸、电击伤、中毒和自杀等意外伤害。

一、护理评估

(一) 健康史

心搏骤停发生后应争分夺秒地进行急救——心肺复苏(CPR)，复苏结束后再收集相关资料。应评估引起患儿心搏骤停的原发病史，如有无呼吸系统感染、呼吸衰竭、颅内感染、颅脑损伤等病史，有无窒息、溺水、气管异物、中毒等意外伤害史。还应评估患儿意识丧失的时间，大动脉搏动消失，呼吸停止的时间。心肺复苏的时间，复苏后的临床表现等。

(二) 身心状况

1. 临床表现

(1) 突然昏迷　一般心搏骤停8～12 s后出现，可有一过性抽搐。

(2) 瞳孔扩大　心搏骤停后30～40 s瞳孔开始扩大，对光反射消失。

(3) 大动脉搏动消失　儿童触诊颈动脉或股动脉，婴儿颈部太短，颈动脉触诊困难，一般选择肱动脉触诊确定有无心搏。

(4) 心音消失或心动过缓　心音消失或心率<60次/分，伴体循环征象消失，均需施行胸外心脏按压。

(5) 呼吸停止或严重呼吸困难　心搏骤停30～40 s后即出现呼吸停止，胸腹式呼吸运动消失，听诊无呼吸音，面色发绀或灰暗。

2. 辅助检查 心电图常见等电位线,心电机械分离或心室颤动。

3. 心理、社会状况 心搏骤停是导致儿童死亡的重要原因,仅6%的院外心搏骤停患儿和27%的院内心搏骤停患儿可以存活。对于突如其来的打击,应评估家长的心理承受能力,是否处于沮丧、惶恐、悲愤、过激状态。

二、主要护理诊断/问题

(1) 不能维持有效循环 与心搏骤停有关。

(2) 不能维持自主呼吸 与呼吸停止或呼吸衰竭有关。

(3) 潜在并发症 如心律失常、脑水肿。

(4) 有受伤的危险 与心肺复苏的实施有关。

(5) 知识缺乏 家长缺乏心肺复苏的相关知识。

三、护理措施

对于心搏骤停现场急救十分必要,应争分夺秒地进行。强调黄金4 min,即在4 min内进行BLS,并在8 min内进行ALS。《2010美国心脏协会心肺复苏及心血管急救指南》将生存链更改为立即识别心搏骤停、激活急救系统,尽早实施CPR(胸外心脏按压、开放气道、人工呼吸),快速除颤,有效地高级生命支持,综合的心搏骤停后治疗。

(一) 基础生命支持(basic life support,BLS)

BLS包括防止心搏骤停,尽早进行心肺复苏,迅速启动急救医疗服务系统(图17-1)。

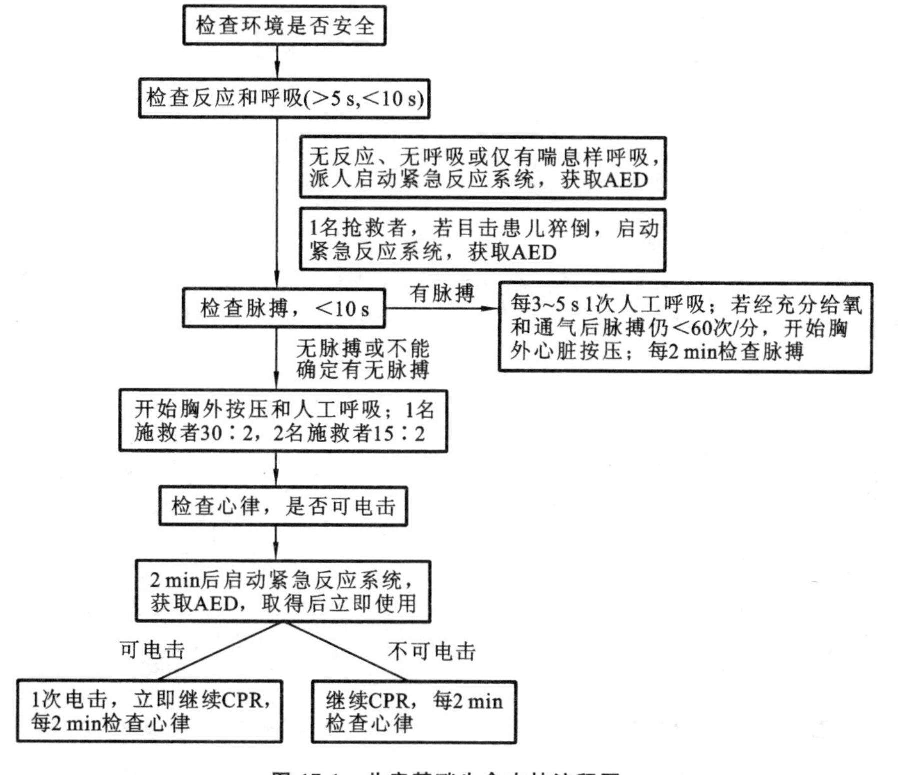

图17-1 儿童基础生命支持流程图

1. 迅速评估和启动急救医疗服务系统 包括迅速评估环境对抢救者和患儿是否安全、评估患儿的反应性和呼吸(5～10 s内做出判断)、检查大血管搏动(婴儿触摸肱动脉、儿童触摸颈动脉或股动脉,10 s内做出判断),迅速决定是否需要CPR。

2. 迅速实施CPR

(1) 人工循环(circulation,C) 确定患儿无反应、没有自主呼吸或只有无效的喘息样呼吸时,应立即实施胸外心脏按压。

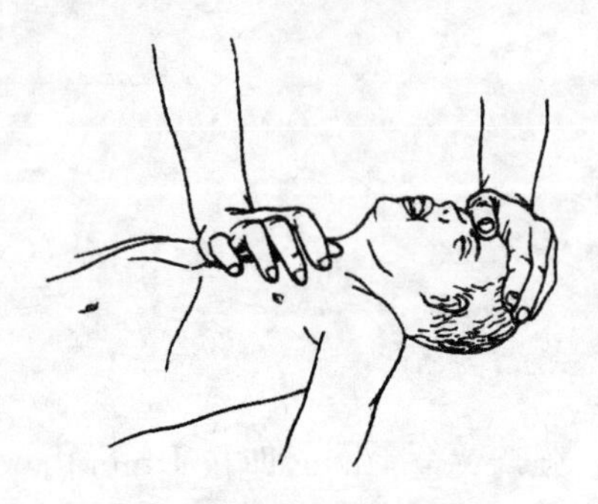

图17-2 双掌或单掌按压法

胸外心脏按压的方法:将患儿放置于硬板上。儿童按压时使用双掌或单掌按压法,掌根按压胸骨下半部(图17-2)。新生儿和小婴儿采用单人双指按压法(图17-3),将2根手指放在婴儿胸骨中央,乳头连线下方;或使用双手环抱拇指按压法(图17-4),将两手掌及四手指托住两侧背部,双手拇指按压胸骨下1/3处。按压频率每分钟至少100次。按压幅度至少为胸部前后径的1/3(婴儿大约4 cm,儿童大约为5 cm)。每次按压后让胸壁完全回弹。应保持胸外心脏按压的连续性,尽量减少中断(<10 s)。

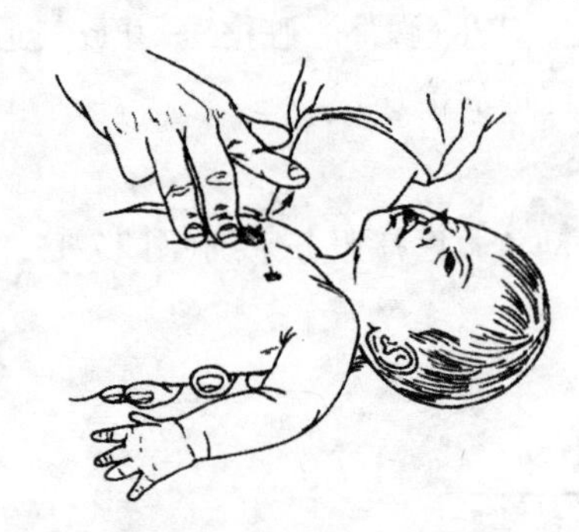

图17-3 单人双指按压法

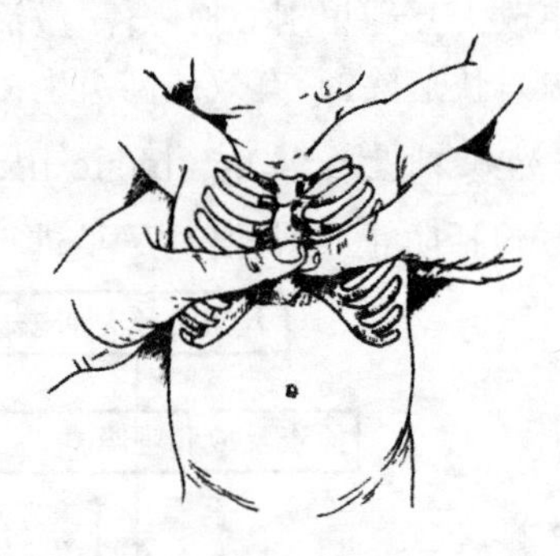

图17-4 双手拇指按压法(用于新生儿或小婴儿)

(2) 开放气道(airway,A) 胸外心脏按压第1组结束后立即清除患儿口、咽、鼻分泌物、异物及呕吐物,必要时行口、鼻等上气道吸引;保持头轻度后仰,使气道平直。一般采用压额抬颏法(图17-5),怀疑可能有头部或颈部外伤的打开气道可使用上提下颌角法(图17-6)。

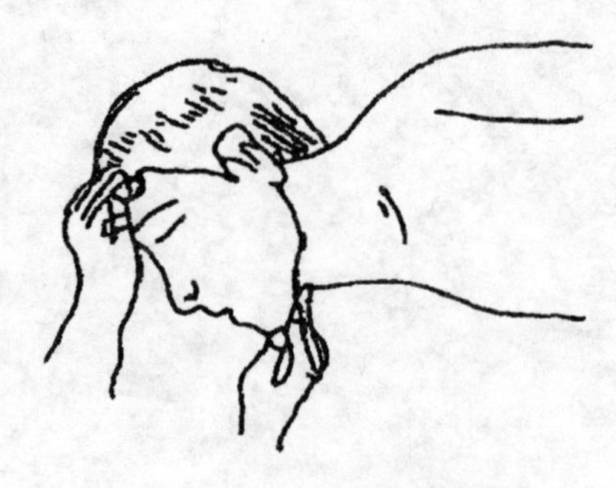

图17-5 压额抬颏法

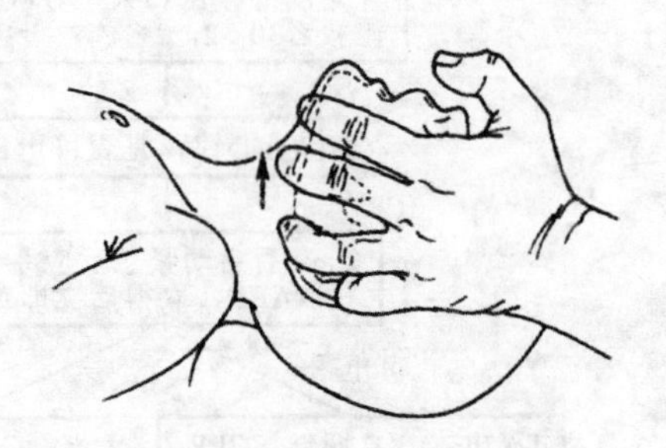

图17-6 上提下颌角法开放气道

(3) 人工呼吸(breathing,B) 在院外一般采用口对口或口对口鼻(婴儿)人工呼吸,在医院内一般采用简易呼吸机人工呼吸，呼吸频率由按压、通气比例决定，即每按压 30 次（单人施救）或 15 次（双人施救）后，给予 2 次人工呼吸，新生儿双人复苏胸外心脏按压与呼吸比例为 3∶1。

（4）快速除颤　在复苏过程中患儿出现心室颤动、室性心动过速或室上性心动过速时，应尽早除颤。首剂 2 J/kg，2 min 后再评估，无效可加大除颤剂量，最大不超过 10 J/kg。

（5）心肺复苏成功的标志

① 扪及大动脉搏动，测得收缩压＞60 mmHg。

② 听到心音，心律失常转为窦性心律。

③ 瞳孔缩小，是组织灌注量和氧供给适宜的最早征象。

④ 口唇、甲床转红润。

⑤ 肌张力恢复或有不自主运动。

（二）高级生命支持（advanced life support，ALS）

ALS 是在 BLS 基础上及时转运到有条件的医疗急救中心，建立血管通道、应用药物、放置气管、电除颤、心电监护、对症处理复苏之后的症状等，以最大限度地改善预后。条件允许时，BLS 和 ALS 应同时进行。

1. 高级气道的建立及人工呼吸支持　协助医生气管插管，建立人工气道，呼吸频率 18～20 次/分，期间胸外心脏按压频率至少 100 次/分，不间断按压。当患儿大动脉搏动恢复，脉搏＞60 次/分，仅无自主呼吸或呼吸衰竭时，无需胸外心脏按压，只需呼吸机辅助呼吸。

2. 充分氧疗　复苏需用 100%氧，扩张的瞳孔缩小为氧合血液灌注适宜的最早征象。一旦缺氧缓解，经皮血氧饱和度大于 95%逐渐降低吸入氧浓度。

3. 用药护理

（1）给药途径首选周围静脉，如静脉穿刺 3 次失败或时间超过 90 s，即可建立骨髓通路给药；若静脉通路和骨髓通路均未能及时建立，可考虑气管内给药。

（2）遵医嘱正确使用肾上腺素、碳酸氢钠、阿托品、利多卡因等。注意观察用药后反应，并防止药物外渗，以免局部皮肤坏死。

（三）延续生命支持（prolonged life support，PLS）

PLS 即复苏后处理，目的是保护脑功能，防止继发性器官损害，寻找病因，力争患儿达到最好的存活状态。包括维持呼吸功能，有效循环，积极进行脑复苏，维持肾功能，水、电解质稳定及治疗原发病等。

（四）停止复苏指征

经 30 min 基础生命支持和进一步生命支持救治后，心电监护仍显示等电位线，可考虑停止复苏。只要心脏对各种刺激（包括药物）有反应，心脏按压至少应持续 1 h。

（五）病情观察

心搏恢复后，患儿因重要脏器的缺氧性损害，面临着脑缺氧、心律失常、低血压等问题。护士应密切监护患儿神志、生命体征变化，加强基础护理和气道护理，准确记录出入量。备好抢救物品、药品，发现异常及时通知医生并配合抢救。

（六）心理护理

医务人员应耐心安抚家长，可默默陪伴，让家长发泄心中的悲愤，给予一定的空间和时间，让其逐渐接受现实，慢慢平息下来。

四、健康教育

(1) 向家长讲解引起心搏骤停的原因、急救措施及预后。

(2) 指导心肺复苏成功的患儿家长如何观察患儿意识、呼吸和脉搏，并针对原发病进行健康指导。

(3) 教会家长徒手心肺复苏方法。

小结

心搏骤停表现为心脏突然停搏，呼吸突然停止，意识丧失或抽搐，脉搏消失，血压无法测出，是临床最危急、最严重的疾病状态，必须分秒必争地进行抢救。应快速评估患儿的反应，大动脉搏动和呼吸，一旦确定心搏骤停，应立即启动应急反应系统，进行心肺复苏(CPR)，抢救患儿生命，同时做好复苏后处理，心理护理和健康教育。

目标检测

一、选择题

1. 患儿，2岁，体温39.5 ℃，伴惊厥，最常见的疾病为(　　)。
A. 热性惊厥　　B. 中枢神经系统感染　　C. 中毒型细菌性痢疾
D. 重症肺炎　　E. 破伤风

2. 惊厥持续状态是指惊厥持续时间(　　)。
A. ＞10 min　B. ＞20 min　C. ＞30 min　D. ＞40 min　E. ＞50 min

3. 新生儿惊厥治疗首选(　　)。
A. 苯妥英钠　　B. 副醛　　C. 地西泮
D. 水合氯醛　　E. 苯巴比妥

4. 新生儿破伤风控制惊厥应首选(　　)。
A. 苯巴比妥　　B. 地西泮　　C. 氯丙嗪
D. 苯妥英钠　　E. 水合氯醛

5. 应用地西泮及苯巴比妥后最应注意的是(　　)。
A. 呼吸抑制　　B. 心率增快　　C. 血压增高
D. 休克　　E. 皮疹

6. 急性心力衰竭患儿的正确护理是(　　)。
A. 让患儿头足抬高休息　　B. 经常给患儿翻身
C. 供应充足的饮食　　D. 用洋地黄前应先测心率
E. 用洋地黄期间应少摄入含钾食物

7. 心力衰竭患儿应用强心苷时错误的是(　　)。

A. 配药时需用 1 mL 注射器准确抽吸药物　B. 每次注射前测定患儿心率 1 min
C. 不与其他药物混合注射　D. 可同时静脉补钙
E. 多补充含钾食物

8. 应用血管扩张剂时,最重要的监测指征是(　　)。

A. 脉搏　B. 呼吸　C. 血压　D. 体温　E. 瞳孔变化

9. 服用洋地黄后,护士应重点观察(　　)。

A. 药物不良反应　B. 过敏反应　C. 是否成瘾
D. 中毒反应　E. 药物效果

10. 溺水患儿抢救时最重要的措施是(　　)。

A. 保温　B. 开放静脉　C. 给予广谱抗生素
D. 心肺复苏　E. 应用肾上腺皮质激素

二、简答题

1. 惊厥持续状态的概念是什么?
2. 心肺复苏的步骤是什么?

三、病例分析题

患儿,男,1 岁半,发热,咳嗽 4 d,曾用青霉素肌内注射治疗无效。昨天起拒食,呕吐,尿量减少。入院查体:体温 39.8 ℃,脉率 180 次/分,呼吸 65 次/分,精神委靡,烦躁不安,口唇发绀,鼻翼扇动,三凹征(+),两肺散在中小水泡音,肝脏右肋下 3.5 cm,血白细胞 2.5×10^{9}/L,中性粒细胞 90%。诊断肺炎合并心衰。问题:

1. 临床诊断的依据是什么?
2. 该患儿的护理诊断有哪些?应采取哪些具体护理措施?

(张小蓉)

第十八章 临床见习指导

第一节　儿童营养与喂养指导

【实习内容】

(1) 不同喂养方式(母乳喂养、人工喂养、部分母乳喂养)儿童的护理。

(2) 人工喂养牛乳量的计算及乳品的配制。

(3) 观察与评估儿童营养状况,并提供健康教育。

【实习要求】

(1) 掌握儿童热能的需要。

(2) 理解儿童营养素的需要及其对儿童生长发育的影响。

(3) 掌握儿童常用的喂养方法及其临床护理意义。

(4) 临床实习时态度要认真,观察并评价护士在护理工作中的严谨态度。

【实习方法】

1. 实习地点　医院儿童保健室或学校护理模拟示教室。

2. 实习方法

(1) 先集中由学校或医院带教老师讲述后分组,每 6～10 人为一组,分别由老师演示乳品计算及配制方法。

(2) 若无条件在医院或护理模拟示教室进行课间见习时,可组织学生观看录像:儿童营养与喂养。

3. 课间实习作业

婴儿,男,6 个月。因母亲患急性肝炎,需采用鲜牛乳进行人工喂养。

问题:

(1) 请按体重计算,给婴儿配制 1 d 所需的牛乳量。

(2) 如何向家长宣教人工喂养的护理要点?

(3) 此时应为该婴儿添加哪些辅助食品?

第二节 新生儿与新生儿疾病患儿的护理

【实习内容】

(1) 新生儿及早产儿特点,观察外貌特征、皮肤黏膜及脐部、体温、呼吸、消化、泌尿、神经反射及免疫等特点。

(2) 新生儿护理,见习环境(室温、湿度)、保暖、喂养、预防感染、日常护理及健康教育等。

(3) 仪器,介绍讲解暖箱、辐射保暖床、呼吸机、负压吸痰装置及微量输液器等使用时的护理要点。

(4) 根据各医院的具体病种,见习新生儿常见疾病(新生儿窒息、新生儿缺氧缺血性脑病、新生儿颅内出血、新生儿肺炎、新生儿寒冷损伤综合征、新生儿败血症、新生儿黄疸、新生儿呼吸窘迫综合征等)患儿的身心状况和护理要点。

【实习要求】

(1) 比较正常足月儿及早产儿的特点。

(2) 掌握新生儿及早产儿的护理。

(3) 掌握新生儿常见疾病的身心状况及护理。

(4) 能进行新生儿常见疾病的健康教育。

(5) 临床实习时态度要认真,关心、爱护新生儿,动作轻柔。

【实习方法】

1. 实习地点 医院儿科病区或护理模拟示教室。

2. 实习方法

(1) 先集中由带教老师讲述后分组,每6～10人为一组,由学校老师和医院带教老师带领,边观察、边讲解,最后小结。

(2) 若无条件去医院新生儿病室时,可在护理模拟示教室组织学生观看录像:正常新生儿特点及护理、常见新生儿疾病及护理。

(3) 若新生儿病种较少时,可选择一例个案,在护理模拟示教室组织学生进行护理个案讨论。

3. 课间实习作业

模拟个案背景:患儿,女,10 d。患儿3 d来逐渐出现反应差、哭声低微。哺母乳时吸吮无力,甚至拒乳。1 d来母亲发现患儿全身皮肤发黄、少动、嗜睡、进乳量少且呛奶,小便量少、色黄等,故来院就诊。患儿第1胎,第1产,足月顺产,新法接生,生后无窒息,哭声响亮,无产伤史。出生时体重3.1 kg,生后3 d脐部纱布脱落,其母以旧布敷盖。生后第2 d已接种卡介苗。父母体健,非近亲婚配。

查体:体温36 ℃,脉搏144次/分,呼吸56次/分。营养发育中等,足月儿外貌。反应差,精神委靡,嗜睡,哭声低弱。颜面及全身皮肤中度黄染,未见皮疹及出血点,颈部、腋下及腹股沟处未扪及浅表淋巴结。前囟 2 cm×2 cm,平坦。肝肋下 3 cm,剑突下 4 cm,质中等,边缘钝,脾肋下 1 cm 可触及。

实验室检查:血常规血红蛋白 160 g/L,白细胞 4×10^9/L,中性粒细胞 0.8,淋巴细胞 0.2,可见核左移及中毒颗粒;血清总胆红素 256.5 μmol/L(15 mg/dL);脐部分泌物涂片可见革兰氏阳性球菌;母血型"O",子血型"B"。

临床诊断为新生儿败血症。

问题:

(1) 根据患儿的临床资料,提出 2 个现存的护理诊断。

(2) 针对护理诊断提出相应的预期目标。

(3) 按护理诊断和预期目标,提出相应的护理措施。

(4) 当该患儿出院时,请对患儿家长进行健康教育,主题为患儿出院后如何喂养(包括添加辅助食品)、保暖和预防感染等。

第三节　腹泻患儿的护理

【实习内容】

(1) 见习腹泻患儿的身心状况及护理。

(2) 腹泻患儿的液体疗法及护理。

【实习要求】

(1) 掌握腹泻患儿的护理评估(包括不同程度脱水、酸中毒、低血钾)及护理措施。

(2) 掌握腹泻患儿液体疗法的护理及常用混合溶液的配制方法。

(3) 掌握腹泻患儿的健康教育内容。

(4) 临床实习时态度要认真,同情和关爱患儿,动作轻柔。

【实习方法】

1. 实习地点　医院儿内科病区或护理模拟示教室。

2. 实习方法

(1) 先集中由带教老师讲述后分组,每 6～10 人为一组,由学校老师和医院带教老师带领,边观察、边讲解,最后小结。

(2) 若无条件去医院病房见习时,可在护理模拟示教室组织学生观看录像:儿童腹泻及液体疗法。或选择一例个案,在护理模拟示教室组织学生进行护理个案讨论。

3. 课间实习作业

(1) 模拟个案背景:患儿,女,6 个月,因呕吐、腹泻于 6 月 15 日入院。患儿系人工喂养,5 d 前突然腹泻 7～8 次/d,蛋花汤样,有腥臭,黏液多,食后呕吐 1～2 次/d,次日大便 10 余次,持续至今,近两日纳差,吃后即吐,频泻,已 12 h 无尿。患儿为足月顺产,出生体重 3 kg,无窒息史。

查体:体温 38.5 ℃,体重 6 kg,神识蒙眬,呼吸快,口唇樱红色,前囟及眼窝凹陷,皮肤弹性极差，心率125次/分，心音低钝，四肢厥冷，脉弱，哭无泪。血钠127 mmol/L，血钾3.5 mmol/L，CO_2CP 11.0 mmol/L。

临床诊断为细菌性肠炎。

问题：

①该患儿属于哪种程度、何种性质的脱水？第一天补液总量应为多少？

②患儿首批输液宜选何种液体？量为多少？在多长时间内输完？滴速应为多少？

③补充累积损失量宜选用何种液体？量为多少？在多长时间内输完？

④当输液瓶中还剩200 mL液体时患儿开始排尿，在200 mL液体中最多只能加多少10%氯化钾？

⑤该患儿入院当晚已排尿3次，脱水征消失，但又吐一次，大便3～4次，突然全身抽搐，两眼上翻。应考虑伴发了什么？怎样处理？

⑥列出该患儿的主要护理诊断及护理措施。

⑦当该患儿出院时，请对患儿家长进行健康指导。

(2) 练习常用混合溶液的配制：

①配180 mL 2∶1液。

②配300 mL 2∶3∶1液。

③配450 mL 4∶3∶2液。

第四节　肺炎患儿的护理

【实习内容】

(1) 见习肺炎患儿的身心状况及护理要点。

(2) 选择典型病例，学生向患儿家长进行健康指导。

【实习要求】

(1) 掌握肺炎患儿的身心状况。

(2) 掌握肺炎患儿的护理要点。

(3) 掌握肺炎患儿的健康教育。

(4) 临床实习时态度要认真，对患儿同情、关爱，动作轻柔。

【实习方法】

1. 实习地点　医院儿内科病区或护理模拟示教室。

2. 实习方法

(1) 先集中由带教老师讲述后分组，每6～10人为一组，由学校老师和医院带教老师带领，边观察、边讲解，最后小结。

(2) 若无条件去医院见习肺炎患儿，可在护理模拟示教室组织学生观看儿童肺炎的录像资料。或选择一例个案，在护理模拟示教室组织学生进行护理个案讨论。

3. 课间实习作业

护理个案讨论:患儿,女,9个月,体重10 kg,因发热、咳嗽、喘憋5 d入院。入院后第2 d患儿突然面色灰白,极度烦躁不安,呼吸明显增快,60次/分,心率180次/分,心音低钝,双肺闻及广泛的中小水泡音,肝肋下3 cm。血常规:白细胞19×10^9/L,胸片示肺纹理增强,双肺可见点片状阴影。

临床诊断为支气管肺炎合并心衰。

问题:

(1) 根据患儿的临床资料,提出患儿现存的主要护理诊断和合作性问题。

(2) 针对护理诊断及合作性问题,制订相应的护理措施。

(3) 如该患儿每日接受150 mg/kg的抗生素,抗生素以125 mg/5 mL的浓度滴注,如果每天给药3次,每次应给多少液体?

(4) 当该患儿出院时,请对患儿家长进行健康教育,主题为如何预防儿童呼吸道感染。

第五节 肾脏疾病患儿的护理

【实习内容】

见习急性肾小球肾炎或肾病综合征患儿的身心状况和护理要点。

【实习要求】

(1) 掌握急性肾小球肾炎或肾病综合征患儿的身心状况。

(2) 掌握急性肾小球肾炎或肾病综合征患儿的护理。

(3) 能对急性肾小球肾炎或肾病综合征患儿进行健康教育。

(4) 临床见习中态度要认真,观察护士在护理工作中的态度和操作技巧,同情、关爱患儿。

【实习方法】

1. 实习地点 医院儿科病区或护理模拟示教室。

2. 实习方法

(1) 先集中由带教老师讲述后分组,每6~10人为一组,由学校老师和医院带教老师带领,选择患儿,进行护理评估的过程演示,边观察、边讲解,最后小结。

(2) 若无条件去医院病房见习,可在护理模拟示教室组织学生观看有关儿童急性肾炎与肾病综合征的录像,并进行护理讨论。

3. 课间实习作业

模拟个案一

背景:患儿,男,10岁,因头痛、呕吐、少尿3 d入院。患儿2周前曾患“上感”,在当地医院治愈。4 d前自觉头晕眼花、头痛、乏力,以为休息不好而未引起家长的重视。2 d前头痛加剧,并出现恶心、呕吐,呕吐为喷射性、胃内容物,同时出现少尿和双下肢水肿。病程中无发热、皮疹、鼻出血等,大小便正常。无外伤手术史,无药物过敏史,平素体健,饮食睡眠佳,家族史无特殊，既往无类似病史。

查体：体温 36.9 ℃，脉搏 71 次/分，呼吸 31 次/分，体重 55.8 kg，身高 145 cm，血压 160/110 mmHg。发育正常，营养欠佳，神志清楚，较烦躁，检查尚合作。面色稍苍白，眼睑水肿，急性病容，无皮疹，浅表淋巴结无肿大。心率 71 次/分，律齐，心音稍低钝，无杂音；双肺呼吸对称，呼吸音清。腹平软，肝右肋下触及，质软；脾未及；腹移动性浊音(－)，腹部未扪及包块；双肾区轻微叩痛。脊柱四肢无畸形，双下肢非凹陷性水肿。神经系统检查未见明显异常。

实验室检查：血常规血红蛋白 94.8 g/L，白细胞 5.1×10^9/L，中性粒细胞 0.62，淋巴细胞 0.38。大便常规检查正常。尿常规：pH 5.0，尿蛋白定性(＋)，尿糖(－)。尿沉渣镜检：红细胞 7～10 个/HP，白细胞1～3个/HP，颗粒管型(＋)。血沉 64 mm/h，血尿素氮 3.1 mmol/L，血肌酐 25 μmol/L，抗链球菌溶血素 670 单位，CH_{50}、C_3降低。血电解质、血清总蛋白、白蛋白、球蛋白等均正常。

腹部 B 超检查：肝、脾正常，双肾体积增大，结构混乱，皮质回声增强，提示肾损害。头颅 CT 未见异常。脑脊液检查正常。

临床诊断：急性肾小球肾炎。

问题：

(1) 根据患儿的临床资料，提出 3 个现存的护理诊断和合作性问题。

(2) 针对护理诊断制订相应的预期目标。

(3) 按护理诊断和预期目标，拟订相应的护理措施。

(4) 当该患儿即将出院时，请对患儿及其家长进行健康教育，主题为出院后如何限制活动量、调整饮食的方法、随访要求等。

模拟个案二

背景：患儿，男，4 岁，因水肿、少尿 2 周加重 3 d 入院。患儿 2 周前无明显诱因出现水肿、少尿。近 3 d 来尿量 24 h 100 mL 左右，水肿加重，以颜面、下肢明显，两眼不能睁开，呼吸困难，腹部高于胸部。病程中无血尿、高血压，无皮疹、紫癜、关节疼痛，无鼻出血、黑便等。无外伤手术史，无药物过敏史，平素体健，饮食睡眠佳，家族史无特殊，既往无类似病史。

查体：体温 37 ℃，脉搏 90 次/分，呼吸 25 次/分，体重 20 kg，血压 90/60 mmHg。发育正常，营养尚可，神志清楚。面色稍苍白，颜面水肿，无皮疹、淤点等，浅表淋巴结无肿大。心率 90 次/分，律齐，心音稍低钝，无杂音；双肺呼吸对称，呼吸音清。腹部膨隆，腹壁静脉显见，腹部压痛明显，无反跳痛，肝脾未及；腹移动性浊音(＋)；左肾区叩击痛(＋)，右肾区叩击痛(±)。阴囊水肿发亮。脊柱四肢无畸形，双下肢重度凹陷性水肿。神经系统检查未见明显异常。

实验室检查：血常规红细胞 4.02×10^9/L，血红蛋白 117 g/L，白细胞 8.1×10^9/L，中性粒细胞 0.54，淋巴细胞0.46。大便常规检查正常。尿常规：尿蛋白定性(＋＋＋)，24 h 尿蛋白定量 2.1 g，其余正常。血清白蛋白 15 g/L，球蛋白 22 g/L，胆固醇 9.2 mmol/L。血电解质正常，抗链球菌溶血素、C_3 正常。肝、肾功能正常。X 线、EKG 未见异常。

临床诊断:单纯性肾病综合征。

问题:

(1) 根据患儿的临床资料,提出3个现存的护理诊断和合作性问题。

(2) 针对护理诊断制订相应的预期目标。

(3) 按护理诊断和预期目标,拟订相应的护理措施。

(4) 当该患儿即将出院时,请对患儿及其家长进行健康教育,主题为指导激素的应用、调整活动量、饮食方法及如何预防感染等。

(朱青芝)

附表 A　2005 年九市郊区 7 岁以下儿童体格发育测量值($\bar{x}$±SD)

年龄组	男										女									
	体重/kg		身高/cm		坐高/cm		头围/cm		胸围/cm		体重/kg		身高/cm		坐高/cm		头围/cm		胸围/cm	
	$\bar{x}$	SD	$\bar{x}$	SD	$\bar{x}$	SD	$\bar{x}$	SD	$\bar{x}$	SD	$\bar{x}$	SD	$\bar{x}$	SD	$\bar{x}$	SD	$\bar{x}$	SD	$\bar{x}$	SD
出生	3.33	0.39	50.4	1.7	33.5	1.6	34.5	1.2	32.9	1.5	3.24	0.39	49.7	1.7	33.2	1.6	34	1.2	32.6	1.5
1 个月～	5.11	0.65	56.8	2.4	37.8	1.9	38	1.3	37.5	1.9	4.73	0.58	55.6	2.2	37	1.9	37.2	1.3	36.6	1.8
2 个月～	6.27	0.73	60.5	2.3	40.2	1.8	39.7	1.3	39.9	1.9	5.75	0.68	59.1	2.3	39.2	1.8	38.8	1.2	38.8	1.8
3 个月～	7.17	0.78	63.3	2.2	41.7	1.8	41.2	1.4	41.5	1.9	6.56	0.73	62	2.1	40.7	1.8	40.2	1.3	40.3	1.9
4 个月～	7.76	0.86	65.7	2.3	42.8	1.8	42.2	1.3	42.4	2	7.16	0.78	64.2	2.2	41.9	1.7	41.2	1.2	41.4	2
5 个月～	8.32	0.95	67.8	2.4	44	1.9	43.3	1.3	43.3	2.1	7.65	0.84	66.2	2.3	42.8	1.8	42.1	1.3	42.1	2
6 个月～	8.75	1.03	69.8	2.6	44.8	2	44.2	1.4	43.9	2.1	8.13	0.93	68.1	2.4	43.9	1.9	43.1	1.3	42.9	2.1
8 个月～	9.35	1.04	72.6	2.6	46.2	2	45.3	1.3	44.9	2	8.74	0.99	71.1	2.6	45.3	1.9	44.1	1.3	43.9	1.9
10 个月～	9.92	1.09	75.5	2.6	47.5	2	46.1	1.3	45.7	2	9.28	1.01	73.8	2.8	46.4	1.9	44.9	1.3	44.6	2
12 个月～	10.49	1.15	78.3	2.9	48.8	2.1	46.8	1.3	46.6	2	9.8	1.05	76.8	2.8	47.8	2	45.5	1.3	45.4	1.9
15 个月～	11.04	1.23	81.4	3.2	50.2	2.3	47.3	1.3	47.3	2	10.43	1.14	80.2	3	49.4	2.1	46.2	1.4	46.2	2
18 个月～	11.65	1.31	84	3.2	51.5	2.3	47.8	1.3	48.1	2	11.01	1.18	82.9	3.1	50.6	2.2	46.7	1.3	47	2
21 个月～	12.39	1.39	87.3	3.5	52.9	2.4	48.3	1.3	48.9	2	11.77	1.3	86	3.3	52.1	2.4	47.2	1.4	47.8	2
2.0 岁～	13.19	1.48	91.2	3.8	54.7	2.5	48.7	1.4	49.6	2.1	12.6	1.48	89.9	3.8	54	2.5	47.6	1.4	48.5	2.1
2.5 岁～	14.28	1.64	95.4	3.9	56.7	2.5	49.3	1.3	50.7	2.2	13.73	1.63	94.3	3.8	56	2.4	48.3	1.3	49.6	2.2
3.0 岁～	15.31	1.75	98.9	3.8	57.8	2.3	49.8	1.3	51.5	2.3	14.8	1.69	97.6	3.8	56.8	2.3	48.8	1.3	50.5	2.2
3.5 岁～	16.33	1.97	102.4	4	59.2	2.4	50.2	1.3	52.5	2.4	15.84	1.86	101.3	3.8	58.4	2.2	49.2	1.3	51.3	2.4
4.0 岁～	17.37	2.03	106	4.1	60.7	2.3	50.5	1.3	53.4	2.5	16.84	2.02	104.9	4.1	59.9	2.3	49.5	1.3	52.1	2.4
4.5 岁～	18.55	2.27	109.5	4.4	62.2	2.4	50.8	1.3	54.4	2.6	18.01	2.22	108.7	4.3	61.5	2.4	49.9	1.2	53	2.6
5.0 岁～	19.9	2.61	113.1	4.4	63.7	2.4	51.1	1.3	55.5	2.8	18.93	2.45	111.7	4.4	62.7	2.4	50.1	1.3	53.7	2.8
5.5 岁～	21.16	2.82	116.4	4.5	65.1	2.5	51.4	1.3	56.6	3	20.27	2.73	115.4	4.5	64.4	2.4	50.4	1.3	54.8	3
6.0～7.0 岁	22.51	3.21	120	4.8	66.6	2.5	51.7	1.3	57.6	3.3	21.55	2.94	118.9	4.7	65.8	2.4	50.7	1.3	55.7	3.1

附表 B　2005 年九市城区 7 岁以下儿童体格发育测量值($\bar{x}$±SD)

年龄组	男										女									
	体重/kg		身高/cm		坐高/cm		头围/cm		胸围/cm		体重/kg		身高/cm		坐高/cm		头围/cm		胸围/cm	
	$\bar{x}$	SD	$\bar{x}$	SD	$\bar{x}$	SD	$\bar{x}$	SD	$\bar{x}$	SD	$\bar{x}$	SD	$\bar{x}$	SD	$\bar{x}$	SD	$\bar{x}$	SD	$\bar{x}$	SD
出生	3.32	0.4	50.4	1.8	33.5	1.7	34.3	1.3	32.8	1.5	3.19	0.39	49.8	1.7	33	1.7	33.7	1.3	32.4	1.6
1 个月～	5.12	0.73	56.6	2.5	37.7	1.9	38	1.4	37.4	2	4.79	0.61	55.6	2.2	36.9	1.8	37.2	1.2	36.6	1.8
2 个月～	6.29	0.75	60.5	2.4	40.1	1.8	39.8	1.3	39.8	2	5.75	0.72	59	2.4	38.9	1.9	38.8	1.3	38.7	1.9
3 个月～	7.08	0.82	63	2.3	41.5	1.9	41.1	1.4	41.3	2.1	6.51	0.76	61.7	2.2	40.5	1.8	40.1	1.2	40.2	2
4 个月～	7.63	0.89	65	2.3	42.5	1.9	42.2	1.3	42.2	2.1	7.08	0.83	63.6	2.3	41.5	1.8	41.2	1.3	41.1	2
5 个月～	8.15	0.93	67	2.2	43.5	1.8	43.2	1.2	42.9	2.1	7.54	0.91	65.5	2.4	42.5	1.9	42.1	1.3	41.8	2.1
6 个月～	8.57	1.01	69.2	2.5	44.6	1.9	44.2	1.3	43.7	2.1	7.98	0.94	67.6	2.5	43.5	1.8	43.1	1.3	42.6	2.1
8 个月～	9.18	1.07	72.1	2.6	45.9	1.8	45.2	1.3	44.5	2.1	8.54	1.05	70.5	2.7	44.9	1.9	44	1.3	43.5	2.2
10 个月～	9.65	1.1	74.7	2.8	47.2	2.1	46	1.3	45.3	2.1	9	1.04	73.2	2.7	46.1	1.9	44.7	1.3	44.2	2
12 个月～	10.11	1.15	77.5	2.8	48.4	2.1	46.4	1.3	46.2	2	9.44	1.12	75.8	2.9	47.3	2.1	45.2	1.3	44.9	2
15 个月～	10.59	1.2	80.2	3.1	49.7	2.1	46.9	1.3	46.9	2.1	9.97	1.13	78.9	3.1	48.8	2.1	45.8	1.3	45.8	2
18 个月～	11.21	1.25	82.8	3.2	51	2.2	47.5	1.2	47.8	2	10.63	1.2	81.7	3.3	50.2	2.2	46.4	1.3	46.7	2.2
21 个月～	11.82	1.36	85.8	3.4	52.5	2.2	47.9	1.3	48.3	2.1	11.21	1.27	84.4	3.3	51.5	2.2	46.8	1.3	47.3	2.1
2.0 岁～	12.65	1.43	89.5	3.8	54.1	2.3	48.4	1.3	49.2	2.2	12.04	1.38	88.2	3.7	53.2	2.3	47.3	1.3	48.1	2.2
2.5 岁～	13.81	1.6	93.7	3.8	55.9	2.3	49	1.3	50.3	2.3	13.18	1.52	92.5	3.7	55	2.3	47.9	1.3	49.1	2.2
3.0 岁～	14.65	1.65	97.2	3.9	57	2.3	49.3	1.3	50.9	2.2	14.22	1.66	96.2	3.9	56.2	2.2	48.3	1.3	50	2.2
3.5 岁～	15.51	1.77	100.5	4	58.4	2.2	49.7	1.3	51.7	2.3	15.09	1.82	99.5	4.2	57.6	2.3	48.8	1.3	50.7	2.3
4.0 岁～	16.49	1.95	104	4.4	59.8	2.4	50.1	1.3	52.5	2.3	15.99	1.89	103.1	4.1	59.1	2.3	49	1.2	51.4	2.4
4.5 岁～	17.46	2.17	107.4	4.3	61.3	2.4	50.3	1.3	53.4	2.5	16.84	2.07	106.2	4.5	60.4	2.4	49.4	1.3	52.1	2.4
5.0 岁～	18.46	2.32	110.7	4.6	62.7	2.4	50.6	1.3	54.2	2.6	17.85	2.35	109.7	4.6	61.9	2.5	49.6	1.4	52.8	2.6
5.5 岁～	19.58	2.72	113.6	4.7	63.9	2.6	50.9	1.4	55	2.8	18.83	2.49	112.7	4.7	63.2	2.5	49.9	1.3	53.6	2.7
6.0～7.0 岁	20.79	2.89	117.4	5	65.5	2.6	51.1	1.4	56	2.9	20.11	2.87	116.5	5	64.7	2.6	50.1	1.4	54.5	3

注：摘自中华儿科杂志，2007，45(8)：609.

附表 C　0～18 岁儿童青少年年龄和身高百分位数值(cm)

（2005 年中国 9 市 0～7 岁儿童体格发育调查，2005 年中国学生体质与健康调查）

年龄	男							女						
/(岁)	3rd	10th	25th	50th	75th	90th	95th	3rd	10th	25th	50th	75th	90th	95th
0	47.09	48.13	49.19	50.38	51.58	52.68	53.76	46.55	47.55	48.57	49.72	50.88	51.94	53.00
1	71.48	73.08	74.71	76.55	78.41	80.10	81.80	70.01	71.56	73.16	74.97	76.81	78.49	80.17
2	82.05	84.09	86.19	88.55	90.94	93.13	95.13	80.91	82.88	84.92	87.23	89.58	91.74	93.90
3	89.71	91.93	94.21	96.78	99.39	101.77	104.15	88.64	90.81	93.05	95.59	98.17	100.53	102.91
4	96.73	99.06	101.44	104.13	106.85	109.34	111.82	95.82	98.09	100.42	103.05	105.73	108.18	110.63
5	103.29	105.80	108.38	111.28	114.23	116.91	119.59	102.34	104.80	107.34	110.20	113.10	115.75	118.40
6	109.10	111.81	114.58	117.70	120.86	123.75	126.63	108.10	110.76	113.50	116.57	119.69	122.54	125.38
7	114.62	117.56	120.58	123.97	127.41	130.54	133.67	113.31	116.21	119.19	122.53	125.92	129.00	132.08
8	119.90	123.08	126.34	130.00	133.71	137.08	140.45	118.50	121.64	124.86	128.46	132.10	135.41	138.71
9	124.56	127.96	131.45	135.36	139.32	142.92	146.51	123.31	126.71	130.19	134.09	138.01	141.58	145.12
10	128.65	132.28	135.99	140.15	144.36	148.17	151.98	128.35	132.07	135.86	140.10	144.36	148.22	152.05
11	132.91	136.84	140.85	145.34	149.87	153.98	158.06	134.21	138.15	142.16	146.63	151.11	155.16	159.16
12	138.10	142.49	146.96	151.95	156.97	161.51	166.02	140.24	144.11	148.03	152.39	156.75	160.67	164.54
13	144.97	149.60	154.31	159.54	164.79	169.52	174.20	144.96	148.57	152.23	156.29	160.34	163.99	167.58
14	152.34	156.66	161.03	165.88	170.73	175.09	179.39	147.93	151.34	154.79	158.62	162.44	165.87	169.25
15	157.49	161.43	165.40	169.81	174.20	178.15	182.04	149.48	152.79	156.13	159.83	163.53	166.85	170.12
16	159.88	163.62	167.41	171.60	175.78	179.54	183.23	149.84	153.12	156.44	160.12	163.78	167.08	170.32
17	160.87	164.53	168.24	172.35	176.44	180.12	183.74	150.13	153.39	156.69	160.34	163.99	167.26	170.48
18	161.26	164.90	168.58	172.65	176.71	180.36	183.94	150.44	153.68	156.96	160.59	164.21	167.45	170.66

附表 D　0～18 岁儿童青少年年龄和体重百分位数值(kg)

（2005 年中国 9 市 0～7 岁儿童体格发育调查,2005 年中国学生体质与健康调查）

年龄	男							女						
/（岁）	3rd	10th	25th	50th	75th	90th	95th	3rd	10th	25th	50th	75th	90th	95th
0	2.62	2.83	3.06	3.32	3.59	3.85	4.12	2.57	2.76	2.96	3.21	3.49	3.75	4.04
1	8.16	8.72	9.33	10.05	10.83	11.58	12.37	7.70	8.20	8.74	9.40	10.12	10.82	11.57
2	10.22	10.90	11.65	12.54	13.51	14.46	15.46	9.76	10.39	11.08	11.92	12.84	13.74	14.71
3	11.94	12.74	13.61	14.65	15.80	16.92	18.12	11.50	12.27	13.11	14.13	15.25	16.36	17.55
4	13.52	14.43	15.43	16.64	17.98	19.29	20.71	13.10	13.99	14.97	16.17	17.50	18.81	20.24
5	15.26	16.33	17.52	18.98	20.61	22.23	24.00	14.64	15.68	16.84	18.26	19.83	21.41	23.14
6	16.80	18.06	19.49	21.26	23.26	25.29	27.55	16.10	17.32	18.68	20.37	22.27	24.19	26.30
7	18.48	20.04	21.81	24.06	26.66	29.35	32.41	17.58	19.01	20.62	22.64	24.94	27.28	29.89
8	20.32	22.24	24.46	27.33	30.71	34.31	38.49	19.20	20.89	22.81	25.25	28.05	30.95	34.23
9	22.04	24.30	26.98	30.46	34.61	39.08	44.35	20.93	22.93	25.23	28.19	31.63	35.26	39.41
10	23.89	26.55	29.66	33.74	38.61	43.85	50.01	22.98	25.36	28.15	31.76	36.05	40.63	45.97
11	26.21	29.33	32.97	37.69	43.27	49.20	56.07	25.74	28.53	31.81	36.10	41.24	46.78	53.33
12	29.09	32.77	37.03	42.49	48.86	55.50	63.04	29.33	32.42	36.04	40.77	46.42	52.49	59.64
13	32.82	37.04	41.90	48.08	55.21	62.57	70.83	33.09	36.29	40.00	44.79	50.45	56.46	63.45
14	37.36	41.80	46.90	53.37	60.83	68.53	77.20	36.38	39.55	43.19	47.83	53.23	58.88	65.36
15	41.43	45.77	50.75	57.08	64.40	72.00	80.60	38.73	41.53	45.36	49.82	54.96	60.28	66.30
16	44.28	48.47	53.26	59.35	66.40	73.73	82.05	39.96	43.01	46.47	50.81	55.79	60.91	66.69
17	46.04	50.11	54.77	60.68	67.51	74.62	82.70	40.44	43.47	46.90	51.20	56.11	61.15	66.82
18	47.01	51.02	55.60	61.40	68.11	75.08	83.00	40.71	43.73	47.14	51.41	56.28	61.28	66.89

参考文献

Cankao Wenxian

[1] 黄力毅.儿科护理学[M].北京:人民卫生出版社,2004.

[2] 王野坪.儿童护理[M].2版.北京:高等教育出版社,2009.

[3] 范玲.儿科护理学[M].2版.北京:人民卫生出版社,2009.

[4] 崔焱.儿科护理学[M].5版.北京:人民卫生出版社,2013.

[5] 朱念琼.儿科护理学[M].长沙:湖南科学技术出版社,2005.

[6] 叶春香.儿科护理学[M].2版.北京:人民卫生出版社,2009.

[7] 沈晓明,王卫平.儿科学[M].7版.北京:人民卫生出版社,2008.

[8] 杨运霞.儿科护理学[M].北京:科学出版社,2007.

[9] 于海红.母婴及儿童护理[M].北京:高等教育出版社,2005.

[10] 张玉兰.儿科学[M].北京:北京大学医学出版社,2011.

[11] 梁伍今.儿科护理学[M].北京:人民卫生出版社,2009.

[12] 薛松梅,姬栋岩.儿科护理学[M].郑州:郑州大学出版社,2008.

[13] 杨锡强,易著文.儿科学[M].6版.北京:人民卫生出版社,2006.

[14] 王洪涛.儿童保健与疾病诊疗[M].武汉:湖北科学技术出版社,2008.

[15] 胡亚美,江载芳.诸福堂.实用儿科学[M].7版.北京:人民卫生出版社,2002.

[16] 王丽霞.儿科护理学[M].北京:清华大学出版社,2006.

[17] 田芳芸.儿科护理学(高职高专)[M].2版.北京:科学技术出版社,2007.

[18] 童秀珍.儿科护理学[M].北京:人民卫生出版社,2006.

[19] 孙玉凤.儿科护理学实践指导[M].上海:上海第二军医大学出版社,2007.

[20] 马宁生.儿科护理学[M].上海:同济大学出版社,2007.

[21] 王勤荣.重点人群保健与护理[M].郑州:郑州大学出版社,2002.

[22] 胡雁.儿科护理学[M].北京:人民卫生出版社,2005.

[23] 邢本香,李贻能.临床康复学[M].上海:复旦大学出版社,2009.

[24] 彭文伟.传染病学[M].6版.北京:人民卫生出版社,2005.

[25] 赵祥文.儿科急诊医学[M].3版.北京:人民卫生出版社,2010.

[26] 郑显兰,符州.新编儿科护理常规[M].北京:人民卫生出版社,2010.
[27] 中华医学会儿科学分会急诊学组.儿童心肺复苏指南[J].中国小儿急救医学杂志,2012,2(19):112-113.
[28] 周兰姝,顾申.护理学(中级)练习题集[M].北京:人民卫生出版社,2013.
[29] 陈月枝.实用儿科护理[M].6版.台北:华杏出版股份有限公司,2010.
[30] 石黑彩子.从发展阶段观察小儿的照护过程+疾病变化图[M].罗苑祯,译.台北:合记图书出版社,2011.
[31] David Pang,Paediatrics.儿科学[M].申昆玲,译.北京:人民卫生出版社,2005.
[32] 雷家英,李亚农.实用儿科护理学[M].北京:中国协和医科大学出版社,2005.
[33] 王卫平.儿科学[M].8版.北京:人民卫生出版社,2013.
[34] 于洁.儿科学[M].6版.北京:人民卫生出版社,2010.
[35] 张静芬,周琦.儿科护理学(案例版)[M].北京:科学出版社,2010.
[36] 周莉莉.儿科护理学[M].2版.北京:高等教育出版社,2010.
[37] 王敬华.儿科护理学[M].长沙:中南大学出版社,2009.